自 閉 症

―― 幼児期精神病から発達障害へ ――

編
髙木隆郎

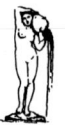

星 和 書 店

Seiwa Shoten Publishers

*2-5 Kamitakaido 1-Chome
Suginamiku Tokyo 168-0074, Japan*

Autism :

From Infantile Psychoses to Spectrum Disorders

Edited by

Ryuro Takagi, M.D.

©2009 by Seiwa Shoten Publishers

序

　この10年，15年間に，自閉症の研究は方法論においても，獲得した知見内容においても，飛躍的な進歩を遂げた。1943年にLeo Kannerが幼児自閉症の最初の記載をしてから，66年という時間を経て，自閉症に関する考え方が，この問題提起者のものとはすでに異なったものになってしまっている。それを歴史の流れに沿った自閉症概念の変遷というが，あえて変貌という日本語を当てたくなるほどの変わりようである。しかもその概念論はもとより研究の進み方，進め方に研究者間に必ずしも共通の認識が成立していない。

　もちろん現在自閉症問題に関わっている個々の人の考え方はさまざまであって，思想の統一を図ろうなどという考えはまったくない。本書に執筆を依頼した方々にも，章割り分担テーマをお願いしただけで，それぞれの考え，受け止め方に従って自由に書いていただいた。自閉症スペクトラムあり，広汎性発達障害あり，アスペルガー症候群あり，である。肝要なのは，現在の時点での自閉症研究の到達点とその限界をできる範囲で整理検討し，総括する必要があるという発想が，本書の刊行の目的であり，意味でもあるということだ。

　たまたま編者はこの間の時代の証人として，生きる運命にめぐり合わせた。また本年，私が創設に関わった日本児童青年精神医学会は，発足50年の記念総会を京都で開催するという恩典を与えてくださった。この機会に照準を当てて本書の刊行が準備された。

　自閉症はこの学会の発足以来の一貫したテーマであり，また次の50年，すなわち学会100年に向けて間違いなく受け継がれることになる難題の1つであろう。そのような歴史の一里塚のひとつとして本書編纂の意味を汲み取っていただければ幸いである。本書は単に研究者，臨床実践者たちだけでなく，近年ようやく光を見出した治療，教育，福祉の立場からの処遇論にも多くのページを割いたので，発達障害を持つ方々，それを支えて大変な日々を送っておられる家族の皆さんにも捧げたい。

　　2009年8月6日，64回広島被爆忌　京都にて

　　　　　　　　　　　　　　　　　　　　　　　　　　　　　80歳　髙木隆郎

目　次

序　iii

第1章　児童分裂病と早期幼児自閉症 ……………………………髙木隆郎　1
1．早発痴呆　1
2．schizophrenia 早期発症例の報告　2
3．Kanner の論文とその後　3

第2章　日本の事情（1952−1972）………………………………髙木隆郎　9
1．わが国の最初の症例報告　9
2．自閉症論の始まり　10
3．非器質論崩壊の兆し　11
4．1970−80 年代の展開，その後　11

第3章　自閉症概念の拡大 ……………………………髙木隆郎，石坂好樹　15
1．Kanner の診断基準の考察　15
2．Rutter らの Maudsley 病院例の追跡研究　15
3．言語発達障害説　16
4．発達障害説へ　16
5．Wing, L. と Gould の疫学研究　17
6．Wing, L. のアスペルガー症候群と自閉症スペクトラム障害　19
7．DSM-IV および ICD-10 の広汎性発達障害　20
8．Broader Phenotype：より広い表現型について　22
9．自閉症概念の外延について　25
10．自閉症概念の行方　27

第4章　自閉症の早期発見 ……………………………神尾陽子，小山智典　35
はじめに　35
1．なぜ ASD の早期発見が重要なのか　35
2．ASD はいつからわかるのか　36
　1）親の回顧的報告　36
　2）ホームビデオの回顧的分析　37
　3）前方視的研究　38

3．ASDの早期スクリーニング尺度　40
　　1）Checklist for Autism in Toddlers (CHAT)　40
　　2）Modified Checklist for Autism in Toddlers (M-CHAT)　41
　　3）Early Screening of Autistic Traits Questionnaire (ESAT)　43
　　4）乳幼児期行動チェックリスト改訂版 (IBC-R)　43
　　5）その他　43
4．わが国におけるM-CHATを用いた1歳6カ月健診時でのASD早期発見の試み　43
　　1）方法　43
　　2）結果　44
　　3）早期発見についての留意点　44
おわりに　45

第5章　自閉症に併存(発)する身体疾患と精神障害　………………古元順子　49
はじめに　49
1．併存身体疾患　50
2．併存(発)精神障害　53
おわりに　56

第6章　自閉症の認知理論の現在　………………石坂好樹　61
はじめに　61
1．「心の理論」の仮説の現在　62
2．実行機能障害仮説の現在　70
3．弱い中枢性統合仮説の現在　75
4．その他の神経心理学的理論　77
まとめにかえて　79

第7章　自閉症の成り立ち
　　──発達認知神経科学的研究からの再考　………………神尾陽子　87
1．自閉症という臨床単位の実態性　87
2．実態的な存在としての自閉症的特徴 (autistic traits)　87
3．BAPについての発達認知神経科学的アプローチ　88
　　1）対人選好・親密さ　88
　　2）運動模倣　90
　　3）記憶　91
　　4）言語　92
　　5）顔処理　93

6）遂行機能　95
　おわりに：BAP の発達認知神経科学的研究から見えてくるもの　95

第8章　脳研究について …………………山末英典，桑原斉，川久保友紀，笠井清登　101
　1．構造画像研究　101
　　はじめに　101
　　1）ASD の脳形態所見　101
　　2）非定型発達　101
　　3）脳形態異常の成因　102
　　4）対人相互作用の障害の脳神経基盤　104
　　5）協調性の脳基盤　105
　　6）自閉症スペクトラム障害での社会性の障害の脳基盤　105
　　おわりに　106
　2．機能画像研究　106
　　はじめに　106
　　1）前頭葉　106
　　2）上側頭溝　108
　　3）扁桃体　109
　　4）紡錘状回　110
　　5）部位間結合性（connectivity）　110
　　6）オキシトシン　111
　　まとめと展望　111
　3．自閉症の精神生理　112
　　はじめに　112
　　1）脳幹機能：ABR　112
　　2）聴覚情報の知覚：N1/N1m　113
　　3）自動的な注意：MMN/MMF　113
　　4）能動的な注意：P300　114
　　5）文脈理解：N400　115
　　まとめ　115

第9章　遺伝研究 ………………………………………今村明，橋田あおい，中根允文　121
　1．精神疾患における遺伝研究の方向性　121
　2．自閉症における遺伝研究の歴史的経過　122
　3．臨床遺伝研究（双生児研究，家系研究など）　122
　　1）双生児研究　122

2）家系研究　124
　4．分子遺伝学的研究　124
　　1）連鎖研究などによる染色体上の位置　124
　　2）細胞遺伝学的検討―染色体異常　126
　　3）自閉症の候補遺伝子　126
　　4）エピジェネティクス　131
　　5）コピー数の変化　131
　5．遺伝研究における今後の展望　132

第10章　広汎性発達障害の疫学研究　　　中根允文　139
　はじめに　139
　1．自閉症の疫学調査結果における推移　141
　2．極めて高い有病率を報告した幾つかの論文　142
　3．有病率の変化に関する論文の事例　144
　4．これまでの疫学研究のまとめ　148

第11章　自閉症スペクトラム障害の青年期について　　　幸田有史　153
　はじめに　153
　1．転帰の研究と転帰に影響する要因　153
　2．転帰の要因としての教育と就労支援　156
　3．青年期以降の自閉症スペクトラムの合併症　157
　4．青年期の自閉症スペクトラムにおける犯罪や攻撃行動　157
　5．日本における研究の現状　158
　まとめ　159

第12章　自閉症スペクトラムの療育と支援　　　村松陽子，門眞一郎　163
　はじめに　163
　1．自閉症スペクトラムへの治療的アプローチの概観　163
　　1）行動療法的アプローチ　164
　　2）コミュニケーション支援　164
　　3）ソーシャル・スキルの指導　167
　2．複合モデル　170
　　1）TEACCH　170
　　2）家族支援　175
　さいごに　175

第13章 青年期・成人期自閉症の福祉的支援 ……… 奥野宏二, 近藤裕彦, 梅永雄二　181

〈Ⅰ．わが国の自閉症支援施策の経緯〉　181

1．対策前史　181
2．自閉症対策の経過　183
3．近年の動向　184

〈Ⅱ．障害福祉制度改革と自閉症支援をめぐる現状〉　185

1．社会福祉基礎構造改革と自閉症問題　185
　1）社会福祉基礎構造改革の検討経過　185
　2）改革の具体的な方向　185
　3）自閉症問題で懸念される点　186
2．支援費制度と自閉症問題　187
　1）支援費制度の概要　188
　2）自閉症問題に関わる問題点　188
3．障害者自立支援法と自閉症支援　189
　1）支援費制度導入前後から障害者自立支援法に至る経緯　189
　2）障害者自立支援法と自閉症問題　190

〈Ⅲ．青年期・成人期自閉症の支援の現状〉　191

1．各種調査からみる自閉症支援の実態　191
　1）自閉症児者の家族への療育相談　191
　2）自閉症児(者)の地域生活支援システムに関する研究　193
　3）自閉症児者への支援を考えるための調査　195
　4）調査からみえてきた自閉症支援の課題　196
2．自閉症者施設における支援　197
　1）実態調査からみた自閉症者施設の支援の現状　198
　2）自閉症者施設における支援の特徴　200
3．強度行動障害の支援　201
　1）強度行動障害対策の経過　202
　2）強度行動障害の制度の概要　202
　3）強度行動障害処遇の課題と展望　203

〈Ⅳ．自閉症者施設における支援の実際〉　206

1．自閉症者施設における支援サービスの向上をめざして　206
2．自閉症者の理解と支援のための共通理解　206

1）対人関係の障害について　207
　　2）言語発達の遅れについて（理解・表出）　208
　　3）繰り返し行動や興味の限局について　212
　　4）3つの大きな障害に共通した理解と方向性　213
　3．「自閉症者施設サービス評価基準」の作成と提案　213

〈V．自閉症支援の実態〉　223

　1．就労の実態　223
　　1）自閉症の就労率　223
　　2）就労した自閉症者の職種　223
　　3）就労に有効なプログラム　223

〈VI．自閉症支援の課題と展望〉　228

　1．自閉症者施設と脱施設化問題　228
　　1）脱施設化，施設解体の動向　229
　　2）自閉症者施設と脱施設化問題　233
　　3）自閉症者施設のこれから　234
　2．発達障害者支援法と発達障害者支援センター　235
　　1）発達障害者支援法　235
　　2）自閉症・発達障害支援センター（発達障害者支援センター）　237
　　3）自閉症・発達障害支援センターとセーフティネット機能　241
　3．自閉症支援の拠点としての自閉症総合援助センター　242
　　1）総合援助センターに必要な機能　242
　　2）自閉症総合援助センターの構想　244

第14章　自閉症児の教育　……………………………寺山千代子，東條吉邦　249

　1．自閉症児の教育の始まり　249
　　1）情緒障害特殊学級の設置をめぐって　249
　　2）養護学校義務化と自閉症教育　250
　2．自閉症児への教育方法・指導内容の多様化と教育の場の拡大　251
　　1）教育方法と指導内容の多様化　251
　　2）教育の場の拡大　252
　　3）情緒障害通級指導教室　253
　　4）不登校児の増加と自閉症　255
　3．特別支援教育への転換と自閉症教育　256
　　1）特殊教育から特別支援教育へ　256

2）特別支援教育構築に向けての文部科学省の諸施策　256

　　3）特別支援教育に関する学習指導要領の改訂と自閉症教育　257

　4．これからの自閉症教育の課題　259

　　1）通常の学級での自閉症スペクトラム児への支援　259

　　2）通級指導教室の増加と児童生徒への支援の充実　259

　　3）卒業後の自立に向けて　260

第15章　自閉症研究：今後の課題 ……………………………………神尾陽子　263

　あとがき　267

　索引　269

第1章　児童分裂病と早期幼児自閉症

髙木　隆郎

1．早発痴呆

　Kraepelin, E.は，麻痺性痴呆（Dementia paralytica）や老年痴呆（Dementia senilis）と対比して，人生の早期（青年期）発症の進行性痴呆疾患をその教科書 Psychiatrie第4版[39]でフランスのMorel, B. E.に倣って早発痴呆（Dementia praeco）の概念を提案し，その後，同書第5版（1896），第6版（1899）にいたってHecker[19]の破瓜病（Hebephrenie），Kahlbaum[24]の緊張病（Katatonie），さらに妄想痴呆（Paraphrenie）をその下位臨床型とした。このように，その概念の成立過程から本来早発性痴呆は文字通り若年発症の精神病であり，基本は鈍化，痴呆化（Verblödung）であり，思春期発症の破瓜病こそ，その代表的臨床群であった。

　このような文脈で考えれば，Kraepelinの早発痴呆の概念の提案以後，その臨床型の思春期発症は当然のこと，それ以前さらに何歳までさかのぼれるかということが当時の精神医学界ではかなりの関心事であったことは納得できる。たとえば，ローマ大学のSante de Sanctis（1906）は，4歳頃まで正常発達の後に興奮と錯乱をきたし，やがて知的退行にいたる症例を多数記載し，最終的に最早発性痴呆（Dementia praecocissima）と名づけた。またHeller[20,21]は，同じく幼児期に発症し，急性または亜急性経過で精神機能の退行，知的機能の障害をきたし，言葉を失う一群の症例6例を記載しており，Dementia infantilisと名づけた。Heller's diseaseとも呼ばれる。

　これには追認報告もあるが，いずれも古典的記載で脳炎や代謝性発達障害なども含まれていたのではないかと，その診断の妥当性を疑うものもいるが，反証もできないまま20世紀の終わりまで曖昧なままであった。こうした記載はすべてBleuler[8]の統合失調症（当時精神分裂病，schizophrenie）の概念の提案以前のことであり，schizophreniaの幼児型，いわゆる児童期分裂病の議論とは混同すべきではない。

　もっとも20世紀の終わりになって，ICD-10[69]やDSM-IV[3]でも正常発達後，3歳以降獲得した言語等精神機能の退行をきたす精神障害群を認め，これを広汎性発達障害（pervasive developmental disorders）の中に位置づけて，小児期崩壊性障害（childhood disintegrative disorder）と名づけ，両分類系ともこのカテゴリーにヘラー症候群を含むと付記している。とくにわが国では東京大学の栗田[42,43,44]がこの臨床型に関心をもって論じている。また名古屋大学の若林[65]が自閉症の一部に，いったん正常に発達し，言葉も獲得していた子どもの言葉が2歳代になっ

て失われ，いわゆる自閉症の症状を呈していく症例があることを主張し，折れ線型（の発達経過をたどる）自閉症と呼んだ。若林によれば，これは非定型の自閉症（ICD-10）に属するものとされ，崩壊性精神障害とは同定されてはいないが，栗田によれば崩壊性群の障害に含まれるようだ。若林の提言はICD-10以前であり，論じられた時代が異なり，両者の立場は異なるが，発症年齢に関する限り微妙な関係がある。

Bleulerのschizophreniaの概念が確立，普及されてまもなく，Kraepelin[41]はその教科書の8版で，接枝性分裂病（Pfropfschizophrenie）なる疾患群について述べている。少し後になるがGlaus[14]はこの考えを支持して，症例を挙げて論じている。比較的軽度の精神遅滞，あるいは明記されていないがそれまでに何らかの精神障害（精神遅滞と考えられていたようだが，正しく読むと必ずしもそう明確にはされていない）をもつものに統合失調症が接木されたように重ねて発症する例について記載しているのだが，今日の視点ではその一部には自閉症等発達障害が含まれていたのではないかと憶測される。その点で，最近鈴木[61]がアスペルガー症候群を成人の統合失調症の前駆期との対比で考察していることは興味深い。

ICD-10[69]，DSM-IV[3]ともこの臨床群については一言も触れてはいない。自閉症が感情障害を含む精神病のエピソードを呈することについては，Komotoら[37]の報告があり，また古元[38]の展望に詳しい。

2．schizophrenia早期発症例の報告

第1次大戦後，スイスのschizophreniaの概念[8]が早発痴呆に変わって世界的に一般化されるようになった。その疾患の中心概念は痴呆化ではなく，連合の弛緩と自閉に置き換えられた。その後1930年代に入って，ようやく新概念の児童期のschizophreniaの症例をまとめた論文が発表されるようになる。ここで再びいわゆる児童分裂病の存在とその早発年齢の議論になるが，Kraepelinと同じく，症状論的にはBleulerも破瓜病型をschizophreniaの重要な1病型としていたのであるから，思春期発症はもちろん10歳前後の発症であっても，少しばかり早期に発症の破瓜病型であって，取り立てて別枠を設ける必要はなかった。この思想は現代において，ICD-10やDSM-IVで児童分裂病（Kinderschizophrenie, child schizophrenia）といった診断分類のコードが設けられていないことに繋がる。ただ，当時のヨーロッパ文化圏では何歳頃を破瓜期といい，何歳ぐらいまでを子ども（Kind）としていたのであろうか疑問はのこる。

それにしてもBleulerの新概念によるschizophreniaは「子ども」にもあるのか，その早期発症年齢とその臨床像に関する関心は改めて欧米の精神科医をひいた。児童期のschizophreniaの最初の報告は，革命後のソビエト（モスクワ）からSsucharewa[60]およびGrebelskaya-Albatz[17,18]がドイツ語の雑誌に，英語圏ではKasanin & Kasanin[35]，Potter[52]，Bradlay[9]，Despert[11,12]，DespertとSherwin[13]などの報告がある。ヨーロッパでは少し遅れてBleulerのお膝元，チューリッヒ大学のLutz[45,46]の大論文がある。これらは確かに10歳以下の症例も記載されているが，10代後半のものまで含まれている。これらいずれも児童期（発症）の精神分裂病であって，その後わが国で安易に用いられた「児童分裂病」（child schizophrenia, Kinderschizophrenie）という用語はいっさい見当たらない。年齢論はさておき，当時の論文の症例記載は，いずれも詳細で，いきいきとしている。ちなみにKannerの教科書 Child Psychiatryには手元にある第2版[27]以降最終第4版[33]までSchizophreniaの章があるのみで

ある。

　以上，先学たちは子どもの schizophrenia の若年発症下限例を探索しているうちに，各国さまざまな事情のもとに第2次大戦に入り，そして戦後の時代を迎える。学問，研究の国際交流が徐々に活発になって，とくに英語圏では児童期の精神病の関する多くの報告が発表された。

3．Kanner の論文とその後

　そこで第2次大戦中の1943年，Leo Kanner の早期幼児自閉症のオリジナル論文が発表された[25]。11例の「情緒的接触の自閉的障害」をもった子ども達の正確な観察と記載がなされており，考察も鋭く，さらに両親とくに父親のパーソナリティについても関心をもって記している。なお Kanner はその追跡研究の論文[32]で，その第1例 Donald とは1938年10月に出会ったと述べているから，発表まで5年間にわたって11例を集め，考想をまとめていたものと推測される。

　Kanner は翌1944年にこの症候群を早期幼児自閉症（early infantile autism）と命名し[26]，その後4，5年間にわたり，その症状論と疾病論的位置づけについて，いくつかの論文を記している[28,29]。それらは若干のニュアンスの相違はあるが基本的な考えに変わりはなく，またとくに進歩も新事実の展開もないが，当初記載例の転機，社会適応の問題には大きな関心をもっていた[31]。この症状群の位置づけに関して，さきの1943年の原論文で，すでに Bleuler の意味での自閉症概念に沿ったものであることを強調し，しかしこれまでの（1920年代以降報告されてきた）schizophrenia の早期発症例とは発症の年齢，様式で明らかに異なり「感情的接触の生来性自閉的障害の純粋培養例」であるといった文章でこの論文を結んでいる。そして両親は知的であるがその関係は冷たく，とくに父親が孤立的，学者，専門家など優れた社会的地位にあり，抽象的思考を好み，人に関する興味は限られている特有なパーソナリティであることをたぶん遺伝的な含蓄で記している。したがって，これらの父親の記載は今日的にはアスペルガー症候群との関係が示唆される。彼はさらに早期幼児自閉症は潜行的（insidious）経過で発症した児童期 schizophrenia の最早発型であると記してもいる[29]。Kanner の教科書 Child Psychiatry 第3版[31]から early infantile autism を第50章 Schizophrenia の中で1項目として加えているが，第4版，最終版（1972）第52章にいたっても，この位置づけは変更されていない。すなわち childhood schizophrenia はもちろん autism の独立章はない。

　つぎに Kanner 自身による症状論をまとめる。まずどの論文にも記されている中心症状，は（1）極端な孤立性と（2）同一性への固執であるとされるが，（3）言語症状に関してはとくに興味を示し，特徴がよくまとめられている。以下これに従って詳述する。
(1) 人生の初めから人との関係をもつことができず，極端な孤立性を特徴とする。外界の刺激に反応がなく，親が抱き上げたときに期待した姿勢が取れない。人との情緒的接触を拒否し，人よりは写真，物体に興味をもつ。
(2) 同一性保持の強迫的願望に支配されている。日課，家具の配置，様式，行動の順序など同じ状態であることに固執し，変化を恐れ，その完全性が乱されるとパニックに陥る。興味の対象も常に同じで，特定のものにこだわり続ける。行動のパタンも紙や紐を一日中ひらひらさせるなど，stereotypical 常同的である。特定の関心ある事項には優れた記憶や知識をもっていて周囲を驚かせることがある。これが後にアスペルガー障害の特殊な才能といわれるものと一致する。
(3) Kanner はとくにその言語症状に注目し，以下のようにまとめている[29]。彼の例の3分

の1は言葉をもたないが，言葉を獲得した例でもその発達は遅れており，コミュニケーションの役にたたない言語であるとした。しばしば叫び声，発声レベルであったり，独自の音声連鎖の反復, すなわち語唱 (Verbigeration) であったりする。また反響言語 (echolalia) は特徴的で，親や他人の言葉をオーム返し (parrotlike repetition) で用いる。yesと言っても父親の発する言葉を拾っただけで，肯定の意味ではない。空腹を感ずると，お腹すいたか？ といつも自分がそう言われているような尻上がりの疑問文で叫びながら冷蔵庫に走る。人称代名詞を話しかけられたままオーム返しに用いるので，IとYouが逆用 (pronominal reversal) される。

また，遷延性反響言語 (delayed echolalia) といわれるのは，周囲がとうに忘れてしまっているような長い期間の後に同じ状況に直面したとき，現在の話の脈絡に関係なく，突然そのときに用いた言葉を発するので，あたかも言葉を蓄えているようだと記している。Kannerがとくに隠喩的言語 (metaphorical language) と強調したのは，本人が最初に用いた起源を知らずに第三者が遷延性反響言語を聴くと，それは現在の状況に対しては隠喩的なものとして受け取られるからである。さらに抑揚のない，一本調子あるいは尻上がりの独特の話し方，ときには文章を棒読みしているような無感情の話し方も特徴的である。

以上のように，自閉症の言語は Kannerが指摘していたように，当時としては興味ある症状の1つであって，文法や意味論ばかりでなく，pragmatics 語用論的にも障害された，状況や慣行にそぐわない話し言葉であることから，1970-1980年代は，自閉症の精神病理の主要な研究テーマの1つであった。

自閉症児の知覚刺激への異常な反応は，Kanner自身はもちろん，Goldfarb[16]もとくに注目している。Rutterらも認知障害説で，当初は単に知覚の異常として考えていた[22]のかもしれないが，これが現代では自閉性障害の神経心理学として方法論的にもひとつの中心課題となっている。

Kannerの early infantile autism の記載以後，とくにアメリカの精神分析学派らは自我発達障害を幼少期の精神病と考え，いくつかの類型を記載して論議を呼んだ。なかでもNew YorkのBelview HospitalのBender[4,5,6]は，childhood schizophrenia は必ずしも精神病 (psychosis) ではなく，胎生期レベルの脳症であるとし，特有の診断技法を用い，治療は電撃療法によったから，今日的な器質的発達障害説ないしは発達障害説を先取りしていたといってよいが，実証的研究はなかった。彼女は精神分析学派に属し，こうした考えは，脳器質疾患の身体イメージなど精神医学と神経学のギャップを精神分析学を用いて埋めようとした夫のSchilderの影響をうけたのだといわれている。またMahlerら[48,49,50]は幼児共生精神病 (symbiotic infantile psychosis) の概念を提案し，母子の自我の分離個体化 (separation-individuation) の時期における自我形成の障害であるとし，3，4歳になれば結局自閉症になると論じた。またRank, B. の非定型児 (atypical child)[53]や，疑分裂病 (pseudoschizophrenia)[54]なども1つの自我発達障害の分析的モデルであった。

以上のような独自の障害概念の提案の後に自閉症，児童期精神病の原因仮説，あるいは診断や治療原理についていくつかの議論が展開された。その1つ，Rimland[55,56]は保育器で高酸素治療の結果生じた未熟児網膜症の子どもに自閉症が多いことに目をつけ，後硝子体繊維増殖症 (retrolental fibroplasia) から推論して脳幹の網様賦活系 (reticuroendothelial activating system) に障害が生じており，それが自閉症の発生機制に関わっているという仮設を主張し，くわえて独自の診断用質問紙法[56]を開発した。一方，治療論に関して Schopler[57]ははじめ，Lovaas[47]の行

動療法の指導を受けていたが，その非人道的なやり方から離れて，知覚受容器に関する脳器質障害とそれを理論的基本として，主として視覚を媒介とした構造化された行動療法を模索してノースカロライナ州に渡り，そこで自閉症の早期発見と治療集団を地域的に組織した。やがて診断法としてはCARS[59]が，治療法としてはTEACCH[58]が，今日よく知られたものとなる。

こうして精神分析学や心因論はしだいに衰退するが，しかしその最高到達点として，Bettelheim[7]の論著はいまもなお光彩を失っていない。要するに自閉症は育て方に問題がある，親の愛情不足であるといった初期の誤解された心因論は今日信じられないが，しかし症状のダイナミクス，愛情をこめた接触，環境の関与が全面的に否定されるものではない。そしてロンドンでRutterらの自閉症の認知・言語の発達障害説が展開され始め，心因論はもちろん，精神病でもないことが実証される。かくして自閉症の捉え方が，Kannerの内因論から分析学派による心因論，そして脳器質障害説へと移行していった。

自閉症や小児期精神病の主要な議論はなぜか英語圏に集中していた。ウィーンのAspergerの「小児期の自閉的精神病質」[1]の論文は英語圏ではあまり関心をもたれなかった。そのなかで，オランダのvan KrevelenはKannerとも親交があったが，同時に早くからAspergerの理解者でもあり，自閉的精神病質はKannerの自閉症，すなわち児童期の精神病とはまったく別な類型だが，両者には共通点もあり，重要な症状群であるという一貫した趣旨の論文を記しており[62,64]，「児童精神医学とその近接領域」誌[63]にも同じ主張が投稿されている。何よりもわが国では平井信義がウィーンでAsperger教授に出会っており，ともに小児科医出身で肝胆相照らす仲であった。日本の研究者はまだドイツ語の雑誌に目を通していた時代だったから，Asperger論文のことは早くから知られていたが，ただ今日のように社会的焦点を当てられるという予見はなかった。平井は自身が会長として開催した第5回日本児童精神医学会にAsperger教授を招聘し，特別講演を企画した[2]。ちなみに，詫摩武元による最初の邦訳は厚生省の日本児童青年精神医学会「自閉症」委託研究班の仕事の一環としてなされたものであり[1]，もちろんWing, L.[68]がアスペルガー症候群を紹介するとともに，自閉症概念を拡大し，その中に加える提案をしたよりも8年早い。

このWingの論文以前は，アスペルガー症候群とか高機能自閉症とはまったく対極的で，自閉症の大部分は知的障害をもち，重度の障害者も少なくなかった。小児科医小林提樹は処遇上困難なのは重度の知的障害をもつものなのだから，疾病論，原因論などを論ずるより，その処遇を考えることが大事なのだと「自閉的精神薄弱児」[36]を出版し，さらに1961年，自ら島田療育園を建設し，重度の子どもを受け入れ，その療育を実践した(1961)。厚生省はその頃になってようやく処遇困難な自閉症の施設を考え出したり，重症心身障害児の施設に「動く重障児」として多動な自閉症をふくめてもよいと次官通達を出した。

以上，一見自閉症と関係のない障害児について冗長に触れたのは，Kannerの報告以前から，分析学派を含めて児童期分裂病・精神病といわれた諸病像が報告され，そればかりか古典的な早期発症の早発痴呆やschizophrenia, hebephreniaの症例の中にも，今日自閉症あるいは自閉症スペクトラム障害に相当する例が少なくなかったのではないかと推測されるからである。こうした雑多な症例が第3章の「自閉症概念の拡大」症例に含まれる，あるいはその考えの素材となったはずだと考察される。

やや唐突ではあるが，本章のまとめ，次章

への渡りとして O'Gorman[51]の考えを記す。児童期の schizophrenia あるいは psychosis, 当時注目されだした生来性代謝障害, 器質性中枢神経疾患, たとえば結節硬化症にはしばしば, あるいはフェニルケトン尿症やまれにはダウン症候群の子どもなど, 病因的にはさまざまなものに自閉症状は観察される。逆に自閉症といわれているケースを丁寧に調べれば疾病論的には多様であり, 上記のような疾病だからといって自閉症から除外する必要はない。要するに, 疾病単位にこだわらず自閉的なものが自閉症なのだと。このようにして Kanner 型自閉症の鑑別診断への固執からしだいに解放される傾向へと向かうのである。

文 献

1) Asperger, H.: Die "autistischen Psychopathen" im Kindesalter. Arch. für Pshchiatrie, 117; 76-137, 1944. (詫摩武元訳: 小児期の自閉的精神病質. 児童青年精神医学とその近接領域, 34; 118-282-301. 詫摩武元, 髙木隆郎訳: 小児期の自閉的精神病質. 2000. 髙木隆郎, M. ラター, E. ショプラー編: 自閉症と発達障害研究の進歩, Vol.4, 星和書店, 東京, p.3-68, 2000.)

2) Asperger, H.: Probleme des Autismus in Kindesalter. (第5回日本児童精神医学会, 特別講演, 東京, 1965). 児童精神医学とその近接領域. 7; 1-10, 1966.

3) American Psychiatric Association: Diagnostic and Statistical Manual of Mentaldisorders, the 4 th Edition (DSM-IV). American. Assosiation of Psychiatry. Washington D.C., 1994. (高橋三郎, 大野裕, 染矢俊幸訳: DSM-IV, 精神疾患の診断・統計マニュアル. 医学書院, 東京, 1996.)

4) Bender, L.: Childhood schizophrenia. Clinical study of 100 schizophrenic children. Amer. J. Orthpsychiat., 7; 40-56, 1947.

5) Bender, L.: Current research in childhood schizophrenia. Amer. J. Psychiat, 110; 855-856, 1954.

6) Bender, L.: Genesis in schizophrenia during childhood. Z. Kinderpsychiayt, 25; 101-107,1958.

7) Bettelheim, B.: The Empty Fortress, Infantile Autism and the Birth of the Self. The Free Press, New York, 1967. (黒丸正四郎ほか訳: 自閉症, うつろな砦. みすず書房, 東京, 1973.)

8) Bleuler, E.: Dementia praecox oder Gruppe der Schizophrenien. in Handuch der Psychiatrie. Herausg. G. Aschaffenburg. Franz Dicke, Leibzig, 1911. (飯田眞, 下坂幸三, 保崎秀夫ほか訳: 早発性痴呆または精神分裂病群. 医学書院, 1974.)

9) Bradley, C.: Biography of a schizophrenic child. The Nervous Child, 1; 141-171, 1942. (都築健永訳: ある精神病児の伝記. 同訳者解説. 児童青年精神医学とその近接領域, 38; 439-455, 1997.)

10) de Sanctis, S.: Spora alcune varieta della demenza praecox. Rivista Sperimentale di Freniatria, 32; 141-165, 1906. (英訳) Osborn, M-L.: On some variations of Dementia Precox. In: (ed.), Howells, J. G. Modern Perspectives in International Child Psychiatry. Brunner/Mazel Publishers, New York, p.596-609, 1969. (英訳よりの和訳) 田中浩一郎, 石坂好樹: 早発性痴呆のいくつかの種類について. 児童青年精神医学とその近接領域, 42 (5); 419-436, 2001.

11) Despert, J. L.: Prophylactic aspect of schizophrenia in childhood. The Nervous Child, 1; 119-231, 1942.

12) Despert, J. L.: Some considerations relating to the genesis of autistic behavior in children. Amer. J. Orthpsychiatry, 21; 335-350, 1951.

13) Despert, J. L. & Sherwin, A. C.: Further examination of diagnostic criteria in schizophrenic illness and psychoses of infancy and early childhood. Amer. J. Psychiat., 114; 784-790, 1958.

14) Glaus, A.: Über Pfrpfschizophrenie und schizoprene Fruhdemenz. Schweizer Arch. für Pshichiat. u. Neurol, 37; 238-252, 1936.

15) Golgfarb, W.: Receptor preferences in schizophrenic children. AMA. Arch. Neurol. Psychiat., 76; 643-652, 1956.

16) Goldfarb, W.: Childhood Schizophrenia. Published for the Commonwealth Fund by Harverd Univ. Press, 1961.

17) Grebelskaya-Albatz, E.: Zur Klinik der Schizophrenie des frühen Kindesalters. Schweizer Arch. für Neurologie u. Psychiatrie, 34; 244-253, 1934. (高橋陸男, 若林慎一郎訳: 早期児童期の精神分裂病の臨床について〈前半〉. 児童青年精神医学とその近接領域, 34; 364-372, 1993.)

18) Grebelskaya-Albatz, E.: Zur Klinik der Schizophrenie des frühen Kindesalters. Schweizer Arch. für Neurologie u. Psychiatrie, 35; 30-40, 1935. (高橋陸男, 若林慎一郎訳: 早期児童期の神分裂病の臨床について〈後半〉, 児童青年精神医学とその近接領域, 35; 474-483, 1994.)

19) Hecker, E.: Die Hebephrenie, Eine Beitrag zur klinischem Psychiatrie. Virchows Archiv., 52；394-429, 1871.(赤田豊治訳：破瓜病. 精神医学, 16；505-125, 1974. 渡辺哲夫訳：破瓜病. 星和書店, 東京, 1978.)
20) Heller, T.: Über Dementia infantilis, Verblödungsprozess. Z. Erforsch. Behandl. u. Behandlung des Jugendl. Schwachsinns, 2；17-28, 1908.
21) Heller, T.: Über Dementia infantilis. Z. für Kinderforshung, 37；661-667, 1930.
22) Hermelin, B.: Psychological Research in Wing, J. K.: Early Childhood Autism；Clinigal, Educational and social aspects. 1 st ed. Pergamon Press, 1966.
23) Hermelin, B. & O'Conner, N.: Psychological Experiments with Autistic Children. Pergamon Press, 1966.(平井久, 加藤加津子訳：自閉児の知覚. 岩崎学術出版社, 東京, 1977.)
24) Kahlbaum, K. L.: Die Katatonie oder Spannungsirresein. Eine klinische Form psychischer Krankheit. A. Hirschwald, Berlin, 1874. (渡辺哲夫訳：緊張病. 星和書店, 東京, 1979.)
25) Kanner, L.: Autistic disturbance of affective contact. The Nervous Child, 2；217-250, 1943. (牧田清志訳：I. 精神医学, 18；777-797. II. 精神医学, 18；897-906, 1976.)
26) Kanner, L.: Early infantile autism. J. Pediatrics, 25；211-217, 1944.
27) Kanner, L.: Child Psychiatry, 2 nd. In：(ed.) Charles, C. Thomas. Springfield, Illinois, 1948.
28) Kanner, L.: Irrelevant and metaphorical language in early infantile autism. Amer. J. Psychiat., 103；252-245, 1946.
29) Kanner, L.: Probrem of nosology and psychodynamicss of early infantile autism. Amer. J. Orthopsychiat., 19；416-426, 1949.
30) Kanner, L. & Eisenberg, L.: Note on the follow-up studies of autistic children. In：(eds.), Hoch, P. H. & Zubin, J. Psychopathology of Childhood, p.227-239, 1966.
31) Kanner, L.: Child Psychiatry, 3 rd. ed. Chapt. 50, Schizophrenia. Charles C.Thomas. Springfield, Illinois, 1957.
32) Kanner, L.: Follow-up study of eleven autistic children, originally reported in 1943. J. Autism & Childhood Schizophrenia, 1；119-145, 1971.
33) Kanner, L.: Child Psychiatry, 4 th ed. Chapt. 52, Schizophrenia.Charles C. Thomas. Springfield, Illinois, 1972.
34) Kanner, L., Rodoriguez, A., & Ashendon, B.: How far can autistic children go in matters of social adaptation? J. Autism & Childhood Schizophrenia, 2；9-33, 1972.
35) Kasanin, J. & Kasanin, M. R.: A study of the functional psychosis in childhood. Amer. J. Psychiat., 9；307-384, 1929.
36) 小林提樹：自閉性精神薄弱児. 福村出版, 東京, 1966.
37) Komoto, J., Usami, S., & Hirata, J.: Infantile autism and affective disorder. J. Autism & Develop. Disorders, 14；81-84, 1984.
38) 古元順子：自閉症に合併する精神障害. 髙木隆郎, M. ラター, E. ショプラー編：自閉症と発達障害研究の進歩, Vol.3, 日本文化科学社, 東京, p. 3-23, 1999.
39) Kraepelin, E.: Komoendium der Psychiatrie. 4 te Aufl. A. Abel. Leipzig, 1893.
40) Kraepelin, E.: Kompendium der Psychiatrie. 5 te Aufl. A. Abel. Leipzig, 1896.
41) Kraepelin, E.: Psychiatrie, Eine Lehrbuch für Studierende und Arzte. 8 te Aufl. Verlag von J. Ambrosius Barth,Leibzig, 1913.(西丸四方, 西丸甫夫訳：精神分裂病. みすず書房, 東京, 1985.)
42) Kurita, H.: Infantile autism with speech loss before the age of thirty months. J. Amer. Acad. Child Psychiat., 24；191-196, 1985.
43) Kurita, H., Kita, M., & Miyake, Y.: A comparative study of development and symptoms among disintegrative psychosis and infantile autism with and without speech loss. J. Autism & Develop. Disorders, 22；175-188, 1992.
44) Kurita, H., Osada, H., & Miyake, Y.: External validity of childhood disintegrattive disorder in comparison with autistic disorder. J. Autism & Develop. Disorders, 34；355-362, 2004.
45) Lutz, J.: Über die Schizophrenie im Kindesalter. Schweiz. Arch. f. Neurol. u. Psychiatr, 39；335-372, 1937.(高橋隆夫, 若林慎一郎訳：児童青年精神医学とその近接領域. 44；423-470, 2008.)
46) Lutz, J.: Über die Schizophrenie im Kindesalter. Schweiz. Arch. f. Neurol. u. Psychiatr, 40；141-163, 1937.(和訳は上記高橋, 若林に一括.)
47) Lovaas, O. I., Freitag, G., Gold, V. J. et al.: Experimental Studies in childhood Schizophrenia. Journal of Experimental Child Psychology, 2；67-84, 1965.
48) Mahler, M. S.: On child psychosis and schizophrenia, autistic and symbiotic infantile psychosis. Psychoanalytic Study of Child, 7；286-307, 1952.
49) Mahler, M. S.: Autism and symbiotics, two extreme disturbance of identity. Internat. J.

Psychoanal., 39；77-83, 1958.
50) Mahler, M. S., Ross, J. R., & DeFries, Z.：A clinical studies in benign and malignant cases of childhood psychosis. Amer. J. Orthopsychiat., 19；295-305, 1949.
51) O'Gorman, G.：The Nature of Childhood Autism. Butterworths, London, 1970.
52) Potter, H. W.：Schizophrenia in children. Amer. J. Psychiat, 12；1253-1270, 1933.（翁長晃，山下俊幸，髙木隆郎訳：子どもの精神分裂病．児童精神医学とその近接領域，23；181-192.）
53) Rank, B.：Adaptation of the psychoanalytic technique for the treatment of young children with atypical development. Amer. J. Orthopsychiat., 19；130-139, 1949.
54) Rank, B. & Kaplan, S.：A case of pseudoschizophrenia in a child；Workshop. Amer. J. Orthopsychiat., 21；155-181, 1951.
55) Rimland, B.：Infantile Autism, The Syndrome and its Implication for a Neural Theory of Behavior. Appletone-Century-crofts/Meredish Publ., New York, 1964.
56) Rimland, B.：The differentiation of childhood psychoses, an analysis of checklists for 2, 218 psychotic children. J. Autism & Childhood Schizophrenia, 1；163-179, 1964.
57) Schopler, E.：Early infantile autism and receptor process. Arch. Gen. Psychiatry, 13；327-335, 1965.
58) Schopler, E., Medibov, G. B., & Hearsy, K.：Structured teaching in the TEACCH system. In：(Eds)：Schopler, E. & Medibov, G. B. Learning and Cognition in Autism. p.243-268, 1995.（田村純子，村松陽子，門慎一郎訳：TEACCHシステムにおける構造化された指導．髙木隆郎，M. ラター，E. ショプラー編：自閉症と発達障害研究の進歩，Vol.1，日本文化科学社，東京，p.269-284, 1997.）
59) Schopler, E., Reichler, P. S., & Renner, B. P.：The childhood autism rating scale (CARS). Irvingstone Publisher, New York, 1983.（佐々木正美監訳：CARS，小児自閉症評定尺度．岩崎学術出版社，東京，1981.）
60) Ssucharewa, G.：Über den Verlauf der Schizophrenie im Kindesalter. Z. gesam. Neurol. u. Psychiatr., 142；309-321, 1932.（堀要訳：児童期の精神分裂病の経過について．児童青年精神医学とその近接領域，27；343-351, 1980.）
61) 鈴木国文：成人の精神医学とアスペルガー症候群，統合失調症全機器の病理との対比を中心に．児童青年精神医学とその近接領域，46；259-272, 2005.
62) van Krevelen, D. A.：《Early Infantile autism》. Z. f. Kinderpsychiat., 19；91-97, 1952.
63) van Krevelen, D. A.：Autismus infantum and autistic personality, Two clinical Syndromes. 児童精神医学とその近接領域，3；135-146, 1962.
64) van Krevelen, D. A.：On the relationship between early infantile autism and autistic psychopathy. Acta. Paedopsychiat., 30；303-323, 1963.
65) 若林慎一郎：幼児自閉症の折れ線型経過について．児童精神医学とその近接領域，15；215-230, 1974.
66) Wing, J. K. (ed.)：Early Childhood Autism, Clinical, Educational and Social Aspects. Pergamon Press, Oxford, 1966.
67) Wing, L. (ed.)：Early Infantile autism, Clinical, Educational and Social Aspects. 2 nd edition. Pergamon Press, Oxford, 1976.（久保紘章，井上哲雄監訳：ローナ・ウィング編．早期小児自閉症．星和書店，東京，1977.）
68) Wing, L.：Asperger's syndrome, a clnical account. Psychological Medicine, 11；115-129, 1981.
69) World Health Organization：The ICD-10 classification of mental and ehavioral Organization disorders, Clinical descriptions and diagnostic guidelines. World Health Organization,Geneva.（融道男，中根允文，小宮山稔監訳：ICD-10 精神および行動の障害―臨床記述と診断ガイドライン―．医学書院，東京，1993.）

第2章　日本の事情（1952−1972）

髙木　隆郎

1．わが国の最初の症例報告

　1943年のKannerの自閉症の論文のことは，当時，名古屋大学の研修生鷲見たえ子が1952年，福岡の日本精神神経学会で1例の自己観察例を報告するまで，戦後日本人は誰一人知らなかった[20]。もちろん戦争による情報の断絶があるが，とくにKanner論文がNervous Childという発刊間もないマイナーな雑誌に掲載されたものだということもあろう。1950年，名古屋大学教授に就任した村松常雄がWHOのフェローとして6カ月間渡米し，新しい精神医学情報と数編の別冊を持ち帰った[15]。その中にKanner論文の別冊が何編かあり，指示されて鷲見がそれを読んだところ，記載されていた「情緒的接触を生来的に欠いた症例」[4]は自分が観察していた脳障害と診断されていた4歳の少年とそっくりの記載であった。Kannerは原論文発表の翌1944年，その症候群をearly infantile autism（早期幼児自閉症）と命名した[5]。鷲見は村松の指導の下に，間をおかず第49回日本精神神経学会総会（福岡）に「早期幼年自閉症の症例」の演題で症例報告を行った[20]。これが生来性の分裂病かもしれないとKannerが考察しているというので，会場では多くの質疑が沸いたという。
　それからしばらくは，日本の学会もアメリカの状況と同じで，自閉症は児童期精神病か，schizophreniaか，あるいは知的障害の一種かと混然とした時代が続いた。だが日本にはこれこそ幼年期の精神病だとオリジナルな臨床型を報告するものはいなかったし，またそのような雰囲気はなかった。実情は誰もが「Kannerの早期幼児自閉症」にこだわり，しかも確定診断の自信さえ持てなかったのだ。そうした中，1957年秋季精神病理懇話会が比叡山延暦寺宿坊で開催されることになった折，世話人の京大教授・村上仁が主題を児童分裂病とした。京大の髙木隆郎は大阪市大の黒丸正四郎，小西輝夫らとその症例を31例集めて冊子にまとめ[11]，うち1例の若年発症の破瓜病と2例の自閉症疑診例を，親と施設職員の協力を得て会場に連れてきていただき，傍若無人に振る舞う子どもたちを100人近い参加者が真剣に観察した。鷲見はアメリカ留学中で不在だったが，折よくJohns Hopkins大学のLeo Kanner教授のもとから帰国したばかりの慶応大学の牧田清志が参加し，この子どもたちこそKannerの早期幼児自閉症であると，診断にお墨付きを与えた。このようにしてわが国の臨床家は，自閉症の診断について，とりあえず共通の認識を持つことができた。

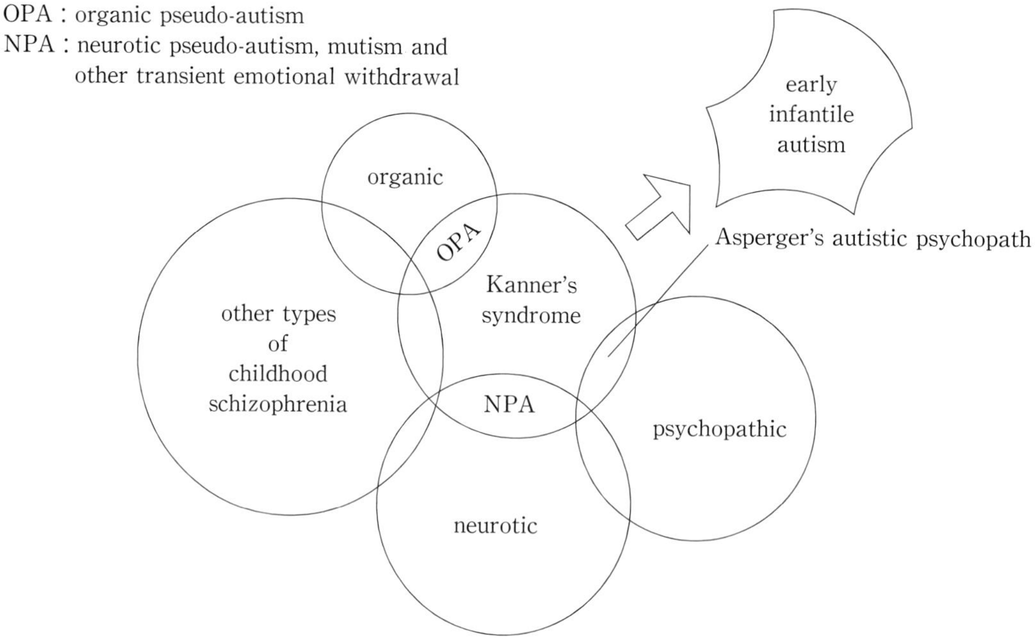

OPA : organic pseudo-autism
NPA : neurotic pseudo-autism, mutism and other transient emotional withdrawal

図1 Difference between Kanner's syndrome and EIA, 牧田[14]

2. 自閉症論の始まり

　この比叡山の懇話会に集まった人たちのうち，とくに児童に熱心な人たちが中心となり，日本児童精神医学会の創設（1960年）に発展する。そして学会という場を得て自閉症に関する討論，研究が行われることになる。だがその頃は自閉症の本態について科学的，実証的研究はまだ緒にさえつかず，その診断（症状論）と疾病論的位置づけについての観念論に終始していた。

　第1章で述べたように，英語圏ではあまり関心を持たれなかったウィーン大学の小児科，Heilpaedagogik 治療教育学の Asperger の小児期の自閉的精神病質の論文[1]を日本人は読んでいたので，Asperger に学んだ小児科医・平井信義の発言も無視はしなかった。

　よって学会のたびに，牧田の Kanner 型早期幼児自閉症か，平井の Asperger 型自閉的精神病質かという自閉症の本家争いのような，実体のない水掛け論が続いた。平井は自らが会長であった1965年の児童精神医学会にAsperger 教授を招聘したが，講演そのものが難解だったうえ，原稿文を和訳したものを，当時の和文タイプに打って作った何十枚かの白黒スライドを講演にあわせて読むのに追いつけず，今ひとつ反響に乏しかった[2]。一方，牧田[18]はその同じ総会で，彼の疾病論による早期幼児自閉症とその近縁障害との関係を図1を用いて説明した。真の早期幼児自閉症は非器質的なものであり，共生精神病やその他の幼児 schizophrenia も同様だが，周辺に器質性精神病群，神経症群，そして自閉的精神病質がある。器質群と神経症群は仮性自閉症（pseudo-autism）とされ，自閉的精神病質，また別の臨床単位であると考えていた。多くの日本の児童精神科医も臨床心理士も牧田のこうした考えに何か納得し切れなかったが，かといって，異議申し立てをする論拠もなく，実際にはアメリカの分析学派が行っていたプレイセラピーに明け暮れていた。確かにセッ

ションを重ねると治療者との間にある種の疎通性が生じる例はあったが，かといって症状，たとえば言語や固執，常同症状が改善するということは全くなく，治療という言葉に矛盾を感じながらもそれをを続けていたのであった。

なお，牧田は日本児童精神医学会10周年記念論文として，1969年までのわが国の自閉症研究のほとんどすべての文献をそろえ，展望を行っている[19]。

3．非器質論崩壊の兆し

すでにこの頃，1960年代の半ばには，既述の通り自閉症概念は，海外ではKannerの早期幼児自閉症の枠を超えて，一部の明白な器質的脳障害にも拡大され始めていたし，ロンドン・グループの発達障害説も基本的に器質障害を示唆するものであったが，わが国ではそれらに注目するものはほとんどなかった。

世界では自閉症概念は多様化し，拡大する傾向にあり，とくに心因論よりも器質論のほうに傾きかけていた。てんかん発作を持つもの，あるいは脳波異常を持つものは少なくなかったし，結節硬化症やダウン症の子どもにも自閉症状が観察された。第1章の終わりにも記したように，Goldfarb[3]やO'Gorman[12]は器質，心因にこだわらず，自閉的なものが自閉症なのだとして旧来の疾病論を打ち破った。

わが国では小澤[7,8]だけが，これまでのKannerの自閉症に固執した症状論を再検討し，疾病論を批判した独自の論文を発表した。彼の考えはその後の著書[9]にもさらに洗練されてまとめられるが，要するに自閉の症状は部分を見れば健常児の発達過程にも見られるものであり，また中核的自閉症そのものと診断されていた子どもも発達によって症状が変化する例をあげるなど，自閉症の典型例とはいったい何か，診断根拠の「対人接触からの極端な情緒的孤立，自閉」とはあまりにも曖昧な言葉であると論じた。そして，「先入主的に実体としての分裂病心性をみることよりも，いかなる程度の，いかなるパターンを持った対人反応の歪みが存在するかを発達的見方から把握すべきである」と提言，さらに「自閉症状を単に生来的欠陥の直接的表現と考えるべきではない」と記している。この日本で最初の，そしてもっともすぐれた2編の自閉症の精神病理学論文も，折しもの学園，学会解体紛争の中で残念ながら理解者を得られなかった。

しかし同じ頃，本書の第3章に詳述されるが，ロンドンのRutterやWing, J. K. & L.らが，Kannerの自閉症概念をいったん解体して，脳の発達障害であるという仮説に立った実証的研究を次々と発表し，さらにWing & Gauld[24]が疫学研究の結果，自閉症概念を拡大し，一連の連続体として考えるべきだと提案したことは，小澤の見解の正しさを裏づけたといえる。この結果Rutter, M., Wing, L.らの自閉症概念の拡大（第3章）に発展し，日本でたとえばあれだけ争点になっていた早期幼児自閉症と小児期の自閉的精神病質は同じ自閉症スペクトラムでくくられてしまう[26]。髙木は1970年代に入って，Rutterらの言語発達障害説を紹介する形で，自身の考えも盛り込んだ論文を学会誌に発表した[14]。これも小澤論文と同じく，心因論，プレイセラピーにとらわれていた日本の研究者，臨床家にはなじめず，当分の間理解をえられなかった。

4．1970－80年代の展開，その後

1970年以後，わが国でもっとも精力的に自閉症に関する臨床的研究の論文を刊行し続けたのは名古屋大学，のち岐阜大学の若林慎一郎である。とくに自閉症に折れ線型経過，発達の亜型の存在をまとめたことは栗田[10]と

ともに大きな貢献であり[22]，いわゆるFC (facilitated communication)の報告[21]，その他同胞出現率，双生児，青年期転機の問題等臨床全般[23]にわたっている。

その後，当時，都立梅が丘病院の中根晃[16,17]が「自閉症研究」(1978)という日本ではじめての自閉症に関する内容のある学術書を出版し，その中でRutterら，および小澤，髙木の自閉症概念を認めてくれ，これは心因論から器質論へ，あるいは精神病説から発達障害説へのコペルニクス的転換だと評価した。以後，徐々にこうした考えが一般化し，わが国でも心因論は消滅するに至った。中根は本書によってわが国の自閉症論の指導的立場を確立したが，現在も自閉症スペクトラム学会を組織して，とくに処遇，支援の実践者の育成に熱心である。

一方，横浜の佐々木正美がSchopler のもとで学び，共同研究者としてCARSや日常生活の中での構造化された行動療法 TEACCH が診断と治療の実践を，Schopler とともにわが国の臨床家に精力的に広め，熱心に指導した[13]。今日ではプレイセラピーに代わるものとして，わが国の自閉症行動支援のもっとも一般的な形となっており，さらに変革が期待される。

疫学や青年期，成人期転機のデータは，地域性，あるいは文化・経済状態を反映しているので，わが国独自のレポート，数字を大事にしたい。それに概念の拡大，あるいは時代的変遷が定義として大きく影響する。かかる領域における日本人研究者による数字は，第10章ほかで詳述されることになろう。

文献

1) Asperger, H.: Die "autistischen Psychopathen" im Kindesalter. Arch. für Psychiatrie, 117 ; 76-137, 1944. (詫摩武元訳：小児期の自閉的精神病質．児童青年精神医学とその近接領域, 34 ; 180-197, 282-301, 1993. 詫摩武元，髙木隆郎訳：小児期の自閉的精神病質．髙木隆郎，M. ラター，E. ショプラー編：自閉症と発達障害研究の進歩, Vol.4, 星和書店, 東京, p.30-68, 2000.)

2) Asperger, H.: Probleme des Autismus in Kindesalter. (第6回日本児童精神医会総会特別講演, 東京, 1966) 児童精神医学とその近接領域, 7 ; 1-10, 1967.

3) Goldfarb, W.: Childhood Schizophrenia. Published for the Commonwealth Fund by Harverd Univ. Press, 1961.

4) Kanner, L.: Autistic disturbance of affective contact. The Nervous Child, 2 ; 217-250, 1943. (牧田清志訳：I. 精神医学, 18 ; 777-797. II. 精神医学, 18 ; 897-906, 1976.)

5) Kanner, L.: Early infantile autism. J. Pediatrics, 25 ; 211-217, 1944.

6) 上出弘之司会：シンポジウム「日本における自閉症の研究とその将来」．児童精神医学とその近接領域, 7 ; 54-86, 1966.

7) 小澤勲：幼児自閉症論の再検討 (1)；症状論について．児童精神医学とその近接領域, 9 (3) ; 147-171, 1968.

8) 小澤勲：幼児自閉症論の再検討 (2)；疾病論について．児童精神医学とその近接領域, 10 (1) ; 1-31, 1969.

9) 小澤勲：自閉症とは何か．精神医療委員会, 1984. (同著再版：洋泉社, 東京, 2007.)

10) 栗田広：幼児自閉症における"折れ線現象"の特異性-1．精神医学, 25 ; 953-961, 1983.

11) 黒丸正四郎，小西輝夫，髙木隆郎：小児分裂病症集例．秋季精神病理懇話会配布資料 (於比叡山延暦寺), 1957. 10.6.

12) O'Gorman, G.: The Nature of Childhood Autism. Butterworths, London, 1970.

13) 佐々木正美：自閉症児のための TEACCH ハンドブック．学習研究社, 東京, 2008.

14) 髙木隆郎：児童期自閉症の言語発達障害説について．児童精神医学とその近接領域, 13 (5) ; 285-294, 1972.

15) 髙木隆郎：私の児童精神医学，学会の発足に関わって．児童精神医学とその近接領域, 42 ; 363-380, 2001.

16) 中根晃：自閉症研究．金剛出版, 東京, 1978.

17) 中根晃：自閉症研究．増補改訂版, 金剛出版, 東京, 1984.

18) 牧田清志：幼児自閉症とその周辺，診断基準とその位置づけについて．(上出弘之司会, 1966 シンポジウムでの講演), 児童精神医学とその近接領域, 7 ; 54-72, 1966.

19) 牧田清志：自閉児 1959-1969, わが国幼児自閉症をめぐる 10 年間の研究の動向．児童精神医学とその近接領域, 10 ; 294-321, 1969.

20) 鷲見たえ子：レオ・カナーのいわゆる放棄幼年自閉症の症例．(第49回1952年日本精神神経学会総会演題抄録．精神神経学雑誌, 54; 566, 1952.)
21) 若林慎一郎：書字によるコミュニケーションが可能となった幼児自閉症の一例．精神神経学雑誌, 75; 339-367, 1973.
22) 若林慎一郎：幼児自閉症の折れ線型経過について．児童精神医学とその近接領域, 15 (4); 215-230, 1974.
23) 若林慎一郎：自閉症児の発達．岩崎学術出版社, 東京, 1983.
24) Wing, L. & Gould, J.: Severe impairments of social interaction and associated abnormalities in children, Epidemiology and classification. J. Autism & Develop. Disord., 9; 11-29, 1979. (新沢伸子訳：子どもの対人交流の重度の障害とそれに関係する異常性について．疫学と分類, 1998. 髙木隆郎, M. ラター, E. ショプラー編：自閉症と発達障害研究の進歩, Vol.2, 日本文化科学社, 東京, p.59-72, 1998.)
25) Wing, L.: Asperger's syndrome; A clinical accent. Psychological Medicine, 11; 115-129, 1981.
26) Wing, L.: Clarification on Asperger's syndrome. J. Autism & Develop. Disorder, 16; 513-515, 1986.

第3章　自閉症概念の拡大

髙木　隆郎　　石坂　好樹

1．Kannerの診断基準の考察

　Kanner[36]の情緒的接触の自閉的障害（早期幼児自閉症[37]）の論文は，その詳細な病像記述によって彼が診察した障害児の症状の輪郭を明示したが，その診断基準については明確に提示していなかった。その後，彼[38]は，早期幼児自閉症の特徴として，(1) 人々との接触からの著しい撤退，(2) 同一性保持の強迫的欲求，(3) 巧みな，愛情を込めた物との関係，(4) 知的で憂いに満ちた顔貌，(5) ことばを話さないか，対人コミュニケーションの目的に役立たない種類のことば，を挙げた。さらに彼とその共同研究者[40]は，自らの症例の特徴を，(1) 人間関係からの極端な孤立，(2) コミュニケーションの目的のために言語を使用しないこと，(3) 同一性保持のための不安で強迫的な欲求，(4) 物に魅了され，それを巧みに取り扱う，といった項目にまとめたが，最終的には疾病特徴として，(1) 極端な孤立化と (2) 同一性保持の強迫的固執，の2つを挙げた。この診断基準には，現在の自閉症の診断基準を構成している3つの不可決の項目の内の1つであるコミュニケーションの問題が含まれていない。Kannerの観察した早期幼児自閉症の子どもたちの多くはことばを話さなかったり，コミュニケーションの役に立たない話しことばを使用したが，なかにはことばを発する子どももいたし，多くのことばを保持していると推測できる子どももいた。また，コミュニケーションが児童期や青年期になって可能になる子どももいたから，Kannerは自閉症のことばの問題に大きな興味を示したが，しかし絶対的な症状と見なさなかった。さらに，Kannerは早期幼児自閉症は生まれながらのschizophreniaと考えていたから[38]，コミュニケーションの問題を二次的なものと考え，診断基準に不可決の項目とは位置づけなかったのであろう。何よりも，Kannerは早期幼児自閉症を精神遅滞の子どもの中から見出したのであり[34]，精神遅滞と区別したかったから，ことばの遅れを二次的なものと考えたのであろう。

2．RutterらのMaudsley病院例の追跡研究

　ロンドンのMaudsley病院（後にロンドン大学精神医学研究所）のRutterらは，その児童部で故Cameron部長がchildhood schizophrenia，またはpsychosisと診断した63例を性，年齢をマッチさせた別診断名の対照群とともに，5～15年間の追跡研究を行い，一連の論文を発表した[44,63,64]。またそれより前にWing, J.[84]，のちにWing, L.[85]，Rutter[56]らがそれぞれの編著で単行本を出版して，それぞれの考えを明らかにしている。

　これらの研究でMaudsley病院で小児期の

精神病などと診断されていた子どもの主要な症状は，(1) 人との自閉的な関係，(2) 著しい言語遅滞，聴覚刺激に対する反応の欠如，(3) 話しことばが出現した例でも代名詞の逆用や反響言語，(4) 儀式的強迫的行動，(5) 常同的反復的衒奇症，(6) 注意の持続困難，(7) 自傷傾向などであり，彼らは Kanner が記載した特徴をもう一度洗いなおした[64]。またIQが60以下の子どもはよい転帰を示すことがなく[63]，そしてIQは最初の評価と追跡時の評価の間の相関指数が0.63で，時間経過によっても安定しており，しかも最初に評価されたIQは子どものその後の社会的成長と追跡時の課題達成能力を予測する最も役に立つ指標であった[44]。さらに6歳までにコミュニケーションに役立つ言語を習得していることが，転帰予測の有意な因子であった。

3．言語発達障害説

一方，Rutter[56]はこれまでの自閉症の研究を展望して，幼児自閉症の基本障害は人の音声の理解の困難にあり，自閉症の一次障害は言語障害であるとの仮説を提案した。そこで当然要請されるのは，これらの小児精神病児あるいは自閉症児と，発達性受容性失語症児との異同の検討，あるいは比較研究である。Rutterら[62]は言語問題に特別関心を持つ3つの病院と，言語障害のための4つの学校に通う子どもの中から自閉症児14名と失語症児11名を対象に選んだ。この時混合状態にあるとされる子どもが，ほかに3名いたという。この予備的報告で，自閉症児と失語症児の言語障害の違いは，自閉症児の方が言語障害の範囲が広くかつ重度で，自閉症児には「内言語」ならびに身振り，ジェスチャー言語の障害を含んだ認知と言語の障害が見られたという。

その後，彼らは症例数を増やして，自閉症と発達性受容性言語障害の状態像を比較している[11]。この時，自閉症児は障害が重篤で，全般的な対人関係を作ることが困難であり，儀式的あるいは強迫的行動および言語遅滞を有する状態とされ，この定義に合致する子どもが19名確認された。また，言語の理解と表出に障害があるがそれ以外の障害を示さない子どもを失語症児とし，これに該当する子どもは23名であった。さらに5名は混合状態とされた。結論として，自閉症児は失語症児に比して，音声に対する過度の敏感さと反響言語，人称代名詞の逆用や隠喩的言語が見られ，かつ内言語の障害，身振りの使用や書きことばの理解も障害は重度であった。

自閉症児と失語症児の親の特徴や養育環境が比較された[24]。自閉症児は失語症児と比べて幼児期にストレスにさらされやすいこともないし，自閉症児の親が対人的にも情緒的にも引きこもっているという証拠は見つからなかった。要するに自閉症の心因論，養育環境説への反証であった。

4．発達障害説へ

先に述べたMaudsley病院例の追跡研究等の総括として，Rutter[59]は自閉症は児童期精神病，あるいはschizophreniaではないという結論に達する。その根拠として以下の事実を列挙している。(1) 自閉症ではschizophreniaに特徴的な症状である幻覚や妄想が見られない。(2) 自閉症ではschizophreniaに見られるような寛解や再発が見られない。(3) 自閉症ではしばしば精神遅滞が合併する。(4) 自閉症では男児が女児に対して3～4倍出現率が高いが，schizophreniaではそのようなことは見られない。(5) 自閉症の発症年齢は3歳以前であるのに，schizophreniaでは11歳以降に発症の峰がある。(6) 自閉症児の親や同胞にschizophreniaの患者はまれであるのに対して，schizophreniaの青年，成人の約10％にschizophreniaが生ずる。

そして彼は，自閉症は何らかの中枢性の障害を基にした障害であろうし，自閉症の基本障害は象徴的言語機能の障害に関係しているであろうと論じた。

ついでRutter[60]は幼児自閉症を発達障害と見る視点を強調した論文を著して，自閉症の診断基準について記している。それによると，(1) 対人関係の重度かつ全般的な失敗，(2) ことばの意味理解の障害や反響言語，人称代名詞の逆用を伴う言語の遅れ，(3) 儀式的あるいは強迫的症状が3つの徴候であるとしている。それに加えて特異的ではあるが，どの例にも見られるわけではない以下の4症状も記録している。すなわち，常同的で反復的な運動，注意持続困難，自傷，排便の自立の遅れなどである。要するに，Rutterは(1)－(3)を自閉症の診断の基本においている。とりわけ言語障害は全例に見られる症状であり，著しくかつ広範囲に及んでおり，内言語も障害されており，この言語障害に関わる認知の障害が一次障害であろうとの仮説が提示された。

KannerもRutterもほぼ同じような症状を並べ立てているが，ただ診断基準としてRutterの挙げた3つの基本項目は，症状特徴を羅列したKannerのものよりも幅広い症例を含む。対人関係に関しても，Rutterの場合は極端な孤立でなくてもよくなり，また儀式的強迫的行動は同一性の保持でなくてもよい。ことばの障害の基準も結果的に緩められていて，この基準が後のDSM-IV[1]やICD-10[95]の基になる。

こうした草分け期の言語認知の発達障害説を，現時点で批判することもないが，ただこの時点では言語発達の遅れと認知障害の関係が曖昧であったようで，やはりRutterは言語障害をすべての基本障害と考えていたようだ。そこから認知障害を引き出すには少し無理があった。現在の研究はむしろ認知障害に重心が移っており，もちろんRutterもそれを受け止めている。また知能障害を伴うものが多いこと，それが社会的適応の転帰に関係するとしており，それも当然なことであろう。しかし今日のように高機能自閉症が話題になってくると，では昔われわれが見ていた最重度の知能障害をもち，話しことばをまったくもたない多くの自閉症は，いまで言う単なるスペクトラムの線上にあるのかどうか疑問がある。ことによると，単に自閉症は本来ヘテロなものであると言っただけでは済まされない別の障害かもしれない。現在，神経心理学的研究で示されているきれいな結果は，おそらくこうした例を排除したサンプルから得られたものである。認知障害を含めて知能問題を考え直すべき時期に来ているように思われる。

いずれにしてもRutterらの研究によって，自閉症の診断基準が提示され，自閉症は精神病でなく，発達障害であることが明確にされたことは大きな進歩であった。

5．Wing, L. とGouldの疫学研究

かくて自閉症を発達障害と考えていたRutterは，Kannerのとは違った診断基準を設定したことは上記した。その後Rutter[57,61]はこの特徴をさらに整理し，診断基準として4つの項目を設定する。前述したものと重複するが，第1は，特定の種類の重篤で全般的な対人関係発達の失敗であり，第2はことばの理解の障害や反響言語や代名詞の逆用を含む言語発達障害の特徴的な形態であり，第3はさまざまな儀式的あるいは強迫行動の症状であり，第4は小児の崩壊性精神障害を意識して，生後3年以前の発症であるとした。

ところが，ほぼ確定されたかに思えたこの診断基準は，ほどなく一部が否定あるいは修正される。Wing, L. とGould[91]は，ロンドンの南に位置するキャンバーウェル地区で，身体障害，知的障害あるいは行動障害のため

に，地域の保健教育福祉サービス機関が関わっている子ども914名を母数とする疫学的調査を行った。そして，その子どもたちのうちから，知的水準の如何に関わらず次の3つの項目，すなわち，(1) 対人交流の障害，(2) 言語の発達障害，(3) 反復常同的活動，の少なくとも1つを示す子ども，および重度の精神遅滞の範囲にある子ども，計132名が直接の調査対象として選ばれた。この132人のうち17人がKannerの定義による自閉症であり，そして74人がKannerの定義に合致しないものの，対人関係障害を示し，そのほとんどが話しことばをもたないか反響言語を有し，かつ象徴的活動（例えばごっこ遊び）が認められないか，反復的活動があり，さらに興味のパターンがまったく反復的か部分的に反復的であった。これ以外の58人は対人交流可能な重度精神遅滞群であった。

また，反復的行動は言語発達年齢が20カ月以下の子どもの場合に見られた。この結果を基にして，彼女らは対人交流の障害，想像的象徴的な興味に代わる反復的活動，さらに言語発達の障害からなる異常を併せもつ一群を抽出した。そして，対人交流の障害を，孤立状態だけに限定しないで，受動的な型や積極的だが奇妙な型にまで拡大したのであった。その結果，彼女らのデータによると，Kannerの自閉症は万対4.9の頻度であったのに対して，対人関係障害群は万対21.2人となった。後者をも自閉症とすると，この集団では一挙に自閉症の有病率が増大することになる。これは自閉症の概念を拡大させた結果である。

その後，Wing, L.[87]は3つ組の対人相互交流の障害として，(1) 対人認知の障害，(2) 対人コミュニケーションの障害，(3) 対人想像および理解の障害，を挙げ，これらの症状をもつものを自閉的特徴の連続体（continum）と呼んだ。彼女の説明によると，重い場合，孤立や他者への無関心の形態をとり，最も軽度の場合に，対人相互交流の微妙なルールが理解できないといった形態となる。また対人コミュニケーションの障害は，重い場合には他者とまったく意志伝達しないが，最も軽度の場合には対話をするものの相互のやり取りの会話に参加できないといった形態となる。さらに，対人想像の障害とは，重い場合模倣やまね遊びがまったくない状態であり，最も軽度の場合にはまね遊びはするものの他人の感情を理解できない状態となる。このように，それぞれの障害は重度から軽度まで連続的に分布しており，それらの間のどこにも明確な境界を設けることができず，しかもそれらが極めて軽度であれば，正常との間で区別が困難な状態にまでなるのである。その後Wing, L.は連続体という用語の代わりにスペクトラム障害（spectrum disorder）の語を使用するようになり，3つ組の表現を変えて，対人相互交流とコミュニケーション，および想像力の発達の欠如や障害といったことばを使用するようになる[88]。

Wing, L.の連続体やスペクトラムの概念は，それまでの自閉症の概念に根本的な変革を迫ることになった。1つには，KannerやRutterが定義した自閉症の概念が，重度の自閉症を念頭に置いたものであるのに対して，Wing, L.の考える自閉症は，症状が重度から軽度まで幅のある病態を含むだけでなく，軽度の状態では症状は正常との境界が不鮮明になるほど軽微なものまでも含まれるのであった。このようにWing, L.のスペクトラムは自閉症が正常領域に入り込むほどまでに拡大された概念なのであって，自閉症とそうでない状態を明確に区別する境界がない状態といってもよい。そのことによって，自閉症の有病率は飛躍的に増加することとなる。

もう1つは，極端な同一性の保持の欲求に関しての変更である。Wing, L.はこれを彼女の自閉症診断のための3つ組症状から取り除いた。例えば，「反復的行動は，3つ組と

共に見られることが特徴的であるが，それ自体自閉症連続体の診断基準とはならない。なぜなら，それは正常な幼児や，3つ組を示さない重度の精神遅滞児にも見られるからである」[87]と述べている。ただ，キャンバーウェルでの調査研究の段階では，1人を除いて，対象児はすべて精神遅滞を有し，教育や福祉のサービスの対象となっていた子どもであった。そして，彼女らはその時点では，知的機能が正常な範囲，知能指数70以上の子どもでは，対人関係障害の見られる割合は無視できるほど少ないと述べた。

もっとも，この時点でも，知的機能が正常範囲にある子どもがいることはすでに知られていた[10]し，高機能自閉症という用語はまだ使用されていなかったものの，少数ながら知的機能の高い自閉症が存在することさえ知られていたのである[39]。Wing, L.は知能の高い自閉症に注目することによって，この方向に自閉症の概念をさらに拡大させる。

6．Wing, L.のアスペルガー症候群と自閉症スペクトラム障害

自閉症はKannerの記載した症例研究を出発点として，広く知られるようになったが，Asperger[3]の記載したDie autistischen Psychopathen im Kindernは，論文刊行以来40年近く，英語圏では広く知られるに至らなかった。Wing, J. K.は早期にその著書の1章に文献引用をしているし，英訳も出版されている。しかし，ドイツ語圏ではオランダのvan Krevelenが1950年代の初めからこれに注目評価したが，彼はこの症例がKannerの症例とはまったく異なるという立場を変えなかった[81]。Asperger[4]自身もその立場を保ちつづけた。

石川[33]によると，Asperger症候群という名称を始めて使ったのは，ドイツのBoschであるらしい。Bosch[18]は自閉症を現象学的に論じた著作の中で，Kanner症候群とAsperger症候群という用語を使用し，両者の区別は，これらの病態の臨床的理解や治療や予後の判断をするために，有用であるとしている。しかし，両者の違いが基本的なものであるのか，程度の違いなのかに関しては疑問が残るとも述べた。Wing, L.[86]は自らのAsperger症候群についての論文の中で，そのBoschの著作を引用し，Boschが自閉症とAsperger症候群の比較を論じたと言及している。この記述を見るかぎり，確かにAsperger症候群という用語を使用したのは，Boschが最初であるのかもしれない。しかし，現在盛んに使用されているAsperger症候群を世に知らしめたのはやはりWing, L.であったといってよい。Wing, L.[86]は，Aspergerの論文に記載されている子どもの特徴をまとめ，さらに彼女自身の経験した34症例に基づいて，Asperger症候群なる病態の臨床像を記述した。これはAspergerの記載した症例の特徴を単にまとめたものではなく，Wing, L.の自閉症の経験に基づいて抽出された症状なのであった。例えば，話しことばの発達の遅れがあることの指摘や，必ずしもすべてのAsperger症候群の子どもに，創造的な知性があるわけではないといった論述などはWing, L.の見解である。

この病態では，話しことばや話しことば以外のコミュニケーションに問題があり，相互的な対人交流の障害が見られ，反復的な活動や変化に対する抵抗が見られる。また，これらの子どもは協調運動が拙劣であるものの，個々の子どもはそれぞれ特有のスキルや興味を示す。Wing, L.はまた，Asperger症候群の子どもは生後1歳前後に人との交わりに興味を示さないと指摘し，これらの子どもには想像的なまね遊びが見られないか，見られても限定されており，同じ遊びを何度でも繰り返すとも述べている。ただ，すでに述べたように，彼女は，Aspergerに同意できない点

として，話しことばが著しく遅れることがあり，必ずしも独創的で創造的な能力をもっているのではないと述べている。そして，彼女の論文で何より重要な点は，それまで，自閉症は精神病であり，Asperger症候群は人格の障害であるとされていた[4,81]考えを改め，この2つの病態は連続したものであると主張したことである。

さらに，注目すべきことは，彼女がAsperger症候群と他の病態や正常との境界線上にある人の診断は困難であると述べ，「実際にAsperger症候群は正常範囲内の奇人変人や別種の臨床像へと連続的につながっている[86]」との見解を表明している点である。いずれにしてもWing, L.はある時点で突然Aspergerの原論文か英訳を読んで関心をもったのでなく，自閉症スペクトラム障害の概念を理論的に構築した際Aspergerの記載した古典例もこの圏内に含められるという考えにたどり着いたとみるのが自然であろう。かくして，Wing, L.[88,89,90]の自閉症スペクトラム障害は，重度の知的障害を伴った自閉症から，知的機能の高い軽度の自閉症を経由し，対人関係上で奇人変人といわれる人までの幅広い人々を含む広大な概念となる。

Wing, L.がAsperger症候群の概念を唱えて以後，Asperger症候群と自閉症の異同に関して，多くの研究が行われてきた[35]。しかし，現在に至るまで，高機能の自閉症とAsperger症候群が区別可能であることを示す証拠があると主張する論文が散見されるものの[50]，大部分は両者を区別できないとする論文である。また，Ozonoffら[51]はIQが70以上でDSM-IVの自閉性障害の診断基準に合致する者と，対人関係障害や常同反復的な行動を示しつつ言語獲得が正常であったAsperger症候群の者とを，知的領域と実行機能領域と言語領域の3つの領域で比較し，ことばの理解や表出で両者に違いが見られたと報告している。しかし，彼女たちも述べているように，ここで見出されたとされることばの領域での違いは，当初の対象選択における相違を反映しているにすぎない。そこで，それ以外の領域で違いが見られなかったことは，高機能の自閉症とAsperger症候群が区別できないことを示すことになる。Gilchristら[28]は，高機能自閉症とAsperger症候群では青年期に達すると重要な症状の領域で有意な差が見られなくなると報告している。さらに，Mayesら[47]は，大学の精神科クリニックに所属する子ども診断クリニックを受診し，自閉症あるいはAsperger障害と診断された子ども157人を再評価したところ，全員がDSM-IVの自閉性障害に該当し，Asperger障害に該当するものはいなかったことを報告している。つまり，詳細に診察すれば，Asperger症候群とされた子どもすべてにコミュニケーション障害が認められたのである。

Howlin[31]もまた，高機能の自閉症で早期に言語遅滞のあった成人となかった成人を比較して，いろいろな機能領域で両者に差が見られなくなるとしている。結局Asperger症候群と自閉症の比較で見られた差は対象選択の際の違いを反映しているにすぎず，成人を対象とすると両者に違いがなくなる。Asperger症候群が軽度の自閉症であることは，いまではほとんど認められていることである。

さて，このように自閉症の概念が拡大され，そして自閉症の概念が広く知られるようになって，Kannerの自閉症の頻度が大よそ万対4程度であったのに対して，Wing, L.の自閉症スペクトラム障害の頻度は100対1程度[8]にまで増加することになる。これは自閉症が一般人口での精神遅滞の有病率とほぼ同じ程度の頻度で見られることを示している。

7．DSM-IVおよびICD-10の広汎性発達障害

自閉症の診断は，行動上の諸症状に基づいて行われざるを得ないので，その時々の注目

される症状によって，幾分違ったものになる。ICD-10[95]やDSM-IV[1]の自閉症の診断基準は，Rutterの幼児自閉症の診断基準やWing, L.のAsperger症候群の診断概念を取り込み，その上位概念として広汎性発達障害という診断項目を設けている。その傘のもとに，いくつかの下位診断名が並べてあるが，その1つにAsperger症候群がある。Asperger症候群（ICD-10）あるいはAsperger障害（DSM-IV）は，ICD-10でもDSM-IVでも，ほぼ同じ診断基準で診断されることになっている。つまり，自閉症と同じ対人相互関係の障害と儀式的反復的行動や興味の限局を示し，しかも知的障害や言語の発達障害を示さない状態と定義されている。しかし，Asperger症候群とされた者を精密に症状評価すると，すべて自閉症に該当したとする報告[28,47]や，高機能の自閉症とAsperger症候群は知的にも実行機能においても言語機能においても違いが見られないとする報告[50]などを見ればわかるように，これらの診断基準によって診断されたAsperger症候群は，実態として存在していないことが考えられる。Asperger症候群は自閉症の軽症のしかも知的機能が高いグループであるといえるのであり，自閉症とは違った病態であるとするデータはいまのところない。ICD-10やDSM-IVのAsperger症候群はAspergerの記載した状態と似ていないのであり[90]，Wing, L.はAsperger症候群を自閉症とは別の病態なのではなく，自閉症スペクトラム障害の一部であると主張し続けている[88,89,90]。

他に特定されない広汎性発達障害という概念はどうであろうか。DSM-IVでは，自閉症の3つの診断項目を満たさないが，そのうち1つを満たす場合を，他に特定されない広汎性発達障害とすることになっている。あるいは，発症年齢の基準に該当しない場合もこの範疇に入れてよいとなっている。この概念は自閉症をとめどもなく広げたようになっているが，しかし自閉症でないものまで含めてしまう可能性が大である。この概念を用いると，対人相互関係の障害がなく，コミュニケーションの障害があり，そして儀式的常同的行動が見られる者も，広汎性発達障害ということになる。

例えば，Wing, L.ら[91]が自閉症と区別した，重度の知的障害があり，対人的相互関係は悪くないが常同的行動を示す者も，広汎性発達障害と診断されることになる。実際，ICD-10では，精神遅滞と常同的運動とに伴う過動性障害といった診断名が広汎性発達障害の下位診断名にある。しかし，これは自閉症ではない[89]。

DSM-IVでは，自閉症の診断基準として年齢が36カ月以前の発症という基準があるが，これに合致しない場合も，他に特定されない広汎性発達障害とされる。この年齢の制限はAsperger障害の場合，診断基準には明記されていない。この基準を受け入れると，3歳以後に発症して，自閉症とまったく同じ症状を示すものが，自閉症でなくなるのである。発症年齢は本来疾病の本態と直接関連するわけではないので，年齢だけで自閉症かそうでないかを判断すると誤謬を招く。広汎性発達障害という概念は，自閉症の概念の拡大より，混乱を持ち込んだというべきであろう。

ところで，DSM-IV-TR[2]では，他に特定されない広汎性発達障害の診断基準がそれまでのものから変更されていて，対人的相互関係の障害があり，コミュニケーションの障害か常同的行動や興味の活動のいずれかがあれば，他に特定できない広汎性発達障害と診断することになった。対人相互関係の障害が不可欠の症状とされたのである。これによって，他に特定されない広汎性発達障害は少し明瞭な概念になるが，しかし，それでも問題が消えたわけではない。対人関係障害とコミュニケーション障害があり，しかも儀式的常同的行動が認められない病態があるのかどうか疑

問なのである。Wingら[91]の調査では，そのような症例はきわめてまれであるはずである。もっとも，対人・コミュニケーション障害があって儀式的常同的行動がほとんどみられない症例は少ないながらも存在し[82]，その重要性を指摘する研究者[49]もいる。

Towbin[79]は，他に特定されない広汎性発達障害というDSM-IVの概念は曖昧すぎて，症状に基づいて積極的に診断できる概念ではないと批判しつつ，研究者の間では4つの違った意味をもって使用されている用語であると述べている。1つ目は，特定の広汎性発達障害の診断をつけるためには情報やデータが不足しているため，一時的あるいは診断延期のためのカテゴリーである。2つ目は，自閉症の診断のための3つの症状のうちの1つが軽度であるか欠けている状態を示すためのカテゴリーである。3つ目は，自閉症の症状が3歳以後に現れた場合に使用するカテゴリーである。4つ目は，早期発症でかつ何らかの対人関係の障害を示す状態を表すカテゴリーである。この4つ目の概念は雑多な病態の寄せ集めとなる。このように曖昧な，しかも研究者の間でさえ首尾一貫して用いられることのない用語を診断カテゴリーに使用するのは，自閉症の概念を拡散させるというよりも混乱を招くことになるだけであろう。

Mahoneyら[46]は，広汎性発達障害の下位型の区別が可能であるかどうかを検証している。それによると，広汎性発達障害とそうでない病態の区別は信頼にたるものであったが，広汎性発達障害の下位型に関してはそうではなかったという。一人の評価者が自閉症と診断したものを，他の評価者が自閉症と診断する確率は84％であったのに対して，Asperger障害に関しては59％，他に特定されない広汎性発達障害では，27％の一致しかみなかった。このような診断名は，診断上の不一致を助長させるばかりであり，臨床で用いるに値しないというべきであろう。

ところで，DSM-IVの定義にあるように，広汎性発達障害は，3つの領域における障害によって特徴づけられた障害である。しかも，それぞれの症状が重いものと明記されている。他に特定されない広汎性発達障害やAsperger障害のように，症状が軽度でしかもある限定された領域にのみ障害が見られる病態は，あらゆる領域の重度の障害を意味する広汎性発達障害という用語に合致しない。Wing, L.[88]は，自閉症スペクトラム障害の下位分類は意味がないとし，広汎性発達障害の下位型の概念を批判している。さらに彼女は，自閉症の多くは何らかの領域ですぐれたスキルを示すこともあり，広汎性発達障害という用語は不適切であるとも述べている[87]。広汎性発達障害という概念は事態を正確に表現していないばかりでなく，誤解や矛盾を生じさせている。よって，このような用語は使用しないに越したことはないのである。

8. Broader Phenotype：より広い表現型について

自閉症の発症に遺伝が深く関与していることを示す証拠がFolsteinら[27]の自閉症の子どもを発端者とする一卵性双生児研究で得られた。一卵性双生児11組の自閉症の一致率は36％であったが，それ以外に言語の障害を含めた認知障害の一致率は82％であった。一方，二卵性双生児10組では，自閉症の一致率が0％，認知障害の一致率が10％にすぎなかった。そこで，自閉症で遺伝するのはどのような表現型であるかが興味の対象となった。ところで，彼らのいう認知障害とは，ことばの遅れや構音障害や学業不振であった。同じくSteffenburgら[73]は，一卵性双生児では自閉症の一致率は91％であったが，二卵性双生児では0％であったと報告した。ところが，彼女らによると，認知障害に関しては，一卵性では一致率が91％であり，二卵性で

は36％であったが，認知障害を含めた表現型が一卵性双生児で増えることはなかったと述べた。もっとも，これは一卵性双生児での自閉症の一致率が91％と極めて高く，認知障害を含めても表現型がこれ以上増えることがなかっただけかもしれない。

Baileyら[6]は，少なくとも一人が自閉症である双生児や3つ子の組をFolsteinら[27]の標本も含めて44組集め，症状の評価を行った。その結果，一卵性の双生児では，自閉症の一致率が69％，二卵性双生児では0％であった。また，認知障害をも含めると，一致率が一卵性では88％であったのに対して，二卵性では9％にすぎなかった。そして，認知障害のある双子の片方はほとんど対人関係困難を有していた（対人あるいは認知の障害の一致率は92％，対人関係困難と認知障害の両方での一致率は76％）。ちなみに，彼らのいう認知障害とは，言語の遅滞，読みの遅滞，構音障害や綴りの困難などであった。そして，反復的行動は対人困難や認知困難のある場合にのみ認められたという。彼らはここから，自閉症と関連している遺伝子の表現型は自閉症といった形態をとるだけではないと述べた。彼らの考えによると，自閉症関連遺伝子による表現型は，対人関係の困難だけではなく，ことばの遅れや読みの遅れや構音障害までもが含まれることとなる。しかし，このような単なることばの遅れや構音障害などは，自閉症の定義に際して，自閉症の言語障害と区別されてきたものであった[19]。これらも自閉症関連の表現型とすると，自閉症の言語障害は，単なる遅れではなく偏りにあるとされてきたこれまでの自閉症概念が崩れることになる。そして，自閉症は言語障害の重篤な状態であることとなってしまうことになる。表現型として何を選ぶかが，明確に規定されない限り，このようなデータはあまり意味がないように思われる。

双生児の研究ではなく，同胞に関する研究も行われてきた。自閉症の同胞での自閉症の出現率が一般の出現率よりも高いことは知られており[70]，家族調査は遺伝を研究する上で必要とされるのであった。Pivenら[52]は，37人の自閉症の大人の同胞67人の状態を，母親から聴取した情報を基に判断し，自閉症が3人（4％），著しい対人的機能の困難や孤立を示すもの3人（4％），認知障害が8人（12％）であったと報告している。ちなみに彼らのいう認知障害とは，読みや書きや話しの障害，言語の遅れ，あるいは精神遅滞を指す。ここでも，認知障害の定義が意図的に広げられている。

同じくBoltonら[17]も自閉症の同胞に対して，同じ様な調査を行っている。この場合は，母親による聴取ではなく，著者らが実際に対象者を診察面談している。自閉症の子どもがいる99家族とDown症の子どもがいる36家族を対象にして調査が行われた。自閉症家族の同胞は137人，Down症家族の同胞は64人であった。症状は自閉症診断面接[42]を用いて評価された。自閉症の同胞では，4人（2.9％）がICD-10の基準で自閉症であり，さらに4人がコミュニケーションと対人関係の障害に加えて，興味や活動に反復パターンを示したが，自閉症の診断には合致しなかった。この4人のうち，3人が非定型自閉症で，1人がAsperger症候群とされた。一方，Down症群ではそのような同胞は一人もいなかった。さらに，彼らは対人関係やコミュニケーションの障害，および常同的行動のうち少なくとも2つの領域で障害のあるものを，症状の少ない変異型と呼び，3つの領域の1つが見られるものをより広い表現型と呼んだ。そうすると，症状の少ない変異型は自閉症群では12.4％，Down症群では1.6％に見られ，より広い表現型は自閉症群では20.4％，Down症群では3.2％に見られたという。Le Couteurら[41]は片方が自閉症の一卵性双生児28組と二卵性双生児20組を比較し，よ

り広い表現型が一卵性では7組だったのに対して、二卵性では2組であったとし、より広い表現型では、対人関係障害とコミュニケーションがもっぱら微妙であり、異常な言語や常同反復的行動は見られなかったものの、障害の「型」は明らかに自閉的であったと報告している。そして彼らはより広い範囲のコミュニケーション障害と対人関係障害が自閉症の概念の一部分として認められるべきであると主張した。

　これらのデータは、自閉症の同胞には、対人関係や言語において何らかの問題を示すものが、対照群よりも多くいることを示している。だが、必ずしもそのことを示すデータばかりではない。Silvermanら[69]は、自閉症児を複数もつ家族の同胞を対象にして調査したところ、反復的行動や言語のレベル、そして話しことばの出現時に関して、家族性が見られたが、対人的あるいはコミュニケーションの領域では家族性が見られなかったと報告している。また、Spikerら[71]は、2人以上の自閉症の子どものいる家族の子どもの特徴を調べているが、それによると確かに自閉症の子どもは自閉症でない子どもより多くいたが、しかし、はっきり診断できない曖昧な状態の子どもはほとんどいなかったという。後述のBaileyらのいうより広い表現型が多く見られるであろうとの予測が当らなかったのである。

　親を対象にした研究もある。Whitehouseら[83]は自閉症スペクトラム障害と言語障害と通常発達の子どもの親に9つの心理測定法を実施し、その結果を評価した。自閉症の親では、対人コミュニケーション能力により問題があり、言語障害の親では言語能力の方により問題があったと報告している。彼らは、言語の構造的な側面の障害よりも対人コミュニケーションの障害が自閉症スペクトラム障害に関して遺伝する因子ではないかと論じている。Scheerenら[67]は高機能自閉症の子どもの親と通常発達の子どもの親を対象にして、積木テストおよび目と矢を視覚刺激とした反応時間、および自閉症スペクトラム指数（AQ）[9]を用いた検査を行い、その結果を比較している。それによると、積木テストの成績やAQ得点では両者に違いはなかったが、反応時間において高機能自閉症の父親のほうが反応時間が遅かったとのことである。

　親族を対象にした研究もある。Szatmariら[75]は2人以上の自閉症をもつ家族と1人の自閉症をもつ家族および自閉症の養子をもつ家族を対象として、それぞれの親族により広い表現型の人がどれほどいるかを調査している。それによると、2人以上の自閉症の子どものいる家族の親族で、より広い表現型を示す人が多かったという。

　Baileyら[7]の幅広い表現型に関する研究の展望によると、もろもろの研究で明らかになった双生児や同胞の臨床特徴の幅広い変異のために、自閉症のはっきりとした遺伝的メカニズムを見出すための証拠は現時点で見つかっていないという。とはいえ、彼らは一定程度の第一度親族に対人関係の困難が見出されており、また言語の異常が見つかっていることから、これが遺伝的関連を有しているかもしれないという。また、強迫的で反復的な行動に関しては、親族の僅かなものにしか見られず、しかも対人関係とか言語の障害に伴ってのみ見られているという。このことは常同反復的行動が自閉症の本態と関係していないことを示しているのかもしれない。

　より広い表現型という概念は何なのであろうか。かなりの研究が行われ、対人関係の困難や言語の障害が、自閉症の同胞を含めた親族に一般人口より多く認められるという事実は否定しがたいものであろう。しかし、そこで問題にされている対人関係の困難や言語の異常が均一のものでないことを考慮すると、自閉症の概念を考える場合、ほとんどそれを精錬する方向に寄与していないだけではなく、

逆に雑多なものを組み込んだ議論をしているように思われる。そして，この概念はWing, L.の自閉症スペクトラムとは違っている。Wing, L.は自閉症スペクトラム障害とするには軽症ではあっても，彼女の言う3つ組の症状が認められねばならないと主張しているのに対して，先に述べたBoltonらの提案は軽度の対人関係障害やコミュニケーション障害があれば自閉症としようとするものである。しかし，コミュニケーション障害の中に，ことばの遅れが含まれるとすれば，その状態は自閉症とは違ったものになることが予想される。

9．自閉症概念の外延について

Kannerが自閉症を見出したのは，精神遅滞の中からであった[34]。それゆえ彼は自閉症の特徴の1つとして，ことさら知的な顔貌やすぐれた機械的記憶を症状として抽出し強調した。一方，Rutterは自閉症を発達障害と考えたから，自閉症には精神遅滞が多く合併することやことばの遅れがあることを強調した[62,64]。Rutterにとって，自閉症を定義するためには，発達性言語障害から自閉症を区別することが，1つの課題であった。すでに述べたように，Rutterら[62]は，自閉症症状の発現には言語を含む認知障害が主要な要因となっていると論じた論文で，自閉症と発達性受容性言語障害（失語症児）との比較研究を行っている。この研究の結果，発達性言語障害と比べ，自閉症では言語の遅れだけでなく偏りを示すことが，最も特徴的であるとされた[19]。

Cantwellら[20]は15人の自閉症と14人の発達性受容性言語障害の子どもが中期児童期になったときの状態を報告しているが，それによると，自閉症児の状態は変化しないものの，言語障害の子どもで仲間関係がよいと以前に判断された9人中4人が悪いに変化し，またもともと悪い子どもの5人のうち3人がそのまま悪い状態であった。結局7人（半数）が悪いと評価されている。彼らによると，発達性言語障害の子どもの3分の1が共感性を示さなかったという。さらにこれらのグループが大人になったときの状態が報告されているが[32]，それによると自閉症群は言語障害群と比較すると有意に障害が重いが，言語障害群のかなりの者に自閉症群と質的に非常に似ている問題が継続していることが明らかになっている。もし，自閉症スペクトラム障害やより広い表現型の概念をここで適用すれば，これらの年長児や大人は自閉症であったことになる。するとRutterらの当初の区分が，混合群というより軽度の自閉症を除外して行われた研究であったにもかかわらず，なお依然としてより軽度の自閉症を自閉症群にではなく対照群である受容性言語発達障害の中に含めていたことになる。受容性言語発達障害は自閉症であるのか，それとも違った病態であるのかが再び問われるのである。

Bishopら[16]は特異的言語障害と自閉症の境界が明確であるかどうかを，特異的言語障害の子どもおよび語用性言語障害の子どもの症状を自閉症診断面接法や対人コミュニケーション質問紙法を用いて評価したところ，語用性言語障害の子どものうちで自閉症の診断基準に該当するものがあり，しかも多くのものが自閉症と診断されないまでも，多くの類似の特徴を示したという。さらに，特異的言語障害と語用性言語障害の間にも，明確な区分はできなかったという。ただ，語用性言語障害の子どものうちで，自閉症の基準に合致しない子どもも，一定程度に存在していることを彼女たちは強調している。

一方，Loucasら[45]は，特異性言語障害と自閉症スペクトラム障害の少年期にある子どもの症状を，ICD-10や改訂版自閉症診断面接法や自閉症診断観察尺度を用いて評価したところ，両者の間に症状の評価で重なりがな

かったと報告している。だが，Conti-Ramsdenら[23]は，特異的言語障害の既往歴をもつ青年の状態をADI-RとADOSで評価したところ，3.9％に自閉症スペクトラム障害と診断できる人がいたという。

Rutterらの発達性受容性言語障害あるいはBishopらのいう語用性言語障害は，群としては自閉症と明確に区分されないようである。混合障害ということばが示すように，比較において移行型があるし，これらの発達性言語障害児の追跡研究によって，自閉症の症状をもつ者がいることも明らかになっている。特異的言語障害と自閉症は，以前考えられていたほど明確な境界をもっていないようである[13]。Wing, L.[87]は語用性言語障害の子どもを，自閉症スペクトラム障害のうちの積極的だが奇異なグループに属すると論じている。反対に，幼児期に自閉症と診断されて，後年自閉的でなくなる子どもが，少数であるが存在している[21,80]。自閉症に見られるコミュニケーションの特異性が何かを，もう一度定義しなおす必要があるように思われる。

もう1つの自閉症の外延として考慮すべきものに，スキゾイドパーソナリティ障害がある。Aspergerが自らの症例を自閉的精神病質と名づけた以前に，Ssucharewa[71]はほぼ同じ状態を児童期のスキゾイド精神病質としてすでに記載していた。またWolffら[93,94]は，自らが児童期のスキゾイドパーソナリティと考えた症例が，Aspergerの症例とほとんど同じものであると述べている。彼女らは，孤独，共感性の欠如，異常な感受性，精神的な硬直性，特にパターンに対する興味および異常なコミュニケーションといった症状をもつものをスキゾイドパーソナリティ障害としたが，その診断のためにこれらすべてが揃っている必要はないとも述べている[92]。このように彼女らは児童期のスキゾイドパーソナリティ障害の明確な診断基準を提示したのではなかった。そのため自閉症との異同を論じることが困難となる。

Wolffらのスキゾイドパーソナリティ障害は，確かに自閉症と類似している。彼女らは自閉症との相違点として，言語障害や視線回避がなく，儀式的で強迫的な行動がスキゾイドパーソナリティ障害には認められないことを挙げている。しかし，この点を考慮したとしても，Asperger症候群を含めた広い自閉症の概念を前提とすると，彼女らの症例を自閉症でないとする根拠とはならない。ただ，彼女らの挙げる，時に猜疑心を伴うほど敏感で，妄想的観念を有するという症状をスキゾイドパーソナリティ障害の重要な症状とするならば[92]，この点で自閉症と違うのかもしれない。もっとも，Asperger症候群の人で，状況への反応として妄想的な状態に陥ることがある。しかし，この症状は付随的な症状であって，主要な症状ではない。Wolffらは，Asperger症候群のごく一部の者をスキゾイドパーソナリティ障害と言っているのかもしれない。あるいは，軽症のスキゾフレニアがその中に含まれているのかもしれない。

DSM-IVやICD-10のスキゾイドパーソナリティ障害の診断基準を見ると，自閉症に関連する項目がある。例えばDSM-IVでは，7つある項目のうち4つ以上の項目が満たされればAの基準に合致するとされるが，密接な関係を結ばない，いつも一人でいることを好む，他者との性的関係に興味を示さない，親密な友人がいないといった項目は，自閉症の行動を外部から見た場合に当てはまる可能性がある。そうすると，自閉症の人の生育歴を十分に知らなければ，軽度の自閉症の状態をスキゾイドパーソナリティ障害と診断してしまうことがあるであろう。もっとも，自閉症に固有の症状に注目すれば，自閉症の診断は可能であるが，極軽微な状態であれば，スキゾイドパーソナリティ障害と誤って診断されないともかぎらない。

Tantam[76]は成人で精神病に起因しておら

ず，長期にわたって社会的に孤立し，奇矯さが顕著に見られる患者60例を自らが新たに診断した結果を報告している。それによると，46人が自閉症関連障害であり，6人がICD-10のスキゾイドパーソナリティ障害であり，8人が境界パーソナリティ障害であった。さらに彼はスキゾイドパーソナリティ尺度を作成して，これらの対象を評価したところ，スキゾイドスコアはことばの誤りと非言語的表現の異常の両方と相関していたものの，特別で異常な興味や不器用さはスキゾイドスコアとではなく，非言語的表現の異常と関連しており，これらの特徴のすべてが発達の異常と有意な相関があってスキゾイドスコアの異常とまったく関連していなかった。そこで，彼はAsperger症候群はスキゾイドパーソナリティと区別される状態であると論じている。スキゾイドパーソナリティ障害が内向的で過敏で情緒的平然性を特徴とする状態[77]であるかぎり，自閉症の症状布置とは違っているようである。

自閉症あるいはAsperger症候群がスキゾイドパーソナリティ障害と診断されたことが，これまでしばしばあったであろう[89]。また，Asperger症候群にスキゾイドパーソナリティ障害が合併することもある[78]。しかし，スキゾイドパーソナリティという概念が曖昧であり，例えばWolffら[94]の症例の中にAsperger症候群やschizophreniaと思われる症例が含まれていることを考えれば，自閉症との境界が不鮮明であることになるが，しかし，発達過程や全体としての症状の構造を見ればはっきりと区別可能であると思われる。以前と違って，これからはAsperger症候群がスキゾイドパーソナリティ障害と診断されることもないであろう。

10. 自閉症概念の行方

Kannerに始まり，Rutterが定義した自閉症の概念は，現在の診断基準であるDSM-IVやICD-10に反映されているが，Wing, L.ら[91]の精神遅滞を合併する自閉症の疫学調査によって，その概念はすでに拡大し始めていた。すなわち，Wing, L.らは対人関係障害の中に，Kannerが定義した極端な孤立だけでなく，受動的な型および積極的だが奇妙な型の対人関係をも自閉症の対人関係障害に含めた。さらに，Wing, L.[86]はAsperger症候群を定義することにより，知的障害のないしかも自閉症としての症状が軽度の状態までも自閉症として含め，自閉症スペクトラム障害という概念を提唱した。このため，自閉症の概念は一気に拡大し，以前は万対4程度の頻度で見られたものが，今では100対1[8]にまで増加した。このように，自閉症の概念は，拡大の一途を辿ってきたのであるが，ここで，その動きを止めるのであろうか。どうもそうではないようである。

1つは，より広い表現型という概念である。しかし，これはすでに見たように，自閉症の概念の拡大という観点から見ると，雑多な症状が含まれており，また，これらのデータに一貫性がなく，現時点では自閉症の概念を拡げるためのデータが得られているとはいいがたい。

別の方面から自閉症の概念を拡大させる動きを作り出すであろういくつかのデータがある。1つは，儀式的，常同的，反復的行動，あるいは興味の限局という症状に関してである。Wing, L.[87]が自閉症の連続体を論じた論文で，自閉症を対人関係障害の3つ組によって定義したとき，この儀式的，常同的，反復的行動は，それ自体では，自閉症の診断基準にはならないと述べていた。このような行動障害は，自閉症の本態としての症状でない可能性がある。Billstedtら[12]は，子どものときに診断された120名の自閉症が大人になったときの症状を評価しているが，対人関係に関する症状はこの対象群に依然として見られ

たのに対して，コミュニケーションのカテゴリーでは17の症状のうち4つだけが半数以上に認められたにすぎず，また，行動上のカテゴリーでは日常の同一性の保持のみが半数以上に認められたにすぎないという。大人になるほど，儀式的，常同的，反復的行動は，程度も軽くなるし，また，そこに含まれる行動の種類の範囲も減少してくるのであった。

Ronaldら[55]は一般人口中の双生児の7689家族に児童期Asperger症候群テストを送付し，親に記入してもらった結果を報告している。それを基に自閉症の3つの主要症状の関連を調べたところ，3つ組の症状は高い遺伝性を示したが，対人関係障害はコミュニケーションとの関連に比べ，儀式的，常同的，反復的行動との関連は薄かったという。Shattuckら[68]も大人になると儀式的，常同的，反復的行動の改善は他の症状に比べて著しいと述べている。儀式的，常同的，反復的行動は，自閉症，特に重い自閉症では顕著であり，しかも対処の困難な症状であるため，Kanner以来特異的症状と考えられてきたが，それらは自閉症の本態による外界との関係形成の困難を基盤にした，反応としての症状であるのかもしれない。もっとも，この考えに否定的なデータもある。

Dawsonら[26]は2人以上の自閉症のいる家族の成員の状態を幅広い表現型自閉症症状尺度（Broader Phenotype Autism Symptom Scale, BPASS）を用いて評価したところ，評価点は自閉症の子どもで高くなっているが，全体としては，対象で連続的に分布することを見出した。その際，対人関係への動機づけと反復的で限局された行動との間に相関があり，共通の遺伝的基盤をもっている可能性があると論じている。

さらに，高機能自閉症では対人関係障害やコミュニケーション障害の領域での症状の改善が見られるのに対して，反復的行動領域では変化が見られないとの報告[53]がある。常同的反復的行動が自閉症の本態と結びついている症状である可能性がまったく否定されているわけではない。ただ，自閉症の常同的反復的行動はいくつかの要素から成っている可能性がある。Szatmariら[74]は同一性の保持と反復的な感覚と運動行動の2つの要素に区分できると述べている。常同的反復的行動が，自閉症の本態の障害による環境への反応として生じていることも考えられ，この点に関する研究が今後必要であろう。

ところで，コミュニケーションの障害はどうであろうか。Rutterらの自閉症と発達性受容性言語障害の比較による研究によって，自閉症では言語の偏りが見られるのが特徴とされた[19]。しかし，DSM-IVで定義されていることばの遅れやことばがないといった症状は，Asperger症候群が自閉症の一角を占めることを認める限り，自閉症の基本的症状とはいえない。しかし，すでに述べたように，Bishopら[16]によると，自閉症と語用性言語障害，さらには語用性言語障害と特異的言語障害の間には明確な境界が見られず，連続性があるらしい。ことばではなく，ことばの微妙なニュアンスや感情の理解の困難に基づくコミュニケーションの障害が自閉症に特有の症状なのかもしれない。さらにBishopら[15]は，自閉症の同胞を対象として子どものコミュニケーションチェックリスト2（CCC-2）で状態を評価したところ，評価点が連続的に分布していたという。もう一度，自閉症のコミュニケーションの特異性を定義することが必要であるように思われる。

対人関係障害に関してはどうであろうか。Constantinoら[22]はプールされている7歳から15歳の双生児のグループの中から788組を無作為に選び，その親に対人反応尺度なる質問紙（SRS）を送り，それに記入してもらった。その結果SRSによって評価された対人関係困難を示す行動はまれではなく，高得点から低い得点まで連続的に分布している

とが明らかになっている。対人関係障害はいろいろな精神障害に認められる症状である。Bishopら[14]は自閉症に特有の対人関係障害とは何かを明確にするために，胎児性アルコールスペクトラム障害の子どもと自閉症の子どもの対人関係障害を比較している。ADI-RやADOSによる評価では，対人関係障害は，自閉症でも胎児性アルコールスペクトラム障害でもよく見られたが，自閉症では対人関係の開始，感情の共有，非言語的コミュニケーションの領域での異常が多く見られたとのことである。彼女らは対人的に動機づけられた行動の障害が自閉症の表現型の中核ではないかと示唆している。ここでもやはり，自閉症の対人関係障害の特異性を再度定義する必要があるであろう。

自閉症として現在同定されている病態は症状群であり，またその基礎にある脳の障害も均質ではなく，多様であるといわれている[25,65,66]。Happéら[30]はすでに前述したRonaldらのデータを基に，3つ組の症状を単一の遺伝子では説明可能ではないと述べている。そして，自閉症の症状全体とか対人関係を対象とするのではなく，それぞれの症状ごとに研究することが有益ではないかと論じている。もしそうだとすると，それぞれの症状だけを示す人もいるはずで，それらの人をも自閉症関連領域の中に含めると，自閉症の概念は改変されるであろう。しかし，そうなると，自閉症の出現率の多さからみて，自閉症そのものは雑多な原因による症候群にすぎず，いずれは解体される概念であるのかもしれない。今後それぞれの症状の量的評価が行われるようになるであろうが，それによって，自閉症の重症度の評価だけではなく，個々の症状のどれが本態としての症状であるかも評価されるようになるであろう。

また，診断基準に含まれていないさまざまな感覚障害の存在が指摘され[12,43,48,54]，また自閉症者自身から報告されている[5,29]。自閉症の概念が拡大するにつれて，自閉症を定義づけるであろう症状の3つ組の集合体としての概念の重要性が減じ始めている。

自閉症とは何か。やはり対人関係障害，それも特有のコミュニケーション障害を伴った対人関係障害であろう。そして，今一度その対人関係障害の質を規定しなおすことによって，自閉症スペクトラムと正常の境を，知能指数のような量的差異として定義することが必要であるのかもしれない。

文 献

1) American Psychiatric Association：Diagnostic and statistical manual of mental disorders, fourth edition. Washington, D.C., American Psychiatric Association, 1994.
2) American Psychiatric Association：Diagnostic and statistical manual of mental disorders, fourth edition, text-revision. Washington, D.C., American Psychiatric Association, 2000.
3) Asperger, H.：Die 'autistishen Psychopathen' im Kinderalter. Archiv für Psychiatrie und Nervenkrankheiten, 117；76-136, 1994.（詫摩武元, 髙木隆郎訳：小児期の自閉的精神病質．髙木隆郎, M. ラター, E. ショプラー編：自閉症と発達障害研究の進歩, Vol.4, 星和書店, 東京, p.30-68, 2000.）
4) Asperger, H.：Problems des Autismus. 児童精神医学とその近接領域, 7；1-10, 1966.
5) 綾屋紗月, 熊谷晋一郎：発達障害当事者研究―ゆっくりていねいにつながりたい―．医学書院, 東京, 2008.
6) Bailey, A., Lecouteur, A., Gottesman, I. et al.：Autism as a strongly genetic disorder：Evidence from a British twin study. Psychological Medicine, 25；63-77, 1995.
7) Bailey, A., Palferman, S., Heavey, L. et al.：Autism：The phenotype in relatives. Journal of Autism and Developmental Disorders, 28；369-392, 1998.
8) Baird, G., Simonoff, E., Pickles., A. et al.：Prevalence of disorders of the autism spectrum in a population cohort of children in South Thames：The Specifical Needs and Autism Project (SNAP). Lancet, 368；210-215, 2006.
9) Baron-Cohen, S., Wheelwright, S., Skinner, R. et al.：The Autism-Spectrum Quotient (AQ)：

Evidence from Asperger syndrome/high functioning autism, males and females, scientists and mathematicians. Journal of Autism and Developmental Disorders, 31 ; 5-17, 2001.

10) Bartak, L. & Rutter, M. : Differences between mentally retarded and normally intelligent autistic children. Journal of Autism and Childhood Schizophrenia, 6 ; 109-120, 1976.

11) Bartak, L., Rutter, M., & Cox, A. : A comparative study of infantile autism and specific developmental receptive language disorder, I : The children. British Journal of Psychiatry, 126 ; 127-145, 1975.

12) Billstedt, E., Gillberg, C., & Gillberg, C. : Autism in adults Symptom patterns and early childhood predictors : Use of the DISCO in a community sample followed from childhood. Journal of Child Psychology and Psychiatry, 48 ; 1102-1110, 2007.

13) Bishop, D. V. M. : Autism and specific language impairment : Categorical distinction or continuum? In : (eds.), Bock, G. & Goode, J. Autism : Neural basis and treatment possibilities. Chichester, Wiley, p.213-243, 2003.

14) Bishop, S., Gahagau, S., & Lord, C. : Re-examining the core features of autism : A comparison of autism spectrum disorder and fetal alcohol spectrum disorder. Journal of Child Psychology and Psychiatry, 48 ; 1111-1121, 2007.

15) Bishop, D. V. M., Maybery, M., Wong, D. et al. : Characteristic of the broad phenotype in autism : A study of siblings using the Children's Communication Checklist-2. American Journal of Medical Genetics Part B (Neuropsychiatric Genetics) 141 B ; 117-122, 2006.

16) Bishop, D. V. M. & Norbury, C. F. : Exploring the borderlands of autistic disorder and specific language impairment : A study using standardized diagnostic instruments. Journal of Child Psychology and Psychiatry, 43 ; 917-929, 2002. (近藤裕彦訳：自閉性障害と特異的言語障害の境界領域の検討：標準的診断技法を用いた研究．髙木隆郎，M. ラター，E. ショプラー編：自閉症と発達障害研究の進歩，Vol.8, 星和書店，東京，p. 232-250, 2004.)

17) Bolton, P., Macdonald, H., Pickles, A. et al. : A case-control family history study of autism. Journal of Child Psychology and Psychiatry, 35 ; 877-900, 1994.

18) Bosch, G. : Der frühkndliche Autismus. Springer, Berlin, 1962. Jordan, D. & Jordan, I.(trans.) : Infantile autism : A clinical and phenomenological-anthropological investigation taking language as the guide. Springer, Berlin, 1970.

19) Cantwell, D. P., Baker, L., & Rutter, M. : A comparative study of infantile autism and specific developmental receptive language disorder, IV : Analysis of syntax and language function. Journal of Child Psychology and Psychiatry, 19 ; 351-362, 1978.(木村宜子訳：幼児自閉症と特異的発達性受容性言語障害比較研究Ⅳ．統語論および言語機能に関する分析．髙木隆郎，M.ラター，E. ショプラー編：自閉症と発達障害研究の進歩，Vol.8, 星和書店，東京，p.24-34, 2004.)

20) Cantwell, D. P., Baker, L., Rutter, M. et al. : Infantile autism and developmental receptive dysphasia : A comparative follow-up into middle childhood. Journal of Autism and Developmental Disorders, 19 ; 19-31, 1989.

21) Charman, T., Tayler, E., Drew, A. et al. : Outcome at 7 years of children diagnosed with autism at age 2 : Predictive validity of assessment conducted at 2 and 3 years of age and pattern of symptom change over time. Journal of Child Psychology and Psychiatry, 45 ; 500-513, 2005.

22) Constantino, J., N. & Todd, R.D. : Autistic traits in the general population : A twin study. Archives of General Psychiatry, 60 ; 524-530, 2003.

23) Conti-Ramsden, G., Simkin, Z., & Botting, N. : The prevalence of autistic spectrum disorders in adolescents with a history of specific language impairment (SLI). Journal of Child Psychology and Psychiatry, 47 ; 621-628, 2006.

24) Cox, A., Rutter, M., Newman, S. et al. : A comparative sutudy of infantile autism and specific developmental receptive language disorder, II : Parental characteristics. British Journal of Psychiatry, 126 ; 142-159, 1975.

25) Dawson, G., Webb, S., Schellengerb, G. D. et al. : Defining the braoder phenotype of autism : Genetic, brain, and behavioral perspectives. Development and Psychopathology, 14 ; 581-611, 2002.(岡田俊訳：自閉症の幅広い表現型の定義：遺伝学脳科学行動学からの視点．髙木隆郎，M. ラター，E. ショプラー編：自閉症と発達障害研究の進歩，Vol.8, 星和書店，東京，p.147-187, 2004.)

26) Dawson, G., Estes, A., Munson, J. et al. : Quantitative assessment of autism symptom-related traits in probands and parents : Broader

phenotype autism symptom scale. Journal of Autism and Developmental Disorders, 37 ; 523-526, 2007.
27) Folstein, S. & Rutter, M.：Infantile autism：A genetic study of 21 twin pairs. Journal of Child Psychology and Psychiatry, 18 ; 297-321, 1977.
28) Gilchrist, A., Green, J., Cox, A. et al.：Development and current functioning in adolescents with Asperger syndrome：A comparative study. Journal of Child Psychology and Psychiatry, 42 ; 227-240, 2001.
29) Grandin, T.：The way I see it：A personal look at autism and Asperger's. Arlington, TX, Future Horizons, 2008.
30) Happé, F., Ronald, A., & Plomin R.：Time to give up on a single explanation for autism. Nature Neuroscience, 9 ; 1218-1220, 2006.
31) Howlin, P.：Outcome in high-functioning adults with autism with and without early language delays：Implications for the differentiation between autism and Asperger syndrome. Journal of Autism and Developmental Disorders, 33 ; 3-13, 2003.(近藤裕彦訳：高機能自閉症成人のうち早期に言語遅滞のあった者となかった者との転機比較：自閉症とアスペルガー症候群の相違点に関して．髙木隆郎，P. ハウリン，E. フォンボン編：自閉症と発達障害研究の進歩，Vol.9, 星和書店, 東京, p.217-231, 2005.)
32) Howlin, P., Mawhood, L., & Rutter, M.：Autism and developmental receptive language disorder：A follow-up comparison in early adult life, II：Social, behavioural and psychiatric outcomes. Journal of Child Psychology and Psychiatry, 41 ; 561-578, 2000.(近藤裕彦訳：自閉症と発達性受容性言語障害—成人初期における追跡比較II：対人関係行動および精神医学的転帰．髙木隆郎，M. ラター，E. ショプラー編：自閉症と発達障害研究の進歩，Vol.6, 星和書店，東京, p. 211-239, 2002.)
33) 石川元：アスペルガー症候群の歴史．石川元編：アスペルガー症候群—歴史と現場から究める—. 至文堂, 東京, p.10-51, 2007.
34) 石坂好樹：自閉症考現箚記．星和書店, 東京, 2008.
35) 神尾陽子：アスペルガー症候群：その概念の過去と現状．髙木隆郎，M. ラター，E. ショプラー編：自閉症と発達障害研究の進歩，Vol.4, 星和書店, 東京, p.3-29, 2000.
36) Kanner, L.：Autistic disturbances of affective contact. Nervous Child, 2 ; 217-250, 1943.
37) Kanner, L.：Early infantile autism. Journal of Pediatrics, 25 ; 211-217, 1944.
38) Kanner, L.：Problems of nosology and psychodynamics of early infantile autism. American Journal of Orthopsychiatry, 19 ; 416-426, 1949.
39) Kanner, L.：Follow-up study of eleven autistic children originally reported in 1943. Journal of Autism and Childhood Schizophrenia, 1 ; 119-145, 1971.
40) Kanner, L. & Eisenberg, L.：Early infantile autism, 1943-1955. American Journal of Orthopsychiatry, 26 ; 55-65, 1956.
41) Le Couteur, A., Bailey, A., Goode, S. et al.：A broader phenotype of autism：The clinical spectrum in twin. Journal of Child Psychology and Psychiatry, 37 ; 785-801, 1996.(三根禎行訳：自閉症のより広い表現型：双生児における臨床的スペクトラム．髙木隆郎，M. ラター，E. ショプラー編：自閉症と発達障害研究の進歩，Vol.2, 日本文化科学社，東京, p.245-277, 1998.)
42) Le Couteur, A., Rutter, M., Lord, C. et al.：Autism Diagnostic Interview：A standardized investigator-based instrument. Journal of Autism and Developmental Disorders, 19 ; 363-387, 1989.
43) Leekam, S. R., Nieto, C., Libby, S. J.：Describing the sensory abnormalities of children and adults with autism. Journal of Autism and Developmental Disorders, 37 ; 894-910, 2007.
44) Lockyer, L. & Rutter, M.：A five to fifteen year follow-up study of infantile psychosis, III：Psychological aspect. British Journal of Psychiatry, 115 ; 863-882, 1969.
45) Loucas, T., Charman, T., Pickles, A. et al.：Autistic symptomatology and language ability in autism spectrum disorder and specific language impairment. Journal of Child Psychology and Psychiatry, 49 ; 1184-1192, 2008.
46) Mahoney, W. J., Szatmari, P., MacLean, J. et al.：Reliability and accuracy of differentiating pervasive developmental disorder subtypes. Journal of the American Academy of Child and Adolescent Psychiatry, 37 ; 278-285, 1998.
47) Mayes, S. D., Calhoun, S. L., & Crites, D. L.：Does DSM-IV Asperger's disorder exist? Journal of Abnormal Child Psychology, 29 ; 263-271, 2001.
48) Minshew, N. J. & Hobson, J. A.：Sensory sensitivities and performance on sensory perceptual tasks in high-functioning individuals with autism. Journal of Autism and Developmental Disorders, 38 ; 1485-1498, 2008.

49) Mandy, W. P. L. & Skuse, D. H.: Research review: What is the association between the social-communication element of autism and repetitive interests, behaviors and activities? Journal of Child Psychology and Psychiatry, 49; 795-808, 2008.

50) Ozonoff, S., Rogers, S., & Pennington, B. F.: Asperger's syndrome Evidence of an empirical distinction from high-functioning autism. Journal of Child Psychology and Psychiatry, 32; 1007-1122, 1991.

51) Ozonoff, S., South, M., & Miller, J. N.: DSM-IV-defined Asperger syndrome: Cognitive, behavioral and early history differentiation from high-functioning autism. Autism, 4; 29-46, 2000.

52) Piven, J., Gayle, J., Chase, G. A. et al.: A family history study of neuropsychiatric disorders in the adult siblings of autistic individuals. Journal of the American Academy of Child and Adolescent Psychiatry, 29; 117-183, 1990.

53) Piven, J., Harper, J., Palmer, P. et al.: Course of behavioral change in autism: A retrospective study of high-IQ adolescent and adults. Journal of the American Academy of Child and Adolescent Psychiatry, 35; 523-529, 1996.

54) Rogers, S. & Ozonoff, S.: Annotation: What do we know about sensory dysfunction in autism? A critical review of the empirical evidence. Journal of Child Psychology and Psychiatry, 46; 1255-1268, 2005.

55) Ronald, A., Happé, F., Bolton, P. et al.: Genetic heterogeneity between the three components of the autism spectrum: A twin study. Journal of the American Academy of Child and Adolescent Psychiatry, 45; 691-699, 2006.

56) Rutter, M.: Concepts of autism: A review of research. Journal of Child Psychology and Psychiatry, 9; 1-25, 1968.

57) Rutter, M.: Autistic children: Infancy to adulthood. Seminars in Psychiatry, 2; 435-450, 1970.

58) Rutter, M. (ed.): Infantile autism: Concepts, characteristics and treatment. Churchill Livingston, London, 1971.

59) Rutter, M.: Childhood schizophrenia reconsidered. Journal of Autism and Childhood Schizophrenia, 2; 315-337, 1972.

60) Rutter, M.: The development of infantile autism. Psychological Medicine, 4; 147-163, 1974.

61) Rutter, M.: Infantile autism and other psychoses. In: (eds.), Rutter, M. & Hersov, L. Child psychiatry: Modern approaches. Blackwell Scientific Publications, Oxford, p.717-747, 1977.

62) Rutter, M., Bartk, L., & Newman, S.: Autism: A central disorder of cognitive and language? In: (ed.), Rutter, M. Infantile autism: Concepts, characteristics and treatment. Churchill Livingston, London, p.148-171, 1971.

63) Rutter, M., Greenfeld, D., & Lockyer, L.: A five to fifteen year follow-up study of infantile psychosis, II: Social and behavioural outcome. British Journal of Psychiatry, 113; 1183-1199, 1967.

64) Rutter, M. & Lockyer, L.: A five to fifteen year follow-up study of infantile psychosis, I: Description of sample. British Journal of Psychiatry, 113; 1169-1182, 1967.

65) Salmond, C., de Haan, M., Friston, K. J. et al.: Investigating individual differences in brain abnormalities in autism. Philosophical Transaction of the Royal Society of London, B, 358; 405-413, 2003.

66) Salmond, C., Vargha-Khaden, F., de Haan, M. et al.: Heterogeneity in the patterns of neural abnormality in autistic spectrum disorders: Evidence from ERP and MRI. Cortex, 43; 686-699, 2007.

67) Scheeren, A. M. & Stauder, J. E. A.: Broader autism phenotype in parents of autistic children: Reality or myth? Journal of Autism and Developmental Disorders, 38; 276-287, 2008.

68) Shattuck, P. T., Seltzer, M. M., Greenberg, J. S. et al.: Change in autism symptoms and maladaptive behaviors in adolescents and adults with an autism spectrum disorder. Journal of Autism and Developmental Disorders, 37; 1735-1747, 2007.

69) Silverman, J. M., Smith, C. J., Schmeider, J. et al.: Symptom domains in autism an related conditions: Evidence for familiality. American Journal of Genetics (Neuropsychiatric Genetics) 114; 64-73, 2002.

70) Smalley, S. L., Asarnow, R. F., & Spence, A.: Autism and genetics. Archives of General Psychiatry, 45; 953-961, 1998.

71) Spiker, D., Lotspeich, L., Kraemer, H. C. et al.: Genetics of autism: Characteristcs of affected and unaffected children from 37 multiplex families. American Journal of Medical Genetics (Neuropsychiatric Genetics), 54; 27-35, 1994.

72) Ssucharewa, G. E.: Die schizoiden Psychopath-

en im Kindersalter. Monatsschrift für Psychiatrie und Neurologie, 60；235-261, 1926.
73) Steffenburg, S., Gillberg, C., Hellgren, L. et al.：A twin study of autism in Denmark, Finland, Iceland, Norway and Sweden. Journal of Psychology and Psychiatry, 30；405-416, 1989.（園田裕香訳：デンマーク，フィンランド，アイスランド，ノルウェー，スウェーデンにおける自閉症の双生児研究．髙木隆郎，M．ラター，E．ショプラー編：自閉症と発達障害研究の進歩，Vol.2, 日本文化科学社，東京，p.112-123, 1998.）
74) Szatmari, P., Georgiades, S., Bryson, S. et al.：Investigating the structure of the restricted, repetitive behaviours and interests domain of atuism. Journal of Child Psychology and Psychiatry, 47；582-590, 2006.
75) Szatmari, P., Maclean, J. E., Jones, M. B. et al.：The familial aggregation of the lesser variant on biological and non biological relatives of PDD probands：A family history study. Journal of Child Psychology and Psychiatry, 41；579-586, 2000.
76) Tantam, D.：Lifelong eccentricity and social isolation, I：Psychiatric, social, and forensic aspects. British Journal of Psychiatry, 153；777-782, 1988.（与那城礼子訳：生涯にわたる奇矯さと社会的孤立：精神的，社会的および法的側面．髙木隆郎，M．ラター，E．ショプラー編：自閉症と発達障害研究の進歩．Vol.4, 星和書店，東京，p.85-93, 2000.）
77) Tantam, D.：Apserger syndrome in adulthood. In：(ed.), Frith, U. Autism and Asperger syndrome. Cambridge University Press. Cambridge, p.147-183, 1991.
78) Tantam, D.：Psychological disorders in adolescents and adults with Asperger syndrome. Autism, 4；47-62, 2000.
79) Towbin, K. E.：Pervasive developmental disorders not otherwise specified. In：(eds.), Cohen, D. J. & Volkmar, F. R. Handbook of autism and pervasive developmental disorders, second edition. John Wiley, New York, p.123-147, 1997.
80) Turner, L. M. & Stone, W. L.：Variability in outcome for children with an ASD diagnosis at age 2. Journal of Child Psychology and Psychiatry, 48；793-802, 2007.
81) van Krevelin, D. A.：Early infantile autism and autistic psychopathy. Journal of Autism and Childhood Schizophrenia, 1；82-86, 1971.
82) Walker, D.R., Thompson, A., Zwaigenbaum, L. et al.：Specifying PDD-NOS：A comparison of PDD-NOS, Asperger syndrom, and autism. Journal of the American Academy of Child and Adolescent Psychiatry, 43；172-180.
83) Whitehouse, A. J. O., Barry, J. G., & Bishop, D. V. M.：The broader language phenotype of autism：A comparison with specific language impairment. Journal of Child Psychology and Psychiatry, 48；822-830, 2007.
84) Wing, J. K.(ed.).：Early childhood autism；Clinical, educational and social aspects. Pergamon Press, Oxford, 1967.
85) Wing, L. (ed.)：Early childhood autism, second edition. Pergamon Press, Oxford.
86) Wing, L.：Asperger's syndrome：A clinical account. Psychological Medicine, 11；115-129, 1981.（門眞一郎訳：アスペルガー症候群：臨床的知見．髙木隆郎，M．ラター，E．ショプラー編：自閉症と発達障害研究の進歩，Vol.4, 星和書店，東京，p.102-120, 2000.）
87) Wing, L.：The continuum of autistic characteristics. In：(eds.), Schopler, E. & Mesibov, G. Diagnosis and assessment in autism. Plenum Press, New York, p.91-110, 1988.
88) Wing, L.：The autistic spectrum A guide for parents and professionals. Constable, London, 1996.（久保紘章，佐々木正美，清水康夫監訳：自閉症スペクトル―親と専門家のためのガイドブック―．東京書籍，東京，1998.）
89) Wing, L.：Syndromes of autism and atypical development. In：(eds.), Cohen, D. J. & Volkmar, F. R. Handbook of autism and pervasive developmental disorders, second edition. John Wiley, New York, p.148-170, 1997.
90) Wing, L.：Reflections on opening Pandra's box. Autism and Developmental Disorders, 35；197-203, 2005.
91) Wing, L. & Gould, J.：Severe impairments of social interaction and associated abnormalities in children.：Epidemiology and classification. Journal of Autism and Developmental Disorders, 9；11-29, 1979.（新澤伸子訳：子どもの対人交流の重度の障害とそれに関係する異常性について：疫学と分類．髙木隆郎，M.ラター，E．ショプラー編：自閉症と発達障害研究の進歩，Vol.2, 日本文化科学社，東京，p.59-72, 1988.）
92) Wolff, S.：Loners：The life path of unusual children. Routledge, London, 1995.
93) Wolff, S. & Barlow, A.：Schizoid personality in childhood：A comparative study of schizoid, autistic and normal children. Journal of Child Psychology and Psychiatry, 20；29-46, 1979.

94) Wolff, S., McGuire, R. J. : Schizoid personality in girls : A follow-up study ; What are the links with Asperger's syndrome?　Journal of Child Psychology and Psychiatry, 36 ; 793-817, 1995. (久保田泰考訳：女児における分裂病質人格追跡調査，およびアスペルガー症候群との関連性．髙木隆郎，M．ラター，E．ショプラー編：自閉症と発達障害研究の進歩，Vol.4，星和書店，東京，p.121-138, 2000.)

95) World Health Organization : The ICD-10 classification of mental and behavioural disorders ; clinical descriptions and diagnostic guidelines. World Health Organization, Geneva, 1992.

第4章　自閉症の早期発見

神尾　陽子　　小山　智典

はじめに

　自閉症スペクトラム障害（Autism Spectrum Disorder；ASD）が，それをもつ子どもの家庭生活や学校，地域，職業などの社会生活に与える影響は持続的かつ広範である。生物医学的な治療法がない今日，ASD固有の症状に対する治療の主体は，療育（治療教育）である。療育の技法の理論的背景は広範にわたるが，共通して言えるのは早期からその子どもに適切な療育を始めると，コミュニケーションや知能の発達に望ましい変化が期待できるということである[23,53]。最近では，早期にASDと診断されても，後にASDの診断からはずれるという改善経過を辿る子ども[21,60]，あるいはある時点までは正常範囲の発達にとどまっていたのが，2歳過ぎで対人コミュニケーションの発達の異常が明らかになるという発達経過を辿る子どもたち[39]が存在することが報告され，発達経過の多様性が知られるようになった。

　ASDの早期発見は，諸外国のみならず，わが国でも発達障害者支援法に謳われており，早期に様々な適応上のニーズを持ちながら診断されずに見逃されている子どもたちを少なくすることは，世界共通の最大の臨床的課題となっている。そうした見逃しの要因には，従来の自閉症/ASDの診断基準が，DSMやICDなどのように症状が最も顕著となる3-4歳児の症状をもとに作られているため，3歳未満の乳幼児には適用するのが適切ではないこと，そして乳幼児期に使用可能な妥当な診断基準が未確立であることなどが挙げられる。なんらかの支援ニーズをもつ子どもやその家族を，医療を含む，福祉，教育などの総合的な支援に繋げるためには，的確な発達に関するアセスメントや診断が必要であるだけでなく，発達経過についてのエビデンスに基づく見通し，そして治療に有用と思われる選択肢，などの知識が求められる。ASDはその症状だけでなく，発達経過も多様であるため，早期診断の段階で，その後の経過や転帰，治療反応性などを正確に予測することはできない。しかしながら，個別に対応を計画する際には，症例ごとの診断を含む包括的な発達アセスメントや，関連する子どもの要因や環境要因を加味した総合的な判断が必要となるだろう。こうした1つひとつの評価のプロセスが，すでに治療的介入の始まりと言ってもよいだろう。本章では，それらの作業の際に根拠とするべき，ASDの早期発達や臨床的なスクリーニングについての最新のエビデンスに基づく知見を概説する。

1．なぜASDの早期発見が重要なのか

　ASD児に対する早期介入（early intervention) は，今日，異なる理論に基づいた様々な技法が実践されている．技法の有効性のエビデンスに関して，米国 New York 州保健局は，ガイドラインの中で次のような基準を定めている；子どもの全般的健康や発達，そして家族や社会において意味のある子どもの機能に関する予後を評価していること，治療を受けていない対照群や異なるタイプの治療を受けた対照群との比較検討を行っていること，対照群をバイアスがかからないように選んでいること，介入前後で適切な指標を用いて評価していること[47]．現状では，自然な場面で行う療育などでは，プロトコールがあらかじめ決定されていない点や，条件の統制が困難であるなどの理由から，エビデンスが基準を満たす技法は限られているものの，ASD 児においては他の発達障害児と比べて行動変化が迅速に生じることや，用いる技法の理論的背景が相反する場合にもよく似た効果をもたらすことなどが臨床家には知られており，ASD 児に早期介入が有意義であることはすでにコンセンサスを得ている[16,29,37,53,55,58]．また早期介入は子どもだけでなく，その家族に対しても重要であることが認識されており，たとえば早期診断後すぐに親向けに導入された心理教育プログラムが，親のメンタルヘルスや現実的な適応を改善するのに有効であった，という報告がなされている[20,63]．これらより，狭い意味で子どもに焦点を当てた特定の技法というよりもむしろ，家族全体をサポートする介入を早期に始めることで，子どもの経験が継続的に最適化し，その後の望ましい発達が促されると，捉えるのが適切だと考えられる[27]．

発達認知神経科学的研究からも，経験と自閉症症状形成との関連に示唆的な知見が得られている．一般に，言語，顔および物の識別などの能力の発達において，刺激に対する選好（preference）やそれに導かれた経験学習の量は，能力の熟達に影響することがわかっているが[33,41]，自閉症児の認知機能や脳の成熟にもまた影響を及ぼすことが示されている[22,34]．また，遺伝と経験の相互作用の観点からは，生後の脳の発達においては環境からの刺激入力を受けて神経伝達物質が放出され神経活動が生じると，何百もの遺伝子が発現し，それぞれの遺伝子は発現量に応じた経過を辿る，とされる．この経験依存的な神経活動と遺伝子発現の相互作用が，生後まもなくから漸進する学習や記憶，そして自閉症症状の形成などの基礎となっていくことを示唆する報告がある[46]．

多領域における研究知見の集積は，ASD 児の早期介入，すなわち 1 人ひとりの自閉症児にとっての生活経験をできるだけ早期から最適なものにするための様々な介入が，よりよい発達の可能性に繋がるという治療的示唆に富んでいると言えるだろう．

2．ASD はいつからわかるのか

1）親の回顧的報告

親は，子どもにとって一番身近な情報提供者であるけれども，診断される前の振り返りという性格上，記憶の誤りや，未診断ケースの親が対象に含まれないというサンプリングのバイアスなどを避けられず，客観性はやや低いアプローチと言える．しかしながら，親の気づきを反映するという意味において，有意義なアプローチであることには違いない．英国で行われた調査では，知的な遅れを伴う ASD 児は平均 15-17 カ月，高機能 ASD 児は平均 20-22 カ月と，ともに 1 歳代で親の気づきがあったと報告されている[12]．

ただし，私たちの臨床経験では，成人後に自ら精神科を受診する高機能 ASD の人々のうち，幼児期に親がまったく発達の問題に気づいていなかったケースは稀でない．発達が同じ高水準にあっても，幼児期に親の気づきがあるケースとないケースとでは何が異なる

のかについては明らかになっていないため，高機能ASD児の早期発達については，現時点で限定的にしか論じることはできない。一方，0歳代で問題に気づく親もこれまでの調査対象の約1/3に存在する[2,18]。0歳代で気づかれる際には，社会的微笑がないことや始歩の遅れなどが挙げられた[14]。0歳代で気づかれるケースと1歳代で初めて気づかれるケースとでは何が異なるのかについても，明らかになってはいない。

早期幼児期に親が気にする行動は，言語の遅れが最も多いが，ルーチンへのこだわり，ひとり遊び，対人情緒的応答性の乏しさ，集団場面での行動，興味の偏りなど，自閉症に特異的な行動に限らず，かんしゃく，落ち着きのなさ，睡眠の異常，摂食困難[14]のほか，感覚異常の諸症状[54]など，自閉症児に特異的ではない行動も含まれるようである。ここで強調されるべきことは，ASD児の親の気づきの契機となる行動は，自閉症に特異的，非特異的な行動のいずれにしろ，特定の行動ではなく，広範囲に及んでおり，子どもによっても親によっても様々である，という事実である。

2）ホームビデオの回顧的分析

親の回顧よりも客観的な素材として，普及してきた家庭用のビデオ記録が注目され，自閉症/ASD児の0歳から1歳にかけての行動特徴を解析した研究が複数報告されている。

Baranek[4]は，自閉症児の9-12カ月時のビデオ記録から，11カテゴリーの行動を抽出し，それらの出現頻度について，定型発達児と非自閉発達障害児（過半数はダウン症候群）の2種類の対照群と比較した。その結果，予期姿勢反応と前庭反応を除く，感情表現・視線回避・呼名反応・人の接触回避・常同運動・物操作の常同性・対象を見る・触覚反応・聴覚反応などの行動において，自閉症群は対照群から区別された。この結果の重要な点は，1歳以前の自閉症児には，対人反応の異常だけでなく，視覚，聴覚，触覚など複数のモダリティにおける感覚反応の異常や，反復・常同行動といった運動の異常が観察され，これらの感覚や運動領域にみられる異常が，発達の遅れだけでは説明できない自閉症に特異的な早期兆候である可能性を示唆した点にある。

ASD児（知的遅れから平均知能まで混在）と定型発達児の8-10カ月時のビデオ記録を調べたWernerら[68]は，対人行動（他者の顔を見る，微笑むときに相手の顔を見る，呼名反応）・コミュニケーション行動（発声）・反復行動について，2群を比較したが，差は認められなかった。Osterlingら[48]は，ASD児，定型発達児，非自閉精神遅滞児の3群について，1歳時の誕生パーティでのビデオ記録から，対人行動（他者の顔を見る，微笑むときに相手の顔を見る，大人との接触を求める，他者の模倣をする）・情動行動（不機嫌，かんしゃく）・共同注意行動（指さし，指さしよりあいまいなリーチング，大人に物を見せる，物と人の顔を交互に見る）・コミュニケーション行動（喃語，発語，バイバイなどのジェスチャー，言語指示理解）・自閉症的行動（自己刺激的行為，耳ふさぎ，呼名反応がない，宙を凝視する，感情表出が乏しい）を比較した。その結果，呼名反応や他者の顔を見るなどの対人領域の行動で，ASD群が他の2群よりも有意に頻度が低く，群を区別した。

これらより早い，生後0-6カ月までのASD児（知的遅れから平均知能まで混在）と定型発達児のビデオ記録をもとに，Maestroら[45]は，人を見る，物を見る，人の方に注意を向ける，物の方に注意を向ける，姿勢調整，対人接触を求める，人に微笑む，物に微笑む，行動調整，人に発声する，物に発声する，抱かれることを予期する，物の探索行動，などの出現頻度を比較した。その結果，

非対人刺激に対する注意・行動には群間差がなかったのに対して，対人刺激に対する注意・行動のみにおいてASD群で有意に頻度が低かった。これより，MaestroらはASD児の早期兆候は対人領域に特異的だと論じた。

以上から共通して言えることは，ASD児は遅くとも1歳で対人行動の特徴的な乏しさによって，その他の幼児から区別されるようである。ただし，対人症状に先行する乳児期のASD兆候が，感覚や運動領域の異常として現れるのか，あるいは対人領域に特異的なのかについては，これらの研究がいずれもサンプル数が少なく，撮像場面の統制もなされていないことなどから，次に述べる前方視的研究の結果を待つ必要がありそうである。

3）前方視的研究

遺伝要因が強く関与する自閉症の同胞においては，一般母集団よりも数倍高い確率で自閉症が発症し，20-30％に臨床閾下の軽微な対人認知の異常がみられる[10,50]。近年，こうしたハイリスクな年少同胞を対象として，生後まもなくから前方視的に発達を追跡する縦断研究が着手され，次々と報告が続いている。同胞研究のメリットは，自閉的症状が認められて専門機関に紹介される以前の早期発達をつぶさにモニターし，早期兆候を同定することができる点にある。次に，対人，コミュニケーション，感覚，運動といった領域における早期兆候の知見とともに，領域一般的な，注意に関する早期兆候の知見も含めて，概説する。

対人 これまでのASD研究の多くは対人領域における早期兆候を上述のような様々な方法で調べてきたが，最近では，生後まもなくから縦断的に追跡し，経過中に自閉症/ASDと診断される貴重な症例についての報告がなされるようになった。生後1カ月から定期的評価を受け始め，1歳で自閉症と診断された男児症例[17]は，生後4カ月までは微笑みやcooingなどにみられる対人反応は良好だった。模倣，アイコンタクト，音声，微笑みなどにみられる対人反応について，初めて異常が記述されたのは，9カ月時であった。生後6カ月から定期的評価を受け始め，3歳時診断で自閉症/ASDと診断されたASD同胞コホート中の9症例は，いずれも6カ月時には対人反応に異常は見出されておらず，12カ月時で通常期待される対人反応の一部が減弱していることが記述されていた[11]。

自閉症の対人領域特異的な早期症状の1つとして注目されている共同注意行動[13]は，定型発達では9カ月頃から18カ月までには他者の指さしや視線を追従できるようになり，大人の意図理解の土台が築かれる。心の理論モジュール説の立場からは，共同注意行動は自閉症では学童のみならず乳幼児でも欠如することが予測されたが，地域母集団で実際に縦断的に調べた結果，18カ月時に共同注意行動とみたて遊びのいずれも行わなかった子どもだけがその後自閉症と診断され，共同注意行動のみ失敗した子どもは定型発達児あるいは発達遅滞児で，後に自閉症と診断される子どもはいなかった[6]。一方，自閉症同胞の追跡研究においては，14カ月時に他者の指さしや視線への追従といった共同注意の反応があまり見られない，あるいはないという所見は，3歳時でのASD診断を的確に予測した[59]。現時点では，共同注意行動は自閉症/ASDの早期発見に有用な指標であることは確かなようであるが，単独で行動マーカーとして有用かどうかについては支持するデータは十分ではない。別府[8]は共同注意行動の有無や出現頻度などの量的側面だけでなく，文脈も含めた質的な側面に注目し，自閉症児には，共同注意によって対象物を見つけた後の共有確認行動が見られないこと，共同注意に関連してポジティブな情動表出が乏しいことを指摘している。実際，高機能ASD児の一部には1歳代で指さしや視線追従といった共

同注意行動を獲得するけれども，共有確認行動の出現が3歳時にも確認されないといった獲得に関する乖離が報告されている[23]。

コミュニケーション：コミュニケーションは自閉症の診断基準の1つであることからも予想される通り，前方視的同胞研究からも，後にASDと診断される子どもは1歳前半ですでにコミュニケーション行動の発達の遅れから区別できるようである。12カ月時において，表出言語および受容言語の能力は，標準的検査であるThe Mullen Scales of Early Learningを用いると，ともに他の同胞群よりも成績が低く，マッカーサー乳幼児言語発達質問紙を用いた親の回答からは，他の群よりも有意にジェスチュアの使用が少なく，2語文の理解が悪いと，報告されている[71]。14カ月においては，シラブルに用いる子音や，ジェスチュアのバリエーションの乏しさによっても，後にASDと診断される子どもを予測可能であった[39]。

感覚：自閉症児にしばしば伴う感覚の異常反応[7]は，欧米での自閉症診断の黄金基準である自閉症診断面接－改訂版（Autism Diagnostic Interview－Revised）[44]では，反復常同的活動や興味のカテゴリーに含まれているが，18-24カ月まで追跡したコホート研究からは，感覚症状と物や身体を用いる反復常同運動とは明らかな関連は認められなかった[67]。6-36カ月まで追跡したコホート研究では，後にASDと診断される9ケースを記述しているが，1歳を過ぎると感覚や運動の異常が記述される傾向にある[11]。しかしながら，感覚反応の評価は，行動観察から把握するのは困難な側面も多く，評価方法も十分確立していないので，今後のデータの蓄積が必要である。

運動：ASDの同胞研究の一環として，自閉症児の年少同胞とASDの家族歴のない対照児の5-14カ月時のホームビデオを解析した研究では，同胞群では対照群と比べて，初期運動発達の指標である一人座りが遅く，姿勢保持が不安定であった。また発達パターンをみると，喃語を話すまでにリズミカルな腕の運動が漸増するという対照群に見られたパターンとは逆に，同胞群では減少する傾向が見られた[24]。この同胞群は18カ月までしか追跡されていないが，そのうちすでにASD/PDDと診断された2名を含んでいた。別のASDの同胞研究においても，後にASDと診断される子どもは6カ月時には明らかでなかった粗大運動，微細運動の遅れが，言語の遅れとともに14カ月，そして24カ月までにははっきりした[38]。また別のASD同胞研究においては，12カ月と18カ月時に見られる反復常同運動は，後にASDと診断される同胞群のみならず，非ASD同胞群，定型発達群の幼児にも複数重複して観察されたが，耳ふさぎや腕をぱたぱたさせる，といった運動は，後にASDと診断される群において有意に多く見られた[42]。最近始まった乳児期からの前方視的研究[11]が報告する早期に見られる運動異常が，ASDと関連する初期の大脳皮質下の発達異常とどのように関連するのかどうかについても，今後の解明が期待される。

注意：Zwaigenbaumら[70]は，視覚的定位課題[40]を用いて，ASD児では，視覚的注意のうち，ある刺激に注意を向けるのをやめる機能である解放（disengagement）の異常が早くから始まることを示した。通常disengagementは，生後4-5カ月から次第に機能が成熟し，潜時が短縮する[56]。これに対して，ASD児では，6カ月では異常が見られなかったが，12カ月までの間に通常の発達が進まず，12カ月時にはむしろ潜時が延長し，6カ月時と比べてもむしろ困難は明らかとなっていた。先行研究の結果を総合すると，ASD児では，生後6カ月過ぎから知覚や運動，認知，情動すべてに関与する注意機能に異常が存在し，その後も児童期から成人期にかけて持続することが推測される[40,64]。

3．ASDの早期スクリーニング尺度

多くの一般乳幼児集団の中からASD児を早期に発見し，その後の支援へと繋げていくためには，いくつかの段階を経てスクリーニングを行う必要がある。大きく2分すると，すべての子どもを対象にしたものが第1次（レベル1）スクリーニング，そこでなんらかの発達の問題や偏りが指摘された子ども，あるいは，相談窓口等を受診した子どもを対象にしたものが第2次（レベル2）スクリーニングである。

レベル1スクリーニングは，対象児が非常に多数であることから，親への質問紙を中心にして，子どもの行動特徴を把握する方法が適切，かつ効率的である。親への質問紙ではこれまで，海外ではDiagnostic Checklist for Behavior-Disturbed Children, Form E-2[51]，Autism Behavior Checklist (ABC)[32]，Autism Screening Questionnaire (ASQ)[9]などが，国内では東京自閉行動尺度 (Tokyo Autistic Behavior Scale；TABS)[62]などが開発され，使用されてきた。しかしこれらはいずれも，早期幼児期のASD行動特徴を把握するために考案されたものではない。

近年では，一般乳幼児集団の中からASD児を"早期に"発見することを目的とした評価尺度の開発が，国内外で進められている。その多くは開発途上であるが，表1にそれらをまとめ，以下，それぞれ簡単に紹介する。なお，ASDは一般人口中の有病率が1％程度であるため（10章参照），第1次スクリーニングにおいて，特異度（非ASD児のうち，尺度が正しくASDを否定した児の割合）や陰性的中率（尺度がASDを否定した児のうち，実際に非ASDであった児の割合）が高いことは，さほど特筆するものでもない。そのため，表には感度（ASD児のうち，尺度が正しくASDとした児の割合）と陽性的中率（尺度がASDとした児のうち，実際にASDであった児の割合）を掲載している。

1) Checklist for Autism in Toddlers (CHAT)

CHATは，1歳半までに共同注意と見立て遊びができない子どもは，その後自閉症の診断を受けるリスクが高いという仮説に基づいて考案されたスクリーニング尺度である[5]。CHATは，親から聴取するセクションA（9項目）と，子どもの対人反応を直接観察するセクションB（5項目）からなる。自閉症ハイリスク児の基準は，原陳述的指さし（A7とBiv），視線追従（Bii），見立て遊び（A5とBiii）から成る主要5項目の不通過，中度リスクは原陳述的指さし2項目の不通過と設定されている。Bairdら[3]は，18ヵ月（16-20ヵ月）時に地域の専門家がCHATでスクリーニングした16,235名を追跡し，6年後に94人のASD児を同定した。この結果に基づくと，中度リスク基準を採用した場合，CHATのASDスクリーニング感度は0.35，特異度は0.98，陽性的中率は0.08，陰性的中率は1.00となる。地域の専門家による施行に，約1ヵ月後に第1段階で中度リスク以上の子どもに対して研究チームが行う再施行を加えた2段階スクリーニングと考えると，感度は0.21，特異度は1.00，陽性的中率は0.59，陰性的中率は1.00となる。専門家の判断が加わることで陽性的中率が大きく向上した反面，感度は低下した。

いずれにしても，CHATの感度と陽性的中率は低く感じられるが，これは地域全体の一般幼児からなる大規模サンプルを対象に行っているためであり，以下に紹介する尺度の値とは単純に比較できない。著者らの知る限り，地域コホートを対象に早期スクリーニングを行い，長期間のフォローアップを行った結果を報告しているのは，このBairdらの

表1 ASD早期スクリーニング尺度

	評価者・項目数／想定月齢	論文著者	N	カットオフ	フォローアップ／診断アセスメント	感度／陽性的中率 第1段階のみ	感度／陽性的中率 2段階	注
Checklist for Autism in Toddlers (CHAT)	親9項目 専門家5項目 18カ月	Bairdら[3]	出生コホート 16,235名	<ハイリスク> 主要5項目で不通過 <中度リスク> 陳述的指さし 2項目で不通過	7~8歳まで ICD-10, ADI-R	0.12/0.29 0.35/0.08	0.11/0.83 0.21/0.59	
Modified Checklist for Autism in Toddlers (M-CHAT)	親23項目 24カ月	Kleinmanら[30]	健診受診 1,160名 療育紹介 256名	3項目以上不通過 あるいは 重要6項目のうち 1項目以上不通過	平均5歳まで DSM-IV, ADI-R, ADOS, CARS	—/0.38	0.91/0.59	感度は暫定値 中国語版：CHAT-23 (Wongら, 2004)
Early Screening of Autistic Traits Questionnaire (ESAT)	親14項目 14カ月	Dietzら[19]	出生コホート 31,724名	4項目のうち 1項目以上不通過 ↓ 3項目以上不通過	平均3歳半まで DSM-IV, ADOS-G	—	—/0.25	
乳幼児期行動チェックリスト 改訂版 Infant Behavior Checklist Revised (IBC-R)	親24項目 24カ月	金井ら[28]	臨床ケース PDD 71名／非PDD 60名	6項目以上該当	後方視的研究 DSM-IV	0.76/0.73	—	一般乳幼児集団には未施行
乳幼児期自閉症チェックリスト日本語版 (CHAT-J)	親9項目 専門家5項目 18カ月	小山ら[31]	臨床ケース PDD 47名／非PDD 23名	4項目以上不通過	後方視的研究 DSM-IV	0.89/0.86	—	一般乳幼児集団には未施行
日本語版M-CHAT	親23項目 18カ月	神尾ら[26]	出生コホート 659名	3項目以上不通過 あるいは 重要10項目のうち 2項目以上不通過	2歳前後まで DSM-IV, CARS-TV	—	—/0.73	*第2段階では2項目以上

ADI-R = Autism Diagnostic Interview-Revised; ADOS (-G) = Autism Diagnostic Observation Schedule (-Generic); CARS (-TV) = Childhood Autism Rating Scale (-Tokyo Version); DSM-IV = Diagnostic and Statistical Manual of Mental Disorders, fourth edition; ICD-10 = International Classification of Diseases, 10th revision; ASD = Autism Spectrum Disorder

研究のみである。

CHATの日本語版CHAT-Jは，予備的研究により，一定の信頼性と妥当性が報告されている[31]ものの，実際に第1次スクリーニングに使用した報告はまだない。

2) Modified Checklist for Autism in Toddlers (M-CHAT)

M-CHAT（図1）は，CHATのセクションA（9項目）に新たに14項目を加えて作成された23項目から成る親記入式の質問紙である[52]。Connecticut大学のグループでは，小児科健診を受診した（ローリスク）児，および発達上の問題で早期療育に紹介された（ハイリスク）児を対象に，平均約21カ月（範囲16-30カ月）でM-CHATを施行した。ここで全23項目中3項目以上不通過，あるいは重要6項目のうち1項目以上不通過であった児をスクリーニング陽性とし，約1カ月後に電話面接を行った。そして，同一基準によって再度陽性となった児に，平均約27カ月（範囲22-29カ月）で専門家の行動観察に基づく発達評価を行った。現在までに約5,000人の子どもが対象となっている[30,52]。

Kleinmanら[30]が報告した，平均5歳（47-88カ月）までフォローアップされた1,416人の結果に基づく感度は0.91で，これはCHAT（0.11-0.35）と比べてかなり高いが，今後見逃されていたASD児が同定されることによって漸減する可能性があるため，対象者の長期的なフォロー結果が待たれるところである。陽性的中率は，電話面接を含めない場合は0.38，電話面接を含めた2段階スクリーニングと考えると0.59で，著者らは電話面接の重要性を強調している（それに伴う感度の低下は不明）。なお，純粋な第1次スクリーニングの指標としては，ローリスク児に限定した感度や陽性的中率が重要と考えられるが，残念ながらその全容は明らかにされておらず，詳細な報告が希望される。

日本語版M-CHAT[26]については，後述する「わが国におけるASD早期スクリーニン

お子さんの日頃のご様子について，もっとも質問にあてはまるものを〇で囲んでください。すべての質問にご回答くださるようにお願いいたします。もし，質問の行動をめったにしないと思われる場合は（たとえば，1，2度しか見た覚えがないなど），お子さんはそのような行動をしない（「いいえ」を選ぶように）とご回答ください。項目7，9，17，23については絵をご参考ください。

1．お子さんをブランコのように揺らしたり，ひざの上で揺するとよろこびますか？	はい・いいえ
2．他の子どもに興味がありますか？	はい・いいえ
3．階段など，何かの上に這い上がることが好きですか？	はい・いいえ
4．イナイイナイバーをするとよろこびますか？	はい・いいえ
5．電話の受話器を耳にあててしゃべるまねをしたり，人形やその他のモノを使ってごっこ遊びをしますか？	はい・いいえ
6．何かほしいモノがある時，指をさして要求しますか？	はい・いいえ
7．何かに興味を持った時，指をさして伝えようとしますか？	はい・いいえ
8．クルマや積木などのオモチャを，口に入れたり，さわったり，落としたりする遊びではなく，オモチャに合った遊び方をしますか？	はい・いいえ
9．あなたに見てほしいモノがある時，それを見せに持ってきますか？	はい・いいえ
10．1，2秒より長く，あなたの目を見つめますか？	はい・いいえ
11．ある種の音に，とくに過敏に反応して不機嫌になりますか？（耳をふさぐなど）	はい・いいえ
12．あなたがお子さんの顔をみたり，笑いかけると，笑顔を返してきますか？	はい・いいえ
13．あなたのすることをまねしますか？（たとえば，口をとがらせてみせると，顔まねをしようとしますか？）	はい・いいえ
14．あなたが名前を呼ぶと，反応しますか？	はい・いいえ
15．あなたが部屋の中の離れたところにあるオモチャを指でさすと，お子さんはその方向を見ますか？	はい・いいえ
16．お子さんは歩きますか？	はい・いいえ
17．あなたが見ているモノを，お子さんも一緒に見ますか？	はい・いいえ
18．顔の近くで指をひらひら動かすなどの変わった癖がありますか？	はい・いいえ
19．あなたの注意を，自分の方にひこうとしますか？	はい・いいえ
20．お子さんの耳が聞こえないのではないかと心配されたことがありますか？	はい・いいえ
21．言われたことばをわかっていますか？	はい・いいえ
22．何もない宙をじぃーっと見つめたり，目的なくひたすらうろうろすることがありますか？	はい・いいえ
23．いつもと違うことがある時，あなたの顔を見て反応を確かめますか？	はい・いいえ

M-CHAT copy right (c) 1999 by Diana Robins, Deborah Fein, & Marianne Barton. Authorized translation by Yoko Kamio, National Institute of Mental Health, NCNP, Japan.

M-CHATの著作権はDiana Robins, Deborah Fein, Marianne Bartonにあります。この日本語訳は，国立精神・神経センター精神保健研究所児童・思春期精神保健部部長の神尾陽子が著作権所有者から正式に使用許可を得たものです。

図1　日本語版M-CHAT　(The Japanese version of the M-CHAT)

グ研究」で詳しく紹介する。

3) Early Screening of Autistic Traits Questionnaire (ESAT)

ESATは14項目から成る親記入式質問紙で、CHATよりも早い14カ月時での使用を意図して作成された[61]。Dietzら[19]は、健診時に31,724名の14-15カ月児を対象にESATの4項目（種々の玩具への興味、変化に富んだ遊び方、感情の読みとりやすさ、感覚刺激への反応）を用いてスクリーニング（第1段階）を行った。そして1項目以上不通過だった児に心理士が家庭訪問を行い、全14項目で評価（第2段階）をした。そこで不通過が3項目以上あった73名には、系統的な精神医学的評価を行って18名のASD児を同定した。2段階スクリーニングによる陽性的中率は0.25と低かったが、偽陽性児（ESATがASDとしたが、実際にはASDでなかった児）も言語障害や精神遅滞などなんらかの発達の問題を示した。ESATは長期フォローのデータが未発表で感度が不明であるが、対象児全員の6歳時での再調査が予定されているという。

4) 乳幼児期行動チェックリスト改訂版 (IBC-R)

IBC-Rは、わが国の複数の児童精神科医の合議によって作成された24項目から成る親記入式質問紙である[28]。現在までのところ、IBC-Rを地域でASDの第1次スクリーニングに使用した報告はないが、金井ら[28]は、第2次スクリーニングに相当するIBC-Rの有用性を報告した。著者らは、専門機関を受診した131名（平均4.1歳）の親に、2歳以前の子どもの様子について振り返りで記入を依頼した。その後に確定した診断に基づいてASD群（71名）と非ASD群（60名）に群分けして検討した結果、全24項目中6項目以上というカットオフを採用した場合の

ASDに対する感度は0.76、特異度は0.67、陽性的中率は0.73、陰性的中率は0.70であった。

5) その他

この他にも、Pervasive Developmental Disorders Screening Test-II (PDDST-II)[57]が知られているが、その有用性に関して未報告であるため、表には掲載していない。なお、予備的な報告であるが、8カ月時点での睡眠やアイコンタクトの問題から、ASDを把握しようとする試みもある[49]。

4. わが国におけるM-CHATを用いた1歳6カ月健診時でのASD早期発見の試み

神尾ら[26]は、地方自治体の発達相談事業の一環として、1歳6カ月健診の受診児全員に日本語版M-CHAT（図1）を用いたスクリーニングを使用した経験から、M-CHATを用いたASDの早期発見システムのあり方を別誌に報告している。ここでは、ASDが疑われる児を1歳6カ月から2歳、さらに3歳までフォローした結果を含めて、その方法と結果を簡単に述べ、施行時の留意点などに触れる。

1) 方法

1歳6カ月健診に参加し、保護者が研究参加に同意した一般幼児（n＝1400）を対象として、第1次スクリーニングを行い、複数段階を経てASD児を同定した。米国原版のM-CHATの対象は主に24カ月児だったところ、本研究では実施月齢を18カ月に引き下げたため、第1段階でのカットオフ基準を全23項目中3項目以上の不通過または重要10項目中1項目以上の不通過と低くした[26]。

第1段階において、閾値を超えたスクリーニング陽性群（S1＋群）に対して、約1-2カ月後に心理職および保健師が電話による聴

取を行う。具体的な発達状況を確認するなどして，再度，陽性だったケース（S2+群）には，2歳時に児童精神科医・臨床心理士・保健師チームによる半構造化された親面接と児の遊びや行動観察を行い，DSM-IV-TR[1]とCARS-TV[35]による臨床診断，および田中ビネー知能検査や遠城寺式乳幼児分析的発達検査による発達評価を行った。

2）結果

S2+群（37名）中，2歳での評価面接を終了した24名のうち，ASDケースは19名であった。内訳は，自閉性障害6名とPDD-NOS 13名であった。19名中11名（57.9％）の発達水準は正常範囲で，早期発見が困難とされてきた高機能群に対して比較的鋭敏であると言える。DSM-IV-TR，CARS-TVのいずれの基準にも合致しなかった5名は，全員発達水準は正常範囲だが，対人的発達の遅れや多動，こだわりなどのため育児困難感も強く，今後のフォローが必要なケースであった。

2歳時でASDと診断された19名のうち，現時点で追跡可能な12名中11名は，3歳時点においてもASDの診断は変わらなかった。他の1名は，2歳時点では重度遅滞を伴うPDD-NOSと診断されたが，3歳時点で発達遅滞を伴う非ASDと診断が変わった。幼児期におけるASD診断が安定しているかどうかについては，ほぼ安定しているという諸研究の報告[21,25]と一致する結果であった。Lord[43]の指摘にあるように，全般的な発達の遅れが重度な場合，2歳でのASD/非ASDの鑑別は困難で，経過観察が勧められる。現段階において，M-CHAT日本語版の陽性的中率（M-CHATがASDとした児のうち，実際にASDであった児の割合）は0.640，感度は0.555-0.750，特異度は0.984-0.999と算出された。

3歳時での発達情報が収集できなかった7名中4名は，現時点では幼稚園や保育所で目立った問題はないというが，発達の遅れや対人面の稀薄さは残っているようである。残りの2名は面接を拒否し，1名は転出したため，不明である。この7名の2歳時の発達水準は平均DQが87.5と面接に参加した群よりも高く，大多数は軽度のASD症状を示し，PDD-NOSの診断であった。2歳時面接の後，3歳時面接に参加した群と3歳時面接を拒否した群とで，1歳6カ月時のM-CHAT得点，2歳時のCARS-TV得点，DSM-IV該当項目の個数を比較したところ，これらの子どもの臨床情報には差が見られなかった。年少幼児で軽微な群の中には，後に症状が顕在化するケースや診断からはずれていくケースなどが混在する可能性があり[39,60]，また児側の要因以外にも親側の要因も考慮に入れる必要があるであろう。親も含めたASD児への早期支援のあり方について，検討課題はまだ残されている。

3）早期発見についての留意点

ASDの早期スクリーニングの目的は，1度の質問紙回答だけでASD児を早期発見することではなく，ニーズのあるケースを見逃しなく適宜介入に繋げるための総合的な発達評価をすることにある。対人能力を十分に引き出すには短時間では困難なので，可能な限り時間を確保して子どもが慣れた環境でのアセスメントが望ましい。また2歳という低年齢で臨床閾値を越えていない場合でも，社会的発達に軽微な問題が疑われる児に対しては評価を繰り返し，必要時には支援開始のタイミングを逸しないようにしたい。日常生活での困難度はASD症状の重症度と関係ないものである。

ASDの中核症状である対人コミュニケーション障害は，悉無的ではなく連続分布しており，閾値を超えないが社会的発達に困難を持つ子どもは潜在的に多数存在する[15]。こう

した潜在群に対しても，できるだけ早くから個々のニーズに即した支援を始めることによって，社会的発達の促進，児の興味を活かした技能の開発，そして2次的な情緒・行動の問題の予防の可能性が高くなる。家族にとっても，育児ストレスに関連した精神的不健康の予防に役立つことが期待される。

また，臨床的観点からは，診断しうる最も早い年齢が，1人ひとりの子どもに実際に診断するのに最適な年齢とは限らない[69]。診断に際して，障害があることを理解し適切に対処するまでの親の様々な反応について，臨床家は熟知しておく必要がある[36,65,66]。ただし，親はわが子の発達について正確な情報を知る権利もまたあるので，個別ケースに合った方法で育児に必要な情報や支援を続けることは重要と思われる。

おわりに

本章では，ASDの早期発見の意義と，ASDの早期診断がいつ頃可能なのかについて，臨床サンプルではなく広い幼児集団を対象とした実証的研究を概説し，ASDの早期兆候として重要な複数の領域における研究知見を要約した。その結果，3つ組として知られている自閉症的症状が顕在化する2歳過ぎよりはるか以前，0歳代にすでに感覚，運動，対人，コミュニケーション，そして注意といった複数の領域において軽微な兆候が現れ，1歳を過ぎた頃にはそれらが同期するかのように顕在化し，そして漸進していることがわかった。すなわち，早期にASDを診断するのに有用な行動マーカーと言えるものは単独では存在しない，ということが確かになってきたようである。発達早期から縦断的に追跡する前方視的研究はようやく始まったばかりなので，複数の領域で同時的に漸進する発達パターンの多様性や長期経過については，今後の研究を待つ必要がある。

また，これらの早期兆候をチェックすることにより，一般幼児集団の中からASDの疑いのある児を見出す第1次（レベル1）スクリーニングは，様々な地域で実際に取り組まれているが，そのうち発表された実証性のあるものを選んで紹介した。そしてわが国の例として，わが国で充実している乳幼児健診システムを活用して1歳6カ月から早期発見・早期支援に繋げる試みを紹介した。早期発見システムを真に評価するには，ASD診断の正確さのみならず，子どもの生活を適応の観点から，長期的な転帰も踏まえて判断しなくてはならない。また，子どもだけでなく家族全体への支援としていくために，親への心理，社会的なインパクトも考慮して提供できる多様な選択肢が必要である。これまでの膨大な臨床および研究知見に加えて，新たに前方視的アプローチによる研究と臨床知見が総合されれば，ASDの発達モデルに基づくライフステージに及ぶ支援システムが構築され，ASDの子どもと家族が生涯，利用可能な一貫性を持った支援が可能となるものと期待される。

文　献

1) American Psychiatric Association : Diagnostic and Statistical Manual of Mental Disorders, 4th edn. text revision. American Psychiatric Association, Washington, D.C., 2000.
2) Baghdadli, A., Picot, M.C., Pascal, C. et al. : Relationship between age of recognition of first disturbances and severity in young children with autism. Eur. Child Adolesc. Psychiatry, 12 ; 122-127, 2003.
3) Baird, G., Charman, T., Baron-Cohen, S. et al. : A screening instrument for autism at 18 months of age : A 6-year follow-up study. J. Am. Acad. Child Adolesc. Psychiatry, 39 ; 694-702, 2000.
4) Baranek, G. T. : Autism during infancy : A retrospective video analysis of sensory-motor and social behaviors at 9-12 months of age. J. Autism Dev. Disord., 29 ; 213-224, 1999.
5) Baron-Cohen, S., Allen, J., Gillberg, C. : Can autism be detected at 18 months? : The needle,

the haystack, and the CHAT. Br. J. Psychiatry, 161；839-884, 1992.
6) Baron-Cohen, S., Cox, A., Baird, G. et al.：Psychological markers in the detection of autism in infancy in a large population. Br. J. Psychiatry, 168；158-16, 1996.
7) Ben-Sasson, A., Hen, L., Fluss, R., et al.：A meta-analysis of sensory modulation symptoms in individuals with autism spectrum disorders. J. Autism Dev. Disord., 39；1-11, 2009.
8) 別府哲：自閉症における他者理解の機能連関と形成プロセスの特異性 障害者問題研究, 34；259-266, 2007.
9) Berument, S. K., Rutter, M., Lord, C. et al.：Autism screening questionnaire：Diagnostic validity. Br. J. Psychiatry, 175；444-451, 1999.
10) Bolton, P., Macdonald, H., Pickles, A. et al.：A case-control family history study of autism. J. Child Psychol. Psychiatry, 35；877-900, 1994.
11) Bryson, S. E., Zwaigenbaum, L., Brian, J. et al.：A prospective case series of high-risk infants who developed autism. J. Autism Dev. Disord., 37；12-24, 2007.
12) Chakrabarti, S., Fombonne, E.：Pervasive developmental disorders in preschool children：Confirmation of high prevalence. Am. J. Psychiatry, 162；1133-1141, 2005.
13) Charman, T.：Why is joint attention a pivotal skill in autism? Philos. Trans. R. Soc. Lond. B. Biol. Sci., 358；315-324. 2003.
14) Chawarska, K., Paul, R., Klin, A. et al.：Parental recognition of developmental problems in toddlers with autism spectrm disorders. J. Autism Dev. Disord., 37；62-67, 2007.
15) Constantino, J. N., Przybeck, T., Friesen, D. et al.：Reciprocal social behavior in children with and without pervasive developmental disorders. J. Dev. Behav. Pediatr., 21；2-11, 2000.
16) Dawson, G. & Osterling, J.：Early intervention in autism. In：(ed.), Guralnick, M. The effectiveness of early intervention Paul H. Brooks Publishing, Baltimore, M.D., 1997.
17) Dawson, G., Osterling, J., Meltzoff, A. N. et al.：Case study of the development of an infant with autism from birth to two years of age. J. Appl. Dev. Psychol., 21；299-313, 2000.
18) De Giacomo, A., Fombonne, E.：Parental recognition of developmental abnormalities in autism. Eur. Child Adolesc. Psychiatry, 7；131-136, 1998.
19) Dietz, C., Swinkels, S., van Daalen, E. et al.：Screening for autistic spectrum disorder in children aged 14-15 months. II：Population screening with the Early Screening of Autistic Traits Questionnaire (ESAT). Design and general findings. J. Autism Dev. Disord., 36；713-722, 2006.
20) Drew, A., Baird, G., Baron-Cohen, S.et al.：A pilot randomized control trial of a parent training intervention for pre-school children with autism：Preliminary findings and methodological challenges. Eur. Child Adolesc. Psychiatry, 11；266-272, 2002.
21) Eaves, L. C., & Ho, H. H.：The very early identification of autism：Outcome to age 41/2-5. J. Autism Dev. Disord., 34；367-378, 2004.
22) Grelotti, D. J., Klin, A. J., Gauthier, I. et al.：fMRI activation of the fusiform gyrus and amygdala to cartoon characters but not to faces in a boy with autism. Neuropsychologia, 43；373-385, 2005.
23) 稲田尚子, 神尾陽子：自閉症スペクトラム幼児の共同注意行動の発達についての縦断研究 第47回日本児童青年精神医学会抄録集, 183；2006.
24) Iverson, J. M., Wozniak, R. H.：Variation in vocalmotor development in infant siblings. J. Autism Dev. Disord., 37；158-170, 2007.
25) Jonsdottir, S. L., Saemundsen, E., Asmundsdoottir, G. et al.：Follow-up of children diagnosed with pervasive developmental disorders：Stability and change during the preschool years. J. Autism Dev. Disord., 37；1361-1374, 2007.
26) 神尾陽子, 稲田尚子：1歳6カ月健診における広汎性発達障害の早期発見についての予備的研究. 精神医学, 48；981-990, 2006.
27) 神尾陽子, 長田洋和, 小山智典ほか：自閉症/PDD児に対する早期療育の現状とその発展の方向性. 平成18年度厚生労働科学特別研究事業 H18—特別—指定—028 発達障害者の病因論的考証及び疫学調査等に基づく実証把握のための調査研究 田中哲郎（主任研究者）. 分担研究報告書, p.27-43, 2007.
28) 金井智恵子, 長田洋和, 小山智典ほか：広汎性発達障害スクリーニング尺度としての乳幼児行動チェックリスト改訂版（IBC-R）の有用性の検討. 臨床精神医学, 33；313-321, 2004.
29) Kazari, C., Freeman, S., & Paparella, T.：Joint attention and symbolic play in young children with autism：A randomized controlled intervention study. J. Child Psyhol. Pshchiatry, 47；611-620, 2006.
30) Kleinman, J. M., Robins, D. L., Ventola, P. E. et

al.: The Modified Checklist for Autism in Toddlers: A follow-up study investigating the early detection of autism spectrum disorders. J. Autism Dev. Disord., 38; 827-839, 2007.
31) 小山智典,船曳幸紀,長田洋和ほか:乳幼児期自閉症チェックリスト日本語版(CHAT-J)の有用性に関する予備的検討.臨床精神医学,34;349-355,2005.
32) Krug, D. A., Arick, J., Almond, P.: Behavior checklist for identifying severely handicapped individuals with high levels of autistic behavior. J. Child Psychol. Psychiatry, 21; 221-229, 1980.
33) Kuhl, P. K.: A new view of language acquisition. Proc. Natl. Acad. Sci. USA, 97; 11850-11857, 2000.
34) Kuhl, P. K., Coffey-Coria, S., Padden, D. et al.: Links between social and linguistic processing of speech in preschool children with autism: behavioral and electrophysiological meatures. Dev. Sci., 8; F1-F12, 2005.
35) Kurita, H., Miyake, Y., Katsuno, K.: Reliability and validity of the Childhood Autism Rating Scale-Tokyo version (CARS-TV). J. Autism Dev. Disord., 19; 389-396, 1989.
36) 桑田左絵,神尾陽子:発達障害児をもつ親の障害受容過程に関する文献的研究.児童青年精神医学とその近接領域,45;325-343,2004.
37) Landa, R.: Autism spectrum disorders in the first 3 years of life. In Autism Frontiers: Clinical Issues and Innovations. In: (ed.), Shapiro, B. K. & Accaodo, P. J. Paul H. Brookes Publishing Co., Baltimore, p.97-128, 2008.
38) Landa, R., & Garrett-Mayer, E.: Development in infants with autism spectrum disorders: A prospective study. J. Child Psyhol. Psychiatry, 47; 629-638, 2006.
39) Landa, R., Holman, K. C., Garrett-Mayer, E.: Social and communication development in toddlers with early and later diagnosis of autism spectrum disorders. Arch. Gen. Psychiatry, 64; 863-864, 2007.
40) Landry, R. & Bryson, S. E.: Impaired disengagement of attention in young children with autism. J. Child Psychol. Psychiatry, 45; 1115-1122, 2004.
41) Langdell, T.: Recognition of faces: An approach to the study of autism. J. Child Psychol. Psychiatry, 19; 255-268, 1978.
42) Loh, A., Sinab, T., Brian, J. et al.: Stereotyped motor behaviors associated with autism in high-risk infants: A pilot videotape analysis of a sibling sample. J. Autism Dev. Disord., 37; 25-36, 2007.
43) Lord, C.: Follow-up of two-year-olds referred for possible autism. J. Child Psychol. Psychiatry, 36; 1365-1382, 1995.
44) Lord, C., Rutter, M., & Le Courteur, A.: Autism diagnostic interview-revised: A revised version of a diagnostic interview for caregivers of individuals with possible pervasive developmental disorder. J. Autism Dev. Disord., 24; 659-685, 1994.
45) Maestro, S., Muratori, F., Cavallaro, M. C. et al.: Attentional skills during the first 6 months of age in autism spectrum disorder. J. Am. Acad. Child Adolesc. Psychiatry, 41; 1239-1245, 2002.
46) Morrow, E. M., Yoo, S-Y., Falvell, S. W. et al.: Identyfying autism loci and genes by tracing recent shared ancestry. Science, 321; 218-223, 2008.
47) New York State Department of Health, Early Intervention Program. Clinical Practice Guideline: Report of the Guideline Recommendations - Autism / Pervasive Developmental Disorders. Assessment and Intervention for Young Children (Age 0-3 Years) (1999). Retrieved February 24, 2007, from http://www.health.state.ny.us/community/infants_children/early_intervention/autism/index.htm
48) Osterling, J., Dawson, G., & Munson, J. A.: Early recognition of 1-year-old infants with autism spectrum disorder versus mental retardation. Dev. Psychopathol., 14; 239-251, 2002.
49) Persson, B., Nordstrom, B., Petersson, K. et al.: Screening for infants with developmental deficits and/or autism: A Swedish pilot study. J. Pediatr. Nurs., 21; 313-324, 2006.
50) Pickels, A., Starr, E., Kazak, S. et al.: Variable expression of the autism broader phenotype: findings from extended pedigree. J. Child Psychol. Psychiatry, 41; 491-502, 2002.
51) Rimland, B.: The differentiation of childhood psychoses: an analysis of checklists for 2,218 psychotic children. J. Autism Child Schizophr., 1; 161-174, 1971.
52) Robins, D. L., Fein, D., Barton, M. L. et al.: The Modified Checklist for Autism in Toddlers: An initial study investigating the early detection of autism and pervasive developmental disorders. J. Autism Dev. Disord., 31; 131-144, 2001.
53) Rogers, S.: Brief report: Early intervention in autism. J. Autism Dev. Disord., 26; 243-246,

1996.

54) Rogers, S. J., Hepburn, S., Wehner, E.: Parent reports of sensory symptoms in toddlers with autism and those with other developmental disorders. J. Autism Dev. Disord., 33 ; 631-642, 2003.

55) Rogers, S. J., Lewis, H.: An effective day treatment model for young children with pervasive developmental disorders. J. Am. Acad. Child Adolesc. Psychiatry, 28 ; 207-217, 1989.

56) Ruff, H. A. & Rothbart, M. K.: Attention in early development : Themes and variations. Oxford University Press, New York, 1996.

57) Siegel, B.: Pervasive Developmental Disorders Screening Test-II (PDDST-II): Early Childhood Screeners for Autistic Spectrum Disorders. Harcourt Assessment, Inc., San Antonio, 2004.

58) Smith, T., Groen, A. D., & Wynn, J. W.: Randomized trial of intensive early intervention for children with pervasive developmental disorder. Am. J. Ment. Retard., 105 ; 269-285, 2000.

59) Sullivan, M., Finelli, J., Marvin, A. et al.: Response to joint attention in toddlers at risk for autism spectrum disorder : A prospective study. J. Autism Dev. Disord., 37 ; 37-48, 2007.

60) Sutera, S., Pandey, J., Esser, E. L. et al.: Predictors of optimal outcome in toddlers diagnosed with autism spectrum disorders. J. Autism Dev. Disord., 37 ; 98-107, 2007.

61) Swinkels, S. H., Dietz, C., van Daalen, E. et al.: Screening for autistic spectrum in children aged 14 to 15 months. I : The development of the Early Screening of Autistic Traits Questionnaire (ESAT). J. Autism Dev. Disord., 36 ; 723-732, 2006.

62) 立森久照, 高橋美紀, 長田洋和ほか:東京自閉行動尺度 (Tokyo Autistic Behavior Scale : TABS) の広汎性発達障害の診断補助尺度としての有用性. 臨床精神医学, 29 ; 529-536, 2000.

63) Tonge, B., Brereton, A., Kiomall, M. et al.: Effects on parental mental health of an education and skills training program for parents of young children with autism : A randomized controlled trial. J. Am. Acad. Child Adolesc. Psychiatry, 45 ; 561-569, 2006.

64) Townsend, J., Courchesen, E., & Egaas, B.: Slowed orienting of covert visual-spatial attention in autism : Specific deficits associated with cerebellar and parietal abnormality. Dev. Psychopathol., 8 ; 563-584, 1996.

65) 辻井弘美, 稲田尚子, 神尾陽子:自閉症スペクトラム幼児の早期診断についての実態調査—小児科医への研修時アンケート調査結果から—. 精神保健研究, 54 ; 83-93, 2008.

66) Wachtel, K., Carter, A. S.: Reaction to diagnosis and parenting styles among mothers of young children with ASDs. Autism, 12 ; 575-594, 2008.

67) Watt, N., Wetherby, A. M., Barber, A. et al.: Repetitive and stereotyped behaviors in children with autism spectrum disorders in the second year of life. J. Autism Dev. Disord., 38 ; 1518-1533, 2008.

68) Werner, E., Dawson, G., Osterling, J. et al.: Brief report : Recognition of autism spectrum disorder before one year of age : A retrospective study based on home videotapes. J. Autism Dev. Disord., 30 ; 157-162, 2000.

69) Yirmiya, N. & Ozonoff, S.: The very early autism phenotype. J. Autism Dev. Disord., 37 ; 1-11, 2007.

70) Zwaigenbaum, L., Bryson, S., Rogers, T. et al.: Behavioral manifestations of autism in the first year of life. Int. J. Dev. Neurosci., 23 ; 143-152, 2005.

第5章　自閉症に併存(発)する身体疾患と精神障害

古元　順子

はじめに

　自閉症は広汎性発達障害（PDD）という，広い領域のスペクトラムのなかに位置づけられる神経発達障害であり，PDDの原型であって，3つの中核となる領域―対人相互関係，言語発達および行動型（限局された常同的行動）―の異常と，重度遅滞から優秀知におよぶ様々なレベルの知的機能を併せ持つ症候群と理解されている。これまでの双生児研究で，一卵性双生児での自閉症の一致率30-91％，二卵性双生児での一致率10％[4,24,81]が知られているので，自閉症に併存（発）する身体疾患・精神障害を知り，それらと共通する基盤を求めることは，自閉症の成因を解明する糸口になると期待される。

　Kanner[40]は生後4-5年内に，孤立と常同性という行動型を示す児童期の病態を早期幼児自閉症として報告したが，身体面についても5例の頭囲が幾分大きいこと（このことの発達的意義については脳病理の項で扱われるであろう），手の微細な協調運動は器用であるものの，歩き方と粗大運動が不器用なもののあることの他，大泉門閉鎖不全を思わせる1例があり，その症例は初診の3年後に右側優位の痙攣を起こしたこと，他の1例は左側多乳嘴症という先天異常を示すことなどを記している。また，Kanner[41]は初診時の30年後に全11例の追跡調査結果を報告し，上述の行動型は変化しないこと，てんかん発症例は幼児期発症例の他，20歳代半ばに発症した1例があり，てんかんは11例中2例に併存していることなどを示している。その他1例が死亡したが，死因は幼児期からのてんかん発作と関連したものであること，および，言語はついに未発達のまま経過する例があること，知的レベルは軽度遅滞に留まるものもあるが，低下傾向がうかがわれるものもあるなどと述べている。

　自閉症を発達の観点から観察した記述としては，Rutter[71]によるモーズレイ病院における診療例（類義語として小児精神病の診断名を含む）の報告があり，Rutterは1950年から1958年にかけて初診を行った64例を，1963年から1964年に，個別に神経学的，精神医学的，心理学的に再検討している。この追跡調査は，当時としては，最も長期の追跡であり，しかも性と年齢を対応させた対照群も調べている点で高く評価される。この追跡調査時の自閉症児の平均年齢は思春期の15歳7カ月であり，さらに第2回の追跡調査を1970年に郵送質問紙によって行っており，このときの平均年齢は21歳8カ月であった。これら2つの追跡調査の記述から注目に値するものを挙げると，小児期の多動傾向は次第に寡動となる傾向があること，幼児期の儀式的強迫現象は児童期に著しくなり，思春期に

は重度の強迫性障害となる傾向があることの他，1例では，双極性感情障害の挿話が2回あり，1度目は父親の死去に際して，2度目は父親の命日に契機があったこと，および総じて成人期の精神病態は精神分裂病（以下，分裂病と短縮；統合失調症と同義）のそれとはまったく異なるものであったなどである。身体所見については，7例が進行性の退行を示し，それらのなかの3例がてんかんを発症し，別の4例目では両下肢麻痺がみられた。また，幼児期にてんかんを併存していなかった28例が思春期あるいは青年期にてんかんを初発し，側頭葉にてんかん性異常波を示した1例はトキソプラズマや先天梅毒のような"脳障害"の可能性が疑われた。知能については，幼児期に75％が精神遅滞のレベルであったが，追跡時にも同じレベルであり，Wechsler Testの下位項目のレベルが一様でなく，視覚運動領域で比較的高い傾向があり，知能の低さは言語の理解と使用が困難なことによると考えられた。

1．併存身体疾患

1970年から1980年代前半にかけては，身体疾患と自閉症とが関連する症例報告が相次ぎ，とりわけ先天性風疹（Chess, 1971）やフェニルケトン尿症[29]に罹っている子どもたちに自閉症併存のリスクが高いことが示唆された。しかし，先天性風疹については，再調査の結果，3分の1の症例が重度の精神遅滞と診断され，自閉症と診断されていたものに著しい改善がみられたことや，行動異常は反応性のものであったことなどが報告され[15]，当初の自閉症診断に疑念が持たれるに至った。フェニルケトン尿症については，Friedman[29]が医学論文から自閉症を併存する例を50例以上集め，これら2つの疾患あるいは障害が併存する割合は20％であるとした。しかしその後，新生児先天代謝疾患マス・スクリーニングが行われるようになり，早期診断と早期治療（低フェニルアラニン治療ミルクの使用）が可能となり，フェニルケトン尿症の罹患率がきわめて低くなった。近年Baieliら[2]は，マス・スクリーニングが導入される前に生まれた高フェニルアラニン血症を持つものに自閉症診断面接改訂版（Autism Diagnosis Interview-Revised：ADI-R）と小児自閉症評定尺度（Childhood Autism Rating Scale；CARS）を用いて，自閉症併存率を調べているが，5.3％が自閉症診断基準に合致することを見出し，この割合は期待値より高いと報告している。Baieli, S.らは，ミエリン機能不全に由来するドパミン欠乏性神経接続が自閉症発症に関連すると示唆している。

すでにKanner, L.の記述11例中2例にてんかんが併存していることからも想定されるように，自閉症との関連が最も強く示唆される身体疾患はてんかんである。自閉症にてんかんが併存する頻度は，自閉症児の年齢と診断基準によって異なるが，5分の1から3分の1にてんかんが発症するといわれる[33,60,71,84]。VolkmarとNelson[83]によると，てんかんの型については，すべての型が起こるとされるが，全般性痙攣発作が最もよくみられるてんかんの型であり，痙攣のない自閉症児は痙攣のある自閉症児より，著しくIQが高いが，痙攣のある自閉症児で70より高いIQを示すものは調査192例中わずか2例であったといわれる。また，てんかん発作は乳幼児期に1つのピークがあり，他のピークが思春期にあるが，これは自閉症に特異的なものではなく，脳性まひ，ダウン症候群など，自閉症を伴わない知的障害の児童でも同様にみられるという。なお自閉症児の3分の1は2-3歳の間に言葉と行動の退行が併発するといわれるが，その頻度は不詳とされている[12]。また，自閉症では発作のないてんかん性異常脳波を示すものが多く，てんかんと発

作性異常脳波の双方を持つものが，自閉症群の35％にみられるのに対し，22％が発作のない脳波異常を示す[11]。Chugani[16]は自閉症，てんかんのいずれにもセロトニン作動性異常がみられることから，早期のセロトニン作動系障害が視床—皮質の発達不全を惹き起こし，自閉症の認知・行動異常に影響するという仮説を提唱している。また，米国カリフォルニア州の統計によると，発達障害児の最も多い死因はてんかんであり，嚥下性肺炎，溺死の遠因になるという[20]。

1980年半ば以降は，自閉症に既知の成因を持つ身体疾患が併存する症例として，ダウン症候群[31,38,43,85]，進行性筋ジストロフィー症[47,48,51,87,88]，神経線維腫症[32,58]などの報告が相次ぎ，とりわけ，結節硬化症[8,79]，脆弱X症候群[25,53]，Rett症候群の変異種MECP2[1,75]などの病態との併存については，複数の研究グループによって系統的に調べられた。

Cohenら[17]は1980年-2001年間のMedlineデータ・ベース上で，2つのキーワード「自閉症」と「遺伝」に関連する文献検索を行い，脆弱X症候群，結節硬化症，アンゲルマン症候群，15q11-q13の重複，ダウン症候群，サンフィリッポ症候群，MECP2関連障害，フェニルケトン尿症，スミスマグヌス症候群，22q13欠損，アデニルサクシネート溶解酵素欠損，コーエン症候群，スミス-レスリー-オピッツ症候群などが自閉症と関連する遺伝疾患であると報告している。

いくつかの臨床研究から，自閉症に身体疾患が併存する率は11-37％[34]とされた。しかし，大きな集団における疫学研究からの数字では，10-11％[27,66]とされ，最近のFombonne[28]による15の疫学調査の総括からは，既知のそれらの身体疾患が独立して現れることを前提とすると，それぞれの身体疾患の自閉症併存率は表1のように示される。すなわち，自閉症と成因を共通に持つ可能性のある身体疾患を少なくとも1つ併存する率は0から16.7％であり，中央値は6.4％，平均値は6.0％である。Fombonneは，表1に掲げられた脆弱X症候群の併存率が過小に評価されている可能性（症候群の認知の日が浅いこと，スクリーニングが必ずしも行き渡っていないことなど）を挙げながらも，補正値は10％を超えないと述べている。またこの数値は，自身のフランスにおける疫学調査[26]による併存率の推定値および，Rutterら[72]の数値に近似するという。以上を要約すると，自閉症に併存する身体疾患が，偶然によると期待される有病率を超えているものは，脳性麻痺，脆弱X症候群，結節硬化症，ダウン症候群，てんかん，聴覚欠損および視覚障害であるが，脳性麻痺およびダウン症候群は自閉症に知的障害の併存が高いことを考えると，特別の因果関係を示唆し難く，特筆に価するのは結節硬化症および脆弱X症候群であろうとされる。

結節硬化症は常染色体優性遺伝疾患で，90％以上の例で中枢神経系の病変—神経細胞遊走，分化，発達の機能が崩壊して，自閉症に関連する脳領域（海馬，小脳）に過誤腫を産生し，結節硬化症例の25％に自閉症が発症する[79]といわれる。

脆弱X症候群については，X染色体の脆弱

表1 最近の疫学調査での自閉症に随伴する医学的疾患 （文献28より引用）

	研究数	中央値	幅
脳性麻痺	6	2.0	0.48
脆弱X	8	0.3	0.81
結節硬化	10	1.2	0.38
フェニルケトン尿症	7	0	0.0
神経線維腫症	6	0	0.14
先天性風疹	10	0.3	0.59
ダウン症候群	11	1.3	0.167
少なくとも一つの併発症	14	6.4	0.167
てんかん	11	16.8	0.264
視覚欠損	7	1.7	0.59
聴覚欠損	5	1.3	0.111

性異常を持つもののスクリーニング方法によって頻度が変わるが，細胞学的診断基準を用いると，脆弱X異常は，自閉症傾向を持つサンプルで2.5％を超えないが，女性の自閉症では5％に見出され，男女の自閉症に併存すると報告された[3]。最新の分子遺伝学研究では，脆弱Xによる知的障害（Fragile Mental Retardation 1；FMR 1）遺伝子は，シナプス形成と可塑性に含まれる他の多くの遺伝子の転写を調節するので，自閉症のユニークな分子モデルになると示唆されている[56]。

なお，疫学的に有意とされていないが，進行性筋ジストロフィー症はX染色体上のディストロフィン遺伝子の欠失あるいは異常による神経筋疾患であるが，ディストロフィンは血管・平滑筋の他に，小脳プルキンエ細胞と大脳皮質錐体細胞のシナプス外膜に局在して，ニューロンの分化と移動の異常に関わる他，顔の認知の異常[36]，ワーキング・メモリーの異常[35]などの特有の認知プロフィルと行動異常が明らかにされつつある神経筋疾患であり[57]，神経線維腫症も，ニューロン，グリア，シュヴァン細胞が分化する過程で，突然変異を発現する神経皮膚症候群で，神経系の増殖や分化の基本的なメカニズムに関係する発達障害である[5]。自閉症の死後脳の剖検では，脳の細胞の異常，初期の過剰成長などが前頭・小脳で著しいことが知られており[19]，自閉症に併存する身体疾患の多くが脳発達期におけるニューロンの遊走，分化，シナプス形成に関わる遺伝疾患であることは注目に値する。

聴覚欠損が自閉症児に併存する率については，カロリンスカ研究所の耳鼻科における調査によると，軽度―中度の難聴が自閉性障害児の7.9％にみられ，重度―最重度の両側性難聴児（聾唖児）が全例の3.5％にみられたという。また，聴覚過敏が自閉症児の18％にみられたのに比し，非自閉症児では0％であった[69]。

視覚障害に自閉症が併存する例については，Keeler[42]が就学前の未熟児網膜症5例に，また他の35例に軽度の行動問題がみられることを記している。また，RogersとNewhart-larson[68]は5例のレーベル遺伝性視神経萎縮症児と他の原因による出生時からの盲児との行動特性を比較して，レーベル遺伝性視神経萎縮症の児童は自閉症の診断基準および発達歴に合致したと報告している。彼らはChildhood Autism Rating Scaleで，自閉症状の頻度と重篤度とで高い評点を示した。レーベル群と非レーベル群とではAutism Checklistで異なったプロフィルを示し，レーベル群は確定的なプロフィルと高い評点を示した。レーベル遺伝性視神経萎縮症は，自閉症と盲との併存例に該当するという。小脳構造の異常が自閉症群とレーベル遺伝性視神経萎縮症群とで報告されており，盲児と晴眼の自閉症児とでみられる行動の類似性の神経学的基盤が小脳にあるかもしれないという。

視覚障害児の"自閉症様"症状について，Hobson[37]は，視覚的に他者の態度を理解することの重要性を挙げ，対人情動的経験の剥奪が視覚障害児にみられる対人認知や言語発達遅滞の一因になるという。視覚障害児の"自閉症様"症状の頻度については，Brownら[9]は，IQ 70以上の15例の盲児と年齢および言語能力を対応させた10例の晴眼児を比較し，"自閉症様"症状は盲児に多いが，IQ 70以下の盲児と9例の自閉症児との比較では，微妙な差異が印象として感じられるものの，充分な重なりが認められ，同様の結果は，盲児群が非自閉あるいは自閉様の臨床所見に従って再現されたと述べている。これらの所見は，IQによるというより，自閉症発達とToM（Theory of Mind）理論との関連性で考察されるべきであるという。

先天性の視覚障害児および聴覚障害児が，自閉症と併存する率が高いことの意義は"自閉症様"症状形成の要因と関わることが想定

される。すなわち，視覚障害児は出生直後から人の顔，とりわけ目の領域からの視覚入力が剥奪されることにより，また聴覚欠損児では基本的な人としての音韻処理が損なわれることにより，人生初期における重要な人物から期待される報酬価と結び付けて形成する表象が損なわれる。晴眼の自閉症児では，親密な顔や声の知覚に関わる脳梁膨大後野の不活性が指摘されており[74]，また自閉症を持つ子どもの対人関係障害の基盤に顔の認知障害（別の項で述べられるであろう）の存在が明らかになりつつあることと関連するかもしれない。

2．併存(発)精神障害

自閉症に併存（発）する精神障害については，再びKanner,L.による自閉症症例の追跡調査の記述を検討すると，IQが140ときわめて高く，児童期から強迫性質問癖，確認癖の著しかった症例が，成人期に一定期間，抗精神病薬Thorazineを投与されたことが記されている。また，前述のRutter[71]の記述にも，青年期に重度の強迫性行為を示す症例や，双極性感情障害を繰り返して併発した症例の記述がある。

自閉症発端者の成人期の精神症状については，米国NIMHのRumseyら[70]が，神経疾患やてんかんのない自閉症14例（そのうちの9例はIQ 80以上であった）の大半は，自閉症の残遺症状を示し，強迫性症状が存在しても，自己違和感を欠くなど，強迫性障害の診断は与えられないことや，感情障害の部分症状が存在しても，診断基準を満たすものはないと述べ，また単純恐怖症とみられる症状は，自閉症に本来存在したものであるなどを挙げ，概して不安障害や強迫性障害の部分症状が認められるにすぎないと述べている。また，この一群の家族歴には感情障害は記されていない。

他方では最近の報告で，自閉症スペクトラム障害は生涯続くものの，児童期，青年期，成人期にかけて，改善のパターンが示されている[73]。これは自閉症の乳幼児における診断実践の向上や，若年期の療育・教育・支援サービスなどの改善の結果であろうと想定される。

自閉症発端者の家族歴については，Kanner,L.の症例の家族についての記述に，「疑い深く，怒りっぽい」父親，「きわめて強迫的な」心理学者の母親および，「多彩なチックを伴う強迫性障害を持つ」母方祖父などの記述や，「きわめて高い知的能力を持つが，ほとんど自己に閉じこもっている」精神科医の父親，多額の精神科治療費（月額450ドル；ちなみに当時の米国での高校教師の年俸は7,000ドル程度であった）を必要とする兄（病名不詳）などの記述がみられ，自閉症と診断された患者の家族には，精神障害が存在することが推察される。

Kanner, L.は1943年から1970年の間にジョンズ・ホプキンス大学で，最初の11例を含む120例の自閉症を診断しているが，のちに同門のPivenら[63]は"自閉症の原因研究の目的"の呼びかけに応じた，Kanner, L.の診断自閉症18例を含む37例の成人自閉症の，成人同胞67例について家族歴研究を行い，67例中2例（3％）が自閉症，3例（4.4％）が重度の対人機能不全と孤立，10例（15％）が読み・書き・言語などの認知障害，10例（15％）が感情障害をそれぞれ持つことを報告した。Piven, J.らは，一般人口における感情障害の生涯有病率が7.8％であり，この研究における成人同胞の平均年齢が33歳であることを考慮すると，自閉症の成人同胞の感情障害併存の高さは注目に値すると述べている。

このように，自閉症発端者の家族/同胞にみられる"自閉症様"障害は，対人機能やコミュニケーション領域に限定されたり，自閉

症発端者の症状より軽度の表現型であることが示唆されるようになり，Boltonら[7]は，ダウン症候群発端者の第一度親族に比べ，自閉症発端者の第一度親族では，強迫性障害の発症が有意に高い（自閉症群で3％，ダウン症候群で0％）のみでなく，強迫性障害を伴う親族成員は自閉症様の対人関係障害やコミュニケーション障害も示すことを報告し，家族に伝わるのは典型的な自閉症ではなく，対人関係，コミュニケーション，行動の変異などの表現型（フェノタイプ）であることを示した。

自閉症発端者に精神障害を併存（発）する症例については，トゥレット症候群（ジル・ド・ラ・トゥレット症候群，以下トゥレット症候群と短縮），感情障害，分裂病様症状などを，それぞれ併発した症例の逸話的報告が1980年代に盛んに行われた。

トゥレット症候群が自閉症に併発する最初の報告はStahl[80]によるが，この症例は抗精神病薬の服用中に発症したディスキネジアであろうとされた。次いで抗精神病薬の服用歴のない併発例がRealmutとMain[64]によって報告され，発症年齢と症状からトゥレット症候群の診断がつけられ，Halloperidol 5 mg/日の服用で，ほぼ完全にチックと行動異常は消失した。CommingsとComings[18]は，19例の自閉症あるいはPDDとトゥレット症候群との併存例の臨床遺伝研究を行い，自閉症とトゥレット症候群の症状には共通性（常同性，発声，反響性，強迫性など）があり，いずれの障害でも，症状はドパミン拮抗剤で改善し，ドパミン競合剤で増悪することを指摘したが，トゥレット症候群のみでは，対人関係の重い障害は稀であると述べている。SingerとMinzer[77]は，トゥレット症候群が心因性というより器質因による証拠が優勢であるにもかかわらず，神経生物学的異常は推論のレベルであるとしながら，(1)線条体―視床サーキット，(2)生理学異常（視床の過興奮と皮質内抑制の欠陥），(3)特異な神経伝達物質またはシナプス成分の関与を示唆し，ドパミン作動系の異常とセロトニン作動系の異常が病因に含まれると述べている。

KerbeshianとBurd[44]は自閉症，トゥレット症候群，双極性感情障害が併存（発）する4例をサウスダコタ州で見出し，州の人口におけるこれらの例数は，偶然に発症する期待値を超えると報告した。とりわけ，そのなかの3例は同時に3つの障害が出現しているのに比し，1例は伝達物質系の発達順序に従って発症していると特記している。

自閉症とトゥレット症候群が併存する頻度については，Baron-Cohenら[6]が英国の9つの学校に通学する447名の自閉症を持つ児童について，運動チックと音声チックのスクリーニングを行い，19例（4.3％）がトゥレット症候群と診断され，他の10例（2.2％）がトゥレット症候群の疑いとされた。これらを併せると，自閉症とトゥレット症候群が併存する頻度は6.5％となり，偶然に併存する期待値を超えるという。最近CanitanoとVivanti[13]は自閉症を持つ児童および思春期の児童について，チックの併存率を調査し，22％にチック障害，11％にトゥレット症候群，また11％に慢性運動チック障害がそれぞれみられ，これらの数字は期待値を超えると述べている。また，彼らの症例の多くは重度の知的障害を持つので，Burdら[10]が，早期のトゥレット症候群併存は自閉症の良い予後の指標であると述べたことに異論を唱えている。これらの家族におけるチック障害は59.5％の頻度で見られている。

トゥレット症候群では強迫性を伴うが，トゥレット症候群を伴わない強迫性障害との異同について，Petterら[61]はYale-Brown Obsessive Compulsive ScaleとTic Tourette Syndrome Association Unified Rating ScaleおよびADHD Cheklistを用い，トゥレット症候群と強迫性障害を持つものには

ADHDの小児期既往が特徴的で，強迫性障害のみを持つものとの明らかな違いであるとし，強迫性障害ではセロトニン作動性異常が，トゥレット症候群を伴う強迫性障害ではセロトニン作動性およびドパミン作動性異常があるとした。彼らは2つの障害は遺伝的異種性と一致するであろうと述べている。

自閉症を持つ児童の思春期に周期性気分障害を併発した症例についてはKomotoら[46]が報告し，更にこの症例を含む6例の自閉症に気分障害が併発した例を成人期に至るまで治療的に関わり，これらがDSM-IV（1994）に拠る感情障害の基準に合致することを確かめた[50]。思春期前後にみられた周期性気分障害の挿話は比較的短く軽いものであったが，加齢とともに，気分（感情）状態の相状出現や，対象喪失後のうつ状態，カタトニア（うつ昏迷），チック，強迫性行為（抜毛症，拒食）などの症状を加味し，チックやカタトニアはうつ挿話で出現したり悪化することが認められた。全6例は双極性感情障害であったが，そのなかの1例は思春期前にはうつ挿話のみが周期的に頻回に現れ，一時期挿話が消失した後に，躁挿話のみが再び周期的に頻回に出現する病態がみられた。自閉症に併発する感情障害の診断には，気分（感情）の変動に伴う行動が寡少であるか過多であるかの観察に基づくが，自傷や攻撃のような自他への態度の変化の他，睡眠・食欲のような自律神経指標が参考になった。比較的知的レベルの高い2例では，自分の言葉・表情・態度で感情の質が表現された。これらの症例の家族における感情障害の遺伝は50％にみられたが，自閉症を持たない児童の思春期に感情障害を発症した症例の家族における遺伝率53％[45]と同程度であった。うつ挿話には抗うつ剤およびカルバマゼピンが奏効し，躁状態には主として炭酸リチウムが処方されたが，中止すると再燃を免れなかった。また，これらの薬物は自閉症の病態には影響を与えなかった。

その後，自閉症の様々な年代における感情障害の併発例の報告数が増加し，17報告例の集積についての臨床特徴がLainhartとFolstein[52]によってまとめられた。すなわち報告例の半数は女性で，ほとんどすべてが精神遅滞の知的レベルであり，35％が児童期に感情障害を発症しており，50％の家族に感情障害もしくは自殺がみられた。Lainhart, J. E.とFolstein, S. E.は自閉症を持つ人の感情障害の診断には，認知・言語・活動性の低下がみられるとき，養育者を通じて，その人のベース・ラインとの比較において精神機能の評価を行うことが重要であると述べている。

Boltonら[7]は，99例の自閉症と，36例のダウン症候群の家族歴を調べ，運動チック，強迫性障害，感情障害が自閉症の家族で有意に多いこと，および強迫性障害を持つものが自閉症様の対人コミュニケーション障害を持つことを報告した。感情障害（特に大うつ病障害）は第一度親族で頻度が高いが，発症の時期は，自閉症児の誕生や養育の時期と重ならないので，ストレスが関与するものではないという。また，強迫性障害は自閉症の易罹患性の指標になるが，感情障害と自閉症の広いフェノタイプとの併存が認められないため，感情障害が自閉症に関与する機序は不明であると述べている。

自閉症に分裂病様の症状が出現した最初の報告はPettyら[62]による3例があり，それぞれ6歳，7歳，12歳時に，連合弛緩，妄想・幻聴あるいは知覚の変容あるいは現実と内的世界との混乱などが出現している。Pettyらは，これらの症例はコミュニケーションのための言葉を使用し，VIQがPIQより高いこと，およびIQが境界値以上であることを記している。石坂ら[39]は，青年期の高機能自閉症にみられた幻覚・妄想状態を報告し，その発生機序について，自閉症特有の認知機能と自閉症の人のおかれている環境因との間で生じる反応である可能性を考察している。VolkmarとCohen[84]は，163例の自閉症を追跡調査し，分裂病が自閉症に併発する例を調べた結果，わずか1例（0.6％）にみられたにすぎないと報告し，この発症頻度は一般人口における分裂病発症頻度とほぼ等しく，自閉症と分裂病との間に関連があることを否定している。

RealmutとAugust[65]は，以前は分裂病に起因すると考えられたカタトニアが自閉症にみられることに注意を向け，カタトニアが自閉症症状（緘黙，反響言語/行動，常同行動）の異型であるのか，あるいは器質性脳疾患もしくは感情障害のような併存疾患の変異であるのかと，疑問を投げかけた。古元ら[49]は，自閉症に双極性感情障害が併発した症例の治療経過中カタトニアが発現した2例を報告し，カタトニアが感情障害と関わることを示唆している。WingとShah[86]は，15歳から50歳の自閉症を持つもののうち，17％が，動作の開始・終了およびことばの表出が緩徐となり，受動性が増して，カタトニアの診断に至ると述べ，その発症は15-19歳に集中することを報告した。また，カタトニアの促進要因は，離別，学校でのストレス，学校修了後の居場所や職場が構造化されていないことが，養育者から示唆されたと述べた。Ohta[59]らは，自閉症を持つもの（すべて男性）の長期経過観察中（平均年齢27.6歳；平均追跡18.7年，平均IQ 27），カタトニアを発症した11例を報告している。カタトニアの診断基準は思春期―成人期における突然の運動停止と奇異な姿態および，数分間におよぶカタレプシー状態が1日に頻回起きるなど，DSM-IVの診断基準を満たすものであり，11例中3例がトゥレット症候群の併存を，また1例がうつ気分障害を，1例が抗精神病薬で引き起こされたパーキンソン症状との区別を考慮せねばならなかったと述べ，カタトニアが自閉症の併存（発）障害あるいは随伴障害であると示唆している。Dhossche[23]は，自閉症とカタトニアがオーバーラップしている報告を展望して，これら2つの障害では，小脳構造が小さいことを挙げ，小脳におけるGABA作動性機能異常を示唆して，自閉症が早期発症のカタトニアであるという仮説を提唱するが，その検証は今後の検討課題であると思われる。

おわりに

自閉症に併存する身体疾患・精神障害について展望するにあたり，Kanner, LおよびRutter, M.による先見性に富む論文に導かれ，ほぼ年代順に研究報告の成果を概観した。報告論文は膨大な数におよぶので，貴重な報告の見落しがあることを危惧するが，成果の内容は次第に集約されつつあるように思われる。はじめに，自閉症は神経系の発達障害であると記したが，併存身体疾患からは，胎生期の脳構造構築に関わる神経細胞の発生・分化・移動の異常が発現し，変化した脳の構造において，神経伝達物質系機能の異常がもたらされることが想定された。このことは，個体の気分・感情・認知・運動のような機能系の障害として表現型の分化を起こし，さらには臨床症候群を形成すると推測される。自閉症に併発する臨床症候群，すなわち精神障害には，トゥレット症候群，強迫性障害，感情障害およびカタトニアが考察の対象になり，自閉症の家族においても強迫性障害と感情障害の有病率が有意に高いことが示された。従来，自閉症児の3分の1に血小板セロトニンの高値が知られているが，脳内では低下していることが，セロトニン・トランスポーターの自閉症に対する効果（反復性や常同性などの行動異常に対して）から明らかにされつつある。セロトニンは成熟脳においては，神経伝達物質としての役割を持つが，胎生期には脳のセロトニン・ニューロンの産生・成長・目標組織への移動など，自己調整的な役割を果たす

ので，自閉症発端者のセロトニン作動系の欠陥もしくは崩壊と，家族の成熟脳におけるセロトニン・トランスポーター変異との間には未解決の問題が残されている。

今後の臨床精神医学研究は脳病理学，神経生理学，神経化学などの専門諸領域の研究成果との更なる密接な提携が必要であるが，とりわけ自閉症の標的遺伝子の解明を導くためには，臨床単位の診断基準が厳密に吟味されることが重要であると改めて反省的に実感される。自閉症の診断基準としての評価尺度などについては，別の項で述べられるであろう。

文　献

1) Amir, R. E., Van den Veyver, A. K., Wan, M. et al. : Rett syndrome is caused by mutation in X-linked MECP 2, encoding methyl-CpG-binding proten 2. Nature Genetics, 23 ; 185-188, 1999.
2) Baieli, S., Pavone, L., Meli, C. et al. : Autism and phenylketonuria. J. Autism Dev. Disord., 33 (2) ; 201-204, 2003.
3) Bailey, A., Bolton, P., Butler, L. et al. : Prevalence of the fragile X anomaly amongst autistic twins and singletons. J. Child Psychol. Psychiat., 34 (5) ; 673-688, 1993.
4) Bailey, A., Le Couteur, A., Gottesman, I. et al. : Autism as a strong genetic disorders ; evidence from a British twin study. Psychol. Med., 25 ; 63-77, 1995.
5) Barker, D., Wight, E., Nguyen, K., et al. : Gene for von Recklinghausen neurofibromatosis is gene for von Recklinghausen neurofibromatosis in the pericentrometric region of chromosome 17. Science, 236 ; 1100, 1987.
6) Baron-Cohen, S., Scahill, V.L., Izaguirre, J. et al. : The prevalence of Gille de la Tourette syndrome in children and adolescents with autism : a large scale study. Psychol. Med., 29 (5) ; 1151-1159, 1999.
7) Bolton, P. F., Pickles, A., Murphy, M. et al. : Autism, affective and other psychiatric disorders : Patterns of familial aggregation. Psychol. Med., 28 (2) ; 385-395, 1998.
8) Bolton, P. F., Park, R. J., Higgins, T.N.P. et al. : Neuroepileptic determinants of autism spectrum disorders in tuberous sclerosis complex. Brain, 125 ; 1247-1255, 2002.
9) Brown, R., Hobson, R.P., Lee, A. et al. : Are there 'autistic-like' features in congenitally blind children? : J. Child Psychol. Psychiat., 38 (6) ; 693-703, 1997.
10) Burd, L., Fisher, W. G., Kerbeshian, J. A. : Prevalence study of pervasive developmental disorders in Norh Dakota. J. Am. Acad. Child Adolesc. Psychiatry, 26 ; 700-703, 1987.
11) Canitano, R. : Epilepsy, electroencephalographic abnormalities and regression in children with autism. J. Child Neurol., 20 (1) ; 27-31, 2005.
12) Canitano, R. : Epilepsy in autism spectrum disorders. Eur. Child Adolesc. Psychiatry, 16 (1) ; 61-66, 2007.
13) Canitano, R., Vivanti, G. : Tics and Tourette in autism spectrum disorders. Autism, 11 (1) ; 19-28, 2007.
14) Chess, S. : Autism in children with congenital rubella. J. Autism Child Schizophr., 1 (1) ; 33-47, 1971.
15) Chess, S. : Follow-up report on autism in congenital rubella, J. Autism Child Schizophr., 7 (1) ; 69-81, 1978.
16) Chugani, D. C. : Serotonin in autism and pediatric epilepsies. Ment. Retard., Dev. Disabil. Res. Rev., 10 (2) ; 112-116, 2004.
17) Cohen, D., Richard, N., Tordjman, S. et al. : Specific genetic disorders and autism. Clinical contribution towards therir identification . J. Autism Dev. Disord., 35 (1) ; 103-116, 2005.
18) Comings, D. E. & Comings, B. G. : Clinical and genetic relationships between autistic pervasive developmental disorder and Tourette syndrome : A study of 19 cases. Am. J. Med. Genetics, 39 ; 180-191, 1991.
19) Courchesne, E., Redcay, E., Morgen, J. T. et al. : Autism at the beginning : microstructural and growth abnormalities underlying the cognitive and behavioral phenotype of autism. Dev. Psychopathol., 17 (3) ; 577-597, 2005.
20) Day, S. M., Wu, Y. W., Straus, D. J. et al. : Causes of death in remote symptomatic epilepsy. Neurology, 65 (2) ; 216-222, 2005.
21) De Long, R. : Children with autistic sepctrum disorder and a family history of affective disorder. Dev. Med. Child Neurol., 36 (8) ; 674-687, 1994.
22) De Long, R. : Autism and familial major mood disorder : Are they rerated? J. Neuropsychiat. Clin. Neurosci., 16 (2) ; 199-213, 2004.
23) Dhossche, D. M. : Autism as early expression of

catatonia. Med. Sci. Monit., 10 (3) ; RA 31-39, 2004.
24) Folstein, S., Rutter, M. : Infantile autism : A genetic study of 21 twin pairs. J. Child Psychol. Psychiatry, 18 ; 297-321, 1977.
25) Folstein, S. E., Rosen-Sheidley, B. : Genetics of autism : Complex aetiology for a heterogeous disorder. Nat. Rev. Genet., 2 (12) ; 943-955, 2001.
26) Fombonne, E., Du Mazaubrun, C., Cans, C. et al. : Autism and associated medical disorders in French epidemiological survey. J. Am. Acad. Child Adolesc. Psychiatry, 36 (11) ; 1561-1569. 1997.
27) Fombonne, E. : The prevalence of autism and other pervasive developmental disorders in the UK. Autism, 1 ; 227-229, 1997.
28) Fombonne, E. : Epidemiological surveys of autism and other pervasive developmental disorders : An update. J. Autism Dev. disord., 33 ; 365-382, 2003. (中根允文訳：自閉症などの広汎性発達障害に関する疫学研究. 自閉症と発達障害研究と進歩, Vol.10, 星和書店, 東京, p.217-240, 2000.)
29) Friedman, E. : The autistic syndrome and phenylketonuria. Schizophrenia, 249-261, 1969.
30) Gabis, L., Pomeroy, J., Andriola, M. R. : Autism and epilepsy : cause, consequenc, comorbidity, or coincidence ? Epilepsy & Behavior, 7 ; 652-656, 2005.
31) Ghaziuddin, M. : Autism in Down's syndrome : a family history study. J. Intellect. Disabil. Res., 44 (5) ; 562-566, 2001.
32) Gillberg, C. & Forsell, C. : Childhood psychosis and neurofibromatosis more than a coincidence. J. Autism Dev. Disord., 13 ; 1-8, 1984.
33) Gillberg, C. & Steffenburg, S. : Outcome and prognostic factors in infantile autism and similar conditions : A population-based study of 46 cases followed through puberty. J. Autism Dev. Disord., 17 (2) ; 273-287, 1987.
34) Gillberg, C. & Colman, M. : Autism and medical disorders : a review of the literature. Dev. Med. and Child Neurol., 38 (3) ; 191-202, 1996.
35) Hinton, V. J., De Vivo, D. C., Nereo, N. E. et al. : Poor verbal working memory across intellectual level in boys Duchenne dystrophy. Neurology, 54 (11) ; 2127-2132, 2000.
36) Hinton, V. J., Fee, R, J., De Vivo, D. C. et al. : Poor facial recognition among boys with Duchenne muscular dystrophy. J. Autism Dev. Disord., 37 (10) ; 1925-1933, 2006.
37) Hobson, R. P. : Methodological issues for expeiments on autistic individuals perception and understanding of emotion. J. Child Psychol. Psychiatry, 32 ; 1135-1158, 1991.
38) Howlin, P., Wing, L., Gould, J. : The recognition of autism in children with Down syndrome-implications about pathology. Dev. Med. Child Neurol., 37 (5) ; 406-414, 1995.
39) 石坂好樹, 村松陽子, 門眞一郎：青年期の高機能自閉症にみられた幻覚・妄想様状態—その症状の特徴と発生のメカニズムについての1考察. 精神医学, 36；249-256, 1994.
40) Kanner, L. : Autistic disturbances of affective contact. Nervous Child, 2 ; 217-250, 1943.
41) Kanner,L. : Folow-up study of eleven autistic children originally reported in 1943. J.Autism, 1 (2) ; 119-145, 1971.
42) Keeler, W. R. : Autistic patterns and defective communication in blind children with retrolental fibroplasia. In : (eds.), Hoch, P. H. & Zubin, J. Psychopathology of communication. Gruns & Stratton, NY, p. 64-83, 1958.
43) Kent, L., Evans, J., Paul, M. et al. : Comorbidity of autistic spectrum disorders in children with Down syndrome. Dev. Med. Child Neurol., 41 (3) ; 153-158, 1999.
44) Kerbeshian, J. & Burd, L. : Case study : comorbidity among Tourette's syndrome, autistic disorder and bipolar disorder. J. Am. Acad. Adolesc. Psychiatry, 35 ; 681-685, 1996.
45) 古元順子, 堀井茂, 青木省三ほか：若年期に発症した循環型躁うつ病の臨床経験. 児童青年精神医学とその近接領域, 24 (2)；115-126, 1983.
46) Komoto, J., Usui, S., & Hirata, J. : Autism and affective disorder. J. Autism Dev. Disord., 14 (1) ; 1984.
47) Komoto, J., Usui, S., Otsuki, S. et al. : Infantile autism and Duchenne muscular dystrophy. J. Autism Dev. Disord., 14 (2) ; 191-195, 1984.
48) 古元順子, 堀川龍一, 中藤省治ほか：自閉症候群（幼児自閉症および自閉症様状態）を伴うDuchenne 型進行性筋ジストロフィー症の5例. 児童青年精神医学とその近接領域, 27 (3)；167-177, 1986.
49) 古元順子, 杉山信作, 武南克子ほか：自閉症と双極型感情（気分）障害—カタトニアを伴った二例. 岡山大学教育学部研究録, 103；111-118, 1996.
50) Komoto, J. & Nakajima, Y. : Autism and affective disorders : a diagnostic study based on long-term follow-up. Recent Prog. Child Adolesc. Psychiatry, 2 ; 32-51, 1999.
51) 熊谷俊幸, 三浦清邦, 大木隆史ほか：Duchenne

型および Becker 型筋ジストロフィーの中枢神経症状. 脳と発達, 33 (6); 480-486, 2001.
52) Lainhart, J. E., Folstein, S. E.: Affective disorders in people with autism: a review of published cases. J. Autism Dev. Disord., 24 (5); 587-601, 1994.
53) Lauritsen, M. & Ewald, H.: The genetics of autism. Acta Psychiat. Scandi., 103; 411-427, 2001.
54) Lewis, P., Abbeduto, L., Murphy, M. et al.: Social-cognitive skills of individuals with fragile X syndrome with and without autism. J. Intellect Disabil. Res., 7; 532-545, 2006.
55) Lidov, H. G., Byers, T. J., Watkins, S. C. et al.: Localization of dystrophin to postsynaptic regions of central nervous system cortical neurons. Nature, 348 (6303); 725-728, 1990.
56) Loesch, D, Z., Bui, Q. M., Dissanayake, C. et al.: Molecular and cognitive predictors of the continuum of autistic behaviours in fragile X. Neurosci. Behav. Rev., 31 (3); 315-326, 2007.
57) Mehler, M. F.: Brain dystrophin, neurogenetics and mental retardation. Brain Res.Revi., 32; 297-307, 2000.
58) Mouridsen, S. E., Bachmann-Andersen, L., Sorensen, S. A. et al.: Neurofibromatosis in infantile autism and other types of childhood psychoses. Acta Pedopsychiat., 55; 15-18, 1992.
59) Ohta, M., Kano, Y., & Nagai, Y.: Catatonia in individuals with autism spectrum disorders in adolescence and early adulthood: A long-term prospective study. Int.Rev.of Neurobiol., 72; 41-54, 2006.
60) Olson, I., Gillberg, C., & Steffenburg, S.: Epilepsy in autism and autistic-like conditions, a population-based study. Arch. of Neurol., 45; 666-668, 1988.
61) Petter, T., Richter, M. A., Sander, P.: Clinical features distinguishing patients with Tourettes syndrome and obsessive-compulsive disorder without tics. J. Clin. Psychiat., 59 (9); 456-459, 1998.
62) Petty, L. K., Ornitz, E. M., Michelman, J. D. et al.: Autistic children who become schizophrenic. Arch. of Gen. Psychiat., 41; 129-135, 1984.
63) Piven, J., Gayle, J., Chase, G. A. et al.: A family history study of neuropsychiatric disorders in the adult siblings of autistic individuals. J.Am. Academy Child Adolesc. Psychiatry, 29; 177-183, 1990.
64) Realmut, G. M., & Main, B.: Coincidence of Tourette's disorder and infantile autism. J. Autism Dev. Disord., 12; 367-372, 1982.
65) Realmut, G. H., August, G. J.: Catatonia in autistic disorders: A sign of comorbidity or variable expression? J.Autism Dev.Disord., 21 (4); 517-528, 1991.
66) Ritvo, E. R., Freeman, B. J., Pingree, C. et al.: The UCLA-University of Utah epidemiologic survey of autism: prevalence. Am.J.Psychiatry, 144; 194-199, 1990.
67) Robins, L. H., Helzer, J. E., Weissman, M. M. et al.: Lifetime prevalence of specific psychiatric disorders in three sites. Arch.General Psychiatry, 41; 949-958, 1984.
68) Rogers, S. J., Newhart-larson, S.: Characteristics of infantile autism in five children with Leber's congenital amaurosis. Dev. Med. Child Neurol., 31 (5); 598-608, 1989.
69) Rosenhall, U., Nordin, V., Sandstrom, M. et al.: Autism and hearing loss. J.Autism Dev.Disord., 29 (5); 349-357, 1999.
70) Rumsey, J. M., Rapoport, J. L., & Sceery, W. R.: Autistic children as adults: psychiatric, social, and behavioral outcomes. J. Am. Acad. Child Adolesc. Psychiatry, 24; 465-473, 1985.
71) Rutter, M.: Autistic children: infancy to adulthood. Seminars in Psychiatry, 284; 435-450, 1970.
72) Rutter, M., Bailey, A., Bolton, P. et al.: Autism and known medical conditions myth and substance. J. Child Psychol. Psychiatry, 35; 311-322, 1994.
73) Seltzer, M., Kraus, N. W., Shattuck, P. T. et al.: The symptoms of autism spectrum disorders in adolescence and adulthood. J. Autism Dev. Disord., 33; 565-581, 2003.
74) Shah, N. J., Marshall, J. C., Zafiris, O. et al.: The neural correlates of person familiarity: A functional magnetic resonance imaging study with clinical implications. Brain, 124; 804-815, 2001.
75) Shahabazian, M. D. & Zoghibi, H. Y.: Molecular genetics of Rett syndrome and clinical spectrum of MECP 2 mutation. Current Opinion Neurol., 14; 171-176, 2001.
76) Sillberg, C. & Steffenburg, S.: Outcome and prognostic factors in infantile autism and similar conditions: A population-based study of 46 cases followed through puberty. J. Autism Dev. Disord., 17 (2); 273-287, 1987.
77) Singer, H. S., Minzer, K.: Neurobiology of Tourettes syndrome: Concepts of neuroanatomic localiza-

tion and neurochemical abnormalities. Brain, Suppl.1 ; 570-584, 2003.
78) Smalley, S., Tanguay, P. E., Smith, M. et al. : Autism and tuberous sclerosis. J. Autism Dev. Disord., 22 ; 339-355, 1992.
79) Smalley, S. : Autism and tuberous sclerosis. J. Autism Dev.Disord., 28 ; 407-417, 1998.
80) Stahl, S. M., : Tardive Tourette syndrome in an autistic patient after long-term neuroleptic adoministration. Am. J. Psychiatry, 137 ; 1267-1269, 1980.
81) Steffenburg, S., Gillberg, C., Hellgen, L., et al. : A twin study of autism in Denmark, Sweden. J. Child Psychol. Psychiatry, 30 (3) ; 405-416, 1989.
82) Stoppelbein, L., Greening, L., Kakooza, A. : The importance of catatonia and stereotypes in autistic spectrum disorders. Int. Rev. Neurobiol., 72 ; 103-118, 2006.
83) Volkmar, F. R., Nelson, D. S. : Seizure disorders in autism. J. Am. Acad. Child Adolesc. Psychiatry, 29 (1) ; 127-129, 1990.
84) Volkmar, F. R. & Cohen, D. J. : Comorbid association of autism and schizophrenia. Am. J. Psychiatry, 148 ; 1705-1707, 1991.
85) Wakabayashi, S. : A case of infantile autism associated with Down's syndrome. J. Autism Dev. Disord., 9 (1) ; 31-36, 1979.
86) Wing, L. & Shah, A. : Catatonia in autistic spectrum disorders. Br. J. Psychiatry, 176 ; 357-362, 2000.
87) Wu, J. Y., Kuban, K. C., Allred, E. et al. : Association of Duchenne muscular dystrophy with autism spectrum disorders. J. Child Neurol., 20 (10) ; 790-795, 2005.
88) Zwaigenbaum, L., Taroposky, M. : Two children with muscular dystrophies ascertained due to referral for diagnosis of autism. J. Autism Dev. Disord., 33 (2) ; 193-199, 2003.

第6章　自閉症の認知理論の現在

石坂　好樹

はじめに

　自閉症の認知理論の先駆けは，HermelinとO'Connor[43]の研究であるといってよいであろう．彼らは，単語を記憶した後で想起する課題を用い，自閉症児を精神遅滞児や健常児と比較したところ，自閉症児は互いに意味関連のない単語の想起では劣っていないが，意味の関連する単語の想起では劣っていることを見出した．それをきっかけに自閉症の認知障害がさかんに研究されることになる．自閉症ではことばを話さなかったり，話してもコミュニケーションの役に立たないことばを用いたりするために，最初に注目されたのは自閉症の言語の特徴であった．そして，1970年代には自閉症の言語障害が主に研究された．わが国でも高木[100]がこの動向をいち早く捉え，自閉症の言語発達障害説を提唱していた．しかし，言語障害では自閉症の主要症状の形成を説明できないことが明らかになった[51]．その後，1980年代になって別の認知障害説が活発に議論されるようになった．1980年代から1990年代にかけては，Hobson[46]の感情認知障害説，Baron-Cohenら[7]の心の理論障害説，Ozonoffら[77]の実行機能障害説，Frith, U.[26]の弱い中枢性統合説などが次々と提唱され，主要な認知障害説がほぼ出そろった．1990年代に入って，これらの理論を支持する論文あるいは論駁する論文が多数発表され，大いに研究が進展し，自閉症の理解が飛躍的に進歩するのではないかとの期待が持たれた．そして現在に至るまで，これらの理論の妥当性についてさかんに議論がなされてきた．それにもかかわらず，現時点では，これらの理論によって自閉症の基本障害が明らかになるとの当初の願望は満たされないままであるように思われる．

　2000年代に入ると，これらの理論の限界が明らかになってきた．にもかかわらず，新しい理論の提唱はなく，それに伴ってこの領域に関する研究はその数が減少しており，自閉症研究の中でその重要性を失っているかに見える．例えば，「自閉症と発達障害研究の進歩第2巻」の1996年の重要論文として推薦された論文の中で，神経心理学に関連するものは11篇あったが，第9巻の2003年の重要論文として推薦された論文の中で神経心理学に関連するものはわずかに2篇であった．

　Mach[67]は，力学の歴史を論じた著作の中で，自然科学の領域では重要な事実の観察後に，演繹的な時期が来ると述べ，それは「一般的で複雑な事実を，単純な観察で得られる熟知の要素から合成して考えることによって模写するのである」(p.196)という．さらに彼は「事実を思想の中に模写するとき，われわれは決して事実全体を模写するのではない．その際われわれに，直接または間接に，実用

的関心から生じてきた目的を持っている。われわれのおこなう模写はつねに抽象である」(p.264) と書いている。自閉症の持つ基本的認知障害を唱えるそれぞれの説は，まだ検証に耐えた理論に達することができず，仮説の段階に止まっている。つまり，これらの理論は自閉症の診断の有効な手段となりえていないし，治療に関して，実用的方法を考案するための理論的根拠にもなりえていない。

演繹的理論として，事実を記述できず，実用性もないこれらの理論は，研究の発展史の中で淘汰されるしかないのであろうか。事実の観察である自閉症に特有の行動の記述研究と自閉症の原因を探る脳の病態研究の間にある神経心理学的研究は，明確な治療法がない自閉症を理解する上でも，実用的に援助法を模索する上でも，基本的な指針となるはずであるから，この分野の研究の意義が失われるわけはない。しかし，これまで提唱された有力な理論がすでにその限界を見せているのは事実であり，新しい発見的な仮説が提出されないまま，これらの理論は次第に，しかも安易に脳の局所研究との結びつきを持とうとしている。しかし，これは神経心理学的研究の望ましい姿ではないであろう。

著者はこれまで「心の理論」の形成史[50]やその他の神経心理学的理論の限界性[51]について論じたことがある。本論文では，これらの理論のその後の論争の経緯を展望し，その現在的意義を論じることにしよう。ただ，この領域の膨大な研究の広闊詳細な展望をおこなうことは，到底今の筆者の力の及ぶところではない。筆者の視界に入ったもののみを素材として論じることとし，その責務を果たしたことにしたい。

1．「心の理論」の仮説の現在

自閉症は心の理論能力の障害であるとする時代を画する論文を，Baron-Cohenら[7]がWimmerとPerner[103]の誤信念課題を用いて発表して以後，自閉症の心の理論障害説を支持する研究は数多くある。これらの研究データに基づけば，自閉症では心の理論が障害されているという事実は，ほぼ承認されたかと思える。例えば，Howlinら[47]は，「ますます増加しつつある研究は，自閉症の子どもが精神状態の推測に特別の障害があり，この障害が自閉症の特徴をなす多くの発達上の異常の基礎にあると提案してきた」(p.7) と述べている。もし，HowlinらやBaron-Cohen[5]のいうように，心の理論障害が自閉症の基本障害であるのなら，自閉症の神経心理学的本態が解明されたことになり，自閉症研究は今とはもっと違った方向に進んでいたのであろうが，事態はそのようにはなっていない。心の理論の障害が自閉症の基本的な障害であるとする仮説は，多くの問題点を抱えていることが指摘されているのである。

ある1つの認知的障害が特定の病態の中心的問題であるとされるには，いくつかの要件を満たさねばならない。第1に，その障害が当該の病態を有する人すべてに認められねばならない。第2に，他の病態の人にはその障害が認められてはならない。つまり，ある認知障害と当該の病態との間に特異的な連関がなければならないのである。さらに，第3の要件として，その病態にいくつかの他の主要な症状があるとすると，それらの症状もその特異な障害によって説明されねばならない。自閉症は対人関係障害とコミュニケーションの障害と儀式的常同的行動や興味の限局といった3つの行動上の症状によって定義されている症候群であるので[2]，もし心の理論障害が自閉症の基本障害であるならば，当然心の理論障害によって，それらの主要症状の成立機序が説明されなければならない。それに加えて，自閉症に特徴的な他の諸症状，例えば精神遅滞や感覚異常などの症状の形成過程も，この基本障害で説明できることが望ましい。

すでによく知られた事実であるが，Baron-Cohen ら[7]による自閉症の心の理論障害説の出発点となる最初の論文が，すでに第1と第2の要件を満たしていないのである。もちろん第3の要件を満たすこともない。彼らの実験結果によると，誤信念課題であるアンとサリーのテストに正答を与えることのできなかった自閉症児は80％であった。大多数の自閉症の子どもがこの課題を達成できなかったのは事実である。一方，対照群のダウン症児と健常児にも正答できない子どもがいて，その比率はそれぞれ15％と14％であった。ここでデータの解釈が問題となる。Baron-Cohen らのデータでは，確かに健常児群やダウン症児群と比較すると，自閉症児群の多くの子どもが正答できなかった。そして，自閉症児と対照群の正答率の差は有意であった。だが，この結果から直ちに，心の理論障害が自閉症の基本障害であるとする結論に到るのは論理的でない。すべての自閉症児が，心の理論課題に正答できなかったのではないし，またすべての健常児やダウン症児がこの課題に正答できたのでもないからである。

Baron-Cohen[4]はこの批判に答えるべく，もっと複雑な，いわゆる二次の心の理論課題[82]を用いて，一次の心の理論課題を通過できた自閉症児と健常児とダウン症児を対象にした実験をおこなった。その結果，この二次課題を達成した健常児は90％であり，ダウン症児は60％であったのに対して，自閉症児で達成できたものは0％であった。この結果を基に，Baron-Cohen は自閉症が心の理論の特異的な発達障害であるとの仮説を提出した。一次課題を通過できた自閉症児でも，すべて二次課題を通過できていないのであるから，心の理論能力が一次の段階で発達停止しているに違いない。健常児が最初に心の理論能力を発達させ，次にダウン症児が発達させるが，自閉症児はこの能力をあるレベル以上に発達させえない。自閉症は心の理論能力の特異的な発達障害である。これが現在まで続いている理論である。しかし，Baron-Cohen のこの考えは，自らのデータに基づいても，欠陥を露呈している。なるほど，このデータは先に述べた心の理論が自閉症の基本障害であるための要件のうち第1のものを，つまり自閉症児のすべてに障害が認められるという要件を満たしてはいるが，第2の要件を満たしていないのである。自閉症が特異的な心の理論発達障害であるから，自閉症のさまざまな症状を呈するのだとすると，この能力をまだ発達させていない，健常児群の10％とダウン症児群の40％は，自閉症の症状を呈していいはずである。ところが現実に彼らは自閉症の症状を示していないから対照群として選ばれたはずである。Baron-Cohen の仮説を受け入れるとすると，心の理論障害は自閉症の症状発現と関係がないという帰結になるはずである。

そして，Baron-Cohen の仮説を否定するデータが提出されるようになる。Baron-Cohen の拠り所であった二次の心の理論課題達成困難は，知的機能の障害されていない自閉症である Asperger 症候群を対象とした実験で覆されることになる。Bowler[11]は Asperger 症候群の青年を対象として選び，対照群として，schizophrenia および健常青年を選び，それらに対して二次の心の理論課題を実施した。そのデータによると，Asperger 症候群は対照群と達成率で差がなかったことが明らかになった。心の理論は Asperger 症候群で特異的に障害されていなかったのである。さらに驚くべきことに，schizophrenia 群で一番成績が悪いことが判明した。二次の心の理論課題をもってしても，自閉症の中で少なくとも Asperger 症候群と他の障害を区別することができないことが示されたのである。自閉症児の中には，一次課題を通過しないものもいれば通過するものもいる。また二次課題を通過するものもいれば通過し

ないものもいる。特にことばの障害がないとされるAsperger症候群では対照群と比較してこの課題では差がないのであるから，自閉症を一括して心の理論が障害されている病態であるとすることはできない。

その後Happé[34]は，一般に心の理論課題達成度がことばの発達レベルと相関していることを示した。そして，自閉症でも心の理論能力は，一般に比べると発達が遅れるとはいえ，ことばが発達すると発達することを明らかにした。Bowlerが見出した，心の理論課題達成に関してAsperger症候群は他の障害と差がないという事実は，Asperger症候群がことばの遅れのない自閉症であることを前提にすると，当然の結果であったことになる。

そのため，Baron-Cohenら[6]はもっと高度な心の理論課題を工夫する。一次あるいは二次の課題はせいぜい4歳とか6歳の発達レベルの心の理論スキルを調べているに過ぎないので，もっとレベルの高い心の理論能力を調べる課題を設定しようというわけである。それは人物の目だけを撮した写真を見ることで，その人物の心理的状態を推測する課題であった。この実験で対象となったのは，高機能自閉症あるいはAsperger症候群の成人とトゥーレット症候群の成人および健常な成人であった。この方法が心の理論を調べるのにふさわしい課題であるとするには疑問がある。一次の課題にしても二次の課題にしても，人形の行動する場面を見て，人形の心的状態を推測する課題であった。この新たな方法は写真に写った目の表情を読み取ることであるから，事態の推移を理解した上で心の状態を推論する課題ではない。ただここではこの問題を深く追求しないことにして，彼らの実験結果をみよう。さて，実験結果は，自閉症群では，25課題中平均16.3の達成，トゥーレット症候群では，20.4の達成，健常群では20.3の達成であった。15をカットオフ点とすると，自閉症群では16人中8人がその基準を超えていたのに対して，トゥーレット症候群と健常群はすべてが基準を超えていた。このデータを基にして，高機能の自閉症でも，微細ではあるにせよ心を読むスキルに障害があることを示していると，彼らは述べている。しかし，ここでもAsperger症候群の人のすべてが課題を達成できなかったのではないことを注記しておかねばならない。この課題でも，達成してしまう自閉症者はいるのである。

これとは別に，Happé[33]は，譬喩，冗談，嘘および皮肉など言外の意味の理解ができるかどうかを調べるために12種類の奇妙なストーリーを作成し，これを心の理論の一次課題や二次課題を通過した自閉症児者が理解できるかどうかを調べている。その結果，二次の心の理論課題を通過できる高機能の自閉症は，精神遅滞や健常者と比べると，心の状態を表すことばを用いてストーリーを説明するものの，想定した心の状態の理解の適切さや正確さにおいて，劣っていることが明らかになった。Jolliffeら[54]も同様の事実を確認している。ただ，このテストにおいても，課題を達成する自閉症児がいたことは，明記しておかねばならない。

それ以外にも，自閉症の心の理論能力の障害を探知するためのテストがいくつか作られている。Roeyersら[84]は共感性の正確さテスト（Empathic Accuracy Test）を作成し，広汎性発達障害を対象として，そのテストの有用性を調べている。これは，盤上ゲームを前にして，2人の人物が会話をしている場面をビデオに撮り，それを被験者に見せ，場面に登場する人物の気持や考えを推測させる課題である。彼らによると，広汎性発達障害の人は健常な成人と比較すると，有意に理解度が低いレベルにあった。また，Klin[59]は，三角や丸などの幾何学図形の動きをビデオに撮り，それを被験者に見せ，その動きから心理的内容を読み取らせる課題（The Social Attribution Task；社会性帰属課題）を考案

している。彼はそれを広汎性発達障害の人と健常者を対象として実験をおこない，広汎性発達障害の人は，健常者に比べ有意に心理的内容の読み取りが劣っていると報告している。しかし，これらの報告でも，健常者のすべてがこれらの課題を完全に達成できているのでもないし，また広汎性発達障害者のすべてがこれらの課題を達成できないのでもないという結果となっている。

Klin[59]は，自閉症の心の理論障害説の問題点として，(1)自閉症の症状は，子どもに心の理論が発現する年齢以前に出現している，(2)聾やschizophreniaや精神遅滞を有するいくつかの病態でも心の理論障害が見られる，(3)心の理論テストは，簡単であり，しかも悉無的判断をせざるを得ないようになっていて，結果の再現性に問題があるといったこと以外に，Asperger症候群では心の理論課題を達成できるにもかかわらず，社会的適応に問題があるといった点を挙げている。このような批判は，Klin自身やRoeyersらの作成した心の理論障害を調べるテストにも当然向けられるものである。現時点で，先に述べた要件の1と2を満たす方法は，まだ考案されていない。

Yirmiyaら[105]は，自閉症と精神遅滞と健常発達の人を対象として心の理論能力を研究した論文のメタ分析をおこなっている。それによると，自閉症児は精神遅滞児より達成率が有意に低く，また精神遅滞児は健常発達児よりも有意に達成率が低いという結果であった。彼らは心の理論能力障害そのものよりも，その障害の重さが自閉症に特異的なのではないかと述べている。彼らは心の理論能力の障害がいくつかの病態に見られるので，その障害がある一定のレベルに達すると自閉症の症状が出現するようになるといいたいのである。しかし，この説明には納得しがたい点がいくつかある。1つは，心の理論能力障害が量的障害であるとして，ではどの程度の障害であれば，自閉症の症状が出現するのかが，Yirmiyaらの説では明らかになっていないことである。Yirmiyaらの説が正当性を持つためには，どの程度の心の理論能力の障害があれば自閉症の症状が出現するのか，そして障害の程度と自閉症の症状の重さに関連があるのかが明らかにされねばならない。その場合，心の理論能力の障害を示す精神遅滞といわれるグループや健常発達といわれるグループにも，わずかながらも自閉症の症状が認められてしかるべきなのであるが，このような報告はまだなされていないようである。あるいは，あるレベルを超えると突然自閉症の症状が出現するのであろうか。そのためには，心の理論能力の障害の程度と自閉症の重症度を測定する方法が確立される必要があるであろう。Klin[59]が言うように，現存する心の理論課題は悉無的な判断をもたらすものだからである。もう1つの問題点は，心の理論課題を通過する自閉症児が存在するのであるが，その子どもの自閉症の諸症状はどのようにして形成されるかが，心の理論能力量的障害説でも明らかにならないことである。さらに，精神遅滞のグループの中で，心の理論能力の障害が重いレベルにある人もいるはずであり，またAsperger症候群のグループでこの障害が軽い人もいるはずで，そのためこの両者が量的な障害のレベルで同じになることがあるであろうが，その際，症状の違いはどのように説明できるかが，Yirmiyaらの説では不明のままなのである。

いろいろな課題を施行することによって，高機能の自閉症やAsperger症候群でも心の理論能力が障害されていることが示されている。またその障害の程度は対照群と有意な差があるとするデータは確実に存在する。しかし，いずれの課題を用いても，それらの課題を通過する自閉症対象者はいるのであり，結局のところ自閉症児者のすべてが通過できず，他の障害者がすべて通過することを示すよう

な心の理論課題は現時点で見出されていない。つまり，自閉症を他の障害と区別するための方法として使用可能な心の理論課題をわれわれはいまだに手にしていない。それゆえ，心の理論能力障害は診断的意義を有していないというしかないのである。

すでに述べたように，心の理論は自閉症でのみ障害されているのではない。つまり，自閉症は特異的な心の理論能力障害の病態ではない。Bowler[11]が自閉症の対照群として選んだschizophreniaは，二次の心の理論課題において，自閉症群よりも成績が悪かった。もしそうなら，schizophreniaこそ心の理論能力障害の病態であるというべきなのである。Corcoran[19]は，schizophreniaを対象とした心の理論課題研究を展望している。彼によると，schizophreniaでは陰性症状が見られたり妄想状態にある場合に，つまり症状が重い場合に，自閉症と同様に心の理論能力は障害されているが，症状のない寛解状態ではこの障害が見られない。彼はここから，schizophreniaでは状態依存的に心の理論が障害されていると結論付けている。

Peterson ら[82]は，聾の子どもでも心の理論能力が障害されていることをはじめて報告した。かつて，Baron-Cohen ら[7]が対照群として選び，その後の研究でもしばしば対照群とされた自閉症状を伴わない精神遅滞児にも心の理論能力の障害が見られるとの報告がなされている。Karmiloff-Smith ら[58]によると，Williams症候群では心の理論スキルは障害されていないのであるが，これに対してTager-Flusberg ら[99]はWilliams症候群でも心の理論スキルが障害されていることを報告している。

Happé ら[40]は，右あるいは左大脳半球に脳血管障害をきたした人を対象として，心の理論能力障害を調べている。彼女らはこれらの対象にHappé[33]の開発した奇妙なストーリーテストを実施したところ，右脳に脳血管障害をきたした人のみが心の理論の障害を示したことを見出している。心の理論能力は後天的にも障害されるようである。

すでに述べたように，Baron-Cohen ら[7]の画期的論文では，対照群となっていたダウン症の子どもの15％は心の理論課題を達成できなかった。Zelazo ら[106]はダウン症児を健常発達児と比較すると，有意に心の理論課題達成に困難を示したと報告している。彼らは（絵）と形のカード・ソーティング・テストと心の理論課題達成が相関していることから，心の理論課題達成はルールの理解と関連しているかもしれないと述べている。

これらのデータは，達成失敗率に違いはあるものの，さまざまな病態で心の理論能力が障害されていることを示している。つまり，心の理論能力が障害されているのは自閉症のみではないのである。そこで，心の理論障害が自閉症の基本障害であるとする根拠が危うくなる。ただ，ある神経機能状態と心の理論能力の障害が関連している可能性はある。その神経機能状態が何かは今のところ明らかでないが，対人関係を形成したり維持する上で重要な機能である。その機能障害が心の理論能力の障害を湧出させており，またそれが他の障害をも引き起こしているのかもしれない。心の理論能力障害と見えるものは，二次的な障害であるのかもしれない。

これまで，心の理論は言語能力と関連していることが指摘されてきた[34,68]。Miller[68]は，誤信念課題の理解に必要な言語的要素の複雑さによって特異的言語発達障害児の誤信念課題達成率が左右されることを見出した。ところがColle ら[17]は，特異的言語発達障害と自閉症を比較し，言語を用いないでおこなう心の理論課題でも，自閉症の方が成績が悪いことを報告し，それを基にして，心の理論能力は言語能力とある程度独立していると主張している。一方，Lohmann ら[65]はまだ誤信念課題が達成できない幼児を対象にして，訓練

をおこない，誤信念の理解には言語が必要条件であることを示している．彼らによると，誤信念課題の理解のためには観点を移動させることを教えることと文の補文的構造を含む統語を教えることが重要であるらしい．Astingtonら[3]は心の理論の発達にとって，言語が基本的役割を演じていると述べている．これは健常発達の子どもでのデータであるが，やはり言語と心の理論の発達は関連していることを示している．もしそうだとすると，自閉症では言語の障害が見られるのであるから，当然心の理論の障害も見られることになるし，言語の障害のないAsperger症候群では心の理論障害が見られないことになる．そうすると，自閉症では言語障害あるいはコミュニケーション障害が診断のための主要な症状の1つであるから，心の理論が言語の発達に依存しているとすると，心の理論能力の障害が自閉症の基本障害であるという仮説は否定されることになる．ただ，流暢に話すAsperger症候群の子どもの中には，心の理論課題を達成できない子どももいるので，言語の発達障害だけでは心の理論能力障害を説明できないことも事実である．

心の理論能力は健常な子どもでは4歳ごろから発達するといわれているが[103]，自閉症は3歳までに発症するとされているので[2]，心の理論障害が自閉症の基本障害だとすると，この病態の定義と矛盾することになる．そこで心の理論能力には前駆体があり，それも自閉症では障害されていなければならないのであるが，今のところそれが何であるかを示す理論はない．そのような能力の1つの候補として，視線や表情の理解能力が考えられる．すでに述べたが，Baron-Cohenら[6]は心の理論のもっと高次のテストとして，人物の目の写真を見て，その人物の考えや感情を推測するテストを考案している．成人の人の顔から目だけを切り取り，その目の表情によってその人の考えや感情を推測するこの課題では，一次や二次の心の理論課題を通過した自閉症者でも，対照群と比較して劣った成績を示したことを彼らは見出している．ただ，その際顔全体からその人物の感情を推測する課題では，自閉症者は対照者に劣っていなかった．また，この課題の実験対象となったのは，成人であって，この課題は心の理論課題の前駆体を調べるテストとはなっていない．Baron-Cohen[5]は注視共有機構（shared direction mechanism）を想定し，これが心の理論能力の発達にとって必要条件であると述べている．しかし，これを裏付けるデータはまだないようである．

Klinら[60,61]は，視線追跡装置を用いて，映画のある画面で自閉症者がどの部分に注目しているかを調べたところ，対照群が登場人物の目に注視しているのに対して，自閉症者は登場人物の肩や口に注目していることを見出した．これは自閉症者の視線を追跡した研究であるが，この結果が自閉症者の視線の合わなさと関係しているのかもしれない．人の目を見ないという特徴は，幼少時期の，心の理論が発達する以前の時期の自閉症児の特徴の1つではあるが，成人になってからもこの特徴は持続しているのである．ここから，視線が合わないとか指差しをしないといった特徴が，心の理論障害の前駆体である可能性はあるであろうが，それらの関連を調べた報告はまだないようである．

心の理論が自閉症で特異的に障害されているというBaron-Cohenら[7]の仮説に対しては，これまで見てきたように，さまざまな反駁がなされてきており，Baron-Cohenらの努力にもかかわらず，擁護する側は，それらの批判に耐えるだけのデータや理論を提出できないでいるといわざるをえない．その一方で，近年，心の理論の脳における責任部位を探求する研究がおこなわれている．健常人では，心の理論課題を遂行しているときに賦活化される脳の部位は，眼窩前頭皮質[10]であっ

たり，内側前前頭皮質であるらしい[23,56]。Goelら[31]によると，平均年齢24.7歳の健常な学生を対象にして，クリストファーコロンブスの経歴を知っている者が人工物の絵を見てその人工物の機能を推測できるかどうかを推測する課題をおこなっているときに，PETで脳機能を調べた。その結果，左の前前頭葉と左の側頭葉に著しい賦活化が見られたという。もっとも彼らはこの課題が心の理論課題であるというが，この点は疑問のあるところである。

Frith, U.[27]の展望によると，健常成人を対象として心の理論課題を実施したときに賦活化される脳の領域は，fMRIやPETで検索されたかぎり，(1)内側前前頭皮質，特に帯状回近傍皮質の前部，つまり帯状回と内側前前頭皮質の境界領域，(2)側頭頭頂接合部上側頭回の上部（特に右側），(3)扁桃体に隣接する側頭葉極（幾分左が強い）である。Frith, C.[25]もまた，心の状態を推測するには，少なくとも内側前前頭皮質と後上側頭溝および扁桃体近傍の側頭葉極が関係しているという。

では自閉症者ではどのような所見が得られているのであろうか。Happéら[41]は健常人では心の理論課題をおこなっているときに賦活化される脳の部位が左の内側前前頭皮質のBrodmann 8と9にあるのに対して，Asperger症候群では，やはり左の内側前前頭皮質が賦活化されるものの，健常人と違ってBrodmannの9と10が賦活化されたという。Happéらはこの結果に基づいて，心の理論課題達成のためには，左内側前前頭皮質が重要な要素であると述べている。Baron-Cohenら[8,9]はfMRIを用いた研究に基づき，人物の目だけの提示を見て，その目の持ち主の心の状態を推測する課題を遂行する間，自閉症群では扁桃体がほとんど賦活化されていないことを見出し，自閉症の原因部位が扁桃体ではないかとの仮説を提出している。しかし，サルの研究では，扁桃体の破壊は特定の社会的行動の表出の解釈や社会的知識の獲得に関して影響を与えないことが示されている[1]。サルと人間の違いがあるのかもしれないが，このデータはBaron-Cohenらのデータに一致しない。

Castelliら[13]は2つの三角形の動きを動画にしたものを健常成人と高機能自閉症成人に見せたところ，1つの三角形がもう1つの三角形の心理状態を操作しているように見える動画では，賦活化される脳の部位に違いが見られたという。すなわち，健常成人では，(1)底部側頭葉（つまり，前紡錘回にまで延びている下側頭回と扁桃体隣接の側頭葉極）と(2)側頭頭頂接合部にある上側頭溝，および(3)下後頭回外有線皮質（extrastriate cortex），さらに(4)内側前前頭皮質が賦活化されたのに対して，自閉症者では外有線皮質のみが賦活化されていた。そこで彼らは，自閉症では物の動きを探知する領域が賦活化されるものの，その情報が心理化に関連する他のさまざまな領域に伝達されないのであろうと述べている。

またHappéら[41]によると，奇妙なストーリー課題を遂行しているとき，Asperger症候群の人では，対照群と比較すると，前頭葉領域の内側部が賦活されていなかったという。

Baron-Cohenら[9]はすでに触れたように目の表情からその目の持ち主の感情を推測する課題を遂行中の脳の機能をfMRIで調べている。彼らによると健常成人では左扁桃体，右島および左下前頭回で賦活化が見られたが，自閉症群では扁桃体がまったく賦活化されず，また前頭葉での賦活化も著しくなかった。一方，両側の上側頭回は有意に著しく賦活化されたとのことである。

健常成人で心の理論課題を遂行しているときに賦活化される部位はFrith, U.らの指摘にもあるように，ほぼ合意が得られているようであるが，自閉症でのデータには一貫性が

見られていない。自閉症では心の理論課題を遂行しているときに，通常とは違った経路を使用しているのかもしれないが，その経路がそれぞれの人で違っており，そのために一貫したデータが得られないのかもしれない。あるいは心の理論課題遂行に困難があるため，その間に別の課題を遂行していて，その結果通常とは違った部位が賦活化されているのかもしれない。また，報告されているデータは，さまざまな心の理論課題を用いており，それゆえ違った課題であるため，脳の違った部位を使用して，課題を遂行していることも考えられる。

しかし，画像による心の理論能力を担っている部位の探索そのものにも，大きな問題がある。自閉症では心の理論が基本障害であることが，まだ証明されていないのである。自閉症の中には心の理論課題を達成できる人があり，また達成できない人がある。そしてそれらは質的な差ではなく，量的な差であるかもしれない。それを画像理論で量的にではなく質的な違いを見ようとするのは，問題であるだろう。また，現在の画像理論は探査時間が限られているため，推論をおこなっている過程を追跡するには不十分な方法である。そのため，データを得るために一瞬の直感に関連する領域を捉えているだけで，モジュールではない推論過程を捉えていないのかもしれない。それゆえ，これらのデータは現実の心の理論課題遂行を反映していないのかもしれない。

ところで，心の理論機能能力はかつて1つのモジュールであるといわれていた[64]。これに対しての反論もなされている。Tager-Flusbergら[99]は，Williams症候群の子どもを対象として心の理論課題をおこなったところ，Williams症候群の子どもにも，心の理論に障害が見られること，およびWilliams症候群は日常生活では自閉症と違って人への接近は積極的であり，表情も豊かなことから，Williams症候群では対人知覚は障害されていないが，対人認知は障害されていると述べている。つまり心の理論には，対人知覚要素と対人認知要素の2つの機能が含まれているのではないかというのである。Tager-Flusbergらの説が正しいとすると，心の理論は単一のモジュールではないことになる。Tager-Flusberg[98]は，心の理論機能も言語と同様にいくつかの認知システムに分解されるべきであると主張している。例えば，声や姿勢などで直接人の精神状態を推測する対人知覚システムと情報を統合して人の精神状態を判断する対人認知システムの区別である。心の理論はモジュールではなく，多くの認知システムの複合体からなっていることは間違いない。結局どのような認知システムが関与しているかが，今後探求されるのであろうが，この主張を前提にすると，現在おこなわれている心の理論課題遂行時の脳の賦活される部位の違いは，違った課題を解決するための下位システムの違いによるのかもしれない。

Tager-Flusberg[98]は，心の理論障害が自閉症の基本障害であることに疑問を呈し，次の5つの問題を提起している。(1)心の理論課題の失敗はすべての自閉症者に普遍的に存在しているか，(2)心の理論課題での失敗は自閉症者のみに見られるか，(3)心の理論障害仮説は，表象的な心の理論能力が出現するずっと以前の幼児に見られる障害をどのように説明するのか，(4)心の理論障害仮説は自閉症で見られる他の特徴，例えば反復的行動や興味の限局あるいはサヴァン能力をどのように説明するのか，(5)心の理論課題の失敗は他の構成概念，例えば実行機能障害や言語障害で説明しえないのかの5つである。現時点ではTager-Flusbergの疑問の第3までは，否定的な回答が得られている。第4の疑問に関しては，否定的な意見が多く，そのため実行機能障害とか弱い中枢性統合といった仮説が提出されてきた。第5についてはまだ明確

な判定が下されていないが,おおよそのところ心の理論は実行機能や言語能力と相関するといわれている。ただ,心の理論や実行機能あるいは言語理解の諸課題を遂行しているときに賦活化される脳の部位に違いがあるといわれている[56]。それゆえこれらの機能は共通する部分を持ちつつ,最終的な表層部分では違った機能となっているのかもしれない。また言語機能も実行機能もさまざまな機能の複合体であることは明らかで,その一部の領域を共有していることもあるであろう。

心の理論能力が自閉症で質的に障害されているとする仮説は,これまで見てきたように,ほぼ否定されているといってよいであろう。自閉症の心の理論能力の障害は,質的なものではなく量的なものであることを示すデータがいくつか提出されている。すべての自閉症者に心の理論障害が認められているのではないが,しかしそれでも他の病態と比較すると,自閉症の方がより重く障害されているように思える。Constantinoら[18]は,Missuori双生児研究に登録されている双生児を無作為に選び,その親に彼らが考案した対人反応尺度(Social Responsiveness Scale;SRS)を送ってチェックしてもらった。彼らによると,評点の分布は連続的であったという。心の理論能力の程度を測定する方法が工夫されれば,それもまた連続的な分布になるであろう。

心の理論能力の障害が自閉症の基本障害であるという仮説は,自閉症研究者のみならず,脳研究や哲学など多くの研究分野で大いに関心を呼び起こし,膨大な研究を生み出した。そして,その仮説が提出されてから20年余がすぎた今,ほぼその役割を終えたといってよいであろう。心の理論能力の障害は自閉症だけでなく,他の多くの病態にも認められている。しかし,自閉症で心の理論能力がある程度障害されているという事実は否定しようがない。心の理論能力障害は疾患特異的ではなく,病状特異的なのであるかもしれない。

また,それぞれの病態を比較すると,障害の程度に違いがあるようなので,それらは質的な違いではなく量的な違いであるらしい。例えば,Crespiら[20]は自閉症とschizophreniaは社会脳に関して対極にあり,自閉症は心の理論に欠陥があるが,schizophreniaは心の理論が過剰にある状態であり,その結果それぞれが心の理論課題に失敗するといった仮説を提出している。もっともこれはまだ十分に実証されているのではないので,今後の研究課題となるであろう。また,自閉症の症状の1つである対人関係障害の重さと心の理論能力の障害の重さの関係も今後調べるべき課題であろう。そのためには,心の理論能力障害を量的に測定するための方法が考案されねばならない。

自閉症はいくつかの症状の複合体として定義されている病態である。そして,心の理論は他の症状の成り立ちを説明できないでいるし,心の理論能力が発達してくる以前の症状をも説明できないままである。心の理論能力の前駆体が何なのかが今後研究されるべき課題としていまだに残っているのである。

2.実行機能障害仮説の現在

自閉症の実行機能障害を最初に論じたのはRumsey[86]であろうか。彼女はいわゆる高機能自閉症の成人と健常な成人にウィスコンシン・カード・ソーティング・テストを実施し,自閉症の成人は健常な成人に比してルール形成において有意に劣っており,また保続傾向が強かったことを報告した。当初この報告はあまり注目されなかったが,自閉症の心の理論能力障害仮説への対抗仮説として,RussellらとOzonoffらの2つのグループが実行機能障害説を積極的に提唱し,その後この障害が盛んに論じられるようになった[80,87]。

実行機能はそもそも前頭葉の器質的障害を基にして想定された心的機能である。そして

第6章　自閉症の認知理論の現在

それはさまざまな機能の複合体であるといわれている。実行機能とは何かについての定義，および実行機能にどのようなスキルが含まれるかに関して，なかなか一致を見ないのであるが，太田[73]によると，実行機能とは「将来の目標に向かって，適切な問題解決の態度（セット）を持続させる能力」である。そして，この態度あるいは精神的構えには，(1) ある反応を抑制したり，後により適切となるときまでその反応を延期しようとする意図，(2)計画的に一連の行動をおこなう戦略，(3)記憶への符号化された重要な刺激情報や将来の目標など，課題を表象すること，などが含まれるとされる[80]。あるいは，複雑な行動を準備し，実行するために必要とされる機能が実行機能であり，そこには計画，抑制，組織化，自己モニタリング，課題や目的の心的表象，認知の柔軟性およびセット変更が含まれるとされる[75]。

Russellら[90]は，自閉症の心の理論障害説に対抗して実行機能障害を唱え，心の理論障害は実行機能障害の結果であると論じた。それを証明するために，彼らは心の理論を必要としない欺き課題を考案した。彼らのいう「窓課題（window task）」である。子どもの側だけに窓が開いている箱を子どもの前に2つ置く課題である。1つの箱には，チョコレートが入っていて，もう1つの箱は空である。これを用いてゲームをおこなう。ゲームのルールはこうである。チョコレートの入っている箱を子どもが指差せば，そのチョコレートは箱の向こうにいる大人が取り，チョコレートが入っていない箱を子どもが指差すと子どもがチョコレートを貰える。この方法を用いて，自閉症児とダウン症児および健常児を対象にして研究をおこなったところ，健常児やダウン症児は空の箱を指差すようになるのに，自閉症の子どもはチョコレートが入っている箱を指差し続けた。またこの窓課題は心の理論の欺き課題と相関していた。また競争者がいなくても自閉症児ではこの傾向が見られた[48]。そこで，Russellらは突出したもの（チョコレート）に注意を引き付けられてそれを指示する保続傾向が自閉症の障害であって，心の理論能力障害はこの突出したものへの注意の保続の結果であると論じた[48]。また，Russellら[88]は欺きや競争の要素を実験から取り除く工夫をした「自動的窓課題」を考案し，自閉症児と精神遅滞児および健常児を対象にして実験をおこなっている。その結果は予期に反して，競争者のいない場面では，自閉症児の成績は健常児よりも劣っているものの，その差は以前の「窓課題」のときよりも小さくなっており，また精神遅滞児との差はなくなっていた。

またRussellら[89]は，上部の3つの入り口と下部の3つの出口をチューブでつなぎ，上から物を落としたときにチューブのつなぎ方によって物がどこに落ちるかを推測させるチューブ課題や，昼の風景のカードを夜といい，夜の風景のカードを昼という昼夜課題を自閉症児や対照児におこない，いずれも自閉症児が困難を示さないことを見出した。そして，自閉症で困難な実行機能課題はルールのあるしかも非言語的な反応が要求される課題ではないかと推論している。「窓課題」の成績も，突出物から目が離せないためでなく，任意のルールを理解し，それに従うことの困難と解釈することもできる。

Ozonoffら[77]は高機能自閉症児を対象として，ハノイの塔およびウィスコンシン・カード・ソーティング・テストの2つの実行機能検査と心の理論課題をおこなっている。その結果，自閉症児はいずれの課題でも対照群と比較すると成績が劣っていたが，ハノイの塔およびウィスコシン・カード・ソーティング・テストといった実行機能課題での失敗率が高かった。そこで彼女らは実行機能障害の方が心の理論より深いレベルの障害であると仮定した。一方，Penningtonら[79]は，それ

までの彼らの研究をまとめ，自閉症では実行機能と心の理論に密接な関係があり，しかも実行機能障害の方がより広く自閉症に認められると述べ，自閉症では，作動記憶の重い障害に基づく複雑な行動の計画に混乱が生じているのではないかと論じている。

RussellらやOzonoffらの研究以後，自閉症で実行機能が障害されていることを示すデータが数多く提出されてきた[73,80]。これらを見るかぎり，自閉症では実行機能が障害されていることは事実のようである。そして，実行機能の障害は心の理論障害の対抗理論として提出されてきた経緯がある。しかし，自閉症の主要症状を見ると，常同的反復的行動や興味の限局こそ実行機能障害と関連しているのではないかとの思いが生じる。ところが，ほとんどその方面では研究がおこなわれていない。この点に関して，Turner[101]は，新しく自発的な行動の生成と統制に関係する実行機能システムの混乱が自閉症の反復行動と関連するのかもしれないと示唆している。ただLopezら[66]は計画や流暢性と限局された反復的行動との間に有意な相関は認められないので，自閉症は行動の生成障害ではなく，むしろ作動記憶や認知の柔軟性が関連しているとしている。もっともそれらは因果関係を示すものではないとも述べている。

自閉症実行機能障害説にはいくつかの問題がある。その1つは，実行機能には多くのスキルが含まれていることである。太田[71]によると，実行機能にはセットの変更，企画能力，作動記憶，文脈的記憶，抑制，流暢性，などが含まれる。自閉症ではそれらすべてが障害されているのか，それともそのうちいくつかのものが障害されているのかが明確にされねばならない。もう1つの問題は，実行機能障害が自閉症にだけ認められるのではなく，他の多くの病態にも認められることである[80]。そこで，自閉症と他の病態で見られる実行機能の障害に違いがあるのか，もう少し言うと，自閉症に特異的な実行機能障害はあるのかが問題となる。

OzonoffとJensen[76]は，自閉症とトゥーレット症候群と注意欠陥多動性障害を対象にして，ウィスコンシン・カード・ソーティング・テストとハノイの塔およびストループ色名呼称テストを実施し，自閉症ではウィスコンシン・カード・ソーティング・テストとハノイの塔で成績が悪く，注意欠陥多動性障害では，ストループテストで成績が悪かったことを見出している。そして，トゥーレット症候群ではいずれのテストでも成績は悪くなかった。ここから，彼女らは，自閉症では柔軟性と計画性に問題があり，注意欠陥多動性障害では抑制性に問題があると述べている。Ozonoff[74]も同じようなことを指摘している。彼女によると，注意欠陥多動性障害は抑制の実行機能障害であり，一方，自閉症は柔軟性や計画性や作動記憶に関する実行機能に障害があり，これらは識別するための特定のパターンを形成していると論じている。ただ，自閉症とschizophreniaの間ではこのような区別ができなかったという。

一方，Hillら[45]はAsperger症候群の成人と健常成人を対象にして，反応抑制，思考の柔軟性，精神運動の速さおよびことばの流暢性を調べるテストを実施した。その結果，これらの機能を調べることのできるといわれている古典的なテストでは差が見られなかったのであるが，新しく考案されたテストでは，Asperger症候群で反応抑制と意図において障害が見られたと述べている。Hill[44]は，自閉症の実行機能障害は，計画性と柔軟性と抑制を調べた論文を展望し，自閉症では抑制と柔軟性とある種の保続的行動が見られるものの，抑制コントロールそのものには障害は見られないとしている。

Ozonoffら[75]は自動化されたケンブリッジ神経心理学テストの中の2つの下位テストを用いて健常人と比較し，自閉症群ではそれら

の課題達成に劣っていることを見出した。それらのテストが計画とセット変更スキルを調べるテストであり，これらは前頭葉の機能と関連しているから，自閉症では前頭葉の機能障害があると彼女らは述べている。もっとも課題達成における問題は，自閉症の症状と相関せず，社会適応と相関していたとのことである。Sergeantら[92]は注意欠陥多動性障害の実行機能障害に関する論文を展望し，注意欠陥多動性障害の実行機能障害の研究では，障害のパターンに一貫性が見られないと報告し，それとともに，高機能自閉症では，注意欠陥多動性障害よりも，セット変更や計画性においてより障害があるのではないかと論じている。Hughesら[49]も自閉症では計画性とセット変更に問題があると述べている。

Geurtsら[30]は，抑制，作動記憶，計画性，柔軟性および流暢性を調べるテストを高機能自閉症と注意欠陥多動性障害の子どもに実施したところ，注意欠陥多動性障害と高機能自閉症でも実行機能に障害が見られ，自閉症では推論の統制と作動記憶を除くすべての機能に障害が見られたものの，注意欠陥多動性障害より高度に障害されていたのは認知の柔軟性と計画であったと述べている。また，CiesielskiとHarris[16]は，自閉症では一定のルールに基づいて課題を解決するテストでは問題がないが，選択的抑制の柔軟性が高度に要求される課題では，一番困難さを示すことから，自閉症では選択的抑制における精神的構えから作動している認知を離脱させることに困難があるのではないかと述べている。これらの報告を見るかぎり，自閉症では計画性，柔軟性，セット変更，そして抑制性といった実行機能に問題がありそうである。

これに対してHappéら[38]は自閉症スペクトラム障害と注意欠陥多動性障害の子どもに7つの実行機能課題をおこない，自閉症スペクトラム障害では，認知評価課題において，反応選択/モニタリングで劣っていたが，注意欠陥多動性障害では，Go／No-Go課題において反応選択/抑制に著しい欠陥が見られたと報告している。しかし，柔軟性や計画性の障害は確認されなかったという。彼女らはこれで自閉症の実行機能障害のプロフィールができるのではないかと論じている。また彼女らは年齢が上がるにつれて，自閉症スペクトラム障害では実行機能障害の程度は顕著でなくなるとも述べている。すると実行機能障害はある年齢を超えると克服されるのであろうか。それを支持するかのように，Schmitzら[93]は，高機能の自閉症スペクトラム障害の成人と健常成人の間で実行機能課題の成績に差がなかったと報告している。

一方，Yerysら[104]は平均2.9歳の年少の自閉症の子どもの実行機能を調べ，対照群と比較して特定の障害を示さないことを報告している。そして，彼らは自閉症の実行機能は発達過程で生じるものであり，二次的な障害ではないかと示唆している。また，Griffithら[32]は平均月齢51カ月の自閉症児に8つの実行機能課題をおこない，さらに約1年後の追跡調査もおこなっている。それによると，自閉症児は対照群の知的発達障害児とは成績で有意差を示さず，追跡調査時点では，知的発達障害児より良い成績を取ることが明らかになった。Dawsonら[21]も，自閉症スペクトラム障害の子ども（生後平均43.5カ月）は，同じ精神年齢の精神遅滞児や健常児と比べて，実行機能に差はなかったと報告している。

これまでのデータを見るかぎり，自閉症で実行機能が障害されていることを否定するデータはないようである。しかし，自閉症で特異的に実行機能が障害されているのではない。実行機能には多くの機能が含まれているが，自閉症でどのような機能が障害されているかについても，一致したデータが示されているのでもない。計画性や柔軟性やセット変更，さらには抑制性などが，障害されているとする報告は多いが，それらを否定する報告もあ

る。さらに，幼児期の自閉症では，実行機能は障害されていないようであるし，さらにHappéら[38]によると，成人になると他の病態との実行機能の障害の差が減少する。これらのことを見ると，自閉症の経過中のある時期にのみ見られるものであるのかもしれない。そうであるとするならば，Yerysら[104]が主張するように，自閉症の実行機能の障害は二次的な障害なのかもしれない。

ところで，自閉症の心の理論能力障害に関しては，脳の責任部位の探索が画像的方法によってさかんに研究されているのであるが，実行機能障害に関しては，このような研究はほとんどおこなわれていないようである。Frith,C.[25]は「今のところ自閉症者が実行機能課題をおこなっているときをスキャンした研究を，私は見ていない」と述べている。ただSchmitzら[93]は実行機能課題遂行中にfMRIによって賦活化される脳の部位を，高機能の自閉症スペクトラム障害の成人と健常成人の間で比較している。それによると，実行機能課題の成績では両群で差はなかったものの，課題を遂行しているときに，賦活化される脳の部位に違いがあった。健常成人では，GO/NO-GO課題遂行時に，両側下側頭葉，左楔状葉，右中前頭葉および右後帯状回が賦活化され，ストループテストのときには右の下頭頂葉と左の尾状核と右の淡蒼球が賦活化され，スナッチ課題のときには左の内側前頭回，下頭頂葉，島，尾状核，被殻，および右の紡錘状回，下側頭極，帯状回が賦活化された。一方，自閉症成人の場合，GO/NO-GO課題のときには，両側の下前頭葉および前帯状回および左の上側頭回が賦活化され，ストループテストのときには両側の上側頭回と頭頂葉，左の島と内側前頭回，右の下前頭葉と頭頂葉と前帯状回が賦活化され，スナッチ課題では，右の下頭頂葉と島，左の頭頂葉と前帯状回が賦活化された。自閉症対象群では，運動抑制のときに左内側前頭および眼窩野前頭葉，推論抑制のときには左の島，そしてセット変更のときには頭頂葉が特異的に賦活化されていた。さらに画像診断では，自閉症では左内側前頭回および前帯状回，そして右上前頭回と両側の中前頭回の灰白質の密度が増加していたとのことである。そして，彼らは脳の特定の部分の賦活化はこのような解剖学的変異による所見であると述べている。また，van den Heuvelら[102]は，ロンドン塔テストの課題遂行中の健常成人を対象にしてfMRI検査を実施しているが，それによると課題が複雑さを増せば，左の前前頭皮質が賦活化されることを観察している。しかし，これまでおこなわれてきた実行機能課題には多くの機能が含まれており，そのため画像を用いた検査では責任部位を特定できないため，ほとんど報告がなされていないのであろうと考えられる。

自閉症の実行機能を調べる課題は，前頭葉障害を調べるために用いられてきたものであり，そのため自閉症で見られた実行機能障害は，自閉症の前頭葉障害と結びつけて論じられてきた。だが，Burgessら[12]によると，これまで実行機能の測定に使用されてきたウイスコンシン・カード・ソーティング・テストやストループテストやロンドン塔テストなどは神経心理学的には多くの要素を含んでいて，到底前頭葉の機能を調べる方法であるとはいえないとしている。さらに，これらのテストは日常場面でほとんど遭遇しない課題であり，この課題の成功や失敗が日常生活の諸困難の予想とはならないと論じている。同じような問題意識をOzonoff[74]も述べている。

自閉症実行機能障害仮説についても，心の理論障害仮説と同じ批判が当てはまる。自閉症で実行機能障害がある程度認められるのは事実である。しかし，これは自閉症に特異的なものではない。Ozonoff[75]やHappéら[38]はいろいろな実行機能障害のパターンによって自閉症が他の病態から識別される可能性があ

るという。しかし，この提案は臨床的であろうか。現在に至るまで自閉症の診断は生育歴と行動観察に基づいておこなわれる。そして典型例はこのような方法を用いなくとも診断が可能である。可能でないのは軽度の障害を持つ人々である。そのような対象に対してこの方法は有効であろうか。この障害は年齢とともに他の病態との差が消えていくようであるし，自閉症の症状の程度が軽度になればやはり差は小さくなるようである。そして，今のところ実行機能障害が自閉症の基本障害であることを示すデータはない。また，自閉症で認められる実行機能障害が，計画性や柔軟性やセット変更といった実行機能に関連するものであるならば，それらは臨床上で見られる柔軟性のなさや計画性のなさ，あるいは反応選択の障害といった症状を言い換えたものに過ぎないといえる。このようなデータはわれわれの自閉症理解のためには，ほとんど新たな認識をもたらすものではない。

3．弱い中枢性統合仮説の現在

弱い中枢性統合という概念は，心の理論や実行機能といった概念よりも曖昧なところがある。中枢性統合とは何かが明確に定義されていないからである。Fodor[24]が，外部から感覚器官を通して外部情報が脳に入る際に，感覚器官に近い部分ではモジュール性があると論じた際に，それらのモジュールによって入力された情報をどこかで統合しなければ，外的世界を統一したものとして認知できない。そのために，彼は中枢での統合機能を想定せねばならなかった。しかし，いろいろな感覚情報を統合する中枢部は脳にはない。脳はさまざまな部位と連絡を取りつつ情報を受け取り，また他の部位に送るような局所部位の相互の連絡網しかなく，諸情報を統合し判断する司令塔としての中枢部位はない。例えば，視覚の認知に関して，一次視覚皮質はモジュールであるとして，それならば，中枢性統合とは二次視覚皮質を意味するのか，あるいは後頭頭頂皮質が統合する部位であるのだろうか。明らかに視覚に関してそのような部位はない。また局所に対する中枢とはどのようなことを意味するのかも明らかでない。感覚は互いに連絡する多くの皮質領域の機能的統合によって生じるとされており，統合を受けもつ領域はない。意識に中枢があるとする考えをDennett[22]は「カルテシアン劇場」であるとして退け，それに代わって「多元的草稿」モデルを提唱した。中枢性統合とは脳に対応する部位を持たない機能的な概念なのだろうか。これが中枢性統合理論の持つ大きな弱点である。

弱い中枢性統合が自閉症で見られると述べたのは，Frith, U.[26]であった。Frith, U.は自閉症児が，情報をまとめそこから全体的な意味を抽出し，またそれを利用することができないことに注目し，それらが弱い中枢性統合のせいであると考えた。

弱い中枢性統合仮説は，自閉症児に見られる2つの側面を説明しようとする。自閉症児は，情報を統合して一般的な意味を抽出することができなかったり，あるいは全体的な展望を持てない傾向がある。これは負の側面である。一方で自閉症児は断片的な記憶や認知に優れた力を発揮する。これらは正の側面である。これらの認知の弱い部分と強い部分は，心の理論障害仮説や実行機能障害では説明できない。それを，Frith, U.は弱い中枢性統合という概念で説明しようとするのである。例えば，Frith, U.ら[29]は，自閉症児では単語の読みはできるのに，同じ綴りで文脈によって意味が異なり，しかもその際に発音が違うことば（同形異義語）を読む際には，文脈を利用した理解ができなかったと報告している。これは意味を理解する上で文脈を利用できなかったのであるから，中枢性統合が弱いということになる。この場合，自閉症児が情

報の意味を全体的に判断できないことが強調されている。一方，Shahら[95]はいくつかの模様のあるブロックから図形を組み立てる際に，組み立て図形を半分離状態で示されても完成体で示されても，課題遂行になんら違いがなかったという。そして，対照群では半分離状態の方が課題遂行しやすかったことを見出している。またShahら[94]は，ある図形に組み込まれている図形認知の正確さにおいて，対照群と比較して，自閉症児は優れた成績を示すと述べた。さらにJolliffeら[53]は，自閉症およびAsperger症候群の大人と健常の大人に組み込み図形テストをおこない，正確さで差はないものの，図形認知の速さにおいて自閉症群の方が優れていることを見出した。また彼らは抽象的な図形の再生において，速さや正確さで違いはなかったが，自閉症では図形を断片的に認知する傾向があったと述べている。これは全体的な情報の影響を受けず，局所の認知を正確に素早く実行できることを強調している。この点については支持する報告がある。またJolliffeら[55]は，いくつかの文章を並べて物語がもっともうまく進行するようにする課題で，高機能自閉症やAsperger症候群は健常対照群と比較して劣っていたことを報告している。自閉症やAsperger症候群のこのような特徴を捉えて，Frith, U.は自閉症に弱い中枢性統合があると述べるのである。

Frith, U.ら[28]は，心の理論だけでは自閉症の示す状態の全体像を説明できないという。自閉症の反復的繰り返しや同一性の保持の欲求，島状の能力，サヴァン的能力，優れた機械的記憶，物の一部への固執などは，心の理論では説明できず，これらは弱い中枢性統合によって説明可能であるとした。しかも，この弱い中枢性統合は，障害なのではなく，1つの認知特徴であるとHappé[36]は述べている。優れた島状の能力や優れた機械的記憶は障害ではなく明らかに有用な能力であり，そのような能力を示す背後に弱い中枢性統合があるとすると，それは障害というより認知様式であるというべきであるというのである。Happéの考えを敷衍すると，自閉症はある認知の障害やゆがみによって生じている病態なのではなく，通常とは違った独特の認知様式を持った存在ということになる。

弱い中枢性統合を支持するデータはいくつか見られる。Happé[35]は二次の心の理論テストを通過する自閉症児でも，対照群に比して同形異義語の読みの障害があることを指摘した。さらにこれらの特徴は自閉症児だけでなく，親や同胞にも認められる特徴ではないかとのデータもある[39]。彼女らによると，同胞ではその特徴は見られなかったが，親，特に父親には細部に注目する傾向が見られたとのことである。

しかし，反証データがないわけではない。例えばKalandら[57]は高機能自閉症にブロック図形テストとはめ込み図形テストを施行したところ，対照群と比較して，実行速度は遅かったが，課題遂行上の困難さに有意差はなかったという。Jarroldら[52]は画面に出てきた点の数を数えて記憶する課題を，自閉症群，精神遅滞群および健常児群に遂行させた。その課題とは画面にばらばらに表示される点とさいころの目のようにあるパターンで表示される点を提示し，その点を数えることであった。いずれのグループもさいころの目状に並んだ点の方を速く数えたが，自閉症群ではばらばらな点を数える時間とさいころ状の点を数える時間の差は，他の2つのグループのものより小さかった。ただ有意差は健常児群との間でのみ見られ，精神遅滞群との間では見られなかった。また，自閉症群でも，全体的様式でさいころの目状のものを速く数えた子どもが22人中10人いた。それで，彼らはこれは自閉症に特有の認知スタイルではなく，精神遅滞に関連する認知スタイルではないかと主張した。

Ozonoffら[78]は高機能の自閉症とトゥーレット症候群および健常者に，H-Sテスト課題（大きな文字を小さな文字で形作る。大きい文字と小さい文字が同じである場合と違っている場合があり，指定された文字を探す課題）を実施したが，成績でこの三者に違いがないことを見出した。この課題は局所に注目するか，全体に注目するかを見るものであり，自閉症群とトゥーレット症候群との間で成績に違いがないことは，自閉症が局所への注目を優先していないことを示していることになる。つまり，自閉症の認知特徴は弱い中枢性統合の傾向を示さなかったことになる。ただこの課題は認知レベルのものである。Ozonoffらは，弱い中枢性統合は認知レベルで想定されている概念であり，知覚レベルではない可能性があると述べている。

すでに述べたように，中枢性統合という概念はきわめて曖昧な概念である。脳の情報処理過程をモジュールという側面から厳密に定義したのはFodor[24]であるが，彼は情報の入力機構をモジュールであると，それらを統合して意味あるものに仕上げるのに中枢システムがあると想定した。Frith, U.のいう中枢性統合というのはどのようなレベルのことを述べているのであろうか。Fordorのいう中枢システムのことを指し，領域特異的な情報処理過程を含まないのであろうか。すでにFrith, U.ら[28]が指摘しているように，局所的あるいは末梢レベルで機能している特質であるのか，それとももっと中枢のレベルで機能している特質であるのか，Frith,U.らの説では特定できない。

Plaisted[83]はFrith, U.のいう中枢性を精神的なモデルを作り上げるのに責任のある中枢過程であるのか，目的に合わせて入力を調整する注意関連の過程なのか，あるいはゲシュタルト形成の過程なのか，または認知を統合する過程の問題なのかといった論を立てている。ブロック図形や組み込み図形の認知は，中枢ではなく領域特異的な知覚レベルのものであるかもしれないし，文脈の中で同形異義語の意味を理解するのは中枢性であるかもしれない。このように情報処理のレベルが違っているかもしれない機能をすべて一括して中枢性統合とするのは問題ではないかというのである。そして彼女は自閉症で見られるのは中枢性統合の障害ではなく，一般化あるいは類似性の処理過程が低下しているとの仮説を提示している。

弱い中枢性統合は，心の理論や実行機能が自閉症の障害の側面をのみ説明しようとするのに対して，自閉症で見られる優れた能力の特性をも説明しようとする点で意欲的な仮説である。しかし，今のところ，それを脳の機能と結びつけて研究を進展させるための理論構築がなされておらず，この理論は仮説のままにとどまらざるをえないのであった。弱い中枢性統合理論は，中枢性とは何かがもっと明確に定義されない限り，これ以上検証することが困難な仮説である。

4．その他の神経心理学的理論

自閉症は複雑な病態であり，3つの基本症状はもとより，それに付随する多くの症状を持つ。さらに，臨床症状によって定義されている病態であるため，重症から軽症までさまざまな程度の病状があり，現時点でそれらをすべて説明する神経心理学的理論は存在しない。これまで述べてきた，心の理論能力の障害や実行機能障害あるいは弱い中枢性統合といった仮説は，多くのデータが集められ，自閉症で一定のレベルでそのような認知障害があることは確認されているといってよいであろう。また，これらの理論は互いに相関のあることが示されることもあるが，しかし，ある1つの仮説で他の仮説を説明できるだけの根拠を，いずれの仮説も有していない。さらにこれらの理論に致命的なのは，それぞれ1

つだけでは自閉症の症状全体を説明できていないことである。

　これらの仮説の欠点は明確なのであるが，だからといってこれらに代わる新しい仮説が提出されてきたかというと，否定的にならざるをえない。Happé[37]は，自閉症の神経学的基礎と治療可能性に関するシンポジウムで，現在の自閉症の認知理論として，心の理論障害と実行機能障害と弱い中枢性統合を取り上げ，そして，自閉症の症状の成立のためには，これらの障害なり認知特性が同時に生じる必要があるのではないかと示唆している。彼女によると，これら3つの仮説以外に有力な仮説はなく，またそれぞれが自閉症の全体像を説明するためには不十分なのであるから，3つが組み合わさって自閉症の症状を説明するしかないということになる。しかし，それぞれの仮説の欠点を見ると，必ずしもHappéの説に賛同できるようでもない。他の有力な仮説はないのであろうか。ここでは，自閉症の諸症状を説明できる他の理論の候補として，合視や注意の共有に関する最近の研究データと理論を展望しておこう。

　Baron-Cohenら[7]の心の理論障害仮説の持つ1つの欠点は，子どもに心の理論が発達する3歳以前にすでに自閉症の症状が出現していることであった。1歳前後に自閉症を診断することは，今でもなかなか困難なことであるが，そのころに見られる症状として，視線が合わないことや指さしをしないことが挙げられる[62]。例えば，Charmanら[15]は20カ月の自閉症児の共感，ふり遊び，共同注視および模倣を調べ，明らかに精神遅滞児と比べて特異な異常を示したことを報告している。共同注視に関しては，じらしや子どもの行為への妨害といった状況において，自閉症児で有意に共同注視が少なかったとのことである。Baron-Cohen[5]が心の理論能力の前駆体として，注視の共有機能を挙げたことはすでに述べた。Mundyら[72]は自閉症児に見られる注視の共有の欠如の意義を強調した。Leekamら[62]もまた，前学童期の自閉症では，対象群に比して，注意の促しに反応しないし，他者の視線の動きを追跡しない傾向が強かったことを報告している。ただ，Mundyら[71]によると，名前を呼ばれて視線を合わせるなど低いレベルの共同注視の障害は20カ月以前の自閉症児や低いIQの自閉症児に見られる特徴であり，20カ月以後の高いIQの自閉症児は合視をする。しかし，20カ月以後の高いIQの自閉症児は手の届くところにあるおもちゃを指さしたり大人との物のやり取り遊びの際に笑みを浮かべて合視をするといった高いレベルの共同注視では，対照群に比して劣っていたとのことである。

　Mundy[69]によると，共同注視スキルには，他人の視線や頭の向く方向あるいは指さす方向を追う能力といった共同注視への反応能力と，合視および直示的ジェスチャーの使用といった共同注視を自ら開始する能力が含まれる。そして，共同注視への反応能力障害は自閉症では年齢とともに改善されるが，共同注視開始能力の障害は年長児にも長く残るといわれている[70]。また，Mundy[69]は共同注視に関連する脳の領域，すなわち背内側-前頭皮質と前帯状回の発達障害が自閉症の神経基盤ではないかと論じている。盲の子どもで心の理論の発達が遅れるとの報告[83]は，注視の共有の経験が心の理論能力の発達にとって重要であることを示しているのかもしれない。視覚障害のために，注視の共有の経験がなく，そのため他の方法で対人共有の経験をせねばならず，迂回路を経由する必要があり，そこで心の理論能力の発達が遅れたと想定できそうである。このように考えると，注視の共有は心の発達にとって重要なものかもしれない。

　Dawsonら[21]によると，学齢前の自閉症児（平均月齢43.5カ月）では精神遅滞児や健常発達児に比べると，人の声や名前を呼ばれることへの反応といった対人見当識や共同注視

能力が有意に劣る。しかも，共同注視がこの3群を識別する上でもっとも有力な機能であった。もっとも共同注視と対人見当識を合わせると，自閉症を他の群からいっそう識別できた。彼らは自閉症では対人的報酬への動機や感受性に関連した対人注意における基本的障害があるのではないかと述べている。

Mundyら[70]は平均暦年齢44.9カ月の自閉症児を約13カ月追跡し，その時点でも共同注視が精神遅滞児と自閉症児を区別する指標であったことを報告している。また，彼らによると共同注視は自閉症の言語発達の予測因子でもあったとも述べている。Rutherfordら[91]は共同注視の発展が見たて遊びの発達と関連していることを2年間の追跡調査で明らかにしている。そして，共同注視の改善は子どものコミュニケーション能力の向上とも関連しているとの報告もある。SillerとSigman[96]は，平均50カ月の自閉症児の共同注視行動に親がどのように関わっているかを調べ，さらにその親の関わりと10年後および16年後の子どものコミュニケーション行動の変化を調べ，子どものコミュニケーション能力の向上が子どもの注視行動への親の同期化行動，すなわち子どもが注意を向けた対象物を親も指さしそれに言及する行動と有意に相関していたことを見出している。Charmanら[14]によると，20カ月の健常発達幼児の視線の共同注視能力が44カ月のときの心の理論能力と相関していたという。ただ，共同注視能力はことばの発達とは相関していなかったようである。

このように共同注視能力は，ことばの発達以前から見られる子どもの対人相互関係を維持する1つの機能を有しているし，またことばや見たて遊びと関連しており，さらに後年のコミュニケーション能力とも関係しているようである。さらに，この能力の障害は，成人してからも持続しているらしい。それがどのような意義を持っているかを知るためには，共同注視能力の発達やその発展形態と自閉症の対人関係障害との関係も研究する必要があるであろう。今後はこの能力と心の理論の関係や実行機能との関係を研究する価値はありそうに思われる。そしてまた，共同注視能力障害への早期介入が，経過を変化させる可能性もあり，この方面での研究が待たれるところである。

まとめにかえて

ここ10年ぐらいの間の自閉症に関する認知障害説を展望した。主に心の理論と実行機能と弱い中枢性統合の研究を取り上げて論じた。いずれもが1980年代に唱えられた仮説であり，20年以上にわたって，これらの妥当性をめぐって数多くの研究がおこなわれ，また理論の優劣についての論争がおこなわれてきた。そして今，われわれは何を得たのであろうか。これらによって自閉症の理解が進んだであろうか。

心の理論障害仮説は自閉症の日常生活，特に対人関係の背後にある心理的あるいは認知的特性を明らかにしようとした理論であり，自閉症児の行動を説明するのに大いに役立ったと言えるであろう。それによって自閉症の行動の理解は進んだことは確かである。しかし，心の理論能力障害説で一番問題となるのは，すべての自閉症児者が心の理論能力障害を有していないということである。少なくとも，現在利用可能な方法では，すべての自閉症児に心の理論能力障害があることを示し，かつ，他の病態ではそのような障害がないことを示すことのできる方法はまだ見つかっていない。心の理論障害説は単なる仮説として放棄されるものなのであろうか。それとももっと違ったより洗練された方法が見つかるのであろうか。ただ最近の動向を見ていると，より洗練された方法が見つかる可能性はないようである。多分心の理論の前駆体を見出す

こと，そして心の理論能力の質的でなく量的な障害を測定する方法を開発することが必要であるように思われる。

　実行機能障害説についてはどうであろうか。実行機能はさまざまな機能を含んだ概念であり，いくつかの機能の障害のプロフィールを描くことによって自閉症に特有のプロフィールが描けるのではないかとの思いが，この障害を仮定する研究者にはある。しかし，すべての自閉症に当てはまる機能障害はない。必ず例外がある。また提出されたデータに一貫性がない。実行機能障害は自閉症の儀式的常同的行動を説明する方法となるといわれることもあるが，実はそうではないかもしれない。儀式的常同的行動の一部が実行機能障害として表面化しているのだとすれば，因果関係は逆であるかもしれない。また実行機能障害が自閉症の症状全体を説明できないことも明らかである。最近，自閉症の3つの基本障害は実は別々の障害であり，単一の障害の3つの側面ではないのではないかとの見解がある[42]。実行機能はそのような一部の障害，例えば儀式的常同的行為と結びついているにすぎないのかもしれない。

　弱い中枢性統合仮説は上の2つの仮説とは別の側面を持っている。これは自閉症の弱い面と強い面を同時に把握しようとする概念であり，自閉症を単に障害と見るのではなく，ある種の認知特性を持つ存在として描き出す可能性を秘めている。しかし，その拠って立つデータがまだ僅かでしかない。また，他の仮説にも共通するのであるが，この認知特性によって自閉症の3つの主要症状をすべて説明できないといった欠点を，この仮説も持っている。しかも，この仮説は自閉症にしばしば合併する精神遅滞を説明できないのである。

　最後に他の有力な仮説として，共同注視障害仮説を取り上げた。この障害は早くから指摘されていたが，対象とすべきは1歳前後の子どもとなるので，今までそれほど多くの研究がおこなわれたわけではない。自閉症の早期発見が推進されれば，もっとよいデータが得られるようになるであろう。

　2つの示唆的な研究がある。1つはConstantinoら[18]の研究である。彼らは対人反応尺度を作成し，それを7歳から15歳の双生児788組の親に送り，子どもの状態と尺度項目を照合してもらったところ，この尺度で測られた自閉的特徴は連続的に分布しており，また中程度の遺伝性が認められたという。自閉的特徴は一般人口の中で，質的にではなく，量的に分布している。このデータは近年の自閉症スペクトラム障害という概念と軌を一にしている。自閉症は現在の診断基準で定義されているような質的に異常な形態でないのかもしれない。

　もう1つは，Ronaldら[85]の研究である。彼らは8歳の双生児の3400組の親に自らの子どもの状態と児童期Asperger症候群テストのチェック項目を照合してもらった。その結果，自閉症の症状の3つ組は遺伝的に異質性のものであることを見出した。また，Silvermanら[97]は自閉症の多発家族212組を対象にして，自閉症の症状の類似性を調査した。それによると，類似性を示した症状は，反復的行動と非言語的コミュニケーションの障害のレベルと語句を発現するようになったことと語句の出現時期であった。対人関係やコミュニケーションの領域では症状類似性は認められなかったのである。自閉症の3つの症状は家族の中でも多様な出現の仕方をする。そこでHappéら[42]は，自閉症の3つの症状が相互に独立の物であるかもしれないと述べ，それらの複合体としての自閉症という概念を作り出そうとしている。ただ，もしそうだとすると，最近報告されるようになった自閉症の出現頻度の多さをどのように説明するかが，1つの難問であるように思われる。

　これらのことを前提にすると，自閉症に見られる障害，例えば心の理論障害が質的なも

のではなく，量的なもので，しかもそれぞれの症状が独立物であるとすると，自閉症という病態は1つの極端な事例を指しているだけであり，人類の持つある特徴が極端に出現しただけのことであるとなる．さまざまなレベルの病態を対象として調べる神経心理学的検査のデータの一貫のなさはこの事実の反映なのかもしれない．

　自閉症の謎はますます深まるばかりである．

文　献

1) Amaral, D. G. & Corbett, B. A. : The amygdale, autism and anxiety. In : (ed.), Rutter, M. Autism : Neural basis and treatment possibilities. Wiley. Chichester, p.177-187, 2003.
2) American Psychiatric Association : Diagnostic and statistical manual of mental disorders, the fouth edition, text version. American Psychiatric Association. Washington, D.C.,2000.
3) Astington, J. W. & Jenkins, J. M. : A longitudinal study of the relation between language and theory-of-mind development. Developmental Psychology, 35 ; 311-1320, 1999.
4) Baron-Cohen, S. : The autistic child' theory of mind : A case of specific developmental delay. Journal of Child Psychology and Psychiatry, 30 ; 285-297, 1989.
5) Baron-Cohen, S. : Mindblindness : A essay on autism and theory of mind. MIT Press. London, 1995.
6) Baron-Cohen, S. & Lolliffe, T., Mortimore, C. et al. : Another advanced test of theory of mind : Evidence from very high functioning adults with autism or Asperger syndrome. Journal of Child Psychology and Psychiatry, 38 ; 813-822, 1997.
7) Baron-Cohen, S., Leslie, A., & Frith, U. : Does the autistic child have a 'theory of mind'? Cognition, 21 ; 37-46, 1985.
8) Baron-Cohen, S., Ring, H. A., Bullomore, E. T. et al. : The amygdale theory of autism. Neuroscience and Biobehavioral Reviews, 24 ; 355-364, 2000.
9) Baron-Cohen, S., Ring, H. A., Wheelwright, S. et al. : Social intelligence in the normal and autistic brain : An fMRI study. European Journal of Neuroscience, 11 ; 1891-1898, 1999.
10) Baron-Cohen, S., Ring, H., Morniarty, J. et al. : Recognition of mental state terms : Clinical findings in children with autism and a functional neuroimaging study of normal adults. British Journal of Psychiatry, 165 ; 640-649, 1994.
11) Bowler, D. M. : 'Theory of mind' in Asperger's syndrome. Journal of Child Psychology and Psychiatry, 33 ; 877-893, 1992.
12) Burgess, P. W., Alderman, N., Forbes, C. et al. : The case for the development and use of "ecologically valid" measures of executive function and clinical neuropsychology. Journal of the International Neuropsychological Society, 12 ; 194-209, 2006.
13) Castelli, F., Frith, C., Happé, F. et al. : Autism, Asperger syndrome and brain mechanisms for the attribution of mental states to animated shapes, Brain, 125 ; 1839-1849, 2002.
14) Charman, T., Baron-Cohen, S., Stwettenham, J. et al. : Testing joint attention, imitation, and play as infancy precursors to language and theory of mind. Cognitive Development, 15 ; 481-498, 2000.
15) Charman, T., Swettenham, J., Baron-Cohen, S. et al. : Infants with autism : An investigation of empathy, joint attention, and imitation. Developmental Psychology, 33 ; 781-789, 1997.（疋田貴俊訳：自閉症児の共感性，ふり遊び，共同注視および模倣．髙木隆郎, M.ラター, E.ショプラー編： 自閉症と発達障害研究の進歩. vol.3, 日本文化科学社，東京，p 167-184, 1999.）
16) Ciesielskii, K.T. & Harris, R.J. : Factors related to performance failure on executive tasks. Child Neuropsychology, 3 ; 1-12, 1997.
17) Colle, L., Baron-Cohen, S., & Hill, J. : Does children with autism have a theory of mind? A non-verbal test of autism vs. specific language impairment. Journal of Autism and Developmental Disorders, 37 ; 716-723., 60 ; 524-530, 2007.
18) Constantino, J. N. & Todd, R. D. : Autistic traits in the general population : A twin study. Archives of General Psychiatry, 60 ; 524-530, 2003.
19) Corcoran, R. : Theory of mind in other clinical conditions : Is a selective "theory of mind" deficit exclusive to autism? In : (eds.), Baron-Cohen, S., Tager-Flusberg, H. & Cohen, D. Understanding other mind : Perspectives from developmental cognitive neuroscience, second edition. Oxford, University Press, Oxford, p.391-421, 2000.
20) Crespi, B. & Badcok, C. : Psychosis and autism as diametrical disorders of the social brain.

Bebavioral and Brain Sciences, 31 ; 241-320, 2008.
21) Dawson, G., Toth, K., Abbott, R. et al. : Early social attention impairments in autism : Social orienting, joint attention, and attention to distress. Developmental Psychology, 40 ; 271-283, 2004.
22) Dennett, D. C. : Consciousness explained. Little Brown, Boston, 1991.
23) Fletcher, P. C., Happé, F., Frith, U. et al. : Other mind in the brain : A functional imaging study of "theory of mind" in story comprehension. Cognition, 57 ; 109-128, 1995.
24) Fodor, J. A. : The modularity of mind. Cambridge, The MIT Press, Massachusetts, 1983.
25) Frith, C. : What do imaging studies tell us about the meural basis of autism. In : (ed.), Rutter, M. Autism : Neural basis and treatment possibilities. Wiley, Chichester, p.149-166, 2003. (並木千尋訳:画像研究は自閉症の神経基盤について何を教えてくれるのか．髙木隆郎，P. ハウリン，E. フォンボン編：自閉症と発達障害研究の進歩，Vol.10, 星和書店，東京, p.130-151, 2006.）
26) Frith, U. : Autism : Explaining the enigma. Blackwell, Oxford. 1989.
27) Frith, U. : Mind blindness and the brain in autism. Neuron, 32 ; 969-979, 2001.
28) Frith, U. & Happé, F. : Autism : Beyond "theory of mind". Cognition, 50 ; 115-132, 1994.
29) Frith,U. & Snowling,M. : Reading for meaning and reading for sound in autistic and dyslexic children. British Journal of Developmental Psychology, 1 ; 329-342, 1983.
30) Geurts, H. M., Verte, S., Oosterlaan, J. et al. : How specific are executive functioning deficits in attention deficit hyperactivity disorder and autism. Journal of Child Psychology and Psychiatry, 45 ; 836-854, 2004.
31) Goel, V., Grafman, J., Sadato, N. et al. : Modeling other minds. NeuroReport, 6 ; 1741-1746, 1995.
32) Griffith, E. M., Pennington, B. F., Wehner, E. A. et al. : Executive functions in young children with autism. Child Development, 70 ; 817-832, 1999. (木村宜子訳：自閉症幼児における実行機能．髙木隆郎，P. ハウリン，E. フォンボン編：自閉症と発達障害研究の進歩. Vol.7, 星和書店，東京, p.54-72, 2003.）
33) Happé, F. G. E. : An advanced test of theory of mind : Understanding of story characters' thought and feelings by able autistic, mentally handicapped, and normal children and adults. Journal of Autism and Developmental Disorders, 24 ; 129-154, 1994. (神尾陽子訳：心の理論の高次テスト―能力の高い自閉症，精神遅滞そして正常な児童と成人を対象とした登場人物の考えや感情の理解についての研究―．髙木隆郎，M.ラター，E.ショプラー編：自閉症と発達障害研究の進歩，Vol.1, 日本文化科学社，東京, P.105-124, 1996.）
34) Happé, F. : The role of age and verbal ability in the theory of mind task performance of subjects with autism, Child Development, 66 ; 643-855, 1995.
35) Happé, F. G. E. : Central coherence and theory of mind in autism : Reading homographs in context. British Journal of Developmental Psychology, 15 ; 1-12, 1997.
36) Happé, F. : Autism : Cognitive deficit or cognitive style? Trends in Cognitive Sciences, 3 ; 216-222, 1999.
37) Happé, F. : Cognition in autism : One deficit or many? In : (ed.), Rutter, M. Autism : Neural basis and treatment possibilities Wiley, Chichester, p.198-207, 2003.
38) Happé, F., Booth, R., Charlton, R. et al. : Executive function deficits in autism spectrum disorders and attention deficit/hyperactivity disorder : Examining profiles across domains and ages. Brain and Cognition, 61 ; 25-39, 2006.
39) Happé, F. & Briskman, J. : Exploring the cognitive phenotype of autism : Weak "central coherenc" in parents and siblings of children with autism : Expeimental tests. Journal of Child Psychology and Psychiatry, 42 ; 299-307, 2001.
40) Happé, F., Brownell, H., & Winner, E. : Acquired 'theory of mind' impairments following stroke. Cognition, 70 ; 211-240, 1999.
41) Happé, F., Ehlers, S., Fletcher, P. et al. : 'Theory of mind' in the brain : Evidence from a PET acan study of Asperger syndrome. Neuro Report, 8 ; 197-201, 1996.
42) Happé, F., Ronald, A., & Plomin, R. : Time to give up on a single explanation for autism. Nature Neuroscience, 9 ; 1218-1220, 2006.
43) Hermelin, B. & O'Connor, N. : Psychological experiments with autistic children. Pergamon Press, Oxford, 1970.
44) Hill, E. L. : Executive dysfunction in autism. Trends in Cognitive sciences, 8 ; 26-32.
45) Hill, E. L. & Bird, C. M. : Executive processes in

Asperger syndrome : Patterns of performance on a multiple case series. Neuropsychologia, 44 ; 2822-2835, 2006.
46) Hobson, P. : The autistic child's appraisal of expressions of emotion. Journal of Child Psychology and Psychaitry, 27 ; 321-342, 1986.
47) Howlin, P., Baron-Cohen, S., & Hadwin, J. : Teaching children with autism to mind-read : A practica guide. John Wiley & Sons, Chichester, 1999.
48) Hughes, C. & Russell, J. : Autistic children's difficulty with mental disengagement from an object : Its implications for theories of autism. Developmental Psychology, 29 ; 498-510, 1993.
49) Hughes, C., Russell, J., & Robbins, T. W. : Evidence for executive dysfunction in autism. Neuropsychologia, 32 ; 477-492, 1994.
50) 石坂好樹：自閉症と「心の理論」―自閉症は心を読めないか―．髙木隆郎，M.ラター，E.ショプラー編：自閉症と発達障害研究の進歩，Vol. 1，日本文化科学社，東京，p 3-21，1996．
51) 石坂好樹：自閉症の基礎障害は認知障害か―モジュール学説との関連による一考察―．児童青年精神医学とその近接領域，39；321-339，1998．
52) Jarrold, C. & Russell, J. : Counting abilities in autism : Possible implications for central coherence theory. Journal of Autism and Developmental Disorders, 27 ; 25-37, 1997.
53) Jolliffe, T. & Baron-Cohen, S. : Are people with autism and Asperger syndrome faster than normal on the embedded fingers test? Journal of Child Psychology and Psychiatry, 38 ; 527-534, 1997.
54) Jolliffe, T. & Baron-Cohen, S. : The strange stories test : A replication with high-functioning autism or Asperger syndrome. Journal of Autism and Developmental Disorders, 29 ; 395-406, 1999.
55) Jolliffe, T. & Baron-Cohen, S. : Linguistic processing in high-functioning adults with autism or Asperger syndrome : Is global coherence impaired? Psychological Medicine, 30 ; 1167-1187, 2000.
56) Kain, W. & Perner, J. : What fMRI can tell us about the ToM-EF connection : Fals belief, working memory, and inhibition. In : (eds.), Schneider, W., Schumann-Hengsteler, R. & Sodian, B. Young children's cognitive development : Interrelationships among executive functioning, working memory, verbal ability, and theory of mind. Mahwah, Lawrence Erlbaum. New Jersey, p.189-217, 2005.
57) Kaland, N., Mortensen, E. L., & Smith, L. : Disembedding performance in children and adolescents with Asperger syndrome or high-functioning autism. Autism, 11 ; 81-92, 2007.
58) Karmiloff-Smith, A., Kaima, E., Bellugi, U. et al. : Is there a social module? : Language, face processing, and theory of mind in individuals with Williams syndrome. Journal of Cognitive Neuroscience, 7 ; 196-208, 1995.
59) Klin, A. : Attributing social meaning to ambiguous visual stimuli in high-functioning autism and Asperger syndrome : The Social Attribution Task. Journal of Child Psychology and Psychiatry, 41 ; 831-846, 2000.
60) Klin, A., Jones, W., Schultz, R. et al. : Difining and quantifying the social phenotype in autism. American Journal of Psychiatry, 159 ; 895-908, 2002.
61) Klin, A., Jones, W., Schultz, R. et al. : The enactive mind, or from acive to cognitive : Lesson from autism. Philosophical Transactions of the Royal Society, B, 358 ; 345-360, 2003. (岡田俊訳：能動化した心．行為から認知へ―自閉症から学ぶ―．髙木隆郎，P. ハウリン，E. フォンボン編：自閉症と発達障害研究の進歩，Vol. 10，星和書店，東京，p.297-323，2006．)
62) 栗田廣：自閉症を含む広汎性発達障害の早期診断・スクリーニング．髙木隆郎，M. ラター，E. ショプラー編：自閉症と発達障害研究の進歩．Vol. 6，星和書店，東京，p.3-15，2002．
63) Leekam, S. R., Lopez, B., & Moore, C. : Attention and joint attention in preschool children with autism. Developmental Psychology, 36 ; 261-273, 2000.
64) Leslie, A. M. : Pretense and representation : The origin of "theory of mind". Psychological Review, 94 ; 412-426, 1987.
65) Lohmann, H. & Tomasello, M. : The role of language in the development of false belief understanding : A training study. Child Development, 74 ; 1130-1144, 2003.
66) Lopez, B. R., Lincoln, A. J., Ozonoff, S. et al. : Examining the relationship between executive functions and restricted, repetitive symptoms of autistic disorder. Journal of Autism and Developmental Disorders, 35 ; 445-460, 2005.
67) Mach, E. : Die Mechanik in ihrer Entwicklung : Historisch-kritishc dargestellt. Leipzig, 1993. (岩野秀明訳：マッハ力学史―古典力学の発展と批判―下．筑摩書房，東京，2006．)

68) Miller, C. A. : False belief understanding in children with specific language impairment. Journal of Communication Disorders, 34 ; 73-86, 2001.
69) Mundy, P. : Annotation : The neural bsis of social impairments in autism : The role of the dorsal medial-frontal cortex and anterior cingulated system. Journal of Child Psychology and Psychiatry, 44 ; 793-809, 2003. （古元順子訳：注釈：自閉症における対人障害の神経基盤背内側―前頭皮質と前帯状回の役割．髙木隆郎，P. ハウリン，E. フォンボン編：自閉症と発達障害研究の進歩，Vol. 10, 星和書店，東京，p.104-129, 2006.）
70) Mundy, P., Sigman, M., & Kasari, C. : A longitudinal study of joint attention and language development in autistic children. Journal of Autism and Developmental Disorders, 20 ; 115-123, 1990.
71) Mundy, P., Sigman, M., & Kasari, C. : Joint attention, developmental level, and symptom presentation in autism. Development and Psychopathology, 6 ; 389-401, 1994.
72) Mundy, P., Sigman, M., & Ungerer, J. : Defining the social deficits of autism : The contribution of non-verbal communication measures. Journal of Child Psychology and Psychiatry, 27 ; 657-667, 1986.
73) 太田昌孝：自閉症圏障害における実行機能．髙木隆郎，P. ハウリン，E. フォンボン編：自閉症と発達障害研究の進歩，Vol. 7, 星和書店，東京，p.3-25, 2003.
74) Ozonoff, S. : Components of executive function in autism and other disorders. In : (ed.), Russell, J. Autism as an executive disorder. Oxford University Press, Oxford, p.179-211, 1997.
75) Ozonoff, S., Cook, I., Coon, H. et al. : Performance on Cambridge Neuropsychological Test Automated Battery subtests sensitive to frontal lobe function in people with autistic disorder : Evidence from the Collaborative Programs of Excellence in Autism Network. Journal of Autism and Developmental Disorders, 34 ; 139-150, 2004.
76) Ozonoff, S. & Jensen, J. : Brief report : Specific executive function profiles in three neurodevelopmental disorders. Journal of Autism and Developmental Disorders, 29 ; 171-179, 1999. （近藤裕彦訳：三つの神経発達障害にみられる特有の実行機能プロフィール．髙木隆郎，P. ハウリン，E. フォンボン編：自閉症と発達障害研究の進歩，Vol.7, 星和書店，東京，p.85-91, 2003.）
77) Ozonoff, S., Pennington, B. F., & Rogers, S. J. : Executive function deficits in high-functioning autistic individuals : Relationship to theory of mind. Journal of Child Psychology and Psychiatry, 32 ; 1081-1150, 1991.
78) Ozonoff, S., Strayer, D. L., McMahon, W. M. et al. : Executive function abilities in autism and Tourette syndrome : An information processing approach. Journal of Child Psychology and Psychiatry, 35 ; 1015-1032, 1994.
79) Pennington, B. F., Rogers, S. T., Bennetto, L.et al. : Validity tests of the executive dysfunction hypothesis of autism. In : (ed.), Russell, J. Autism as an executive disorder. Oxford University Press, Oxford, p.143-178, 1997.
80) Pennington, B. F. & Ozonoff, S. : Executive functions and developmental psychopathology. Journal of Child Psychology and Psychiatry, 37 ; 51-87, 1996. （十一元三訳：実行機能と発達病理．髙木隆郎，M. ラター，S. ショプラー編：自閉症と発達障害研究の進歩，Vol. 2, 星和書店，東京，p.278-335, 1998.）
81) Perner, J. & Wimmer, H. : "John thinks that Mary thinks that." : Attribution of second-order beliefs by 5-10 year old children. Journal of Experimental Child Psychology, 39 ; 437-471, 1985.
82) Peterson, C. C. & Siegal, M. : Deafness, conversation and theory of mind. Journal of Child Psychology and Psychiatry, 36 ; 459-474, 1995.
83) Plaisted, K.C. : Reduced generalization in autism : An alternative to weak central coherence. In : (eds.), Burack, J. A., Charman, T., Yirmia, N. et al. The development of autism : Perspectives from theory and research. Mahwah, Lawrence Erlbaum, New Jersey, p.149-169, 2001.
84) Roeyers, H., Buysse, A., Ponnet, K. et al. : Advancing advanced mind-reading tests : Empathic accuracy in adults with a pervasive developmental disorder. Journal of Child Psychology and Psychiatry, 42 ; 271-278, 2001.
85) Ronald, A., Happé, F., Bolton, P. et al. : Genetic heterogeneity between the three components of the autism spectrum : A twin study. Journal of the American Academy of Child and Adolescent Psychiatry, 45 ; 691-699, 2006.
86) Rumsey, J. M. : Conceptual problem-solving in highly verbal, nonretarded autistic men. Journal of Autism and Developmental Disorders, 15 ; 23-36, 1985.

87) Russell, J. (ed.) : Autism as an executive disorder. Oxford University Press, Oxford, 1997.
88) Russell, J., Hala, S., & Hill, E. : The automated window tasks : The performance of preschool children, children with autism , and children with moderate learning difficulties. Cognitive Development, 18 ; 111-137, 2003.
89) Russell, J., Jarrold, C., & Hood, B. : Two intact executive capacities in children with autism : Implications for core executive dysfunctions in the disorder. Journal of Autism and Developmental Disorders, 29 ; 103-112, 1999.
90) Russell, J., Mauthner, N., Sharpe, S. et al. : The 'window task' as a measure of strategic deception in preschoolers and autistic subjects. British Journal of Developmental Psychology, 9 ; 311-349, 1991.
91) Rutherford, M. D., Young, G. S., Hepburn, S. et al. : A longitudinal study of pretend play on autism. Journal of Autism and Developmental Disorders, 37 ; 1024-1039, 2007.
92) Sergeant, J. A., Geurts, H., & Oosterlaan, J. : How specific is a deficit of executive functioning for attention-deficit/hyperactivity disorder? Behavioural Brain Research, 130 ; 3-28, 2002.
93) Schmitz, N., Rubia, K., Daly, E. et al. : Neural correlates of executive function in autistic spectrum disorders. Biological Psychiatry, 59 ; 7-16, 2006.
94) Shah, A. & Frith, U. : An islet of ability in autistic children : A research note. Journal of Child Psychology and Psychiatry, 24 ; 613-620, 1983.
95) Shah, A. & Frith, U. : Why do autistic individuals show superior performance on the Block Design task? Journal of Child Psychology and Psychiatry, 34 ; 1351-1364, 1993.
96) Siller, M. & Sigman, M. : The behaviors of parents of children with autism predict the subsequent development of their children's communication. Journal of Autism and Developmental Disorders, 32 ; 77-89, 2002.（並木千尋訳：自閉症をもつ子どもの親の行動とその子どもの将来のコミュニケーション発達の関係．髙木隆郎，P. ハウリン，E. フォンボン編：自閉症と発達障害研究の進歩，Vol. 8，星和書店，東京，p.104-117，2004.）
97) Silverman, J. M., Smith, C. J., Schmeidler, J. et al. : Symptom domains in autism and related conditions : Evidence for familiarity. American Journal of Medical Genetics (Neuropsychiatric Genetics), 114 ; 64-73, 2002.
98) Tager-Flusberg, H. : A reexamination of the theory of mind hypothesis of autism. In : (eds.), Burack, J. A., Charman, T., Yirmiya, N. et al. The development of autism : Perspectives from theory and research. Mahwah, Lawrence Erhbaum, New Jersey, p.173-193, 2001.
99) Tager-Flusberg, H. & Sullivan, K. : A componential view of theory of mind : Evidence from Williams syndrome. Cognition, 76 ; 59-89. 2000.
100) 髙木隆郎：児童期自閉症の言語発達障害説について．児童精神医学とその近接領域，12；285-294，1972.
101) Turner, M. : Towards an executive dysfunction account of repetitive behaviour in autism. In : (ed.), Russell, J. Autism as an executive disorder. Oxford University Press, Oxford, p.58-100, 1997.
102) Van den Heuvel, O. A., Groenewegen, H. J., Barkhof, F. et al. : Frontstrial system in planning complexity : A parametric functional magnetic resonance version of Tower of London task. NeuroImage, 18 ; 367-374, 2003.
103) Wimmer, H. & Perner, J. : Beliefs about beliefs : Representation and constraining function on wrong beliefs in young children's understanding of deception. Cognition, 13 ; 103-128, 1983.
104) Yerys, B. E., Hepburn, S. L., Pennington, B. F. et al. : Executive function in preschoolers with autism : Evidence consistent with a secondary deficit. Journal of Autism and Developmental Disorders, 37 ; 1068-1079, 2007.
105) Yirmiya, N., Erel, O., Shaked, M. et al. : Meta-analyses comparing theory of mind abilities of individuals with autism, individuals with mental retardation, and normally developing individuals. Psychological Bulletin, 124 ; 283-307, 1998.
106) Zelazo, P. D., Burack, J. A., Benedetto, E. et al. : Theory of mind and rule use in individuals with Down's syndrome : A test of the uniqueness and specificity claims. Journal of Child Psychology and Psychiatry, 37 ; 479-484, 1996.

第7章　自閉症の成り立ち
——発達認知神経科学的研究からの再考

神尾　陽子

1．自閉症という臨床単位の実態性

　Kannerは，診察室を訪れる子どもたちの中に，極度の自閉性，強迫性，常同性，反響言語を呈する一群の子どもたちを見出し，既存のいずれの疾患でも説明できないと考え，①生まれた時から人と状況に普通の方法で関わりを持てないこと，②同一性保持の強迫性欲求，の2点を診断的な特徴とする症候群とみなした。これらは，臨床的記述の点において，追加の余地がないほど，完全であると思われる。その後の研究は，自閉症という症候群の病態概念について，抽出と洗練を経て理論化を繰り返してきた。
　WingとGould[90]の疫学的な研究結果は，対人交流の障害，話し言葉の特異性，反復的儀式的行動の3つの特徴は偶然の組み合わせではなく，3つ組（triad）という実態があることを示唆した。以来，3つ組は自閉症の診断基準としてICDやDSM体系にも採用され，自閉症はこれらの3つ組の異常を呈する臨床単位として信じられてきた。したがって，3つ組を統一的に説明できる自閉症仮説の追求へ向かったことは当然の成り行きであった。
　しかしながら，ICDやDSMは必ずしも病因と対応しない臨床症状による分類をもととしているため，不完全な臨床的妥当性から出発している。そしてこれらの3つ組で定義される自閉症症候群の臨床的妥当性を検証するために[74]，記述的研究，神経生物学的研究，心理学的研究，追跡研究，家族研究，遺伝子研究など異なるレベルでの研究が精力的に行われてきた。それらの膨大な知見は，統一的な自閉症仮説を目標に統合されることが期待されてきたけれども，自閉症の異種性（heterogeneity）という事実が高い障壁としてこれを阻んでいるようである。最近の自閉症研究は，自閉症が症状の範囲や重症度において個人間でも個人内でもヴァリエーションが大きい症状複合体だとする前提に立ったうえで，その多様性（diversity）を解明する方向へと舵を切ったと言えるだろう[37]。

2．実態的な存在としての自閉症的特徴
（autistic traits）

　米国および英国において最近行われた，一般児童を対象とする大規模な双生児研究[14,75]は，健常児童にも適用可能な，対人応答性尺度（Social Responsiveness Scale ; SRS）などの行動評価尺度を用いて，相互的な対人行動を中心に自閉症的行動特徴の有無とその程度を調べた。自閉症が質的に異なる病理的な症候群として区別しうるならば，行動特徴の分布は二峰性を示すはずだが，実際はそうではなかった。自閉症的行動特徴は，一般児童

において明瞭な境界のない正規分布を示し，臨床群から健常群へと連続的に移行していたのである。さらに，一般児童の中で対人的な問題だけを有する子どもは，3つ組を有する子どもよりも約2-3倍多く存在し[13,75]，その程度が閾下レベルでも臨床的な問題をより多く呈した[75]。そしてこの対人的な問題の遺伝的ふるまいは，反復常同性とは独立したものであった[75]。こうした事実の発見は，3つ組一式を自閉症のプロトタイプとみなし，その一部である対人コミュニケーション障害を非定型的とみなす視点とは逆向きの視点での再検討を促すものであった。実際，自閉症スペクトラム障害（Autism Spectrum Disorder；ASD）の大多数を占める高機能の人々の中にも，DSM体系ではアスペルガー障害，あるいは特定不能の広汎性発達障害（Pervasive Developmental Disorders-Not Otherwise Specified；PDD-NOS）など，3つ組を完全には持たない人々は多い。つまり，一般母集団に一定数存在する対人的な問題を持つ人々の一部が，反復常同性を併せ持つことで社会適応が低下し，彼らが3つ組を有する臨床群とみなされる，と言い換えることができるかもしれない。

健常者に見られる不完全で軽微な自閉症的特徴は，自閉症者の健常な家族にも「広義の自閉症表現型（broader autism phenotype；BAP）」[54,70]としてしばしば認められる。BAPの定義はまだ明確にされていないが，パーソナリティや言語特徴など行動レベル[54,70]以外にも，視覚認知課題で同定される認知特徴にも報告されている[12]。今日の認知研究の意義は，こうした文脈の中で再び認識されている。

Dawsonら[18]は，認知レベルのBAPの同定から，関連する遺伝子の同定へと辿っていくアプローチが自閉症の遺伝的病態解明に有用と考え，早くからBAPに焦点を当てた認知研究の重要性を提唱していた。BAPの候補として，彼女らは当時の研究知見にもとづいて，対人選好・親密さ，運動模倣，記憶，言語能力，顔処理，遂行機能の6つの表現型を挙げた（図1参照）。今日では，自閉症における行動-認知-脳連関を解明する手がかりとしてBAP候補をターゲットとする，認知神経科学的アプローチは定着しつつある。つまり，行動レベルの症状の背景には，認知レベルの事象，そしてそれを実現させる神経レベルの事象があり，さらに神経レベルの実現には遺伝子レベルの事象が関連づけられるであろう。これらの異なるレベル間の対応は単純ではなく，対応関係は発達という時間的要因によっても変化するにちがいない。

おそらく胎生期から神経発達の異常が始まると思われる自閉症を，そしてその多様性を対人的障害の観点で眺めると，一般に対人的能力は十数年以上かけて成熟するのであるから，その発達過程で生じる代償という発達現象が，研究の面でも，治療の面からも重要となる。発達異常と代償を包括する自閉症の発達モデルを実証的に構築するにはまだ時期尚早ではあるが，DawsonらがBAP候補として提案した認知特徴について新しい研究結果を踏まえつつ，発達的観点から整理を試みる。

3．BAPについての発達認知神経科学的アプローチ

1）対人選好・親密さ

一般に，人に向けられる強い生得的と考えられるバイアス，すなわち対人選好は，人の動き[6]や音声[19]，顔への選好[34]など乳児に複数のモダリティで観察される。つまり，定型発達においては，乳児は対人選好というバイアスに導かれ，対人間の相互作用が促され，対人学習が早期から発達していくと考えられている。

言語の初期発達においても，人の音声への選好は言語学習を促進することがわかってい

第7章 自閉症の成り立ち──発達認知神経科学的研究からの再考

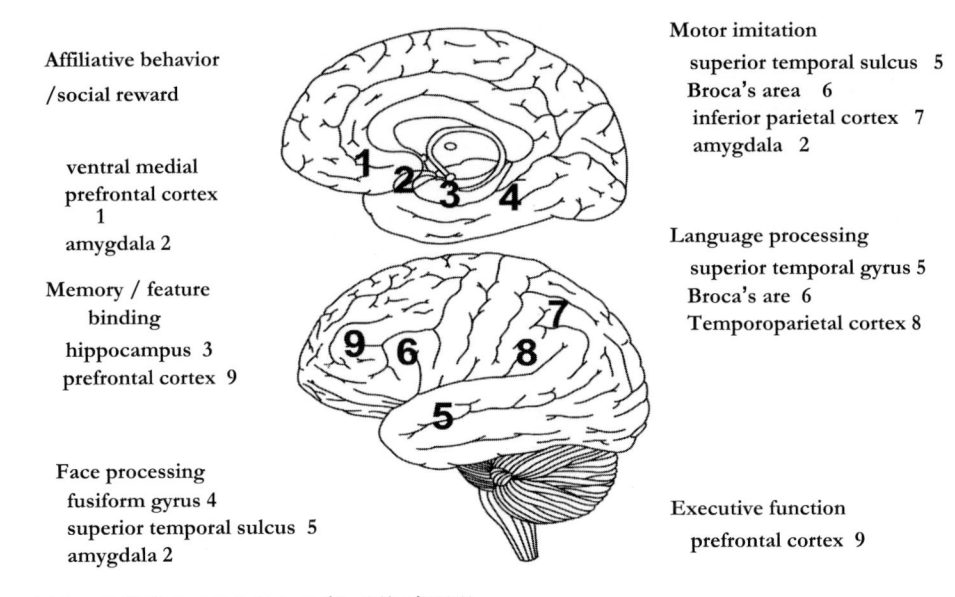

Affiliative behavior / social reward
　ventral medial prefrontal cortex　1
　amygdala　2

Memory / feature binding
　hippocampus　3
　prefrontal cortex　9

Face processing
　fusiform gyrus　4
　superior temporal sulcus　5
　amygdala　2

Motor imitation
　superior temporal sulcus　5
　Broca's area　6
　inferior parietal cortex　7
　amygdala　2

Language processing
　superior temporal gyrus　5
　Broca's are　6
　Temporoparietal cortex　8

Executive function
　prefrontal cortex　9

図1　自閉症スペクトラムの広い認知表現型
　　（神尾陽子：自閉症スペクトラム障害の発達認知神経科学的理解．神経心理学，24(1)；32-39，2008．より引用）

る[50]）。聴覚モダリティでの対人選好について，定型発達児や非自閉の発達遅滞児が非音声よりも母親の声を選んだのと対照的に，自閉症児は母親の声よりも非音声を選んだという研究報告がある[46]。このような対人選好の希薄さが自閉症児の言語発達に与える影響を明らかにするために，Kuhlら[51]は，ERP研究[注1]を行い，対人選好の強さとシラブルの変化に対するERP研究を行いミスマッチ陰性電位（MMN）（潜時約100-200 msecで発生する陰性成分で，刺激と感覚記憶とを比較する自動処理過程を反映する）の関連性を調べた。自閉症幼児は定型発達幼児よりもマザリーズ（幼児向けに話される高音でゆっくりとした話し言葉）に対する選好が非言語刺激に対するそれよりも有意に弱かった。さらに，自閉症幼児のマザリーズに対する選好の強さは，シラブル変化に対するMMNの出現，自閉症症状の重症度，共同注意，言語表出などの臨床症状と相関を示した。

　成人を対象としたfMRI研究結果も同様の結果を報告している[24]。定型発達成人では両側上側頭溝（STS）が音声（話し言葉，咳払いなど種々の音）に選択的に活動したが，自閉症成人5名中4名は，音声に対しても非音声と同じような大脳皮質の活動が観察された。音声に対する脳活動パターンが定型発達と同様であった1名の自閉症成人だけが，撮像後の再生課題で，音声刺激を非音声刺激より先に回答した。

　これらより，自閉症児では音声などの対人刺激に向かう対人選好が弱く，その結果，対人学習が通常のように行われず，大脳皮質の組織化が未分化なのかもしれない。しかしな

注1）ERP（Event-Related Potentials），事象関連電位：認知ないし脳における情報処理の過程を電気生理学的に表出するものであり，感覚刺激の入力あるいは刺激を手がかりに被験者に課題を遂行させた際に，頭皮上から誘発される電位成分の総称。通常は，オドボール課題により測定される。予期，注意，知覚，検索，意思決定，記憶などの認知過程に対応する大脳活動を反映する。

がら，上記の研究に示されたように，自閉症群内の個人差も大きく，必ずしもすべての自閉症児が対人選好を欠くとは限らないようである。

2）運動模倣

自閉症において模倣が障害されていることはよく知られるが，模倣を支える神経機構としてのミラーニューロンシステム（Mirror Neuron System；MNS）[注2]への関心の高まりから，模倣を対人コミュニケーションの初期形態と位置づける，自閉症MNS障害仮説も提唱されている[89]。MNSは，模倣の様々な側面のうち，強制的な性質を持つ，他者と自己との対応づけに関連すると考えられている。最近の神経画像研究からは，高機能ASD児の表情模倣ではMNSの活性化がみられなかったという報告[16]や，高機能ASD成人ではMNSに含まれる大脳皮質が薄いという報告[26]など，MNS異常を示唆するものがある。

初期の自閉症研究において模倣は，主に認知障害の観点から，実験者の教示通りに被験者に行わせる動作を観察の対象としており，MNSが関連する表情模倣のような内発的な模倣や，模倣し模倣される対人相互的側面については，例外を除いて[17]ほとんど調べられてこなかった。MNSの発見を機に，他者の動作の知覚と自らの動作との連結，そして自他の視点の変換といった機能は，知覚と運動，そして自己と他者がまだ一体化している乳児

注2）ミラーニューロンシステム：ミラーニューロンは，霊長類の大脳皮質のうち前頭葉に存在する神経細胞である。霊長類の個体が他個体の動作を観察している時，自らの運動を司る脳部位で，自らは運動していないにもかかわらず，ミラーニューロンの活動が活発化する。無意識的に他者の表情や動作に反応し，相手の心を鏡のように映し出す働きと考えられ，共感能力の神経基盤として注目されている。

期の対人行動の鋳型として，その生態学的意義への関心が高まっている。

Nadelら[62]は，言語獲得前に現れる模倣における，模倣し模倣されるという相互的な関係性は，その後役割を交代して展開する対人交流の原型としての発達的意義を持つものとしてその重要性を強調した。自閉症児における模倣と対人的発達の関連性を明らかにするために，Nadelら[63]は静止顔パラダイム（the still face paradigm）と呼ばれる手続きを用いた一連の実験を行った。母親と関わっている乳児は，通常，母親が無表情のまま反応しなくなるとネガティブな感情を表出して反応することから，生後まもない乳児も他者との関わりを期待し，期待が裏切られると他者に働きかける力を持つ，という前提にもとづいている。Nadelらの仮説は，次の3つであった。〈仮説1〉馴染みのない人の静止顔は対人的効果がない，〈仮説2〉馴染みのない人が自閉症児の行動を模倣した後の静止顔は対人的効果を持つ，〈仮説3〉自閉症児は行動を模倣されている間，対人反応は増える。

平均の歴年齢が9歳，精神年齢が3歳の無言語の自閉症児が，初対面のテスターと，静止顔段階（ベースライン），模倣段階，静止顔段階，交流段階の順に設定された場面で行った行動を，テスターを見る，ポジティブ/ネガティブな表情，接近，タッチ，ジェスチュアによる他者への関わりなどの対人行動のカテゴリーに分類し，費やした時間を測定した。その結果，ベースラインで自閉症児は初対面のテスターを気にする様子はまったくなかったが，模倣段階では，ポジティブな対人行動が増え，ネガティブな反応が減少した。模倣段階後の静止顔段階では，ベースラインと比べてテスターに対するポジティブおよびネガティブな対人行動は有意に増加した。したがって，3つの仮説は支持された。Nadelとその同僚ら[22]は，4歳から6歳の無言語の自閉症児に模倣セッションを繰り返し行うこ

とで対人反応性を高めることを証明し，早期治療としての有効性を指摘した。

小林と橋彌[47]は，2歳から4歳までのASD幼児（精神年齢：1歳未満から6歳）を対象として，同様の静止顔パラダイムを用いて対人反応の測定を行った。その結果，精神年齢1歳を境に，ベースラインでは模倣がみられなかった子どもも模倣段階でテスターを見て笑顔になり，次に母親を振り返る，といったポジティブな対人反応が観察された。さらに模倣段階後には自らテスターと同じおもちゃに持ち替えて動作模倣をすることが確認された。これらより，精神年齢が1歳を超えたASD児は模倣されていることへの気づきや自発的な模倣能力を有することがわかった。すなわち，精神年齢が1歳過ぎから3歳までのASD児にみられる模倣には，同年齢の定型発達児と同様，認知的要素に加えて対人的要素も含まれることが示唆されたが，3歳を過ぎた定型発達児にみられる模倣されることへの怒りや照れなどのネガティブな感情表出はASD児では観察されなかった。

模倣が単一の行動ではなく，複数の水準と複数の側面から成るように，模倣と認知，また模倣と対人コミュニケーションとの関連性も複数の水準と側面を持つのであろう。自閉症における模倣のプロフィールの多面的な特徴を描出し，その発達的意義と限界を明らかにすることが，今後の課題と思われる。

3）記憶

初期より，自閉症児の優れた暗記力（短期記憶）や記憶の具象性（長期記憶）などが指摘されていたが，BoucherとWarrington[9]は，知的障害を伴う自閉症児の長期記憶に関する検査所見をもとに，顕在記憶と潜在記憶との乖離を見出した。しかしながら，後に主流となった高機能自閉症者を対象とした記憶検査結果からは支持されなかった。今日では記憶方略の観点から，自閉症における様々な記憶に関する知見が解釈されている。

a．顕在記憶

高機能自閉症成人の一般的な記憶検査成績はほぼ正常範囲だが，わずかにみられる非定型性は，記憶された素材を意味によって再組織化する際の困難に起因するものと考えられている[1,5,11,59,72]。再組織化する方略の非定型さは，言語であれ絵画であれ，記憶素材の意味利用の効率の悪さに集約される。

Feinら[21]は，発達性言語障害児では意味構造の複雑さは符号化に有利に働く（数字＜文章＜物語）のに対して，高機能自閉症児では，数字の記憶は発達性言語障害児よりも優れたが，文章の記憶は同程度で，物語の記憶では発達性言語障害児よりも成績は低い，という意味利用の効率の悪さを指摘した。単語についても，高機能自閉症者ではイメージを喚起しやすい具象語の方が抽象語よりも記憶成績が悪い，という通常とは逆のパターンが報告されている[87]。

b．潜在記憶

自動的な記憶過程を反映するプライミングを用いた研究からは，自閉症においては潜在記憶は保たれているようである[11,42,72,86]。しかしながら，幼児期に言語発達に遅れのなかった高機能ASD者で，語彙判断課題を用いて間接プライミング実験を行ったところ，対照群でみられた意味関連単語対でのプライミング効果がASD群では認められず，高い言語能力にもかかわらず自動的な意味処理の減弱が示唆された[41]。したがって，顕在記憶，潜在記憶とも正常レベルにあっても，意味処理に関する側面を調べる課題によって，意味利用の相対的な減弱が露呈するようである。

c．偽記憶（false memory）

記憶の本質は，記憶の正確さだけでなく，誤りの性質からも明らかになる[77]。偽記憶は，単なる記憶の失敗ではなく，情報が各人のスキーマに合わせて加工修飾された産物であり，記憶の補強という適応的な機能を有する。

Deese/Roediger-McDermott（DRM）パラダイム（たとえばtired, bed, awake, rest, dream, nightといった単語リストの学習後再認を調べると，リストになかった意味関連語sleepを，「あった」と誤答しやすい）を用いた研究によると，高機能自閉症者では意味関連語に対する誤答が少なかった[7,10]。単語の代わりに文章を用いた偽記憶研究[43]では，高機能自閉症群およびアスペルガー障害群は，定型発達群と同程度に偽記憶を生じたが，偽記憶の形成過程が定型発達群と異なる可能性が示唆された。高機能自閉症群では，他の2群と異なり，記憶の正確さは文章の意味内容の豊富さによる影響を受けにくいようであった。このようなASD者にみられる偽記憶の生じにくさもまた，意味的再組織化における異常を示すものと思われる。意味的加工を受けにくい記憶は，経験によって加工修正を加えながらも一貫した概念，たとえば，自己概念の形成には，障壁となることが予想される。

d．記憶と自己

自閉症の主観的な側面についての研究はまだ少ないが，記憶研究から自閉症者は，知識としての自己概念を記憶している反面，個人的な出来事の想起が困難なことから，通常とは異なる自己に関する意味処理を行っている可能性が示されている[8,15,45]。

自己と他者の行為に関する記憶を比較すると，定型発達児や知的障害児は自己の行為を他者の行為よりも想起しやすいのに対して，自閉症児ではそのような自己処理の優位性がみられなかった[58,76]。動作文の記憶を，自己実演条件，他者観察条件，文章条件，の3条件で比較すると，定型発達児にみられた自己実演効果（自己実演条件＞文章条件）は自閉症群ではみられず，他者実演効果（他者観察条件＞文章条件）のみが認められた[91]。このことから，自分が何を行ったかではなく，自分がどのように行ったかについての意識が自閉症では希薄であることが示唆される。こう

した自己意識は，自己の身体運動を時間や空間と関連づける過程[68]，自己モニタリング処理[76]，あるいは自己への意味関連づけ処理[88]などとも関連するという議論もある。

e．サバン能力

カレンダー計算，暗算，描画や音楽などの領域で突出した才能を発揮する人々はサバン症候群と呼ばれ，知能水準の高低とは無関係に自閉症者のごく一部に出現する[73]。このようなサバン能力が時に自閉症者にみられるのが偶然でないとすれば，忘却が生じにくい暗記力（rote memory）や部分的な細部への集中など，自閉症的認知特性がサバン能力の形成の土壌となるのかもしれない[28]。加えて，音楽再現能力に優れる自閉症者NPの詳細な報告[81]は，長時間に及ぶ情熱的かつ継続的な経験学習の重要性について，示唆的である。NPの音楽再現のエラー分析は，楽曲に内在する規則性や構造が個々の音よりも優位に把握されていたことを明らかにし，それは楽曲に強迫的に接触することで初めて可能となったと推測される。

これまでの認知研究はまだサバン能力の形成について十分明らかにしていないが，サバン能力形成の解明は，自閉症的な情熱と経験が創造に繋がる可能性[28]とその限界について，自閉症の理解や治療に対して豊かな示唆をもたらすに違いない[64]。

4）言語

初期には，反響言語，代名詞転倒，字義通り性，不適切な比喩など，言語表出にみられる病理が，自閉症の一次障害としてみなされていたが，最近では自閉症の言語障害は言語固有の障害ではないと考えられている。ASD者の言語は音韻（phonology），文法（syntax）はあまり障害されない反面，言語領域と対人領域のインターフェースとなる語用（pragmatics）やプロソディー（抑揚，強勢，リズムなど。prosody）の異常が顕著

となる，独特な不均衡を特徴とする発達を辿る[39,55]）。語用の異常は，言語発達の遅れのないアスペルガー障害においても指摘されている[32,71]）。

a．対人的側面

プロソディーは，文法構造や語義の理解を助けるだけでなく，対人コミュニケーションに感情的色彩を加える機能を持ち，意味，語用，そして対人認知と密接に関連する。Asperger[2]）は児童にみられたプロソディー特徴を一本調子や不自然と表現したが，こうした特徴はASD者の言語が発達しても克服されずに残る傾向がある[79]）。

語用もまた，言語を場面によって異なった仕方で扱うことに関わる克服されにくい側面である。字義通り性，不適切な比喩，独特な言語表現などの不適切な言語使用や，文脈利用が必要な同形異義語や行間の理解の困難は，あらゆる発達水準や年齢のPDD者に普遍的である[27,36,56]）。

文法と関連して注目されるのは，人称代名詞のあなた/私，こ/そ/あなど，直示的指示語全般の理解と使用の困難である[33,83]）。直示性を持つ語には，こちらに/そちらへなどの副詞，行く/来る，あげる/もらうなどの動詞なども含まれ，いずれも自分と相手や物との空間的，時間的関係の理解および自他の視点の変換を必要としており，幼児期から大人との相互交流を介して獲得されるものである。

b．意味的側面と知覚的側面

言語の意味処理と音韻処理の関連について，ASDにおける音韻処理優位を示唆する証拠がいくつかある。第1に，高機能ASD者は，記憶検索の際に意味情報よりも音韻情報を有効に利用する[60]）。第2に，高機能ASD者の言語連想は，意味情報によるプライミング効果の大きさについては定型発達者と差はなかったが，音韻情報によるプライミング効果はより大きい[41]）。

言語の意味処理と視覚処理の関連についても，ASDの言語処理が視覚イメージを豊富に利用していることを示唆する証拠がある。第1に，高機能自閉症者においても単語より絵を手がかりとして用いたプライミング効果の方が大きく，自閉症では意味処理に形態的特徴を表現する視覚情報が言語より利用されやすい[42]）。第2に，単語の語彙判断時に，高機能ASD者は，対照群では活性化されない初期視覚野および高次視覚野（extrastriate cortex）を利用していることがfMRIを用いて示されている[23]）。

c．脳の側性化（lateralization）

大脳半球の優位性については，MRIを用いた測定により，高機能自閉症児の両側半球の容積は定型発達児と同様，左右対称であることが示された[29]）。しかし領野別にみると，一次感覚運動野は群間差はないが，低次および高次連合野は対照群では左半球優位なのに対して，自閉症群では右半球優位であった。つまり，言語や対人関係などの高度な処理を司る連合野に，自閉症の側性化の異常が集中している。脳損傷児の研究から，言語発達に関連する側性化は言語経験に依存して可塑的であることが示されており[57]），自閉症においても，早期介入によってどのように変化するかは，今後の重要な検討課題である。

5）顔処理

ASDの顔処理は，近年，最も精力的に取り組まれ，知見の豊富な研究領域である。ASDにおける他者の顔に対する反応の異常は，乳幼児期に人の顔を見ないことから，成人期でも表情や視線などの身体メッセージを読み取れない，といったことまで，日常場面では広くそして一貫して観察されるが，意外なことに，認知研究においては，高機能自閉症成人の顔や表情の認知方略はほぼ正常レベルまで向上することがわかっている。しかしながら，顔課題の正答率が対照群と変わらない場合でも，行動レベルでは反応時間の遅

さ[4,31)]や，神経生理学的レベルでの非定型的な反応パターンなどから，ASDの人々は定型発達の人々とは異なる仕方で顔を知覚している，と推測される。本稿では，意識的には獲得し難い側面の顔知覚について，論じる[38)]。

　a．顔知覚

　顔知覚に関する「倒立効果」は，倒立状態の顔，たとえば顔写真の向きを逆さまにした時の顔，に対する顔識別は，正立した状態のそれと比べて困難となる現象を指し，通常での顔知覚は，顔全体の布置などに依存した全体的処理を行っていることを示すものと考えられている。自閉症児については，Langdell[53)]の古典的研究以降，顔を倒立させても顔識別の正確さが正立顔のそれと変わらない[84)]か，むしろ倒立させた方が正確さが増す[30)]などと報告されていることから，自閉症児は顔を全体的処理ではなく，むしろ目，鼻，口など部分に焦点を当てた知覚処理をしていると考えられる。

　最近の研究によって，高機能ASD成人は定型発達成人と同様に倒立効果を示すことが指摘され，そのことからASD者の顔知覚は成長に従って部分的処理から全体的処理へと変化する可能性が示唆されている[52,85)]。

　一方，ASDにおける部分処理優位な傾向は，顔に限らず物についても報告されており，Behrmannら[4)]は，全体的処理と部分的処理のどちらが優勢かを調べる図形課題を用いて顔および物の識別を調べたところ，高機能自閉症成人は，顔だけでなく物の識別に際しても対照群よりも長時間を要した。要した時間は部分的処理の傾向が強いほど長かった。このことにより，ASDの顔知覚に関して報告されてきた多くの知見は，顔という対象の特殊性だけでは完全に説明しきれず，物知覚にも共通する知覚処理一般のなんらかの異常を反映すると考えた方がよりよく説明できるようである[61)]。

　以上は意識的な顔知覚に関してであるが，閾下呈示の顔に対する無意識的な顔知覚の際の事象関連電位の早期成分を調べた研究によると，高機能ASD成人では定型発達成人で前意識的段階にみられた顔に対する倒立効果がみられず，物知覚とは区別された[40)]。脳波や脳磁図を用いた神経生理学的研究からも，ASD成人の顔識別の初期段階における脳活動の異常が指摘されている[3,65)]。

　fMRIを用いた神経画像研究の多くは，通常，成人では顔知覚に選択的な紡錘状回（fusiform gyrus；FG）の外側に位置する「顔領野」に関心を持ち，顔処理時の脳活動を調べてきた。異なる顔課題を用いた研究の多くは顔領野の低活動を報告しているが，顔領域の脳活動はASD群と対照群とで差がないとするもの[78)]や，顔領野の神経回路における部位や他の部位との機能的結合が自閉症/ASDでは非定型的であるという報告[49)]もあり，ASDの顔処理についての成人データはまだ統一的に解釈するには十分ではない。が，今後，多様性に迫る新たな事実が明らかにされるものと期待できる。

　b．顔処理と対人情動経験

　定型発達では，対人経験が1年足らずの乳児の顔知覚にも，経験による脳活動の変化が神経生理学的に観察されている[20)]。一方，ASD幼児では，お気に入りの物の知覚には経験による影響がみられたのに，よく知っている顔の知覚には経験の影響が神経生理学的には認められなかった[18)]。こうした経験効果の稀薄さは，単なる経験量の多寡ではなく，前述の「対人選好・親密さ」で言及したASDの乳幼児における他者の顔への選好の弱さのために導かれた結果ではないか，と発達的観点から諸知見を統一的に説明しようとする試みがある[44,78)]。

　こうした経験および熟達が，自閉症児の認知機能だけでなく脳機能にも影響を及ぼすことは，fMRIを用いたGrelottiら[25)]の研究によって明らかにされた。彼らは，FGおよび

扁桃体の脳活動について，デジモン愛好家の自閉症少年 DD と，特にそのような好みのない自閉症少年 CC，そして定型発達の少年の3名を対象として，人およびデジモンの顔識別を物識別とともに比較検討した。その結果，定型発達少年では，人の顔に対して，物やデジモンの顔に対してよりも FG に大きな活性化がみられたのに対して，自閉症少年 DD では，長年の没頭の対象であるデジモンの顔に対して，人の顔や物に対してよりも FG および扁桃体に大きい活性化が観察された。

一方，自閉症少年 CC では，人の顔に対する FG の活性化はデジモンの顔や物に対してよりも弱く，扁桃体の反応は DD とは異なり，特に右側でデジモンによる強い活性化は生じなかった。この研究結果は，自閉症における顔処理および脳機能に反映される異常の形成に関して，対人交流に対する情動的な動機づけとそれにもとづく対人経験の関与の臨床的示唆が大きい。

6）遂行機能

前頭葉障害患者の認知機能評価として開発された諸検査を用いて，自閉症者の遂行機能が研究されるようになったのは 1980 年代以降である[66]。これまでの多くの研究は ASD 者に遂行機能障害を指摘しているが，ASD における遂行機能の発達過程や，神経基盤，そして他の領域との相互関連については明らかになっていない。最近では，単一の能力としての遂行機能ではなく，構成要素別に調べられている。

ワーキングメモリー（working memory；WM）は遂行機能を構成する一要素で，言語理解や推論のような複雑な認知に必要な，情報の一時的な貯蔵や保持している情報の操作や統合などのための処理システムとされる。自閉症では，認知レベルにおける見解は一致しないが[67,69]，神経レベルにおいては，fMRI を用いた研究によって，WM を使用時の神経活動は，対照群とは逆に後方（視覚領野）優位，右大脳半球優位の脳活動パターンを示す他，機能的結合が減弱しているなど，WM の神経基盤が異なることが示されている[48]。

意思決定もまた，遂行機能を構成する一要素であるが，意思決定には，通常，外界の対象との相互作用を通じて対象に対する適切な働きかけ方を学習していくボトムアップな意思決定過程と，対象に関する事前知識を用いて対象に対する働きかけ方をあらかじめ調整するトップダウンな意思決定過程の，並列的に働く二種類がある。対戦ゲーム（matching pennies game）を用いてこれらを分離して検討すると，ASD 者の反応パターンには，トップダウンな意思決定の調整に関わるなんらかの困難が関与することが示唆された[82]。

このように課題によって異なる結果が報告されている遂行機能については，研究はまだ端緒についたばかりである。

おわりに：BAP の発達認知神経科学的研究から見えてくるもの

上述の6つの BAP 候補と考えられている認知表現型は，ASD の対人コミュニケーションの障害と関連が深い。これらのうち，対人選好や模倣は，生後まもなくよりそれらの原初的形態が認められ，児の経験を方向づける重要な役割を果たすことから，ASD の対人的障害の起源として発達的観点から注目されている。また，対人選好の強さが臨床症状の程度や対人コミュニケーション能力と関連する生理指標と相関するという興味深い知見もいくつか報告されているけれども，現時点では，対人選好の弱さが将来の対人コミュニケーションの発達にカスケード的に影響するという発達仮説を支持するには十分ではない。時間的関連性がまだ検討されていないので，今後，縦断的な観察によって，乳幼児期にお

ける対人選好あるいは模倣にみられるなんらかの異常が，実際にどのような発達的影響を及ぼすのか，それ以外のどのような要因が促進的あるいは阻害的に関与するのか，などについて検討する価値があると思われる。模倣に関しても同様であるが，これまでのASDと模倣の研究は，模倣の水準や，含まれる認知的要素と対人的要素との関連などについても未整理なまま，それぞれ異なる水準と側面が対象とされてきたと言えるであろう。

一方，記憶，言語，顔処理，そして遂行機能といった認知表現型は，いずれも高次の機能である。洗練された方法を駆使した数多くの研究知見からは，高機能ASD者が全体として正常範囲の課題成績を示したとしても，詳細に調べると，従来予想されていた，障害された顕在記憶と無傷な潜在記憶，あるいは障害された語用と無傷な文法や語彙，意識的な顔処理と無意識的な顔処理，などといった既存のカテゴリーと対応する悉無的な分類ではすべての事実を説明しきれない，ということがわかる。そこには，脳が生物学的な制約のもとで，認知機能に限局されるドメインを超えた広範な神経回路を巻き込みながら可塑的に発達していくということが関わってくるのであろう[35]。そしてまさに，こうした異なるドメインの境界を超えて機能的に結合できること，そしてその広汎な機能的結合に貢献する下位のドメインとその神経基盤の専門化の発達過程の異常が，自閉症/ASDの発達異常の本質ではないだろうか。サバン能力に顕著となるような認知的強みの面に注目すると，そうした脳の非定型的発達の別の側面である，局所的脳部位への過剰な依存と限局的な認知処理機能の熟達の賜物とも言えるのではないだろうか。そしてその発達過程で生じている経験や代償が持ちうる可塑的変化[80]のメカニズムこそが，自閉症/ASDの治療にとって最も重要となることだと思われる。ASDのそうした特徴を持つ発達の様式が，上述のBAPへのアプローチから，共通して浮き彫りになったのは興味深い。このことが，遺伝子異常やその発現の異常に帰することのできるかどうかについては，今後の多次元的研究の成果に期待されるところである。

自閉症/ASDは，非定型的ではあるが，定型発達と同様，長い時間をかけて遺伝と環境の相互作用を受けて発達していく。自閉症的症状には，いずれか1つの症状の存在だけで，適応の悪さを決定しうるほどインパクトのあるものはない。前述のRonaldらの研究[75]にも示されているように，自閉症の対人コミュニケーション症状とは別の独立したリスク要因が加わることによって，自閉症という症候群が顕在化し，逆に言えば，別の保護要因が加わることによって，代償可能性もまた大きいことが示唆されている[80]。自閉症/ASDをより深く理解するには，症候群が形成されるプロセスを明らかにすると同時に，機能代償のプロセスについても，多くのことを明らかにしていく必要がある。

これまでの膨大な研究知見をこのような新たな視点で眺めてみると，自閉症という概念を，今一度，疑い，再検討する時期に来ているのかもしれない。

文献

1) Ameli, R., Courchesne, E., Lincoln, A., et al.: Visual memory processes in high-functioning individuals with autism. J. Autism Dev. Disord., 18; 601-615, 1988.
2) Asperger, H.: Die "Autistischen Psychopathen" im Kindesalter. Archiv für Psychiatrie und Nervenkrankheien, 117; 76-136, 1944（詫摩武元，髙木隆郎訳：小児期の自閉的精神病質．髙木隆郎，M. ラター，E. ショプラー編：自閉症と発達障害研究の進歩，Vol.4，星和書店，東京，p.30-68, 2000.）
3) Bailey, A. J., Braeutigam, S., Jousmaki, V. et al.: Abnormal activation of face processing systems at early and intermediate latency in individuals with autism spectrum disorder: a magnetoencephalographic study. Eur. J. Neuros-

ci., 21 ; 2575-2585, 2005.
4) Behrmann, M., Avidan, G., Leonard, G. L.et al. : Configural processing in autism and its relationship to face processing. Neuropsychologia, 44 ; 110-129, 2006.
5) Bennetto, L., Pennington, B. F., Rogers, S. J. : Intact and impaired memory functions in autism. Child Dev., 67 ; 1816-1835, 1996.
6) Bertenthal, B. I., Proffitt, D. R., Cutting, J. E. : Infant sensitivity to figural coherence in biomechanical notions. J. Exp. Child Psychol., 37 ; 214-230. 1984.
7) Beversdorf, D. Q., Smith, B. W., Crucian, G. P., et al : Increased discrimination of "false memories" in autism spectrum disorder. Proc. Natl. Acad. Sci. USA, 97 ; 8734-8737, 2000.
8) Boucher, J. : Immediae free recall in early childhood autism : Another point of behavioral similarity with the amnestic syndrome. British Journal of Psychology, 72 ; 211-215, 1981.
9) Boucher, J., Warrington, E. K. : Memory deficits in early infantile autism : Some similarities to the amnesic syndrome. Br. J. Psychol., 67 ; 73-87, 1976.
10) Bowler, D. M., Gardiner, J. M., Grice, S. et al. : Memory illusions : False recall and recognition in adults with Asperger's syndrome. J. Abnorm. Psychol., 109 ; 663-672, 2000.
11) Bowler, D. M., Matthews, N. J., Gardiner, J. M. : Asperger's syndrome and memory : Similarity to autism but not amnesia. Neuropsychologia, 35 ; 65-70, 1997.
12) Briskman, J., Happe, F., Frith, U. : Exploring the cognitive phenotype of autism : Weak "central coherence" in parents and siblings of children with autism : II. Real-life skills and prefenreces. J. Child Psychol. Psychiatry, 42 ; 309-316, 2001.
13) Constantino, J. N., Hudziak, J. J., Todd, R. D. : Deficits in reciprocal social behavior in male twins : Evidence for a genetically independent domain of psychopathology. J. Am. Acad. Child Adolesc. Psychiatry, 42 ; 458-467, 2003.
14) Constantino,J.N., Todd, R.D. : Autistic traits in the general population : A twin study. Arch. Gen. Psychiatry, 60 ; 524-530, 2003.
15) Crane, L., Goddard, L. : Episodic and semantic autobiographical memory in adults with autism spectrum disorders. JADD, 38 ; 498-506, 2008.
16) Dapretto, M., Davis, M. S., Pfeifier, J. H. et al. : Understanding emotions in others : mirror neuron dysfunction in children with autism spectrum disorders. Nat. Neuroscience, 9 ; 28-30, 2006.
17) Dawson, G., Adams, A. : Imitation and Social responsiveness in autistic children. J. Abnorm Child Psychol., 12 ; 209-226, 1984.
18) Dawson, G., Carver, L., Meltzoff, A. N. et al. : Neural correlates of face and object recognition in young children with autism spectrum disorder, developmental delay, and typical development. Child Dev., 73 ; 700-717, 2002.
19) De Casper, A. J., Fifer,W. P. : Of human bonding : Newborns prefer their mother's voices. Science, 208 ; 1174-1176, 1980.
20) de Haan, M., Nelson, C. A. : Brain activity differentiates face and object processing in 6-month-old infants. Dev. Psychol., 35 ; 1113-1121, 1999.
21) Fein, D., Dunn, M., Allen, D. A. et al. : Language and neuropsychological findings. In : (ed.), Rapin, I. Preschool children with inadequate communication. Mac Keith Press, 1996.
22) Field, T., Field, T., Sanders, C. et al. : Children with autism display more social behaviors after repeated imitation sessions. Autism, 5 ; 317-323, 2001.
23) Gaffrey, M. S., Kleinhans, N. M., Haist, F. et al. : Atypcial [correlated] participation of visual cortex during word processing in autism : An fMRI study of semantic decision. Neuropsychologia, 45 ; 1672-1684, 2007.
24) Gervais, H., Belin, P., Boddaert, N. et al. : Abnormal cortical voice processing in autism. Nat. Neurosci. ,7 ; 801-802, 2004.
25) Grelotti, D. J., Klin, A. J., Gauthier, I. et al. : fMRI activation of the fusiform gyrus and amygdala to cartoon characters but not to faces in a boy with autism. Neuropsychologia, 43 ; 373-385, 2005.
26) Hadjikhani, N., Joseph, R. M., Snyder, J. et al. : Anatomical differences in the mirror neuron system and social cognition network in autism. Cereb Cortex, 16 ; 1276-1282, 2006.
27) Happe, F. P. E. : Central coherence and theory of mind in autism : Reading homographs in context. Bri. J. Dev. Psychol., 15 ; 1-12, 1997.
28) Heaton, P., Wallace, G. L. : Annotation : the savant syndrome. J. Child Psychol. Psychiatry, 45 ; 899-911, 2004.
29) Herbert, M. R., Ziegler, D. A., Deutsch, C. K. et al. : Brain asymmetries in autism and developmental language disorder : A nested whole-brain

analysis. Brain, 128 ; 213-226, 2005.
30) Hobson, R. P., Ouston, J., Lee, A.: What's in a face? The case of autism. Bri. J. Psychol., 79 ; 441-453, 1988.
31) Hubl, D., Bolte, S., Feineis-Matthews, S. et al.: Functional imbalance of visual pathways indicates alternative face processing strategies in autism. Neurology, 61 ; 1232-1237, 2003.
32) 稲田尚子, 神尾陽子：アスペルガー障害成人の会話にみられる言語特徴：一症例の会話分析の知見から. 児童青年精神医学とその近接領域, 48 (1) ; 61-74, 2007.
33) 伊藤恵子, 田中真理：指示詞コ・ソ・アの理解からみた自閉症児の語用論的機能の特徴. 発達心理学研究, 17, 1 ; 73-83, 2006.
34) Johnson, M. H., Dziurawiec, S., Ellis, H.: Newborns' preferential tracking of face-like stimuli and its subsequent decline. Cognition, 40 ; 1-19, 1991.
35) Johnson, M. H., Griffin, R., Csibra, G. et al.: The emergence of the social brain network: Evidence from typical and atypical development. Dev. Psychopathol, 17 ; 599-619, 2005.
36) Jolliffe, T. & Baron-Cohen, S.: A test of central coherence theory : linguistic processing in high-functioning adults with autism or Asperger syndrome : Is local coherence impaired? Cognition, 71 ; 149-185, 1999.
37) Kamio, Y., Tobimatsu, S., & Fukui, H.: Developmental disorders. In : (eds.), Decety, J., Cacioppo, J. The Handbook of Social Neuroscience. Oxford University Press, inpress.
38) 神尾陽子：自閉症スペクトラム障害における顔処理の発達. 心理学評論, 50 ; 31-39, 2007.
39) 神尾陽子：自閉症スペクトラムの言語特性に関する研究. 発達期言語コミュニケーション障害の新しい視点と介入理論（笹沼澄子編), 医学書院, 東京, p.53-70, 2007.
40) Kamio, Y., Fujita, T., Tobimatsu, S.: Subliminal face perception in autism spectrum disorder : An event-related potential study. Psychiatry Clin. Neurosci., 61 ; S 17, 2007.
41) Kamio, Y., Robins, D., Kelley, E. et al.: Atypical Lexical/Semantic Processing in High-Functioning Autism Spectrum Disorders without Early Language Delay. J. Autism Dev. Disord., 37 ; 1116-1122, 2007.
42) Kamio, Y., Toichi, M.: Dual access to semantics in autism : Is pictorial access superior to verbal access ? J.Child Psychol. Psychiatry, 41 ; 859-867, 2000.
43) Kamio, Y., Toichi, M.: Memory illusion in high-functioning autism and Asperger's disorder, J. Autism Dev. Disord., 37 ; 867-876, 2007.
44) Kamio, Y., Wolf, J. & Fein, D.: Automatic processing of emotional faces in children and adolescents with high-functioning pervasive developmental disorders : An affective priming study. J. Autism Dev. Disord., 36 ; 155-167, 2006.
45) Klein, S. B., Chan, R. L., & Loftus, J.: Independence of episodic and semantic self-knowledge : The case from autism. Soc.Cog., 4 ; 413-436, 1999.
46) Klin, A.: Young autistic children's listening preferences in regard to speech : A possible characterization of the symptom of social withdrawal. J. Autism Dev. Disord., 21 ; 29-42, 1991.
47) 小林洋美, 橋彌和秀：「まねされること」への反応の発達：定型発達と自閉症スペクトラムとの比較. 第17回日本発達心理学会大会, 発表論文集, 福岡, p.207, 2006.
48) Koshino, H., Carpenter, P. A., Minshew, N. J. et al.: Functional connectivity in an fMRI working memory task in high-functioning autism. Neuroimage, 24 ; 810-821, 2005.
49) Koshino, H., Kana, R. K., Keller, T. A. et al.: Just MA. fMRI investigation of working memory for faces in autism. Visual coding and under-connectivity with fronal areas. Cerebral Cortex, 18 ; 289-300, 2008.
50) Kuhl, P. K.: A new view of language acquisition. Proc. Natl. Acad. Sci. USA, 97 ; 11850-11857, 2000.
51) Kuhl, P. K., Coffey-Coria, S., Padden, D. et al.: Links between social and linguistic processing of speech in preschool children with autism : Behavioral and electrophysiological meatures. Dev. Sci., 8 ; F 1-F 12, 2005.
52) Lahaie, A., Mottron, L., Arguin, M. et al.: Face perception in high-functioning autistic adults : Evidence for superior processing of face parts, not for a configural face-processing deficit. Neuropsychology, 20 ; 30-41, 2006.
53) Langdell, T.: Recognition of faces : An approach to the study of autism. J.Child Psychol. Psychiatry, 19 ; 255-268, 1978.
54) Le Couteur, A., Bailey, A., Goode, S. et al.: A broader phenotype of autism : The clinical spectrum in twins. J.Child Psychol.Psychiatry, 37 ; 785-801, 1996.
55) Lord, C. & Paul, R. Language and communication in autism. In : (ed.), Cohen, D. J. & Volk-

mar, F. R. Handbook of autism and pervasive developmental disorders. 2 nd ed. John Wiley & Sons, 1997.

56) Mawhood, L., Howlin, P., & Rutter, M.: Autism and developmental receptive disorder-a comparative follow-up in early adult life. I: Cognitive and language outcomes. J. Child Psychol. Psychiatry, 41; 547-559, 2000.

57) Mills, D. L., Coffey-Corina, S. A., Neville, H. J.: Variability in cerebral organization during primary language acquisition. In: (ed.), Dawson, G. & Fischer, K. Human behavior and the developing brain. The Guilford Press, New York, 1994.

58) Millward, C., Powell, S., Messer, D. et al.: Recall for self and other in autism: Children's memory for events experienced by themselves and their peers. J. Appl. Dev. Psychol., 30; 15-28, 2000.

59) Minshew, N. J., Goldstein, G.: Is autism an amnestic disorder? Evidence from the California Verbal Learning Test. Neuropsychology, 7; 209-216, 1993.

60) Mottron, L. & Burack, J. A.: Enhanced perceptual functioning in the development of autism. In: (eds.), Burack, J. A., Charman, T., Yirmiiya, N. et al. The development of autism: Perspectives from theory and research. Lawrence Erlbaum, 2001.

61) Mottron, L., Dawson, M., Soulieres, I. et al.: Enhanced perceptual functioning in autism: An update, and eight principles of autistic perception. J. Autism Dev. Disord., 36; 27-43, 2006.

62) Nadel, J., Guerini. C., Peze. A. et al.: The evolving nature of imitation as a format for communication. In: (ed.), Nadel, J. Butterworth, G. Imitation in infancy. Cambridge University Press, Cambridge, 209-234, 1999.

63) Nadel, J., Croue, S., Mattlinger, M-J. et al.: Do children with autism have expectancies about the social behaviour of unfamiliar people?: A pilot study using the still face paradigm. Autism, 4 (2); 133-145, 2000.

64) 仁平義明, 神尾陽子：自閉症者の「並外れた才能」再考. 心理学評論, 50; 78-88, 2007.

65) O'Connor, K., Hamm, J. P., & Kirk, I. J.: Neurophysiological responses to face, facial regions and objects in adults with Asperger's syndrome: An ERP investigation. Int. J. Psychophysiol., 63; 283-293, 2007.

66) 太田昌孝：自閉症圏障害における遂行機能. 高木隆郎, P. ハウリン, E. フォンボン編：自閉症と発達障害研究の進歩, Vol.7, 星和書店, 東京, p. 3-25, 2003.

67) Ozonoff, S., & Strayer, D. L.: Further evidence of intact working memory in autism. J. Autism Dev. Disord., 31; 257-263, 2001.

68) Pacherie, E.: Motor-inmages, self-consciousness and autism. In: (ed.), Russell, J. Autism as an executive disorder. Oxford University Press, 1997.

69) Pennington, B. F., Rogers, S. J., Bennetto, L. et al.: Validity tests of the executive dysfunction hypothesis of autism. In: (ed.), Russell, J. Autism as an executive disorder. Oxford University Press, 1997.

70) Piven, J., Palmer, P., Jacobi, D. et al.: Broader autism phenotype: Evidence from a family history study of multiple-incidence autism families. Am. J. Psychiatry, 154; 185-190, 1997.

71) Ramberg, C., Ehlers, S., Nyden, A. et al.: Language and pragmatic functions in school-age children on the autism spectrum. Eur. J. Disord. Commun., 31; 387-414, 1996.

72) Renner, P., Klinger, L. G., & Klinger, M. R.: Implicit and explicit memory in autism: Is autism an amnestic disorder? J. Autism Dev. Disord., 30; 3-14, 2000.

73) Rimland, B. & Fein, D.: Special talents of autistic savants. In: (ed.), Obler, L. K. & Fein, D. The exceptional brain. The Guilford Press, New York, 1988.

74) Robins, E. & Guse, S. B.: Establishment of diagnostic validity in psychiatric illness: Its application to schizophrenia. Am. J. Psychiatry, 126; 107-111, 1970.

75) Ronald, A., Happe, F., Plomin, R.: The genetic relationship between individual differences in social and nonsocial behaviours characteristic of autism. Dev. Sci., 8; 444-458, 2005.

76) Russell, J. & Jarrold, C.: Memory for actions in children with autism: Self versus other. Cognit. Neuropsychiatry, 4; 303-331, 1999.

77) Schacter, D. L., Norman, K. A., & Koutstaal, W.: The cognitive neuroscience of constructive memory. In: Ann. Rev. Psychol., 49; 289-318, 1998.

78) Schultz, R. T.: Developmental deficits in social perception in autism: The role of the amygdale and fusiform face area. Int. J. Dev. Neurosci., 23; 125-141, 2005.

79) Shriberg, L. D., Paul, R., McSweeny, J. L. et al.:

Speech and prosody characteristics of adolescents and adults with high-functioning autism and Asperger syndrome. J.Speech Lang. Hear. Res., 44 ; 1097-1115, 2001.
80) Skuse, D. : Rethinking the nature of genetic vulnerability to autistic spectrum disorders. Trends Genet., 23 ; 387-395, 2007.
81) Sloboda, J. A., Hermelin, B., & O'Connor, N. : An exceptional musical memory. Music Perception, 3 ; 155-170, 1985.
82) Takahashi, H., Omori, T., Ishikawa, S. et al. : Can individuals with autism pre-modulate their decision making process depending on social context? Neuroscience, 2007 Washington, D.C, Nov., 2007.
83) 田中優子, 神尾陽子：自閉症における語用論研究. 心理学評論, 50 ; 54-63, 2007.
84) Tantam, D., Monaghan, L., Nicholson, H. et al. : Autistic children's ability to interpret faces : A research note. J.Child Psychol. Psychiatry, 30 ; 623-630, 1989.
85) Teunisse, J.P., de Gelder, B. : Face processing in adolescents with autistic disorder : The inversion and composite effects. Brain Cogn, 52 ; 285-294, 2003.
86) Toichi, M. & Kamio, Y. : Verbal association for simple common words in high-functioning autism. J. Autism Dev. Disord., 31 ; 483-490, 2001.
87) Toichi, M., Kamio, Y. : Long-term memory in high-functioning autism : Controversy on episodic memory in autism reconsidered. J.Autism Dev.Disord., 33 ; 151-161, 2003.
88) Toichi, M., Kamio, Y., Okada, T. et al. : A lack of self-consciousness in autism. Am.J.Psychiatry, 159 ; 1422-1424, 2002.
89) Williams, J. H. G., Whiten, A., Suddendorf, T. et al. : Imitation, mirror neurons and autism. Neurosci. Biobehav. Rev., 25 ; 287-295, 2001.
90) Wing, L., Gould, J. : Severe impairments of social interaction and associated abnormalities in children : epidemiology and classification. J. Autism Dev.Disord., 9 ; 11-30, 1979.
91) 山本幸子, 齊藤崇子, 神尾陽子：自閉症における自己と他者の処理：自己および他者の動作がエピソード記憶に与える影響についての検討. 児童青年精神医学とその近接領域, 45 ; 1-7, 2004.

第8章 脳研究について

山末 英典　桑原 斉　川久保 友紀　笠井 清登

1．構造画像研究

はじめに

　広汎性発達障害は，(1) 言語的コミュニケーションの障害，(2) 対人相互作用の障害，(3) 常同的反復的な行動様式，が精神機能の非定型発達として表現される。そして，こうした精神機能の非定型発達の背景には，脳の非定型発達が基盤をなしていると考えられる。1990年代以降に高空間解像度MRIが普及し，コンピューター技術の飛躍的な進歩と共に画像解析方法も発展したことで，近年はこの脳の非定型発達についての研究報告が蓄積されてきた。そして，現在では広汎性発達障害の臨床像の背景をなす脳基盤が徐々に明らかにされつつある。この項目では，自閉症スペクトラム障害（ASD），特に高機能自閉症もしくはアスペルガー障害を対象とした構造画像研究の知見をまとめる。

1）ASDの脳形態所見

　高解像度MRIを用いて，健常対照との脳体積の比較を行う研究が多数行われている。脳局所の所見としては，表情認知などに関連する扁桃体，顔の認知や視線処理などに関連する紡錘状回，ヒトミラーニューロンシステムとして模倣や共感に関連するとして近年注目されている下前頭回や上側頭溝，他者の意図の理解に関与する内側前頭前野などの対人的情報処理の基盤をなす脳部位や，行動や運動の調整を行う小脳に体積異常の報告が多い。しかしながら，報告によって体積が大きいか小さいかのレベルで不一致が認められる。

2）非定型発達

　前出したような脳形態異常の不一致について，こうした横断面での観察による所見の不一致が，時間軸を加えて考慮することによって解決するという指摘がされている。すなわち，年齢と共に脳が発達し，所見も変化するという理解が広い支持を得てきている。定型発達においても脳形態は図1のように時間と共に曲線を描いて増減する。例えば，脳灰白質体積は，生後徐々に体積を増していくが，思春期にピークを迎え，その後は体積が緩やかに減少していく[1]。この曲線を描く定型発達を基準として，ASD当事者での脳体積の相対的な変化を時系列で描いたのが図2である[2]。これによれば，ASD当事者では生後1−2年の間に定型発達児よりも脳体積が急激に増大する。しかし，その後緩やかに定型発達児のレベルに近づいていき，最終的に成人では定型発達と差がなくなっていく。そして成人後には，脳全体としては健常対照と差は少なく，局所的にはむしろ体積減少の報告が多い。こうした年齢による相対的な脳形態所見の増減が，発達途上におけるASD当事者

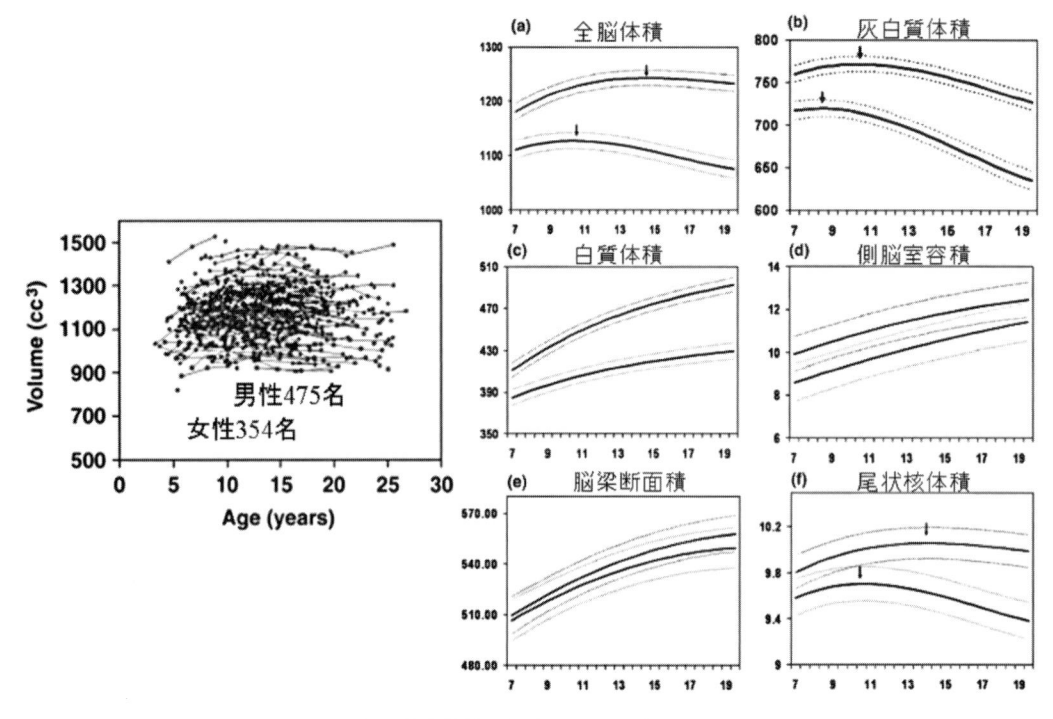

図1 脳の定型発達曲線（文献1より一部改変して引用）
左の散布図は，横軸が年齢で縦軸が全脳体積で男性475名，女性374名の健常者データを示している。
a)～f) はそれぞれの脳形態指標の近似曲線。

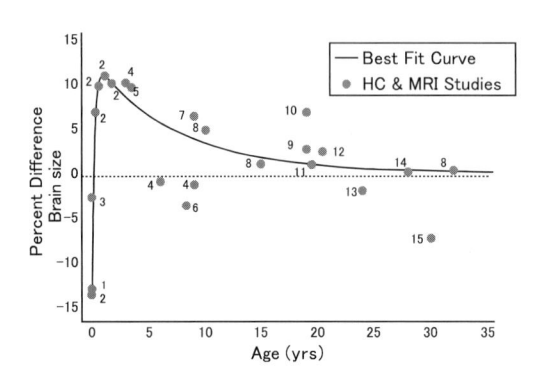

図2 自閉症スペクトラム障害の非定型神経発達
（文献2より一部改変して引用）
横軸に年齢，縦軸に脳の大きさが表されている。破線で記された定型発達者の平均と比較した，既に発表された15の報告による自閉症スペクトラム障害当事者の脳の大きさの偏倚を示している。

と定型発達児との比較を困難にしていると考えられている。

3）脳形態異常の成因

上述してきた，健常対照との比較から示されたASDにおける脳形態異常は，その成因については明らかでない。健常成人においては脳灰白質体積の個人差の8割以上は遺伝的に規定されていると報告されているため，ASDの脳形態所見も，少なくともその一部はASDの遺伝要因の中間表現型である可能性がある。またその一方で，胎生期から幼年期ぐらいまでを中心とした環境要因を反映している部分も少なからず存在しているはずである。こうしたある表現型における遺伝の寄与程度を導くためには，ほぼ100％遺伝背景を共有している一卵性双生児などを対象とした双生児研究が有用である。すなわち，一卵

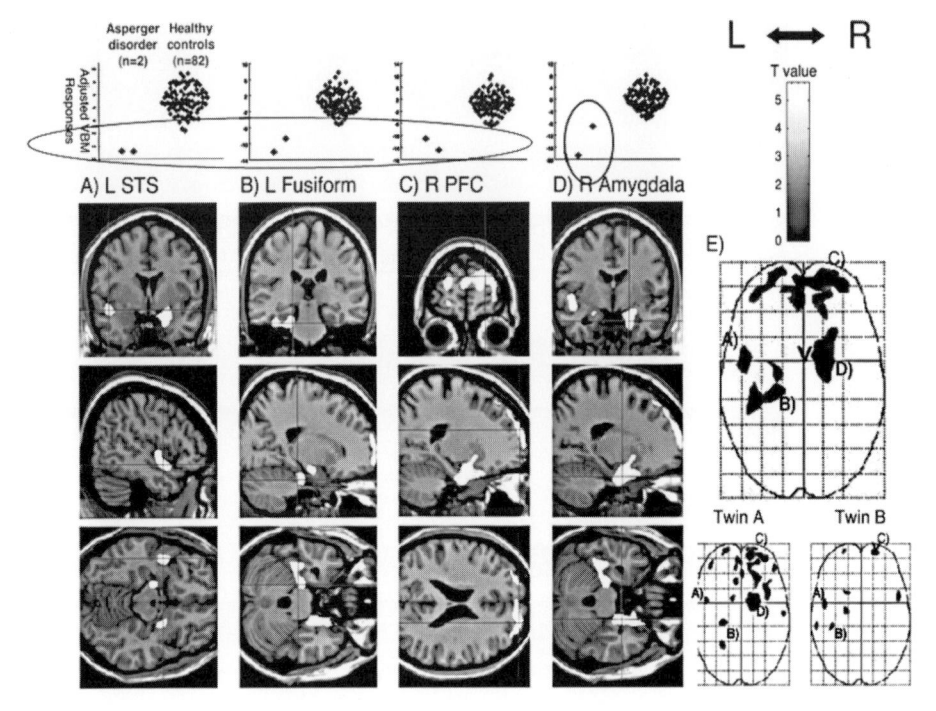

図3　アスペルガー障害と遺伝的な脳形態異常（文献4より一部改変して引用）
一卵性双生児のアスペルガー障害一致例の2人が，82名の健常対照に比較して，上側頭溝，紡錘状回，前頭前野では2人に共通して体積減少が認められ，これらの体積減少の遺伝性を示唆した。一方で，扁桃体体積減少はうつ病を合併した双生児対でのみ認められた。
STS：Superior temporal sulcus, L：Left, R：Right, PFC：Prefrontal Cortex

性双生児で相異なる表現型があれば，それは環境要因を反映している可能性が高く，共有される表現型は遺伝要因を反映する可能性が高い。

われわれは，アスペルガー障害と診断された一卵性双生児一致例の脳形態を定量的に評価するため，82名の健常対照群との比較を，Voxel-based Morphometry（VBM）という，細かな画素の単位で脳全体から体積減少や増加を検出できる方法によって行った[4]。この2例は，遺伝子解析により一卵性と診断された。また，アスペルガー障害の診断が一致している一方で，うつ病の併発は一方の産科的合併症がより重度であった双生児対でのみ認め，双生児間で不一致だった。VBMの結果，健常対照82名と比べて（2名×82名），アスペルガー障害と診断された双生児対では，

右前頭前野，左上側頭回，紡錘状回および右扁桃体の灰白質濃度が低下していた。この低下は，全脳のボクセルによる多重検定であることからボンフェローニタイプの補正を行っても，統計学的に有意なものであった（図3）。さらに，それぞれの双生児対を別個に健常対照と比較すると（1名×82名），右前頭前野，左上側頭回，紡錘状回の灰白質濃度低下は双生児間で一致して認められたものの，右扁桃体の灰白質濃度低下は，うつ病を併発した双生児対でのみ認められることがわかった。図3の左上に記した灰白質濃度の散布図からは，右前頭前野，左上側頭回，紡錘状回におけるアスペルガー障害患者の健常対照からの偏倚と，双生児対同士の類似，右扁桃体における相違が認められる。これらの結果から，右扁桃体の灰白質濃度低下はアスペルガ

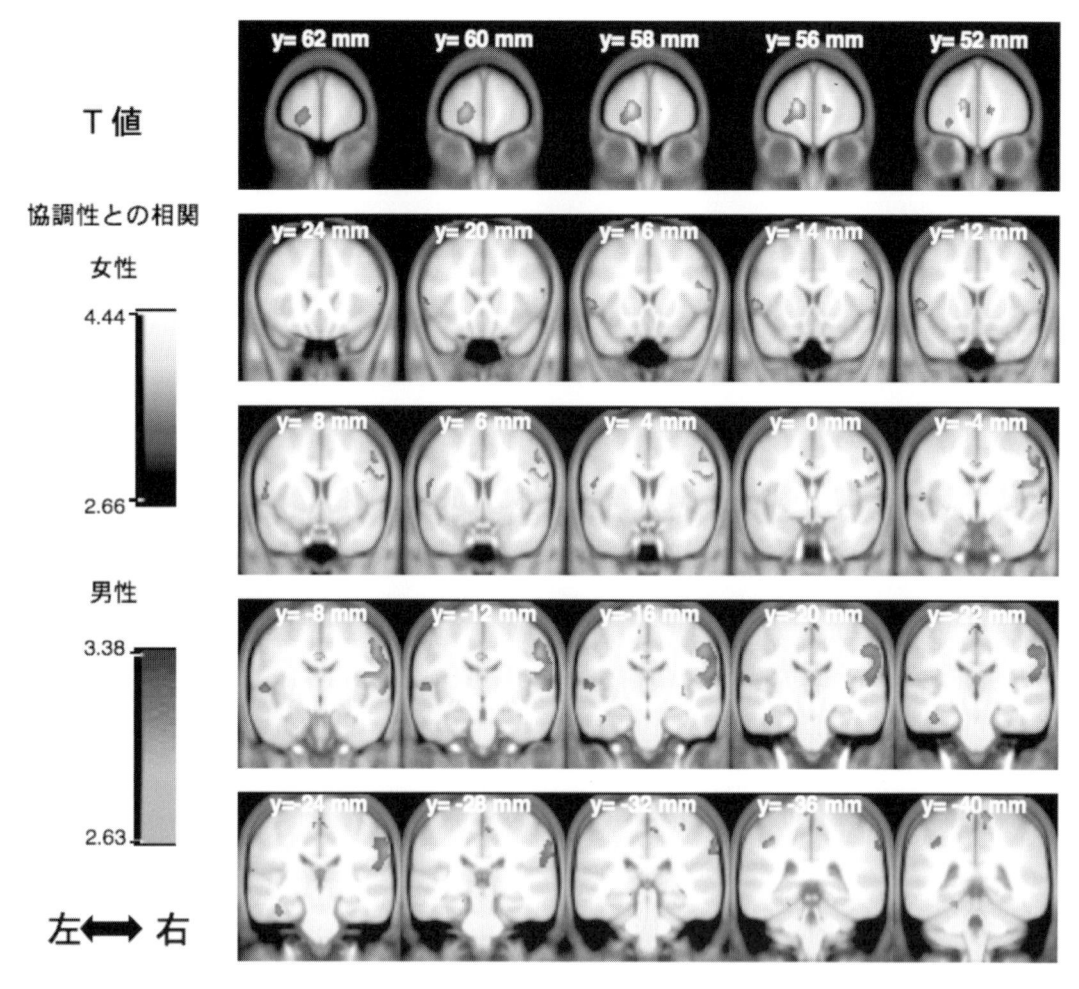

図4　女性に特有な協調性と灰白質体積の社会脳領域における相関（文献5より一部改変して引用）
下前頭回の後部や内側前頭前野の前方部など，対人相互作用などに関わる脳部位の灰白質体積が大きいほど協調性が高いという相関関係が女性特有に認められた。

一障害よりもうつ病との関連が強いことが示唆された。このことは，うつ病患者における扁桃体体積減少の報告と一致している。さらに，動物実験の結果から，自閉症スペクトラム障害で認められる扁桃体病変が，同障害に高率に合併する気分障害や不安障害の関連であると結論する海外の研究グループの見解とも一貫している。一方で，前頭前野，上側頭回，紡錘状回などの脳部位は，心の理論や対人関係能力の脳基盤として再三機能的関連を指摘され，脳形態上の異常も繰り返し報告されている部位である。この双生児対のVBM解析が，これらの脳部位の脳形態異常の追試のみならず，これらの所見への遺伝要因の関与を支持していることが考えられた。この見解は，米国の別のグループから報告されている，ASDの大脳皮質体積減少には遺伝要因の関与が強いという研究結果とも一致している[3]。

4）対人相互作用の障害の脳神経基盤

最近，ASDの臨床的3主徴は，3つ共に説明できる遺伝要因はないと結論付けられた。すなわち言い換えれば，それぞれが別々の遺

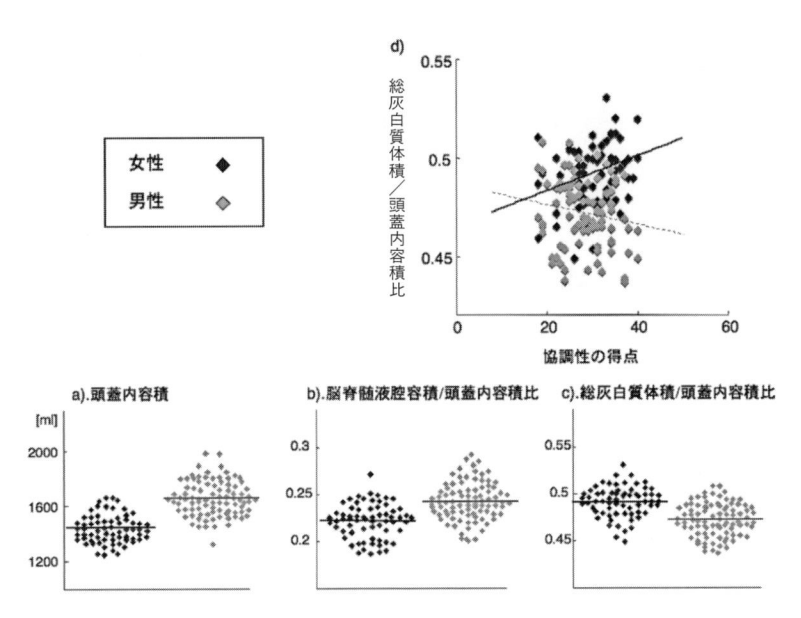

図5 女性に特有な協調性と総灰白質体積の相関（文献5より一部改変して引用）
脳全体で見た場合でも，灰白質体積が大きいほど協調性が高いという相関関係が女性特有に認められた。

伝要因によって規定されている可能性が高い。従って，脳画像研究のような中間表現型研究でも，これらの3主徴全てと関連した脳画像所見を求めて成功する期待は低く，それぞれが別個の脳画像所見と関連している可能性を検証する方法に期待が持てることになる。

ASDの3主徴のうち，近年，対人相互作用の障害の背景をなすような脳神経基盤が注目を集めている。以下では，まず健常ヒトにおける対人相互作用の基盤をなす，協調性の脳基盤を報告する研究を紹介し，その後にASDにおける社会的コミュニケーションの障害の脳基盤を報告した研究を紹介する。

5）協調性の脳基盤

最近の研究で，健常ヒトの対人相互作用の個人差は，脳形態レベルでも規定されていることが示唆された[5]。すなわち，下前頭回後部などのヒトミラーニューロンシステムをなす脳部位の灰白質体積が大きいほど協調性が高いという結果を見出した（図4）。さらに，脳全体で見ても脳灰白質体積が大きい者ほど協調性が高いという，弱いが統計的に有意な相関を見出した（図5）。そしてこれらの相関は，女性に特異的なものであった。また，協調性自体も女性でより高く，総灰白質体積やミラーニューロンシステムの体積も女性でより大きいことを示した。これらの結果から，女性でより強く作用する要因が，こうした部位を女性でより大きく発達させ，女性の高い協調性も形成していると考えた。さらにこうした要因は，女性でASDが少ないことにも関連している可能性がある。

6）自閉症スペクトラム障害での社会性の障害の脳基盤

さらにわれわれの研究グループでは，健常者内で男女の協調性の差と関連するヒトミラーニューロンシステムの形態が，ASDの社会性の障害にどのように関与しているかを検討した（投稿準備中）。健常成人男性11名と高機能自閉症またはアスペルガー障害と診断

された14名の成人男性のブロードマン44野と45野の体積を，空間正規化を行わない本来の空間上で用手的に測定した。その結果，両群に頭蓋内容積や全脳体積の差はないものの，左右両側の44野と45野の体積が有意に小さいことを見出した。さらに，右半球の45野の体積が小さいほど社会的コミュニケーションの障害が重篤であることを示した。

おわりに

上述したように，近年報告が蓄積されてきたMRI画像解析研究の結果から，ASD当事者の精神機能の非定型発達の背景には，脳の非定型発達が形態レベルでも存在していると示されている。また，こうした非定型発達には，少なくともある部分には，遺伝要因の関与が確実視されていること，そして複数の遺伝要因の関与が想定されており，対人相互性の障害のような特定の臨床症状に絞り込んで関連する脳画像所見を同定する試みが始まっていることを述べた。こうした脳画像研究から，ASDの病態解明のみならず，客観的な臨床評価指標の確立へと役立てられていくことが今後の目標である。

(山末英典　笠井清登)

2．機能画像研究

はじめに

自閉症は，最初に記載された1940年代当時は最早発の統合失調症と考えられ，1960年代には生物学的要因を示唆する報告がなされたにもかかわらず，育て方の問題で自閉的になったとの考えが根強かった。しかし，1970～80年代以降に生物学的な背景を持つ神経発達障害であるとの認識が定着し，現在に至っている。1990年代以降は脳機能画像による研究報告が増え，自閉症の神経心理学的・行動的な異常に対応する脳機能の障害が少しずつではあるが明らかになってきている。本稿では，自閉症の病態との関連で近年注目されている4つの部位（前頭葉，上側頭溝，扁桃体，紡錘状回）及び脳部位間の機能的結合異常について，脳機能画像研究で得られている知見を概説する。また，現在のところ自閉症を対象とした脳機能画像研究は報告されていないが，自閉症の病態との関連が有望視されているオキシトシンについても付記した。

1) 前頭葉

前頭葉は実行機能（目標に向かって行動を計画する機能）や社会性あるいは言語機能，模倣などに関わる部位であるといわれている。神経心理学的研究あるいは臨床所見からは，自閉症では前頭葉に異常があると推察されていたものの，生物学的な異常が報告されることは比較的少なかった。しかし，近年の研究手法の進歩により自閉症の前頭葉異常についての生物学的な研究報告が増加している。

死後脳研究では層構造の異常，皮質の肥厚，小円柱 (minicolumns) 構造の異常が報告され，神経の系統的な発達における異常が示唆されている[3,10]。また，小児期の自閉症を対象に行われたSingle Photon Emission Computed Tomography (SPECT) では，複数の研究で前頭葉における血流の低下[24,33,46,56,59]が報告され，成人でも同様の結果が報告されている[57]。Positron Emission Tomography (PET) を用いた小児期の自閉症を対象とした研究では，前頭葉でドパミン系[17]，セロトニン系[12]の代謝異常がそれぞれ指摘されているが再現はされていない。

前頭葉の体積については一貫した異常を指摘することができていなかった。結果の不一致は発達により脳体積が変化することが原因であると考えられていたが，CarperとCourchesne[7]は対象とする被験者の年齢を絞り，前頭葉体積の異常を報告した。その研究

は3歳から9歳の自閉症児を対象とした構造的なMagnetic Resonance Imaging（MRI）研究で，前頭葉の体積は健常児と有意差がなく，小脳虫部は自閉症児で健常児よりも有意に小さいという結果を示しつつ，さらに前頭葉の体積と小脳虫部の体積との相関を検討し，負の相関を報告した。その後，Carperら[8,9]は2-3歳の自閉症児では，前頭葉が健常児よりも大きいこと，2-5歳の自閉症児では前頭葉の中でも背外側前頭前野，内側前頭前野が増大していること，さらに背外側前頭前野では5歳以降の発達がゆるやか（slow rate）であることを報告している。

自閉症における脳機能画像研究の主流は認知賦活課題を用いた研究でありPET，機能的MRI（functional MRI；fMRI），近赤外線スペクトロスコピー（Near-infrared Spectroscopy；NIRS）を測定装置とした研究から，自閉症の前頭葉の機能的な異常について多くの知見が蓄積されてきている。中でも，自閉症における社会性の障害を前頭葉の異常に着目して検討した研究が複数報告されている。社会性の障害を検討する際に脳機能画像研究で比較的多く実施されているのが他者の意図を理解する（mentalizing）ことを認知賦活課題とした研究[11,22,46,56]と，表情から感情を認識することを認知賦活課題[4,55]とした研究である。こうした社会性に関する課題を施行した時に，内側前頭前野における賦活が健常者に対して有意に小さいとした研究[11,22]，有意ではないが賦活が小さいことを報告した研究[4,46,56]があり，これらの研究の多くが左半球の異常が顕著だとするものだった。小児を対象としたfMRI研究では賦活に差がなしとした研究もあり[55]，発達的な視点で検討をしなければいけない部分は残されているが，これらの結果を総合的に解釈すると，部位，範囲，程度に違いはあるが，社会性に関する課題を解決する際に成人の自閉症では左側を主とした内側前頭前野の賦活の減少が認められているようである。ただし，これらの社会性に関する課題を用いた研究が同じ認知過程を計測しているかどうかという問題については今後も議論を要する。また，Kennedyら[37]は，内側前頭前野における脱賦活（deactivation）の低下について報告しており，用いた課題は社会性と直接関わらないカウンティング・ストループ課題であるが，内側前頭前野における脱賦活の程度は，社会性の障害と負の相関をしていた。

自閉症では社会性の障害だけでは説明が困難な他の認知機能障害が認められる。これらの認知障害には実行機能の障害が含まれ，実行機能の中でも空間的ワーキングメモリー，反応の選択（response selection）の異常が自閉症で報告されている[24]。実行機能には外側前頭前野が深く関わると考えられており，自閉症を対象とした研究で実行機能を要する課題に関して外側前頭前野の異常が報告されている。背外側前頭前野の賦活の異常が複数報告され，右側の賦活低下を報告した研究[45,51]，左側の賦活低下を報告した研究[39]，両側の賦活低下を報告した研究がある[41,42]。筆者らのNIRSを用いた研究[41]では語流暢性課題（verbal fluency task）の施行時に，背外側前頭前野の両側性の賦活低下と，賦活が低いほど言語的コミュニケーションの障害が顕著であるとの関連を見出している（図6）。

近年注目されているのがMirror Neuron System（MNS）の発達の異常で，発達早期の模倣の障害が後に自閉症でみられる広汎な認知障害をもたらすと仮定されている[58]。Daprettoら[14]によるfMRI研究では，12歳前後の自閉症児で表情の模倣を課題としたときにMNSが存するとされる右下前頭回に賦活の低下が認められており，さらにこの部位の賦活が社会性の障害と負の相関を示した。

その一方で，Justら[30]は文章理解を課題として，左下前頭回（Broca野）の賦活の低下と，上側頭回（Wernicke野）の賦活の上昇

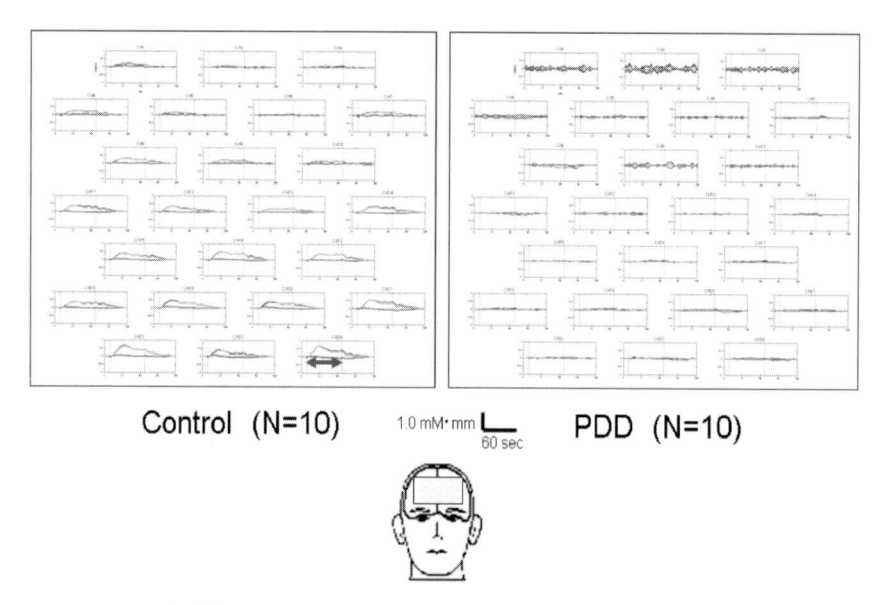

図6　NIRSにおける自閉症の前頭葉機能異常（文献27より引用）
自閉症（PDD）では語流暢性課題を施行しているときに，両側前頭前野の賦活（酸素化ヘモグロビン濃度の変化量）が健常者（Control）よりも小さい。

を報告しており，Kanaら[32]は視覚的な情報を含む文章理解課題でやはり，左下前頭回の賦活の低下を報告している。これらの結果はMNSと対側半球の左下前頭回（Broca野）にも異常があり，自閉症のコミュニケーション障害の生物学的基盤となっていることが示唆されている。

　脳機能画像研究の結果は十分な一致をみせているとはいいがたいが，社会性に関する課題を施行した際の内側前頭前野，実行機能課題を施行中の背外側前頭前野の異常については比較的信頼のおける知見のように思われる。また，両側下前頭回（MNS，Broca野）の機能的異常も注目されるようになっており，今後の研究の進展が待たれるところである。

2）上側頭溝

　自閉症は社会性の障害，コミュニケーションの障害，興味・行動の狭小化という3つの行動で特徴付けられるが，中でも社会性の障害がより自閉症に特異的であると考えられている。自閉症で見られる社会性の障害とは，他者と自然に接する能力に障害があることで，そばに人がいないかのようにふるまうこともあれば，少しやりとりができる場合でも相手の感情や意思を読み取れないまま交わされた言葉の字面上のやりとりに終始しがちであったりし，量的な障害というよりも質的な障害であると考えられている。行動特徴としての社会性の障害をきたす原因としては，複数の神経心理学的次元の障害が想定されている。

　上側頭溝は他者の意図を理解する（mentalizing）ために必要であると考えられている。上側頭溝の役割は，1つには社会的な情報の知覚に関わる部分で，他者の視線や声などを知覚することであり，さらに他者の視点から事物を表象する役割を担っていると考えられている[18]。

　自閉症ではmentalizingに問題があると考えられており，その重要なコンポーネントの1つである上側頭溝に異常があることが想定されてきた。構造的MRIでは自閉症児で両

側性に上側頭溝の灰白質が小さいことが報告され[6]，PETを用いた安静時血流の研究でも自閉症児・者で両側性に血流の低下が認められている[47]。

上側頭溝の機能的な異常を社会的な認知を要する課題を用いて自閉症で検討した研究が，比較的最近になって複数報告されている。前述のCastelliら[11]によるPET研究では動く図形のmentalizingを課題として，内側前頭前野と同様，上側頭溝の賦活の低下も報告している。上側頭溝は，脳内で社会的な情報処理を行う部位である内側前頭前野や辺縁系と強い結びつきを持つ。この研究ではさらに，上側頭溝と後頭葉の部位間結合性の低下も報告しており，上側頭溝と視覚野の連絡に問題があるために社会的な情報処理の回路が視覚野から分断され，社会性に質的な障害をきたしていると推測している。

より要素的な社会的な情報の知覚について検討した研究も報告されている。いずれもfMRIを用いた研究で，自閉症では上側頭溝において，音声に対する反応が乏しいという結果が報告され[20]，視線認知を課題とした研究は自閉症では上側頭溝における賦活のパターンが健常者と異なっていると報告している[48]。

現在のところ，自閉症で推定される障害部位の中で上側頭溝は，その関与を否定する報告が比較的少なく，発達初期の上側頭溝の障害が，その後の自閉症の障害を形成するカスケードの最初の一歩になっているのではないかという仮説も論じられている[61]。

3）扁桃体

扁桃体は大脳の辺縁系に属し，社会性，情動に関わる部位であると考えられている。社会性の障害は自閉症の主たる行動特徴の1つであり，また情動の不安定を伴う自閉症者が多いことから扁桃体が自閉症の病因・病態と関与していることが推察されている。

死後脳による研究では，自閉症では扁桃体の神経細胞のサイズ減少と密度の増加が観察され[36]，また，サルにおける扁桃体の損傷の研究では，これらのサルで自閉症様の症状が出現したと報告されている[2]。こうした扁桃体の異常を推察する所見に加え，fMRI研究で顔写真から感情を認識することを求められる社会性に関する課題中に扁桃体の賦活低下が認められ，自閉症の扁桃体障害仮説が提唱された[5]。

構造的MRIでも複数の研究で扁桃体体積の異常が報告されている。これらの研究では扁桃体の体積が増大しているとする結果と扁桃体の体積が減少しているとする結果とが成人，小児共に報告されていて所見は一致を見せていない。

fMRIでは，表情認知[4,13,55]や顔認知[50]，mentalizing[11]という社会性に関わるとされる課題を用いた複数の研究で，自閉症における扁桃体の賦活の低下が報告されているが，扁桃体の異常な賦活が，自閉症の一次的な障害を反映しているのかどうかは明らかになっていない。

一方で，自閉症の扁桃体障害仮説に疑義を呈する考え方も提出されている。扁桃体を損傷したサルに認められた社会性の障害について，母サルと分離して生育した影響が無視できないと考え，その影響を除くため扁桃体を損傷した後に母サルのもとに戻して生育したサルを対象にした動物実験が報告されている。この研究では視線の合わせ方，表情や姿勢などの種に特有な社会性は保たれていたが，恐怖，危険を察知する能力が欠如していたと報告されている。また，ヒトでも両側性に扁桃体が欠損している患者の症例報告で，表情や恐怖の認知に障害はあるものの，他に自閉症的な症状は認められなかったと報告されている。このような報告から，近年では扁桃体の異常所見は社会性の障害に直接に関わるというよりも，自閉症特有の情動障害（不安・恐

怖）と関連しているという考えが有力とみなされている[1]。

4）紡錘状回

紡錘状回は側頭葉下部に位置しており，自閉症の社会的相互交渉の質的な障害の背景にある社会的な情報の知覚に関与すると考えられている。特に健常者の右紡錘状回外側部は顔の知覚を課題としたfMRIで賦活が認められることが多く，紡錘状回"顔領域"（fusiform "face area"）と呼ばれている[33]。

Schultzら[53]は14名の自閉症スペクトラム障害（アスペルガー障害を含む）と14名ずつ2つの対照群を顔の知覚を課題としたfMRIで比較し，自閉症群では紡錘状回の賦活が低下していることを明らかにした。またこの研究では自閉症群で健常者よりも賦活が上昇している部位が認められているが，その部位は近隣の下側頭回領域で，健常者では物体を知覚するときに賦活される領域であった。自閉症における紡錘状回の機能低下はその後も複数の研究で示されており，自閉症の脳機能画像研究では比較的一定した結果が認められている領域であるとされている。一方で，健常者を対象とした顔の知覚を用いない社会性を課題としたfMRI研究でも，顔の知覚で賦活される紡錘状回"顔領域"とほぼ同一の部位が賦活され，紡錘状回の機能は顔の知覚にだけ特化しているのではないことが示唆された[54]。

脳機能画像における結果と比較して，死後脳や構造的MRIにおける研究では異常の報告が乏しく，紡錘状回の異常は，自閉症の原因であるというよりも他部位の生来的な障害の結果であるのかもしれない。しかし，自閉症の原因ではなく結果であったとしても，自閉症の紡錘状回の機能低下はある程度信頼できる生物学的マーカーとなる可能性はあるものと思われる。

5）部位間結合性（connectivity）

自閉症では基礎的な情報の獲得は保たれ，その処理及び統合に障害があることが，神経心理学的な研究で報告されている[43]。このような複雑な情報処理の異常所見は1980年代から知られており，Frithら[18]は全体よりも細部に着目してしまう認知傾向を中枢性統合の障害（weak central coherence）仮説としてまとめている。このような自閉症の，情報を統合して全体として捉えるのが苦手であるという認知傾向については近年，脳機能画像研究によってその生物学的な背景が明らかにされてきている。

高機能自閉症者を対象に行われたJustら[30]によるfMRI研究は，脳部位間の賦活の時間変化の相関を算出することにより，機能的な結合性を評価した。この研究では文章理解課題を用いた検討の結果，前頭葉を中心とした複数の部位で脳部位間の結合性の低下が報告された。その後，結合性の低下はfMRI研究で同様の手続きを用いて複数報告されている。視覚的な情報を含む文章理解課題では，前頭葉と頭頂葉の結合性が健常者よりも低下していた[32]。ワーキングメモリー課題を用いた研究では，前頭前野と頭頂葉の結合性が健常者では左頭頂葉優位であり，自閉症では右頭頂葉優位であった[39]。さらに他の実行機能課題（ロンドン塔課題）を用いた研究でも前頭葉と頭頂葉の結合性の低下が示されている[31]。これら一連の結合性の低下を報告したfMRI研究は同時に自閉症では健常者よりも課題処理中の視覚関連領域（頭頂―後頭葉）における賦活が大きいことも報告しており，臨床・療育の上で頻繁に応用される自閉症の視覚優位性も一部説明することができている。これらの研究は脳梁の大きさと結合性の相関も報告しており，機能異常の背景にある構造的な障害にも示唆を与えている。また，PETを用いた研究ではmentalizingを要する課題で後頭葉と上側頭回の結合性の低下が

報告されている[11]。

部位間結合性の低下（under connectivity）は中枢性統合の障害仮説を脳機能画像のレベルで証明し，mentalizing の障害仮説，実行機能の障害仮説など既に提唱されている自閉症の病態仮説と矛盾するものではなく，かつ自閉症の3つの行動特徴も包括的に説明することができると考えられている。最近では，拡散テンソル画像（Diffusion Tensor Imaging；DTI）でも異常が報告されており，自閉症における部位間結合性の低下を支持している[35]。

6）オキシトシン

オキシトシンは視床下部で生産され下垂体後葉から分泌されるペプチドホルモンであり，その分泌は糖蛋白である CD 38 が調節していると考えられている[29]。1990年代半ば以降，動物実験でオキシトシンと社会的な行動との関連が示唆され，オキシトシンはトラストホルモン（trust hormone）とも言われるようになった[48]。2000年以降は健常者を対象とし，オキシトシンを実際に投与し社会的な行動の変化を評価した研究が複数なされ，いずれの研究においても他者に対する信頼（trust）の向上など，社会的な行動の増強が報告されている[15,21,40]。健常者を対象とした fMRI 研究では，表情から感情や恐怖を認知する課題で，オキシトシンの投与後に扁桃体の賦活が低下したという結果が報告され，これらの fMRI 研究からはオキシトシンが扁桃体における情動に関する活動を調節している可能性が示唆されている[16,38]。

このように，動物実験や健常者から得られた知見からオキシトシンが社会性と関連していることが推測されており，近年では社会性の障害が基本障害の1つである自閉症とオキシトシンの関連が注目を集めている。直接オキシトシンの増減と自閉症の関係を検討した研究では，オキシトシンの血中濃度が自閉症児で健常児よりも低いということが報告されている[44]。また，確定的な結果ではないもののオキシトシン受容体遺伝子と自閉症との関連が報告されている[28,59]。オキシトシンは自閉症の病態解明のために精力的に研究をすすめることが望ましい物質であるが，その一方で今まで効果の明らかな薬物が存在していなかった社会性の障害に，直接働きかける薬物となる可能性があり臨床使用についての研究もなされる必要がある。自閉症におけるオキシトシンの効果を検討した臨床研究は，十数名という少人数を対象としたものが報告されており，現段階では常同的な行動の改善と，社会的な認知の改善が見出されている[26,27]。これらの結果は予備的ではあるが，自閉症の研究，臨床において重要な意味を持つかもしれない。

現在までのところ自閉症を対象に，オキシトシンの投与前後で脳機能を測定した画像研究は行われていないが，近い将来，研究が積み重なることが予想される分野である。脳機能画像を含めてオキシトシンに関する研究結果が揃えば，自閉症の病態が遺伝子のレベルから脳機能，生化学のレベルを経て，臨床症状まで生物学的に一貫して理解できるかもしれないし，その結果，治療の可能性が広がることも期待される。

まとめと展望

自閉症の脳機能画像研究について概説した。前頭葉，上側頭溝，扁桃体，紡錘状回で機能的な異常が多く報告されており，何らかの異常がこれらの部位にある可能性は高いと思われるが，どの部位の異常がより一次的な障害に基づく異常であるかは明らかになっていない。近年では単に賦活の上昇・低下を検討するだけではなく，脱賦活，部位間結合性など解析方法を工夫し，病態を検討する研究が増えてきている。自閉症におけるオキシトシン投与に関しては，現在のところ脳機能画像研

究の報告がないものの近い将来，多くの研究報告がなされることが予想される。脳機能画像研究においてはまだ検討すべき神経心理学的な仮説があるであろうが，今後は比較的確立した所見から症例数を増やし，構造的MRI研究と同様に発達による変化を加味した研究がはじまるものと思われる。

その一方で，症例数を十分に増やし，発達的な視点を導入したとしてもやはり一部の結果に不一致が生じることが予想される。それは，自閉症の原因が単一ではない(heterogeneous)という推測に基づいている。健常双生児を対象とした研究では，自閉症の行動特徴に関連した3つの傾向，社会性，コミュニケーション能力，常同性が各々高い遺伝性を示すが，3つの傾向相互の関係性が低いことが明らかにされた[52]。こうした事実も背景としてHappéら[23]は，1つの遺伝子，1つの認知障害で自閉症を説明するのは困難であるとし"Time to give up on a single explanation for autism (「自閉症を1つの原因で説明するのをあきらめる時」)"という総説をまとめ，自閉症がheterogenousな疾患であることを支持している。

脳機能画像研究においても原因が単一であると想定した研究デザインでは自閉症の原因・病態の解明には不十分なようで，表現型(phenotype)を考慮した研究デザインが求められている。今後は，遺伝子研究と脳機能画像研究を組み合わせ，脳機能画像研究による所見を中間表現型(endophenotype)とした研究に期待が持たれる。

(桑原斉　笠井清登)

3．自閉症の精神生理

はじめに

これまで行われてきた自閉症を対象とした精神生理学的研究には，大別して自閉症に高頻度で合併するてんかん発作を検討する基礎律動脳波と，誘発電位や聴性脳幹反応を含む事象関連電位あるいは磁場に関するものがある。後者は，刺激が入力されてから出力されるまでの脳内情報処理活動を反映するものであり，自閉症の高次脳機能の発達および病態の解明において重要な指標である。この項では，特に事象関連電位および磁場に関する研究に注目し，これまでの研究から明らかになってきたことを述べる。そして，これらの研究を通して，自閉症児者が，環境内に存在する刺激をどのように知覚し認知しているのか考えてみたい。

1）脳幹機能：ABR

聴性脳幹反応(Auditory Brainstem Response；ABR)は，刺激提示後10～12ミリ秒以内に発生する7つの電位によって構成され，I波からⅦ波の名前が付けられている電位である。脳幹部に発生源を持ち，睡眠時にも記録が可能であることから，30年以上も前から自閉症の脳幹機能に関する研究に用いられてきた。初期の研究は，対象者の問題(人数，診断，性別や年齢の統制，合併症の有無など)や方法論上の問題が多く，結果は一致しなかった[8,16,18,43,44,45]。しかし，結果的にはこれらの研究により，自閉症児の中に通常の聴力検査で見過ごされていた末梢性聴覚障害を持つものが多いことが明らかになり，聴力検査としてのABRの重要性が示されることになった[27]。精神遅滞を合併しない自閉症者を対象にした研究において，ABRの異常が示されなかったこと[8,18]と，末梢性聴覚障害を除外し100名以上の精神遅滞を合併する自閉症児を対象とした研究において，ABRの異常が示されたこと[41,50]を考え合わせると，脳幹機能の異常は自閉症全般にみられるというより，自閉症の中でも精神遅滞を合併する自閉症においてみられる可能性が高

2）聴覚情報の知覚：N1/N1m

聴覚刺激提示後，80から200ミリ秒付近に出現する陰性の事象関連電位（N1）あるいは磁場（N1m）は，刺激の物理的属性（強度，周波数）や注意の配分により振幅や潜時が変化し，一般に強度・周波数が高く注意が向けられた刺激に対するN1/N1mは振幅が増大し潜時が短縮する。発生源は，一次聴覚野から二次聴覚野とされる。自閉症を対象とした研究は，課題を課したり，刺激の出現頻度を変えたりせず，提示された聴覚刺激に対する単純な反応としてN1/N1mを記録した研究だけに限ってみても，結果が一致していない。例えば，1000 Hz以上の音を提示した場合には潜時や振幅に健常児群との違いが示されない[14,34,38,39]が，750 Hz[1,2]や200 Hzの音[14,15]に対しては振幅低下や潜時延長が報告されている。また，言語能力が高いほど右半球のN1振幅が高いこと[1]や，言語発達遅滞児において振幅低下がみられ，自閉症であるか否かではなく言語発達の遅れが結果に影響していること[39]，さらに自閉症児群では発達に伴う潜時の短縮がみられないこと[14,15]が報告されている。したがって，自閉症には聴覚情報処理の初期の段階に障害があると考えられるが，それは刺激の物理的特性や言語能力や年齢などによって異なっている。

3）自動的な注意：MMN/MMF

聴覚性ミスマッチネガティビティ（MisMatch Negativity；MMN）あるいはミスマッチ磁場（Mismatch Field；MMF）は，連続して出現する高頻度音刺激と物理的特性（周波数，持続時間，強度など）の異なる低頻度刺激に対して潜時約100から200ミリ秒の陰性変動として出現する，前頭部優位の事象関連電位あるいは磁場である。通常，MMN/MMFは低頻度刺激に対する電位波形から高頻度刺激に対するそれを引いた差波形として抽出される。MMN/MMFは被検者が刺激を無視した状態でも出現することから，聴覚性自動的注意や自動的な刺激弁別を反映する指標と考えられている。

自閉症児を対象としたMMN研究では，音の周波数の違いにより生じたMMNは健常統制群と同等か高振幅で，純音や言語音の周波数の違いの検出には異常をみとめないか，むしろ検出力が高いとする報告が多い[3,13,17,31,32]。ただし，結節硬化症を合併した自閉症児[42]やてんかんを合併している自閉症児[46]を対象にした場合は，純音の周波数の違い対するMMN/MMF振幅の低下が報告されている。さらに，/oy/と/ay/や/a/と/o/などの母音の変化に対するMMN/MMFについては，年齢やIQにかかわらず振幅低下をみとめない[22,25,26,31,32]。一方，刺激の持続時間の違いに対するMMN/MMFに関しては，自閉症児では振幅低下が示されている[31]が，自閉症者においては示されていない[22]。また，/ba/と/wa/のようなCV音の変化については，自閉症児では振幅低下が示されている[28]が，アスペルガー症候群児では示されていない[20]。また，近年になり，アスペルガー障害のみを対象として行われた研究では，CV音や母音の変化により生じるMMNには異常が示されない[20,21,32]が，プロソディーの変化により生じるMMNは健常統制群に比べ振幅低下がしていることが報告されている[30]。

潜時については，言語音や純音の高さや長さの違いに関しては健常群との差がない[3,13,31,32]か，もしくは短縮する[17,29,31]。一方，言語音変化やプロソディー変化に対しては延長する[20,22,30,32]。

以上のことから自閉症のMMN/MMF研究をまとめると，単純な音の違いに対する自動的な注意や刺激弁別には障害がみられないが，より複雑な音刺激（CV音や母音やプロ

ソディー）の変化に対する自動的な注意や刺激弁別過程には障害が見られ，特にそれらの障害はアスペルガー障害に比べて自閉症において，成人に比べて小児において顕著あるいは広範の刺激に対して生じていると考えることができる。

4）能動的な注意：P 300

P 300 は頻繁に出現する刺激に注意を向け，その中にランダムに出現する稀な刺激に対して何らかの反応（ボタン押し，計数）をさせるオッドボール課題を被験者に遂行させた時，稀な刺激（標的刺激）の提示から約300ミリ秒後に頭頂部優勢に出現する陽性電位である。オッドボール課題では一般に被験者に標的刺激に対するなんらかの反応を求めるが，課題を行わない条件でも P 300 は出現する。受動的条件での P 300 は，課題遂行中のものに比べ，潜時が短く前方領域に出現するため，P 3a として区別される。P 300 は，刺激に対する能動的注意や長期記憶に基づいて行われる課題遂行に関わる刺激の処理や制御を反映すると考えられる。

自閉症における P 300 の振幅低下を最初に報告したのは，Novick ら[36]であるが，その後も聴覚オッドボール課題が多くの研究で使用され，言語的な刺激（単語や CV 音）であれ非言語的な刺激（純音，楽器）であれ聴覚刺激に対する P 300 振幅の低下が報告されている[6,7,9,33,35,37]。また，健常群では，受動的聴取をする条件に比べ，ボタン押しのような標的刺激の検出を求められる条件で P 300 は高振幅となるが，自閉症児群では条件によって P 300 振幅に差がみとめられない[8]。さらに，受動的聴取条件では振幅低下を示さない[6,25,33]。これらの結果は，自閉症では聴覚情報に対する能動的に注意が向かず刺激処理や行動実行に向けた刺激の制御過程が上手く行われていないことを示唆している。さらに，通常のオッドボール課題では，イヤフォンから聴覚刺激を提示するが，空間的位置による聴覚情報処理の違いを調べるために被験者の正面と右側面においたスピーカー（被験者との距離は1.2メートル）から聴覚刺激を提示したところ，健常者は周辺のスピーカーに注意を向ける条件に比べて正面のスピーカーに注意を向ける条件において P 300 の振幅が増大するが，自閉症者では注意を向けた位置によって振幅の差がみられず，正面のスピーカーに注意を向ける条件の P 300 振幅は健常者に比べ低下した[47]。このことは，健常者では自分の正面から聞こえる音に対してより注意が向き情報処理が進むが，自閉症者では正面から聞こえる音も横から聞こえる音も同じように処理されていることを示している。

一方，視覚刺激を用いたオッドボール課題では，標的刺激が視野の中心に呈示される場合には標的刺激に対する P 300 成分の振幅は健常者と同じであるが[4,8,40]，視野の周辺に呈示される場合には，健常者に比べて P 300 成分の振幅が低下するか出現しない[24,48,49]。また，P 300 成分とは異なる脳電位により能動的な注意を調べた研究においても，視野の周辺に注意を向けている条件において陽性電位の潜時が健常者に比べて延長すること[48]，視野の周辺に提示された刺激に向けてサッカード眼球運動をする際に，視野の中心に無関係な刺激が提示され続けているとサッカード眼球運動の実行に先行して生じる陽性電位に異常が見られること[23]が示されている。これらの結果から，自閉症における視覚情報は刺激の空間的な位置によって処理過程に違いがみられることが示唆される。つまり，視野の中心にだけ提示される刺激処理には問題をしめさないものの，周辺視野内にある視覚情報の能動的な処理は障害されており，さらに視野の中心の視覚刺激が妨害的に働きやすいと考えられる。

5) 文脈理解：N 400

知的に遅れのない自閉症であっても意味理解や文脈理解などの障害がみられるが，これらに関連した神経生理学的研究はあまり行われていない。N 400 は，意味的な逸脱や文脈からの逸脱に反応して出現する陰性成分であり，刺激提示後，約 400 ミリ秒で頂点に達し，頭頂・中心部に優勢に出現する。聴覚的に提示された単語のカテゴリー弁別課題において健常児においては，カテゴリーから逸脱した単語に対するN 400 は高振幅になったのに対して，自閉症児ではカテゴリーに含まれる単語と含まれない単語との間でN 400 振幅に差がみられず，カテゴリーから逸脱した単語に対する自閉症児群のN 400 の振幅低下が示された[11,12]。これらの結果は，自閉症児において単語同士の意味による結びつきが弱く辞書的あるいは概念的な体制化がされないことを示している。したがって，刺激を全体のまとまりとしてではなく，部分ごとに処理していく情報処理特性が単語の意味処理においても示されていると考えることができる。

まとめ

これまでの研究から，自閉症における聴覚および視覚情報処理は，自閉症が様々な表現型を持った障害であるため自閉症のサブグループや年齢およびIQによって特徴が異なること，初期の処理段階や単純な刺激の処理に比べ高次の処理段階あるいは複雑な刺激の処理において障害があることが明らかになってきた。しかしながら，自閉症にみられる言語理解の困難さや多動や感覚過敏などの症状が研究を困難にさせていたこともあり，いまだに明らかにできていないことも多い。最近では，アスペルガー障害のError-Related Negativity (ERN) と呼ばれる自己モニタリングを反映する成分を調べる研究[19]や自閉症の第一度親族のN 170（顔刺激に対して出現する成分）を調べる研究[10]なども行われており，今後の精神生理学的研究によって，より複雑な認知過程や情報処理に対する遺伝的要因の影響が明らかになっていくと予想される。

最後に，上述してきた精神生理学的研究結果は，われわれに自閉症児者がみている世界として次のような想像を可能にさせるのではないだろうか。そこは，周囲から聞こえてくる様々な音の中から重要な情報（例えば，自分に向かって話しかける人の声）に注意を向けて処理することができないために無関係な音も重要な音も同じように聞こえてきて，目から入る情報は比較的よく処理できるが視野の周辺にある情報まで注意を向けることができないために視野は狭く，外界から入ってきた情報は体制化されないため互いに関連性を持たない膨大な量の情報として処理されていく世界である。もちろん，これはあくまでも想像であり，本当に自閉症児者のみている世界とは異なるかもしれない。しかし，病態を解明することとは，自閉症からみた世界を想像したり理解したりすることに他ならないのである。そして，病態生理を明らかにするだけでなく，治療効果の判定や予後の予測や診断補助のための客観的指標として精神生理学的研究が生かされることが望まれる。

（川久保友紀　笠井清登）

文献

（1．構造画像研究）

1) Lenroot, R.K. et al.：Sexual dimorphism of brain developmental trajectories during childhood and adolescence. Neuroimage, 36；1065-1073, 2007.
2) Redcay, E., Courchesne E.：When is the brain enlarged in autism?：A meta-analysis of all brain size reports. Biol. Psychiatry, 58；1-9, 2005.
3) Rojas, D.C. et al.：Hippocampus and amygdala volumes in parents of children with autistic disorder. Am. J. Psychiatry, 161；2038-2044, 2004.
4) Yamasue, H. et al.：Neuroanatomy in monozygotic twins with Asperger disorder discor-

dant for comorbid depression. Neurology, 65 ; 491-492, 2005.
5) Yamasue, H. et al. : Sex-linked Neuro-anatomical Basis of Human Altruistic Cooperativeness. Cerebral Cortex, in press.

（2．機能画像研究）

1) Amaral, D.G., Bauman, M.D., & Schumann, C.M. : The amygdala and autism : implication from non-human primate studies. Genes, Brain and Behavior, 2 ; 295-302, 2003.
2) Bachevalier, J. : Medial temporal lobe structures and autism : a review of clinical and experimental findings. Neuropsychologia, 32 ; 627-648, 1994.
3) Bailey, A., Luthert, P., Dean, A.et al. : A clinicopathological study of autism. Brain, 121 ; 889-905, 1998.
4) Baron-Cohen, S., Ring, H.A., Wheelwright, S. et al. : Social intelligence in the normal and autistic brain : an fMRI study. European Journal of Neuroscience, 11 ; 1891-1898, 1999.
5) Baron-Cohen, S., Ring, H.A., Bullmore, E.T. et al. : The amygdala theory of autism. Neuroscience and Biobehavioral Reviews, 24 ; 355-364, 2000.
6) Boddaert, N., Chabane, N., Gervais, H. et al. : Superior temporal sulcus anatomical abnormalities in childhood autism : a voxel-based morphometry MRI study. Neuroimage, 23 ; 364-369, 2004.
7) Carper, R.A. & Courchesne, E. : Inverse correlation between frontal lobe and cerebellum sizes in children with autism. Brain, 123 ; 836-844, 2000.
8) Carper, R.A., Moses, P., Tigue, Z.D. et al. : Cerebral lobes in autism : Early hyperplasia and abnormal age effect. Neuroimage, 16 ; 1038-1051, 2002.
9) Carper, R.A. & Courchesne, E. : Localized Enlargement of the frontal cortex in early autism. Biological Psychiatry, 57 ; 126-133, 2005.
10) Casanova, M.F., Buxhoeveden, D.P., Switala, A.E. et al. : Minicolumnar Pathology in autism. Neurology, 58 ; 428-432, 2002.
11) Castelli, F., Frith, C., Happé, F. et al. : Autism, Asperger syndrome and brain mechanisms for the attribution of mental states to animated shapes. Brain, 125 ; 1839-1849, 2002.
12) Chugani, D.C., Muzik, O., Rothermel, R. et al. : Altered serotonin synthesis in the dentatothalamocortical pathway in autistic boys. Annals of Neurology, 42 ; 666-669, 1997.
13) Critchley, H.D., Daly, E.M., Bullmore, E.T. et al. : The functional neroanatomy of social behaviour : changes in cerebral blood flow when people with autistic disorder process facial expressions. Brain, 123 ; 2203-2212, 2000.
14) Dapretto, M., Davies, M.S., Pfeifer, J.H. et al. : Understanding emotions in others : mirror neuron dysfunction in children with autism spectrum disorders. Nature Neuroscience, 9 ; 28-30, 2006.
15) Domes, G., Heinrichs, M., Michel, A. et al. : Oxytocin improver "mind-reading" in humans. Biological Psychiatry, 61 ; 731-733, 2007.
16) Domes, G., Heinrichs, M., Glascher, J. et al. : Oxytocin attenuates amygdale responses to emotional faces regardless of valence. Biological Psychiatry, 62 ; 1187-1190, 2007.
17) Ernst, M., Zametkin, A.J., Matochik, J.A. et al. : Low medial prefrontal dopaminergic activity in autistic children. Lancet, 350 ; 638, 1997.
18) Frith, C.D. & Frith, U. : The neural basis of mentalizig. Neuron, 50 ; 531-534, 2006.
19) Frith, U. : Autism : explaining the enigma. Oxford, UK, Blackwell.
20) Gervais, H., Belin, P., Boddaert, N. et al. : Abnormal cortical voice processing in autism. Nature neuroscience, 7 ; 801-802, 2004.
21) Guastella, A.J., Mitchell, P.B., & Dadds, M.R. : Oxytocin increases gaze to the eye region of human faces. Biological Psychiatry, 63 ; 3-5, 2008.
22) Happé, F., Ehlers, S., Fletcher, P. et al. : 'Theory of mind' in the brain. Evidence from a PET scan study of Asperger syndrome. NeuroReport, 8 ; 197-201, 1996.
23) Happé, F., Booth, R., Charlton, R. et al. : Executive function deficit in autism spectrum disorders and attention-deficit/hyper activity disorder : examining profiles across domains and ages. Brain and Cognition, 61 ; 25-39, 2006.
24) Happé, F., Ronald, A., & Plomin, R. : Time to give up on a single explanation for autism. Nature Neuroscience, 9 ; 1218-1220, 2006.
25) Hashimoto, T., Sasaki, M., Fukumizu, M. et al. : Single-photon emission computed tomography of the brain in autism : effect of the developmental level. Pediatric Neurology, 23 ; 416-420, 2000.

26) Hollander, E., Novotny, S., Hanratty, M. et al.：Oxytocin infusion reduces repetitive behaviours in adults with autistic and Asperger's Disorders. Neuropsychopharmacology, 28；193-198, 2003.
27) Hollander, E., Bartz, J., Chaplin, W. et al.：Oxytocin increases retention of social cognition in autism. Biological Psychiatry, 61；498-503, 2007.
28) Jacob, S., Brune, C.W., Carter, C.S. et al.：Association of the oxytocin receptor gene (OXTR) in Caucasian children and adolescents with autism. Neuroscience Letters, 24；6-9, 2007.
29) Jin, D., Liu, H., Hirai, H. et al.：CD 38 is critical for social behaviour by regulating oxytocin secretion. Nature, 446；41-45, 2007.
30) Just, M.A., Cherkassky, V.L., Keller, T.A. et al.：Cortical activation and synchronization during sentence comprehension in high-functioning autism：evidence of underconnectivity. Brain, 127；1811-1821, 2004.
31) Just, M.A., Cherkassky, V.L., Keller, T.A. et al.：Functional and anatomical cortical underconnectivity in autism：Evidence from an fMRI study of an executive function task and corpus callosum morphometry. Cerebral Cortex, 17；951-961, 2007.
32) Kana, R.K., Keller, T.A., Cherkassky, V.L. et al.：Sentence comprehension in autism：thinking in pictures with decreased functional connectivity. Brain, 129；2484-2493, 2006.
33) Kanwisher, N., McDermott, J., & Chun, M.M.：The fusiform face area：A module in human extrastriate cortex specialized for face perception. The Journal of Neuroscience, 17；4302-4311, 1997.
34) Kaya, M., Karasalihoğlu, S., Üstün, F. et al.：The relationship between 99 mTc-HMPAO brain SPECT and the scores of real life rating scale in autistic children. Brain & Development, 24；77-81, 2002.
35) Keller, T.A., Kana, R.K., & Just, M.A.：A developmental study of the structural integrity of white matter in autism. Neuroreport, 18；23-27, 2007.
36) Kemper, T.L. & Bauman, M.：Neuropathology of Infantile Autism. Journal of Neuropathology and Experimental Neurology, 57；645-652, 1998.
37) Kennedy, D.P., Redcay, E., & Courchesne, E.：Failing to deactivate：Resting functional abnormalities in autism. Proceedings of the National Academy of Sciences of the United States of America, 103；8275-8280, 2006.
38) Kirsch, P., Esslinger, C., Chen, Q. et al.：Oxytocin modulates neural circuitry for social cognition and fear in humans. Journal of Neuroscience, 25；11489-11493, 2005.
39) Koshino, H., Carpenter, P.A., Minshew, N.J. et al.：Functional connectivity in an fMRI working memory task in high-functioning autism. Neuroimage, 24；810-821, 2005.
40) Kosfeld, M., Heinrichs, M., Zak, P.J. et al.：Oxytocin increases trust in humans. Nature, 435；673-676, 2005.
41) Kuwabara, H., Kasai, K., Takizawa, R. et al.：Decreased prefrontal activation during letter fluency task in adults with pervasive developmental disorders：A near-infrared spectroscopy study. Behavioural Brain Research, 172；272-277, 2006.
42) Luna, B., Minshew, N.L., Garver, K.E. et al.：Neocortical system abnormalities in autism. An fMRI study of spatial working memory. Neurology, 59；834-840, 2002.
43) Minshew, N.J., Goldstein, G., & Siegel, D.L.：Neuropsychologic functioning in autism：Profile of a complex information processing disorder. Journal of the International Neuropsychological Society, 3；303-316, 1997.
44) Modahl, C., Green, L., Fein, D. et al.：Plasma oxytocin levels in autistic children. Biological Psychiatry, 43；270-277, 1998.
45) Müller, R.A., Kleinhans, N., Kemmotu, N. et al.：Abnormal variability and distribution of functional maps in autism：An fMRI study of visuomotor learning. The American Journal of Psychiatry, 160；1847-1862, 2003.
46) Nieminen-von Wendt, T., Metsähonkala, L., Kulomäki, T. et al.：Changes in cerebral blood flow in Asperger syndrome during theory of mind tasks presented by the auditory route. European Child & Adolescent Psychiatry, 12；178-189, 2003.
47) Ohnishi, T., Matsuda, H., Hashimoto, T. et al.：Abnormal regional cerebral blood flow in childhood autism. Brain, 123；1838-1844, 2000.
48) Opar, A.：Search for potential autism treatments turns to 'trust hormone'. Nature, 14；353, 2008.
49) Pelphrey, K.A., Morris, J.P., & McCarthy, G.：Neural basis of eye gaze processing deficits in

autism. Brain, 128；1038-1048, 2005.
50) Pierce, K., Müller, R.A., Ambrose, J. et al.：Face processing occurs outside the fusiform 'face area' in autism：evidence from functional MRI. Brain, 124；2059-2073, 2001.
51) Ring, H.A., Baron-Cohen, S., Wheelwright, S. et al.：Cerebral correlates of preserved cognitive skills in autism.：A functional MRI study of embedded figure task performance. Brain, 122；1305-1315, 1999.
52) Ronald, A., Happé, F., Bolton, P. et al.：Genetic heterogeneity between the three components of the autism spectrum：A twin study. Journal of American Academy of Child and Adolescent Psychiatry, 45；691-699, 2006.
53) Schultz, R.T., Gauthier, I., Klin, A. et al.：Abnormal ventral temporal cortical activity during face discrimination among individuals with autism and Asperger's syndrome. Archives of General Psychiatry, 57；331-340, 2000.
54) Schultz, R.T., Grelotti, D.J., Klin, A. et al.：The role of the fusiform face area in social cognition：implications for the pathobiology of autism. Phil. Trans. R. Soc. Lond., 358；415-427, 2003.
55) Wang, A.T., Dapretto, M., Hariri, A.R. et al.：Neural correlate of facial affect processing in children and adolescent with autism spectrum disorder. Journal of the American Academy of Child and Adolescent Psychiatry, 43；481-490, 2004.
56) Wang, A.T., Lee, S.S., Sigman, M. et al.：Neural basis of irony comprehension in children with autism：the role of prosody and context. Brain, 129；932-943, 2006.
57) Wilcox, J., Tsuang, M.T., Ledger, E. et al.：Brain perfusion in autism varies with age. Neuropsychobiology, 46；13-16, 2002.
58) Williams, J.H., Whiten, A., Suddendorf, T. et al.：Imitation, mirror neurons and autism. Neuroscience and Biobehavioral Reviews, 25；287-295, 2001.
59) Wu, S., Jia, M., Ruan, Y. et al.：Positive association of the oxytocin receptor gene (OXTR) with autism in the Chinese Han population. Biological Psychiatry, 58；74-77, 2005.
60) Zilbovicius, M., Garreau, B., Samson, Y. et al.：Delayed maturation of the frontal cortex in childhood autism. The American Journal of Psychiatry, 152；248-252, 1995.
61) Zilbovicius, M., Meresse, I., Chabane, N. et al.：Autism, the superior temporal sulcus and social perception. Trends in Neurosciences, 29；359-366, 2006.

（3．自閉症の精神生理）
1) Bruneau, N., Bonnet-Brilhault, F., Gomot, M. et al.：Cortical auditory processing and communication in children with autism：electrophysiological/behavioral relations. Int. J. Psychophysiol., 51；17-25, 2003.
2) Bruneau, N., Roux, S., Adrien, J. L. et al.：Auditory associative cortex dysfunction in children with autism：evidence from late auditory evoked potentials (N 1 wave-T complex), Clin. Neurophysiol., 110；1927-1934, 1999.
3) Čeponienė, R., Lepistö, T., Shestakova, A. et al.：Speech-sound-selective auditory impairment in children with autism：they can perceive but do not attend. Proc. Natl. Acad. Sci. U.S.A, 100；5567-5572, 2003.
4) Ciesielski, K.T., Courchesne, E., & Elmasian, R.：Effects of focused selective attention tasks on event-related potentials in autisic and normal individuals. Electroencephalogr. Clin. Neurophysiol., 75；207-220, 1990.
5) Courchesne, E., Courchesne, R. Y., Hicks, G. et al.：Functioning of the brain-stem auditory pathway in non-retarded autistic individuals. Electroencephalogr. Clin. Neurophysiol, 61；491-501, 1985.
6) Courchesne, E., Kilman, B. A., Galambos, R. et al.：Autism：Processing of novel auditory information assessed by event-related brain potentials. Electroencephalography Clin. Neurophysiol., 59；238-248, 1984.
7) Courchesne, E., Lincoin, A.J., Yeung-Courchesne, R. et al.：Pathophysiologic findings in nonretared autism and receptive develoopmetal language disorder. J. Autism Dev. Disord., 19 (1)；2-17, 1989.
8) Courchesne, E., Lincoln, A.J., Kilman, B.A. et al.：Event-related brain potential correlates of the processing of novel visual and auditory information in autism. J. Autism Dev. Disord., 15 (1)；55-76, 1985.
9) Dawson, G., Finley, C., Philips, S. et al.：Reduced P3 amplitude of the event-related brain potential：Its relationship to language ability in autism. J. Autism Dev. Disord., 18；493-504,

1988.
10) Dawson, G., Webb, S. J., Wijsman, E. et al. : Neurocognitive and electrophysiological evidence of altered face processing in parents of children with autism : implications for a model of abnormal development of social brain circuitry in autism. Dev. Psychopathol., 17 ; 679-697, 2005.
11) Dunn, M.A., Bates, J.C. : Developmental change in neutral processing of words by children with autism. J. Autism Dev. Disord., 35 ; 361-376, 2005.
12) Dunn, M.A., Vaughan, Jr. H., Kreuzer, J. : Electrophysiologic correlates of semantic classification in autistic and normal children. Dev. Neuropsychol., 16 (1) ; 79-99, 1999.
13) Ferri, R., Elia, M., Agarwal, N. et al. : The mismatch negativity and the P3a components of the auditory event-related potentiala in autistic low-functioning subjects. Clin. Neurophysiol., 114 ; 1671-1680, 2003.
14) Gage, N. M., Siegal, B., Callen, M. et al. : Cortical sound processing in children with autism disorder : An MEG investigation. Neuroreport, 14 ; 2047-2051, 2003.
15) Gage, N. M., Siegal, B., Roberts, T. P. L. : Cortical auditory system maturational abnormalities in children with autism disorder : An MEG investigation. Dev. Brain Res., 144 ; 201-209, 2003.
16) Gillberg, C., Rosenhall, U., Johansson, E. : Auditory brainstem responses in childhood psychosis. J. Autism Dev. Disord., 13 (2) ; 181-195, 1983.
17) Gomot, M., Giard, M.H., Adrien, J.L. et al. : Hypersensitivity to acoustic change in children with autism : Electrophysiological evidence of left frontal cortex dysfunctioning. Psychophysiology, 39 ; 577-584, 2002.
18) Grillon, C., Courchesne, E., Akshoomoff, N. et al. : Brainstem and middle latency auditory evoked potentials in autism and developmental language disorder. J. Autism Dev. Disord., 19 (2) ; 255-269, 1989.
19) Henderson, H., Schwartz, C., Mundy, P. et al. : Response monitoring, the error-related negativity, and differences in social behavior in autism. Brain Congn., 61 ; 96-109, 2006.
20) Jansson-Verkasalo, E., Ceponiene, R. Kielinen, M. et al. : Deficient auditory processing in children with asperger syndrome, as indexed by event-related potentials. Neurosci. Letters, 338 ; 197-200, 2003.
21) Jansson-Verkasalo, E., Kujala, T., Jussila, K. et al. : Similarities in the phenotype of the auditory neural sustrate in children with asperger syndrome and their parents. Eur. J. Neurosci., 22 ; 986-990, 2005.
22) Kasai, K., Hashimoto, O., Kawakubo, Y. et al. : Delayed automatic detection of change in speech sounds in adlults with autism : a magnetoencephalographic study. Clin. Neurophysiol., 116 ; 1655-1664, 2005.
23) Kawakubo, Y., Kasai, K., Okazaki, S. et al. : Electorophysiological abnormalities of spatial attention in adults with autism during the gap overlap task. Clin. Neurophysiol., 118 ; 1464-1471, 2007.
24) Kemner, C., Van der Gaag, R.J., Verbaten, M. et al. : ERP differences among subtypes of pervasive developmental disorders. Biol. Psychiatry, 46 ; 781-789, 1999.
25) Kemner, C., Verbaten, M.N., Cuperus, J.M. et al. : Auditory event-related brain potentials in autistic children and three different control groups. Biol. Psychiatry, 38 ; 150-165, 1995.
26) Kemner, C., Verbaten, M.N., Koelega, H.S. et al. : Are abnormal event-related potentials specific to children with ADHD? : a comparison with two clinical groups. Percept. Mot. Skills, 87 ; 1083-1090, 1998.
27) Klin, A. : Auditory brainstem responses in autism : brainstem dysfunction or peripheral hearing loss ? J. Autism Dev. Disord., 23 ; 15-35, 1993.
28) Kuhl, P. K., Coffey-Corina, S., Padden, D. et al. : Links between social and linguistic processing of speech in preschool children with autism : behavioral and electrophysiological measures. Dev. Sci., 8 ; F 1-F 12, 2005.
29) Kujala, T., Aho, E., Lepisto, T. et al. : Atypical pattern of discriminating sound features in adults with asperger syndrome as reflected by the mismatch negativity. Biol. Psychol., 75 ; 109-114, 2007.
30) Kujala, T., Lepisto, T., Nieminen-von Wendt, T. et al. : Neurophysiological evidence for cortical discrimination impairment of prosody in asperger syndrome. Neurosci. Letters, 383 ; 260-265, 2005.
31) Lepisto, T., Kujala, T., Vanhala, R. et al. : The

discrimination of and orienting to speech and non-speech sounds in children with autism. Brain Res., 1066 ; 147-157, 2005.

32) Lepisto, T., Silokallio, S., Nieminen-von Wendt, T. et al. : Auditory perception and attention as reflected by the brain event-related potentials in children with asperger syndrome. Clin. Neurophysiol., 177 ; 2161-2171, 2006.

33) Lincoln, A. J., Courchesne, E., Harms, L., et al. : Contextual probability evaluation in autistic, receptive developmental language disorder, and control children : event-related brain potential evidence. J. Autism Devel. Disord., 23 ; 37-58, 1993.

34) Lincoln, A. J., Courchesne, E., Harms, L. et al. : Sensory modulation of auditory stimuli in children with autism and receptive developmental language disorder : event-related brain potential evidence. J. Autism Devel. Disord., 25 ; 521-539, 1995.

35) Niwa, S., Ohta, M., & Yamazaki, K. : P 300 and stimulus evaluation process in autistic subjects. J. Autism Dev. Disord., 13 (1) ; 33-42, 1983.

36) Novick, B., Kurtzberg, D., Vaughn, H. G. : An electorphysiologic indication of defective information storage in childhood autism. Psychiatry Res., 1 ; 101-108, 1979.

37) Oades, R.D., Walker, M.K., Geffen, L.B. et al. : Event-related potentials in autistic and healthy children on an auditory choice reaction time task. Int. J. Psychophysiol., 6 (1) ; 25-37, 1988.

38) Oram Cardy, J. E., Ferrari, P., Flagg, E. J. et al. : Prominence of m 50 auditory evoked response over M 100 in childhood and autism. Neuroreport, 15 ; 1867-1870, 2004.

39) Oram Cardy, J. E., Flagg, E. J., Roberts, W. et al. : Magnetoencephalography identifies rapid temporal processing deficit in autism and language impairment. NeuroReport, 16 ; 329-332, 2005.

40) Pritchard, W. S., Raz, N., August, G. J. : Visual augmenting/reducing and P 300 in autistic children. J. Autism Dev. Disord., 17 ; 231-242, 1987.

41) Rosenhall, U., Nordin, V., Brantberg, K. et al. : Autism and auditory brain stem responses. Ear Hearing, 24 ; 206-214, 2003.

42) Seri, S., Cerquiglini, A., Pisani, F. et al. : Autism in tuberous sclerosis : evoked potential evidence for a deficit in auditory sensory processing. Clin. Neurophysiol., 110 ; 1825-1830, 1999.

43) Skoff, B. F., Mirsky, A. F., Turner, D. : Prolonged brainstem transmission time in autism. Psychiatry Res., 2 ; 157-166, 1980.

44) Student, M., Sohmer, H. : Evidence from auditory nerve and brainstem evoked responses for an organic brain lesion in children with autistic traits. J. Autism Dev. Disord., 8 (1) ; 13-20, 1978.

45) Tanguary, P. E., Edwards, R. M., Buchawald, J. et al. : Auditory brainstem evoked responses in autistic children. Arch. Gen. Psychiatry, 39 ; 174-180, 1982.

46) Tecchio, F., Benassi, F., Zappasodi, F. et al. : Auditory sensory processing in autism : A magetoencephalographic study. Biol. Psychiatry, 54 ; 647-654, 2003.

47) Teder-Salejarvi, W. A., Pierce, K. L., Courchesne, E. et al. : Auditory spatial localization and attention deficits in autistic adults. Cogn. Brain Res., 23 ; 221-234, 2005.

48) Townsend, J., Westerfield, M., Leaver, E. et al. : Event-related brain response abnormalities in autism : Evidence for impaired cerebello-frontal spatial attention networks. Cogn. Brain Res., 11 ; 127-145, 2001.

49) Verbaten, M.N., Roelofs, J.W., Van Engeland, H. et al. : Abnormal visual event-related potentials of autistic children. J. Autism Dev. Disord., 21 (4) ; 449-470, 1991.

50) Wong, V. & Wong, S. N. : Brainstem auditory evoked potential study in children with autistic disorder. J. Autism Dev. Disord., 21 ; 329-339, 1991.

第9章　遺伝研究

今村　明　　橋田　あおい　　中根　允文

1．精神疾患における遺伝研究の方向性

遺伝研究の歴史的経過として，かつては双生児研究，家系研究，養子研究などの臨床遺伝研究によって，ある疾患の発症に遺伝因がどの程度関与しているかを検討することが重要視されていたが，近年では急速に発展し続ける分子遺伝学的手法により，その疾患の原因遺伝子や遺伝子座の検討がなされることが中心となっている。精神疾患の領域も例外ではなく，明らかに後天的に起こった器質性変化による精神障害を除き，神経症性疾患も含めた多くの疾患で，現在盛んに分子遺伝学的手法を用いた原因遺伝子解明のための研究が行われている。

環境因と遺伝因の関与の度合いについて，双生児研究では一卵性双生児（monozygotic twin，以下MZと記する）と二卵性双生児（dizygotic twin，以下DZと記する）の一致率の比較が問題となる。MZはほぼ同一の遺伝情報を持つものと考えられ，その一致率がDZ（同胞と同じく，遺伝情報は約50％共有している）と比較して高いほど，環境因よりも遺伝因の関与が大きいものと考えられている。現在，統合失調症や双極性感情障害（躁うつ病）の領域でも分子遺伝学的な試みは盛んであるが，自閉症の，一卵性双生児の一致率は，これら2疾患よりも高く，遺伝因の関与が大きいものと考えられている。そのため特に遺伝領域での研究の成果が期待されている。

分子遺伝学的研究の中でも特に，連鎖研究と関連研究は重要である。連鎖研究はある疾患の患者家系を対象としてDNA配列上の目印（DNAマーカー）と疾患遺伝子の距離を推定するものである。つまり，連鎖研究とは原因遺伝子が染色体上のどの位置にあるかを調べる研究である。また関連研究は，患者群と健常対照群を比較して，ある遺伝子が疾患と関係があるかどうかを調べるものである。自閉症でも，このような研究が数多く行われている。

一般的な分子遺伝学的研究の流れとしては，罹患者の染色体異常や全ゲノムをスクリーニングする連鎖研究などから原因遺伝子の染色体上の位置を推定したり，またその遺伝子の発現の状態や機能などを推測したりして，候補となる遺伝子を決定し，それを関連研究や遺伝子発現研究，動物を使った研究（ノックアウトマウス，トランスジェニックマウスなどを使用）などで確かめていくことになる[68]。

また最近はエピジェネティックな変化を調べる研究や，マイクロアレイを使った全ゲノム的な関連解析，連鎖解析，コピー数解析など，新たな分野の検討も行われている。この章ではこれらの研究を概観し，今後の自閉症遺伝研究の展望を行う。

2. 自閉症における遺伝研究の歴史的経過

1943年にKanner[48]が最初に自閉症の症例を報告した際には，自閉症を統合失調症の早期発症の可能性があるとする一方で，両親のパーソナリティの特徴についても言及しており，知能が高く，社会的な地位が高い半面，非社交的で感情表出に乏しく，強迫的で温かさに欠け，子どもに対して情緒的に接することが少ない，と記述していた。これに対しAsperger[2]は，当初から彼の言う「子供の自閉性精神病質」の素因は多因子遺伝として受け継がれるという仮説を述べている。その後長い間，自閉症の病因を母子関係に求めるいわゆる心因論が主流であった。Kannerが述べたようなパーソナリティの特性を持つ冷たい親に養育されたことの結果が自閉症である，という考え方である。

1968年Rutter[79]が自閉症の本質は言語認知障害であり，先天性の脳器質性障害がその原因であるという説を提唱し，少しずつこのような心因・環境因説を否定する研究がみられるようになり，自閉症が生物学的基盤を持つことが推測されるようになった。

1970年代後半からは，家系研究や双生児研究が大規模に行われるようになり，特にいくつかの系統的な双生児研究の成果から，自閉症は生物学的要因の関与，特に遺伝因の関与が大きいことが認識されるようになった。

1980年代は染色体レベルの変化の報告がみられ，特に脆弱X症候群との関連が注目されるようになった[65]。当初脆弱X症候群の遺伝子は，自閉症の発症と関連があるのではないかと注目されていたが，その後の研究により，少なくともこの遺伝子が単一で自閉症の発症に関与しているわけではないと考えられている。

1990年代に入ると前述の通り，分子遺伝学の発達により，原因遺伝子の解明のための研究が盛んに行われるようになった。関連研究として初期の頃はそのタンパクの機能から候補遺伝子と考えられた遺伝子と自閉症の関連を調べた研究が行われたが，有意な結果は得られなかった[19,93]。また，1990年代後半から全ゲノムスクリーニングを行う大規模な連鎖研究が行われるようになった。2003年4月にヒトゲノム計画が終了し，以後はポストゲノムの時代と呼ばれ，DNA配列よりも遺伝子の発現やタンパクの生成とその機能に興味の中心が移っていった。そのことを受けて，マイクロアレイを使った大規模な解析[5]や，死後脳での遺伝子発現の研究[100]などが行われるようになった。また，候補遺伝子のノックアウトマウスを使った実験[44]等もみられるようになった。

その後も様々な候補遺伝子が挙げられ，その関連が調べられたが，これまでのところ原因遺伝子の同定には至っていない。他の精神疾患と同様，自閉症が単純なメンデル遺伝の形をとらないことは明らかであり，おそらく多数の遺伝子が関与していることやどこまでを自閉症という1つの疾患として捉えたらよいのかがわかりにくいことも，解明が遅れている原因と思われる。

家系研究や双生児研究の代表的なものを次の項で紹介する。

3. 臨床遺伝研究
（双生児研究，家系研究など）

1) 双生児研究

自閉症の領域では，いくつかの系統的な双生児研究が行われている。

1977年FolsteinとRutter[27]は，はじめて系統的に自閉症罹患双生児を収集し，双生児のうち少なくとも1人が自閉症と診断されている同性のペア（MZ 11組，DZ 10組）を対象として，診断と認知障害の一致率について

表1　自閉症の代表的な双生児研究

報告者	発表年	卵性	組数	自閉症としての一致率	認知障害を含めた一致率
Folstein & Rutter[27]	1977	MZ	11	36%	82%
		DZ	10	0%	10%
Ritvo et al.[76]	1985	MZ	23	96%	記述なし
		DZ	17	24%	記述なし
Steffenburg et al.[86]	1989	MZ	11*	91%	91%
		DZ	10	0%	30%
Bailey et al.[6]	1995	MZ	25**	60%	92%
		DZ	20	0%	10%

*三つ子が1組含まれる
**三つ子が2組含まれる

調べた。結果として診断の一致率はMZで36％，DZでは0％であったが，言語発達の遅れやIQの低さ，特殊教育を要する学力の問題などの認知障害を加味するとその一致率はMZで82％，DZで10％に達した。またRitvoら[76]は40組の双生児を対象に自閉症の一致率を調べたところ，MZが95.7％，DZが23.5％という結果であった。Steffenburgら[86]は，21組の双生児を対象として自閉症の一致率を調べ，MZで91％，DZで0％と報告した。また同様の対象者で認知障害（FolsteinとRutterと同じ定義）の有無を調べたところ，それぞれ91％，30％となった。また，Baileyら[6]は，FolsteinとRutterの報告にさらにデータを追加して報告した。

これらの結果を表1に示す。MZの自閉症の一致率は36～96％とDZよりもはるかに大きくなっている。これは自閉症の遺伝因の関与の大きさを示している。認知障害を含めた一致率はFolsteinとRutterのデータでは自閉症としての一致率よりもかなり大きく，そのため彼らは認知障害が遺伝的危険因子の中核である，と主張したが，Steffenburgらは，これを確認できなかった，としている。現在の視点から見ると，FolsteinとRutterの考える「認知障害」は，やや定義があいまいで自閉症に特異的な要素ではないように思われる。

FolsteinとRosen-Sheidley[28]の総説では，家系内再発生率（recurrence risk）と一卵性：二卵性一致率比から計算される遺伝率の推定値は90％以上であるとされている。これは統合失調症や双極性感情障害と比べてもかなり大きな数値である。ただしこの場合，どこまでを自閉症遺伝子の表現型と考えるかで，結果が変わってくる。初期の研究の幅広い表現型は，養護学校への通学や精神遅滞など，直接的に自閉症の中核症状とは関連のないものも含まれていることが問題である。近年，自閉症スペクトラム障害（autism spectrum disorder，以下，ASDと表記する）という概念が提唱されている。これは自閉症の表現型の範囲をより広げたもので，アスペルガー障害や特定不能の広汎性発達障害（pervasive developmental disorder, not otherwise specified；PDD-NOS）を含む概念である。また自閉症の拡大表現型broad autism phenotypeとは，自閉症の症状の一部を持つがどのような診断も満たさないものも含む概念である[39]。特にこの拡大表現型を考える際には，できるだけ明確な定義が必要となる。そしてこのことは，臨床遺伝研究だ

2）家系研究

自閉症の家系研究では，第一度親族 first degree relatives の発症率，特に同胞の発症率を調べた研究が多くみられる。第一度親族とは，親，同胞，子のどれかを指し，遺伝情報を50％共有しているものをいう。いくつかの研究の結果より，自閉症の同胞発症率は2～7％程度と考えられている。Smalleyら[85]は，総説で6つの研究の結果を合わせて検討し，同胞総数886名中自閉症発症者は計24名であったことから，自閉症同胞発生率は2.7％程度としている。また，Pivenら[73]は，自閉症患者の同胞67名を調べ，自閉症と診断されたのは2名（3.0％）だったことを報告している。ただし広義の認知障害等，表現型の範囲を広げれば，15％以上の同胞が，それに該当することも示されている。

Ritvoら[77]は，ユタ州で大規模な調査を行い，少なくとも1人自閉症患者を含む207の家族のうちで，発端者の第一度親族，第二度親族に自閉症患者がいたのは20家系（9.7％）であったと報告している。この研究によると，一般人口と比較すると自閉症者の後に生まれた同胞の発症リスクは215倍にもなる。

このように自閉症では，家系集積性があることが以前から様々な形で報告されている。これは，自閉症の遺伝因の関与を示唆するものである。

また，FolsteinとRutter[27]は，いくつかの特徴がコントロールの親に比べ自閉症児の親でよりしばしば見られることを示した。これらは，社会的寡黙傾向，コミュニケーション障害（言語の実用的側面の障害），ルーチンへのこだわりと変化に対する抵抗などを含んでいる。これらの3つの形質は概念的には自閉症の診断基準と同じであるが，前記の拡大表現型とも考えられる。

ちなみに家系研究でアスペルガー障害は，家系内でアスペルガー障害と自閉症が同時に存在する場合があること[35]，成長すると高機能自閉症とアスペルガー障害は区別しがたい状態となることもあること[52]などから，現在では遺伝的に自閉症から完全に独立したものではないという考え方が一般的である。ただしアスペルガー障害の近親者は高機能自閉症と比べて統合失調症やうつ病などが多かったという報告もある[34]ため，今後も何らかの分子遺伝的差異が見つかる可能性はある。

4．分子遺伝学的研究

1）連鎖研究などによる染色体上の位置

連鎖研究とは，どの染色体のどの位置に原因遺伝子が存在するのかを推定する研究方法である。あるゲノム上のマーカーが疾患とともに家系内をどのように伝達しているかを解析する。そのため連鎖研究で対象となるのは，対象疾患の罹患者を含む家系である。このことが主として罹患者群と健常対照群とを比較する関連研究とは異なる。1990年代後半より，全ゲノムのスクリーニングを行う連鎖研究が行われるようになった。使用されるマーカーとしては，当初は2～4塩基程度のマイクロサテライト・マーカーを用いる研究が多かったが，近年一塩基変異（single nucleotide polymorphisms；SNP）をマイクロアレイを用いて解析する方法が主流となっている。

SNPとはゲノム塩基配列の1つの塩基のみが異なっている変異のことで，厳密にはSNPは，対立遺伝子頻度にして1％以上の高い頻度で塩基の違いがみられるもの，と定義される。マイクロサテライト・マーカーと比較するとSNPは，基本的に対立遺伝子は2つなので多型性は劣るが，その頻度は非常に多く，またゲル電気泳動を用いずアレイ上で一度に数万以上の判定ができるため，処理

スピードが圧倒的に速いことが特徴である。マイクロサテライト・マーカーは全ゲノム中に多く見積もって数万～数十万の単位で存在するものと思われるが、SNPはさらに高頻度に存在し、おそらく数十万～数百万の単位と思われる。実際の研究で使用されていたのは、1990年代後半の研究では、マイクロサテライト・マーカーを数百使う研究が多かったが、現在のマイクロアレイを用いてSNPを解析する方法は、数万～数十万のSNPを使用している。数センチメートル角のマイクロアレイ上に数万から数十万の、SNPを含む塩基配列を固定化し、相補的に結合するかどうか蛍光反応によって短時間で解析することができる。

また、染色体上の位置を絞り込む方法として連鎖不平衡マッピングがある。連鎖不平衡とは疾患遺伝子近傍のマーカーの特定の対立遺伝子型の頻度が、一般集団と比較して患者群で有意に高い状態を言う。これはある比較的閉鎖的な集団において、特定の祖先由来の変異が存在し、それを含む遺伝子が疾患の原因となっていることを想定している。この方法によりかなり高い分解能でマッピングすることができる。

このような方法によって原因遺伝子の染色体上の位置を推定するわけであるが、これまで特に注目されている領域としては、まず7番染色体長腕が挙げられる。特に7q31-33領域は、繰り返し連鎖が報告されている[9]。この領域はFOXP2遺伝子[33,71,95]があり、また7番染色体には他にもWNT2遺伝子[60,63,94]、5-HT2A遺伝子[18]、Reelin遺伝子[14,21,25,57,59,72,101]が存在する。GABAA受容体遺伝子のある15q11-13の領域[4]も注目されている。他に2番染色体長腕[15,41]、16番染色体短腕[41]などの領域で連鎖が報告されている。

連鎖解析では特にIMGSAC (International Molecular Genetic Study of Autism Consortium：国際分子遺伝研究自閉症協会)のいくつかの報告は注目されている。IMGSACはまず、1998年に99の家系を対象として354のマイクロサテライト・マーカーを使用しゲノムスクリーニングを行った[42]。結果として7番染色体長腕に最大の複数ポイントLODスコア (multipoint logarithm of the odds score；MLS) 3.55をみとめた。ちなみにLODスコアは対数に変換された数値であるため、これが3以上になると偶然このような連鎖が認められることは10の3乗に1回ということになる。しかし、全ゲノムのDNA配列が30億塩基対あることを考えると、この数値も驚くべきものではなく、連鎖の可能性があるというレベルである。さらにIMGSACは2001年にデータの改訂を行い、全ゲノムスクリーニングを、自閉症の83組の同胞対を対象として392個のマイクロサテライト・マーカーと2つのSNPを用いて行い、さらに69組の同胞対において、13ヵ所の候補部位での119個のマーカーの遺伝子型が検討された[41]。最も有意な所見はMLSが2番染色体上のマーカーD2S2188の部位で3.74という結果であった。このMLSは、厳密な診断基準を満たす同胞対のみで計算すると4.80まで増加した。以下、7番染色体上のマーカーはMLSが3.20、16、17番染色体上のマーカーがそれぞれMLS 2を超えていた。

このIMGSACの報告の前後から全ゲノムスクリーニングの様々な検討が行われるようになった。IMGSACのデータはその後も様々な形で発表されている[11,12,13,14,54]。

連鎖研究も関連研究もサンプル数は大きければ大きいほどよいため、複数のグループが共同して研究を行うことが一般的となってきた。近年ではAGPコンソーシアム (The Autism Genome Project Consortium)〔Autism Genetics Cooperative (AGC), Autism Genetics Resource Exchange

(AGRE), Collaborative Programs of Excellence in Autism (CPEA), IMGSACとその他の個人グループの共同研究グループ〕が大変注目される報告を行っている[5]。彼らはAffymetrix社の10K SNPアレイを用い、少なくとも同胞2人が自閉症スペクトラムである1168家系を検討した。これは、これまでのところ最大規模の連鎖解析であり、また対象家系におけるコピー数変異も解析している。これらの解析から、11p12-13部位とニューレキシン遺伝子が、他の候補遺伝子座とともに関連することが示された。

一般的な連鎖解析の変法として、ホモ接合体マッピング（homozygosity mapping）という手法がある。これは近親婚の家系の解析から常染色体劣性遺伝モデルを想定して、原因遺伝子の染色体上での位置を同定する方法である。これによりMorrowらは、自閉症スペクトラム障害家系を対象として解析を行い、いくつかの遺伝子座位で変異が起こっている可能性を示している[67]。一般的な連鎖研究に比べると解析するサンプル数が少なくて済み、費用対効果が高いため、今後も採用する価値のある方法と思われる。

2）細胞遺伝学的検討―染色体異常

疾患の原因遺伝子をみつける方法として、罹患者で欠失や転座などの染色体異常があるケースから、問題となる染色体の部位を検討することは、有効な方法である。ルーチンの細胞遺伝学的検査で、自閉症の数パーセントに染色体異常が認められると言われている。

自閉症で見られる染色体異常で最も高頻度で報告されているものの1つは15q11-13であり、自閉症にとって重要な遺伝子がこの部分にあることが想定される。Baker[7]らやFlejter[26]らがその部位の症例報告をしている。この領域にはGABRB3遺伝子が存在する。最近では、広島大学などの研究グループが、この領域の染色体重複を持つマウスを作成し、その行動特徴を調べている[70]。父親由来の染色体重複を持つマウスはそうでないマウスと違って、他のマウスと接する時間が比較的少なく、何もない場所や非生物の物体が置いてある場所にいる時間と有意な差がないことや、行動に柔軟性が欠け、迷路テストで一度学習した行動が変わりにくかったりすることなど、自閉症に近い行動を示すことが報告されている。遺伝子の一部を操作した動物実験はこれまでもなされてきたが、染色体レベルの変異を持つモデル動物は世界初であり、自閉症の病因解明や治療の発展に寄与する可能性があるものとして、今後の研究の発展が期待されている。その他にもさまざまな染色体変化が報告されている[31]。

LopreiatoとWulfsberg[61]は、第1、7、21番染色体に異常（chromosomal rearrangement 染色体再配置）のみられる6歳半の自閉症男児の報告を行っている。またVincentら[92]は4番染色体短腕に偏動原体逆位（paracentric inversion）を認める2名の自閉症の兄弟を紹介している。

このように自閉症の染色体異常に対して多数の報告があるが、部位の一致は少なく、現在のところそれをもとに原因遺伝子が特定されるまでには至っていない。

最近も自閉症と重度の近視を持つ女性でt(5;18)(q34;q12.2)の転座と18番染色体長腕を切断点とした17個の遺伝子を含む3.2Mbの欠失と、4番染色体長腕で2個の遺伝子を含む1.27Mbの欠失が見られる症例が報告されている[32]。これらの欠失で失われた遺伝子のうちの11個は、脳にも発現するものであるため、どれかが自閉症の発症と関係している可能性がある、と考えられている。

3）自閉症の候補遺伝子

表2に自閉症の候補遺伝子の代表的なものを示す。前記のようにして染色体上の位置を

推定した後，その領域に存在する遺伝子で機能的に自閉症と関係があると思われるものを候補遺伝子として，関連研究でその遺伝子と自閉症との関連を確かめるという手法が多く用いられている。関連研究では，罹患群と健常対照群とで対立遺伝子頻度を比較する方法（case-control study）が主流であったが，1990年代後半より，伝達不均衡検定（transmission disequilibrium test: TDT）という方法が用いられるようになった。これは少なくともある疾患の罹患者とその両親の3名のDNAを抽出して，あるDNAマーカーの対立遺伝子（allele）について，親から子に伝達されなかった対立遺伝子をコントロールとして，伝達された対立遺伝子とその頻度を比較する方法である。その疾患とDNAマーカーに相関が認められれば，そのマーカーはそれ自体が感受性要因の場合もあるし，その近傍に原因がある場合もある。このような方法で，あるDNAマーカーが疾患と関係があるかどうかを調べる。またこれによりマッピングをする場合もある。

自閉症の候補遺伝子と考えられているものは非常に多く，そのすべてを紹介するのは困難であるため，いくつか代表的なものを挙げて説明する。

a．中枢神経系の発達やシナプス形成に関係するもの

① Neuroligin（NLGN 3, NLGN 4）遺伝子とその他シナプスの形成，機能に関係する遺伝子

ニューロリジン（Neuroligin；ニューロリギンと表記する場合もある）はシナプス後細胞の接着タンパクとなるなど，シナプスの形成に関係し，またその種類によって興奮性のシナプス反応を増強したり，抑制性の反応を増強したりする。ASD患者の一部にニューロリジン遺伝子変異が認められるとういう報告がある。ニューロリジン・ファミリーの遺伝子 NLGN3，NLGN4X は，ともにX染色体上に位置し，自閉症スペクトラム障害の原因遺伝子である可能性が示唆されている。

Jamainら[43]は，男性140人，女性18人のASDのX染色体をスクリーニングし，2組の自閉症とアスペルガー症候群の兄弟からそれぞれ NLGN3，NLGN4 の変異を発見した。NLGN4 はその変異のためタンパクへの翻訳が途中で止まってしまっていることが判明した。また NLGN3 ではCaイオンが結合する部位の変異がみつかった。これによりシナプスの構造あるいは機能の変化が自閉症の原因ではないかという議論が活発になった。ただしニューロリジン遺伝子の変異については否定的な報告もあり[13,56,91]，また自閉症特異的なものではなく，X連鎖性精神遅滞とも関係があるのではないかという報告もある。

Tabuchiら[87]は，NLGN4 の Arg 451 → Cys 451（R 451 C）置換をマウスに導入し，このマウスが社会的相互行為に障害を示したが，空間学習能力には強化がみられたことを報告した。またこれらの行動異常に伴い，抑制性シナプス伝達の増強がみられたが，興奮性シナプスには明らかな影響はなかった。これらのデータから，抑制性シナプス伝達の増強がASDの発症に関与している可能性があることが示唆された。

また，ニューロリジンと結合するタンパクの遺伝子で，いくつかは自閉症と関係があるのではないかといわれているものがある。SHANK3 に関しては Jeffries ら[45]が，22番染色体の変異で SHANK3 の欠損した自閉的傾向を強く持つ症例について報告したのをはじめとして，欠損，挿入，部分トリソミーなどの変異が報告されており，現在も注目されている[23,66]。

また，ニューロリジンと結合するニューレキシン（Neurexin）ファミリーの1つ contactin-associated protein-like 2（CNTNAP2）は，自閉症の発症において重要な役割を担っているということが，3つ

表2 自閉症の候補遺伝子

染色体領域	遺伝子	文献	補足
2q24	SLC25A12	74)	ミトコンドリア内膜に関係する遺伝子
2q32	DLX1/DLX2	36)	HOX遺伝子に含まれる
6p21.3-p21.2	GLO1	47)	glutathione-binding protein
7q15	HOXA1	40)	HOX遺伝子に含まれる
7q22	RELN	72)	中枢神経系の発達や神経の遊走に関する遺伝子
7q22	DLX5/DLX6	36)	HOX遺伝子に含まれる
7q31-33	FOXP2	53)	言語に関係する遺伝子
7q31	WNT2	94)	神経系の発生や分化に関与する遺伝子
7q31	MET	16)	骨肉腫由来の細胞からみつかったprotooncogene
7q35-q36	CNTNAP2	1)	ニューレキシン遺伝子ファミリーのひとつ
7q36	EN2	30)	homeobox transcription factor gene
9q34	DBH	46)	ドーパミンの代謝酵素の遺伝子のひとつ
13q13	NBEA	17)	13番染色体の脆弱部位FRA13
15q11-13	GABRB3	64)	GABA遺伝子のひとつ
16q13	TSC2	83)	結節性硬化症の原因遺伝子
17q11-12	5-HTT	20)	セロトニン・トランスポーター遺伝子
17q21	ITGB3	96)	グリコプロテインIIIaの遺伝子
22q13.3	SHANK3	45)	ニューロリジンと結合するタンパク
Xp22-23	NLGN4	43)	シナプスの形成・機能に関係するニューロリジンの遺伝子
Xq27.3	FMR-1	51)	脆弱X症候群の原因遺伝子
Xq28	MECP2	84)	Rett症候群の原因遺伝子
Xq13	NLGN3	43)	シナプスの形成・機能に関係するニューロリジンの遺伝子

の研究グループが同時に発表したゲノム解析から示唆されている[1,3,8]。ニューレキシンは，ニューロリジンとともにグルタミン酸シナプスの形成に関与する。ASD発症に寄与する候補遺伝子として，このようなグルタミン酸関連遺伝子は注目すべきと思われる。

② HOX遺伝子

HOX遺伝子は上肢・下肢や神経系を含む頭部などの形態に関係する遺伝子である。Ingramら[40]は，妊娠中にサリドマイドに暴露されたケースで自閉症が高率にみられるという報告から，サリドマイドが脳の発達に影

響する時期と同じ時期に後脳で発現する遺伝子 HOXA1，HOXB1 に注目して，その変異と自閉症との関連を調べた。結果として ASD（この論文では小児期崩壊性障害を含む）では HOXA1 遺伝子型の比率からは有意な偏りが存在することが明らかとなった。その後この変異と自閉症との関連を調べた研究では，否定的な結果の報告が続いた[22,58,78]が，HOXA1 の変異が水平注視の異常，難聴，顔面筋麻痺などとともに，精神遅滞，ASD を表現型として発生させるといった報告[88]もみられ，この遺伝子が自閉症の発症に何らかのかたちで関係することも示唆されている。しかし，現時点ではこの遺伝子は中枢神経系の様々な発達にかかわるもので，場合によってはその変異によって自閉症の症状を生じる場合もあると考えることが妥当であろう。また，HOX 遺伝子に含まれる DLX1 遺伝子と DLX2 遺伝子は 2q32 に，また DLX5 遺伝子と DLX6 遺伝子は 7q22 とそれぞれ自閉症との連鎖が報告されている領域に位置していることから，自閉症との関連が期待されているが，現在のところ有力な証拠は示されていない[36]。

③RELN 遺伝子

RELN は中枢神経系の発達や神経の遊走に関係する遺伝子で，これまで統合失調症，双極性感情障害，アルツハイマー病などとともに ASD との関連が報告されている。Persico ら[72]は，*RELN* の 5'末端にある 3 塩基反復配列（CGG/GCC）の長いタイプが自閉症の発症脆弱性に関与する可能性を示唆した。その後は否定的な報告が続いた[14,21,57]が，近年では自閉症の死後脳で RELN の遺伝子発現が低下しているという報告[25]や，RELN のイントロン上にある SNP と ASD の関連を示した報告[59]もあり，現在も自閉症の候補遺伝子として考えられている。

④WNT2 遺伝子

WNT2 遺伝子は神経系の発生や分化に関与する。連鎖が報告された 7q31-33 の領域に存在することや，この遺伝子と関係のある遺伝子のノックアウトマウスが自閉症的な傾向を示すことなどから，候補遺伝子と考えられた。Wassink ら[94]は，2 家系で WNT2 の遺伝子変異を発見し，また WNT2 の領域にある SNP と家系に連鎖不平衡が認められることを示した。しかし，その後 WNT2 と自閉症との関連研究は否定的な結果が続いている[60,63]。

⑤CADPS2 遺伝子

2007 年，この遺伝子と自閉症との関連が日本の理化学研究所を中心としたグループによって報告された[80]。CADPS2（Ca（2+）-dependent activator protein for secretion 2）遺伝子は脳由来神経栄養因子（brain-derived neurotrophic factor：BDNF）等の神経栄養因子の分泌に関係し，欠損マウスでは BDNF の分泌が著しく減少しており，また行動上はお互いに接触を求めるような行動が少なかったり，子育てを放棄したり，多動傾向があったり，新しい環境に適応することが困難であったりと，自閉症に類似した特徴を持つことが示された。さらに自閉症患者では CADPS2 遺伝子の転写異常が起こり，遺伝子発現に異常をきたしていることも報告された。今後も自閉症の候補遺伝子の 1 つとして，病因解明に役立つことが期待されている遺伝子である。

b．神経伝達物質やその受容体の関連遺伝子

①セロトニン・トランスポーター遺伝子とその他セロトニン関連の遺伝子

以前より自閉症は神経伝達物質の異常が存在するのではないかと推測されていた。特にセロトニンに関しては脳内の代謝異常の報告もあり，注目されていた。Cook ら[20]はセロトニン・トランスポーター遺伝子（*5-HTT*）のプロモーター領域の多型に関して，117 家系を対象として TDT を行い，自閉症

患者でS型の頻度が高いことを示した。しかし，その後の研究では，まったく逆の結果も示されている[44]。最近の研究では，Choら[18]が，韓国人ではL型が優先的に伝達されている，という結果を示している。同じ研究では5-HT2A受容体遺伝子も自閉症と優位な関連があることが言われている。また，5-HTTのプロモーター領域の多型は，人種によってその頻度が明らかに異なることが示されている[24]ため，今後は特に人種差を重視する必要がある。

セロトニン関連では他にも5-HT(7)受容体遺伝子（HTR7）[55]，5-HT2B受容体遺伝子（HTR2B）[50]，5-HT2A受容体遺伝子（HTR2A）[89]などでそれぞれ相関の有無が検討されているが，すべてnegativeな結果となっている。

②DBH遺伝子

Dopamine beta-hydroxylaseは，ドーパミンの代謝酵素の1つで，交感神経節後シナプスに多く存在する。もともと血清DBH活性が自閉症で上昇しているという報告[10]があり，DBH遺伝子も自閉症の候補遺伝子と考えられていたが，はっきりとした関連を示されたことはない。また，他のドーパミン関連遺伝子も自閉症との有意な関連を示されてはいない。最近ではMAO-AとDBHの座位が，自閉症の知能に何らかの修飾を及ぼしているのではないかという報告もある[46]。

③GABAA受容体遺伝子

自閉症の連鎖研究で特に報告の多い15q11-13の領域は3つのGABAA受容体サブユニット遺伝子（GABRB3, GABRA5, GABRG3）を含んでいる。これらは発達早期から中枢神経系に発現することが知られている。GABRB3は韓国の家系で自閉症との関連が報告されている[49]。また最近ではGABRB3は，後述するRET症候群の遺伝子産物MeCP2によって，エピジェネティックな機序でその発現に影響を与えているのではないかと言われている[38]。

c．自閉症が症状の1つと記述されている遺伝疾患の遺伝子

いくつかの遺伝疾患でその症状の1つとして自閉症のあるいはそれ類似の症状が生じることが知られている。このような疾患の分子遺伝学的研究が自閉症の病因解明にも役立つものと思われる。以下にそのような疾患を列挙する。脆弱X症候群，Angelman症候群，Prader-Willi症候群，Apert症候群，Williams症候群，Rett症候群，Noonan症候群，口蓋—心臓—顔症候群，筋強直性ジストロフィー，結節性硬化症，Sotos症候群，Joubert症候群，Lujan-Fryns症候群，Moebius症候群，伊藤母斑症，神経線維腫症1型，などである。

このうち，特に重要と思われる疾患について以下に説明する。

①脆弱X症候群の原因遺伝子——FMR-1遺伝子

前述のように初期の自閉症の生物学的研究で話題になった遺伝子である。脆弱X症候群では以前から精神遅滞とともに自閉症の症状を持つ患者が存在するため，その原因遺伝子のFMR-1が自閉症の発症と何らかの関係があるのではないかと考えられていた。また自閉症患者のおよそ2-3％にX染色体の脆弱部位を持つものがいることが知られていた[62]。脆弱X症候群の発症はFMR-1の5'-非翻訳領域にあるCGG反復配列が異常に伸張し，プロモーター領域のメチル化により遺伝子発現が起こらなくなることが原因であると言われている。FMR-1に関しては，自閉症との関連を様々な形式で調べられているが，現在に至るまでその関連を明確に示唆する結果は得られていない[51,90]。

②結節性硬化症の遺伝子——TSC2遺伝子

この疾患も以前から自閉症の症状を示すことが多いと言われてきた。ASDの1～4％

に結節性硬化症がみられ，また結節性硬化症の25～50％に自閉症の症状がみられるといわれている。9q34にあるTSC1遺伝子，16p13.3のTSC2遺伝子が原因遺伝子と考えられている。特に16p13.3は全ゲノムスクリーニングで連鎖が指摘されている[41]。TDTの結果，TSC2遺伝子のイントロンのSNPと自閉症との関連が示されている[83]。今後もTSC2と自閉症との関連は興味が持たれる[99]。

③ Rett症候群の遺伝子——*MECP2*

Rett症候群は，女児にみられる神経発達障害で，Xq28領域にあるメチルCpG結合タンパク2（methyl-CpG binding protein 2）の変異によりエピジェネティック機構が破綻し発症すると言われている。MECP2と自閉症の相関の可能性を示唆した報告もある[84]。この遺伝子が直接的な原因で自閉症が発症する可能性は極めて少ないと思われるが，最近ではこの遺伝子変異によって男性にX連鎖性の精神遅滞が生じることが示されている[29]。

d．その他の候補遺伝子

① *FOXP2*

FOXP2遺伝子は言語発達に関係すると思われる遺伝子で，自閉症の連鎖研究で重要視される7q31（AUTS1）に位置する。Laiら[53]は，家族の多くに独特の言語障害（子音を発音するのに必要な正確さで口の動きをコントロールできない）がみられる3世代にわたる家系の遺伝子解析から，FOXP2遺伝子の変異を発見した。この言語障害は単一遺伝子形質として常染色体性優性パターンで遺伝する。言語発達に関係する遺伝子が同定されたのははじめてであったため，大変注目された。自閉症との関連については，この遺伝子が自閉症と直接的に関係することはまれなのではないかと言われている[71,95]が，中国のグループからはChineseでは自閉症の病因との関係があるのではないかという報告[33]もあり，今後も検討が必要である。

4）エピジェネティクス

エピジェネティクスとは，従来重視されてきたDNA塩基配列の変化は伴わず，遺伝子の発現を制御する後生的修飾のことであり，DNAのメチル化やヒストンのアセチル化などが中心と考えられる。これまで行われてきた従来の分子遺伝学的研究は，最終的にはDNA配列の変化を検出する試みであったが，これまでのところ十分な成果が得られたとは言いがたい。自閉症の病因としてエピジェネティック機構を想定することにより，これまでと違った視点からのアプローチが可能となる。上記のようにRett症候群や脆弱X症候群では，このようなエピジェネティックな変化が発症の原因として認識されており，またAngelman症候群やPrader-Willi症候群でみられるゲノム刷り込み現象も，DNAのメチル化などエピジェネティックな機序が関係しているため，自閉症に関してもこの分野で新たな知見が得られることが期待される[81]。

5）コピー数の変化

コピー数 copy number とは，ゲノム中のある特定のDNA配列の出現数を示している。ある特定のDNA配列は，普通は父由来，母由来の2コピーが存在するはずであるが，何らかの染色体変化があると，コピー数が変化する場合がある。2006年に7つの研究機関や企業が国際的な共同研究を行い，270人のサンプルについてコピー数解析を行い，ヒトゲノムCNV概要マップを発表した[75]。結果として1447箇所のCNVがある領域がみつかり，この領域の大きさは約360Mbpでヒトゲノムの12％以上であることが明らかになった。これまで個人の多様性の代表的なマーカーと考えられてきたSNPはゲノム全体の0.3％程度にすぎないことから，ゲノムの多様性はこれまでの我々の理解よりもはるか

に大きく複雑であることが示唆された。このような多様性はCNV（copy number variation；コピー数多型またはコピー数多様性）と呼ばれ，最近特に注目を集めている。

　コピー数解析の方法としては，comparative genomic hybridization（CGH）をベースとしたアレイやAffymetrix社やIllumina社などのオリゴヌクレオチドアレイを用いる方法がある。コピー数解析は癌や自己免疫疾患の研究など様々な目的に使用されている。最近では，精神疾患に対しても様々なかたちでCNVの解析が行われている。自閉症に関しては，Sebatら[82]がCGHを用いて，自閉症スペクトラム障害の患者に親にはみられないCNVが，健常対照者と比較して有意に多く存在することを示している。この結果は，これまでに認識されている遺伝子変異に比較して，生殖細胞に新たに出現する変異がASDのリスクファクターとして，より重要であることを示唆している。前述のAGPコンソーシアムの報告[5]でもCNVに対する検討が行われており，11p12-13の領域をはじめとしたコピー数の変化が示されている。また，Weissら[97]，751の自閉症家系でマイクロアレイを用いた全ゲノム的な関連研究を行い，16p11.2の領域に新規のCNVを発見している。これらの報告に先駆けて本稿の共著者のHashida[37]も，2006年の精神科遺伝学世界会議で自閉症不一致一卵性双生児を対象としてマイクロアレイでコピー数の比較を行い，発表している（この発表によりBest Poster Awordを受賞）。

　このように最近大変注目されている分野であり，今後も自閉症のコピー数の変化についての研究を進めることで，その病因の解明が進むのではないかという期待が持たれる。

5．遺伝研究における今後の展望

　自閉症の遺伝研究では，これまで示したように，まず臨床遺伝研究が盛んに行われ，現在では分子遺伝学的手法を用いた検討が主流となっている。しかし，まだ原因遺伝子の解明には至っていない。その理由としてはまず自閉症の伝達が多因子・多遺伝子遺伝であることが影響しているのではないかと考えられる。もしも相対危険度の大きな遺伝子が存在するとしたら，現在の研究の状況からすると既に同定されているはずであるため，相対危険度の低い遺伝子が多数存在すると考えるほうが自然であろう。その多数の遺伝子の中には既に連鎖研究，関連研究で自閉症の候補遺伝子と目されているものもあるだろうし，また自閉症と臨床的に合併することの多い障害－精神遅滞（特にX連鎖性），注意欠陥・多動性障害，学習障害など－と共通の遺伝子が存在する可能性も高いものと思われる。さらに自閉症のうちで統合失調症を発症するものが一般人口よりも多いことや，その症状の類似性などから，統合失調症の原因遺伝子も一部は自閉症と関係がある可能性もある。

　自閉症スペクトラム障害はもともとWing[98]が連続体として提示した概念であるため，罹患・非罹患の線をどこで引くのかが困難な場合も多い。このような場合3つ組として知られる症状，社会性の障害，コミュニケーションの障害，想像力の障害が，それぞれ同時に伝達されているのか，あるいは一部は別に伝達されることもあるのかも調べる必要がある。現在の精神疾患研究で，世代間の遺伝的伝達では，疾患そのものが伝達されているわけではなく，症状の一部や画像上でみられる変化，あるいは神経心理学的検査によってわかる変化等，おそらく何らかの形質が伝達していると考えられている。最近は中間表現型ということばでこの伝達されるものを示すことも増えている。実際にどのようなものが伝達されているかは，再び臨床遺伝研究に戻る必要があるだろう。fMRIをはじめとした機能的画像研究や神経心理学的検査は以

前と比べて格段に進歩している。これらのツールを用いて，もう一度家系研究，双生児研究，養子研究等を行い，実際に伝達されている形質を再考し，それと遺伝子との関連を調べることが大切である。

成人になったASD患者の，特に知的障害を伴わない一群は，これまで適切な診断を受けることができず，十分な対応がなされていなかったため，その多くが2次障害として抑うつ，不安，解離などの症状に悩まされている。またごく一部であるが，社会的常識や想像力の欠如から重大な犯罪を起こしてしまうケースもある[69]。このため，ASD患者を早期に診断し幼少時より適切な対応を行うことは急務であると思われるが，現状では臨床的特徴と心理検査の結果から診断を行わざるを得ず，数多く存在するグレイゾーンの対象者については，診断が困難なケースも多い。診断の困難を打開するための最も根源的な解決として，関連遺伝子の同定が期待される。また，病因としての分子遺伝学的機序が解明されれば，それに伴って治療薬やその他何らかの生物学的な治療法が開発される可能性がある。マイクロアレイなどの使用で，高速かつ大規模な実験が可能となった関連研究や，連鎖研究，近年のDNAのメチル化やヒストンのアセチル化などのエピジェネティックな変化の研究，また最近話題となったコピー数解析など，研究の技術的な面は明らかに進歩しており，今後の成果が期待される。

文献

1) Alarcon, M., Abrahams, B. S., Stone, J. L. et al. : Linkage, association, and gene-expression analyses identify CNTNAP2 as an autism-susceptibility gene. Am. J. Hum. Genet., 82 (1) ; 150-159, 2008.
2) Asperger, H. : Die 'Autistischen Psychopathen' im Kindesalter. Archiv. für Psychiatrie und Nervenkrankheiten., 117 ; p.76-136, 1944.
3) Arking, D. E., Cutler, D. J., Brune, C. W. et al. : A common genetic variant in the neurexin superfamily member CNTNAP2 increases familial risk of autism. Am. J. Hum. Genet., 82 (1) ; 160-164, 2008.
4) Ashley-Koch, A. E., Mei, H., Jaworski, J. et al. : An analysis paradigm for investigating multi-locus effects in complex disease : examination of three GABA receptor subunit genes on 15 q 11-q 13 as risk factors for autistic disorder. Ann. Hum. Genet., 70 (Pt 3) ; 281-292, 2006.
5) Autism Genome Project Consortium,. Mapping autism risk loci using genetic linkage and chromosomal rearrangements. Nat. Genet., 39 (3) ; 319-328, 2007.
6) Bailey, A., Le Couteur, A., Gottesman, I. et al. : Autism as a strongly genetic disorder : evidence from a British twin study. Psychol. Med., 25 (1) ; 63-77, 1995.
7) Baker, P., Piven, J., Schwartz, S. et al. : Duplication of chromosome 15 q 11-13 in two individuals with autistic disorder. J. Autism Dev. Disord., 24 ; 529-535, 1994.
8) Bakkaloglu, B., O'Roak, B. J., Louvi, A.et al. : Molecular cytogenetic analysis and resequencing of contactin associated protein-like 2 in autism spectrum disorders. Am. J. Hum. Genet., 82 (1) ; 165-173, 2008.
9) Barrett, S., Beck, J. C., Bernier, R. et al. : An autosomal genomic screen for autism. Collaborative linkage study of autism. Am. J. Med. Genet., 15, 88 (6) ; 609-615, 1999.
10) Belmaker, R. H., Hattab, J., Ebstein, R. P. : Plasma dopamine-beta-hydroxylase in childhood psychosis. J. Autism Child Schizophr., 8 (3) ; 293-298, 1978.
11) Blasi, F., Bacchelli, E., Pesaresi, G. et al. : International Molecular Genetic Study of Autism Consortium (IMGSAC). Absence of coding mutations in the X-linked genes neuroligin 3 and neuroligin 4 in individuals with autism from the IMGSAC collection. Am. J. Med. Genet. B. Neuropsychiatr. Genet., 5, 141 (3) ; 220-221, 2006.
12) Blasi, F., Bacchelli, E., Carone, S. et al. : International Molecular Genetic Study of Autism Consortium (IMGSAC). SLC 25 A 12 and CMYA 3 gene variants are not associated with autism in the IMGSAC multiplex family sample. Eur. J. Hum. Genet., 14 (1) ; 123-126, 2006.
13) Blasi, F., Bacchelli, E., Pesaresi, G. et al. : International Molecular Genetic Study of Autism Consortium (IMGSAC) : Absence of coding

mutations in the X-linked genes neuroligin 3 and neuroligin 4 in individuals with autism from the IMGSAC collection. Am. J. Med. Genet. B. Neuropsychiatr. Genet., 141 (3); 220-221, 2006.

14) Bonora, E., Beyer, K. S., Lamb, J. A. et al.: International Molecular Genetic Study of Autism (IMGSAC). Analysis of reelin as a candidate gene for autism. Mol. Psychiatry, 8 (10); 885-892, 2003.

15) Buxbaum, J. D., Silverman, J. M., Smith, C. J. et al.: Evidence for a susceptibility gene for autism on chromosome 2 and for genetic heterogeneity. Am. J. Hum. Genet., 68 (6); 1514-1520, 2001.

16) Campbell, D. B., Sutcliffe, J. S., Ebert, P. J.et al.: A genetic variant that disrupts MET transcription is associated with autism. Proc. Nat. Acad. Sci., 103; 16834-16839, 2006.

17) Castermans, D., Wilquet, V., Parthoens, E. et al.: The neurobeachin gene is disrupted by a translocation in a patient with idiopathic autism. J. Med. Genet., 40; 352-356, 2003.

18) Cho, I. H., Yoo, H. J., Park, M. et al.: Family-based association study of 5-HTTLPR and the 5-HT2A receptor gene polymorphisms with autism spectrum disorder in Korean trios. Brain Res., 30, 1139; 34-41, 2007.

19) Comings, D. E., Gade, R., Muhleman, D. et al.: No association of a tyrosine hydroxylase gene tetranucleotide repeat polymorphism in autism, Tourette syndrome, or ADHD. Biol. Psychiatry, 1. 37 (7); 484-486, 1995.

20) Cook, E. H. Jr., Courchesne, R., Lord, C. et al.: Evidence of linkage between the serotonin transporter and autistic disorder. Mol. Psychiatry, 2 (3); 247-250, 1997.

21) Devlin, B., Bennett, P., Dawson, G. et al.: CPEA Genetics Network.Alleles of a reelin CGG repeat do not convey liability to autism in a sample from the CPEA network. Am. J. Med. Genet. B. Neuropsychiatr. Genet., 1, 126 (1); 46-50, 2004.

22) Devlin, B., Bennett, P., Cook, E. H. Jr. et al.: Collaborative Programs of Excellence in Autism (CPEA) Genetics Network.No evidence for linkage of liability to autism to HOXA1 in a sample from the CPEA network. Am. J. Med. Genet., 8, 114 (6); 667-672, 2002.

23) Durand, C. M., Betancur, C., Boeckers, T. M. et al.: Mutations in the gene encoding the synaptic scaffolding protein SHANK3 are associated with autism spectrum disorders. Nat. Genet., 39 (1); 25-27, 2007.

24) Esau, L., Kaur, M., Adonis, L. et al.: The 5-HTTLPR polymorphism in South African healthy populations: a global comparison. J. Neural Transm., 11; 2008.

25) Fatemi, S. H., Snow, A. V., Stary, J. M. et al.: Reelin signaling is impaired in autism. Biol. Psychiatry, 1, 57 (7); 777-787, 2005.

26) Flejter, W. L., Bennett-Baker, P. E., Ghaziuddin, M. et al.: Cytogenetic and molecular analysis of inv. dup (15) chromosomes observed in two patients with autistic disorder and mental retardation. Am. J. Med. Genet., 61; 182-187, 1996.

27) Folstein, S., Rutter, M.: Infantile autism: a genetic study of 21 twin pairs. J. Child Psychol. Psychiatry, 18 (4); 297-321, 1977.

28) Folstein, S. E., Rosen-Sheidley, B.: Genetics of autism: complex aetiology for a heterogenous disorder. Nature Reviews Genetics, 2; 943-955, 2001.

29) Froyen, G., Van, Esch. H., Bauters, M. et al.: Detection of genomic copy number changes in patients with idiopathic mental retardation by high-resolution X-array-CGH: important role for increased gene dosage of XLMR genes. Hum. Mutat., 28 (10); 1034-1042, 2007.

30) Gharani, N., Benayed, R., Mancuso, V. et al.: Association of the homeobox transcription factor, ENGRAILED 2, 3, with autism spectrum disorder. Molec. Psychiat., 9; 474-484, 2004.

31) Gillberg, C.: Chromosomal disorders and autism. J. Autism Dev. Disord., 28 (5); 415-425, 1998.

32) Gilling, M., Lauritsen, M. B., Moller, M. et al.: A 3.2 Mb deletion on 18q12 in a patient with childhood autism and high-grade myopia. Eur. J. Hum. Genet., 9, 2008.

33) Gong, X., Jia, M., Ruan, Y. et al.: Association between the FOXP2 gene and autistic disorder in Chinese population. Am. J. Med. Genet. B. Neuropsychiatr. Genet., 15, 127 (1); 113-116, 2004.

34) Ghaziuddin, M.: A family history study of Asperger syndrome. J. Autism Dev. Disord., 35 (2); 177-182, 2005.

35) Gillberg, C, Cederlund, M.: Asperger syndrome: familial and pre-and perinatal factors. J. Autism Dev. Disord., 35 (2); 159-166, 2005.

36) Hamilton, S. P., Woo, J. M., Carlson, E. J. et al.: Analysis of four DLX homeobox genes in autis-

tic probands.BMC Genet., 2, 6 ; 52, 2005.
37) Hashida, A., Imamura, A., Yamashita, H. et al. : The genomic comparison between monozygotic twins discordant for schizophrenia. Am. J. Med. Genet. B. Neuropsychiatr Genet. 5, 141 (7) ; 768, 2006. (The XIVth World Congress of Psychiatric Genetics 2006 October 28 th − November 1 st, Cagliari, Italy, 学会抄録, 2006.)
38) Hogart, A., Nagarajan, R. P., Patzel, K. A. et al. : 15 q 11-13 GABAA receptor genes are normally biallelically expressed in brain yet are subject to epigenetic dysregulation in autism-spectrum disorders. Hum. Mol. Genet., 16 (6) ; 691-703.
39) Hurley, R. S., Losh, M., Parlier, M. et al. : The broad autism phenotype questionnaire. J. Autism Dev. Disord., 37 (9) ; 1679-1690, 2007.
40) Ingram, J. L., Stodgell, C. J., Hyman, S. L. et al. : Discovery of allelic variants of HOXA 1 and HOXB 1 : genetic susceptibility to autism spectrum disorders.Teratology, 62 (6) ; 393-405, 2000.
41) International Molecular Genetic Study of Autism Consortium (IMGSAC). A genomewide screen for autism : strong evidence for linkage to chromosomes 2 q, 7 q, and 16 p. Am. J. Hum. Genet., 69 (3) ; 570-581, 2001.
42) International Molecular Genetic Study of Autism Consortium. A full genome screen for autism with evidence for linkage to a region on chromosome 7 q. Hum. Mol. Genet., 7 (3) ; 571-578, 1998.
43) Jamain, S., Quach, H., Betancur, C. et al. : Paris Autism Research International Sibpair Study : Mutations of the X-linked genes encoding neuroligins NLGN 3 and NLGN 4 are associated with autism. Nat. Genet., 34 (1) ; 27-29, 2003.
44) Janusonis, S., Anderson, G. M., Shifrovich, I. et al. : Ontogeny of brain and blood serotonin levels in 5-HT receptor knockout mice : potential relevance to the neurobiology of autism. J. Neurochem., 99 (3) ; 1019-1031, 2006.
45) Jeffries, A. R., Curran, S., Elmslie, F. et al. : Molecular and phenotypic characterization of ring chromosome 22. Am. J. Med. Genet. A., 137 (2) ; 139-147, 2005.
46) Jones, M. B., Palmour, R. M., Zwaigenbaum, L. et al. : Modifier effects in autism at the MAO-A and DBH loci. Am. J. Med. Genet. B. Neuropsychiatr Genet., 1, 126 (1) ; 58-65, 2004.
47) Junaid, M. A., Kowal, D., Barua, M. et al. : Proteomic studies identified a single nucleotide polymorphism in glyoxalase I as autism susceptibility factor. Am. J. Med. Genet., 131 A ; 11-17, 2004.
48) Kanner, L. : Autistic disturbances of affective contact. Nerv. Child., 2 : 217-50, 1943. Reprint : Acta. Paedopsychiatr., 35 (4) ; 100-136, 1968.
49) Kim, S. A., Kim, J. H., Park, M. et al. : Association of GABRB 3 polymorphisms with autism spectrum disorders in Korean trios.Neuropsychobiology, 54 (3) ; 160-165, 2006.
50) Kim, S. J., Veenstra-Vander Weele, J., Hanna, G. L. et al. : Mutation screening of human 5-HT (2 B) receptor gene in early-onset obsessive-compulsive disorder. Mol. Cell. Probes., 14 (1) ; 47-52, 2000.
51) Klauck, S. M., Munstermann, E., Bieber-Martig, B. et al. : Molecular genetic analysis of the FMR-1 gene in a large collection of autistic patients. Hum. Genet., 100 (2) ; 224-229, 1997.
52) Kurita, H. : A comparative study of Asperger syndrome with high-functioning atypical autism. Psychiatry Clin. Neurosci., 51 (2) ; 67-70, 1997.
53) Lai, C.S., Gerrelli, D., Monaco, A.P. et al. : FOXP 2 expression during brain development coincides with adult sites of pathology in a severe speech and language disorder. Brain, 126 (Pt 11) ; 2455-2462, 2003.
54) Lamb, J. A., Barnby, G., Bonora, E. et al. : International Molecular Genetic Study of Autism Consortium (IMGSAC). Analysis of IMGSAC autism susceptibility loci : evidence for sex limited and parent of origin specific effects. J. Med. Genet., 42 (2) ; 132-137, 2005.
55) Lassig, J. P., Vachirasomtoon, K., Hartzell, K. et al. : Physical mapping of the serotonin 5-HT (7) receptor gene (HTR 7) to chromosome 10 and pseudogene (HTR 7 P) to chromosome 12, and testing of linkage disequilibrium between HTR 7 and autistic disorder. Am. J. Med. Genet., 88 (5) ; 472-475, 1999.
56) Laumonnier, F., Bonnet-Brilhault, F., Gomot, M. et al. : X-linked mental retardation and autism are associated with a mutation in the NLGN 4 gene, a member of the neuroligin family. Am. J. Hum. Genet., 74 (3) ; 552-557, 2004.
57) Li, J., Nguyen, L., Gleason, C. et al. : Lack of evidence for an association between WNT 2 and RELN polymorphisms and autism. Am. J. Med.

Genet. B. Neuropsychiatr. Genet., 1, 126 (1) ; 51-57, 2004.
58) Li, J., Tabor, H. K., Nguyen, L. et al. : Lack of association between HoxA 1 and HoxB 1 gene variants and autism in 110 multiplex families. Am. J. Med. Genet., 8, 114 (1) ; 24-30, 2002.
59) Li, H., Li, Y., Shao, J. et al. : The association analysis of RELN and GRM 8 genes with autistic spectrum disorder in chinese han population. Am. J. Med. Genet. B. Neuropsychiatr. Genet., 22, 2007.
60) Li, J., Nguyen, L., Gleason, C. et al. : Lack of evidence for an association between WNT 2 and RELN polymorphisms and autism. Am. J. Med. Genet. B. Neuropsychiatr. Genet., 1, 126 (1) ; 51-57, 2004.
61) Lopreiato, J. O., Wulfsberg, E. A. : A complex chromosome rearrangement in a boy with autism. J. Dev. Behav. Pediatr., 13 (4) ; 281-283, 1992.
62) Malmgren, H., Gustavson, K. H., Wahlstrom, J. et al. : Infantile autism--fragile X : Molecular findings support genetic heterogeneity. Am. J. Med. Genet., 1, 44 (6) ; 830-833, 1992.
63) McCoy, P. A., Shao, Y., Wolpert, C. M. et al. : No association between the WNT 2 gene and autistic disorder. Am. J. Med. Genet., 8, 114 (1) ; 106-109, 2002.
64) Menold, M. M., Shao, Y., Wolpert, C. M. et al. : Association analysis of chromosome 15 gabaa receptor subunit genes in autistic disorder. J. Neurogenet, 15 (3-4) ; 245-259, 2001.
65) Meryash, D. L., Szymanski, L. S., Gerald, P. S. : Infantile autism associated with the fragile-X syndrome. J. Autism Dev. Disord., 12 (3) ; 295-301, 1982.
66) Moessner, R., Marshall, C. R., Sutcliffe, J. S. et al. : Contribution of SHANK 3 mutations to autism spectrum disorder. Am. J. Hum. Genet., 81 (6) ; 1289-1297, 2007.
67) Morrow, E.M., Yoo, S.Y., Flavell, S.W. et al. : Identifying Autism Loci and Genes by Tracing Recent Shared Ancestry Science, 321 (5886) ; 218-223, 2008.
68) Muhle, R., Trentacoste, S. V., Rapin, I. : The genetics of autism. Pediatrics, 113 (5) ; 472-486, 2004.
69) Mukaddes, N. M., Topcu, Z., Case, report. : Homicide by a 10-year-old girl with autistic disorder. J. Autism Dev. Disord., 36 (4) ; 471-474, 2006.
70) Nakatani, J., Tamada, K., Hatanaka, F. et al. : Abnormal behavior in a chromosome-engineered mouse model for human 15 q 11-13 duplication seen in autism. Cell., 26 ; 137 (7) : 1235-1246, 2009.
71) Newbury, D. F., Bonora, E., Lamb, J. A. et al. : International Molecular Genetic Study of Autism Consortium. FOXP 2 is not a major susceptibility gene for autism or specific language impairment. Am. J. Hum. Genet., 70 (5) ; 1318-1327, 2002.
72) Persico, A. M., D'Agruma, L., Maiorano, N. et al. : Collaborative Linkage Study of Autism. Reelin gene alleles and haplotypes as a factor predisposing to autistic disorder. Mol. Psychiatry, 6 (2) ; 150-159, 2001.
73) Piven, J., Gayle, J., Chase, G. A. et al. : A family history study of neuropsychiatric disorders in the adult siblings of autistic. J. Am. Acad. Child Adolesc. Psychiatry, 29 ; 177-183, 1990.
74) Ramoz, N., Reichert, J. G., Smith, C. J. et al. : Linkage and association of the mitochondrial aspartate/glutamate carrier SLC 25 A 12 gene with autism. Am. J. Psychiat., 161 ; 662-669, 2004.
75) Redon, R., Ishikawa, S., Fitch, K. R. et al : Global variation in copy number in the human genome. Nature, 444 : 444-454, 2006.
76) Ritvo, E. R., Freeman, B. J., Mason-Brothers, A. et al. : Concordance for the syndrome of autism in 40 pairs of afflicted twins. Am. J. Psychiatry, 142 (1) ; 74-77, 1985.
77) Ritvo, E. R., Jorde, L. B., Mason-Brothers, A. et al. : The UCLA-University of Utah epidemiologic survey of autism : recurrence risk estimates and genetic counseling. Am. J. Psychiatry, 146 (8) ; 1032-1036, 1989.
78) Romano, V., Cali, F., Mirisola, M. et al. : Lack of association of HOXA 1 and HOXB 1 mutations and autism in Sicilian (Italian) patients. Mol. Psychiatry, 8 (8) ; 716-717, 2003.
79) Rutter, M. : Concepts of autism : a review of research. J. Child. Psychol. Psychiatry, 9 (1) ; 1-25, 1968.
80) Sadakata, T., Washida, M., Iwayama, Y. et al. : Autistic-like phenotypes in Cadps 2-knockout mice and aberrant CADPS 2 splicing in autistic patients. J. Clin. Invest., 117 (4) ; 931-943, 2007.
81) Schanen, N. C. : Epigenetics of autism spectrum disorders. Hum. Mol. Genet., 15 ; 15 Spec. No. 2 ; R 138-150, 2006.
82) Sebat, J. et al. : Strong association of de novo copy number mutations with autism. Science,

316 ; 445-449, 2007.
83) Serajee, F. J., Nabi, R., Zhong, H.: Association of INPP 1, PIK 3 CG, and TSC 2 gene variants with autistic disorder: implications for phosphatidylinositol signalling in autism. J. Med. Genet., 40 (11) ; e 119, 2003.
84) Shibayama, A., Cook, E. H. Jr., Feng, J. et al.: MECP 2 structural and 3'-UTR variants in schizophrenia, autism and other psychiatric diseases: a possible association with autism. Am. J. Med. Genet. B. Neuropsychiatr Genet., 1 ; 128 (1) ; 50-53, 2004.
85) Smalley, S. L., Asarnow, R. F., Spence, M. A.: Autism and genetics. A decade of research. Arch. Gen. Psychiatry, 45 (10) ; 953-961, 1988.
86) Steffenburg, S., Gillberg, C., Hellgren, L. et al.: A twin study of autism in Denmark, Finland, Iceland, Norway and Sweden. J. Child. Psychol. Psychiatry, 30 (3) ; 405-416, 1989.
87) Tabuchi, K., Blundell, J., Etherton, M. R. et al.: A neuroligin-3 mutation implicated in autism increases inhibitory synaptic transmission in mice. Science, 318 (5847) ; 71-76, 2007.
88) Tischfield, M. A., Bosley, T. M., Salih, M. A. et al.: Homozygous HOXA 1 mutations disrupt human brainstem, inner ear, cardiovascular and cognitive development. Nat. Genet., 37 (10) ; 1035-1037, 2005.
89) Veenstra-Vander, Weele. J., Kim, S. J., Lord, C. et al.: Transmission disequilibrium studies of the serotonin 5-HT 2 A receptor gene (HTR 2 A) in autism. Am. J. Med. Genet., 8 ; 114 (3) ; 277-283, 2002.
90) Vincent, J. B., Konecki, D. S., Munstermann, E. et al.: Point mutation analysis of the FMR-1 gene in autism. Mol. Psychiatry, 1 (3) ; 227-231, 1996.
91) Vincent, J. B., Kolozsvari, D., Roberts, W. S., et al.: Mutation screening of X-chromosomal neuroligin genes: no mutations in 196 autism probands. Am. J. Med. Genet. B. Neuropsychiatr. Genet., 129 (1) ; 82-84, 2004.
92) Vincent, J. B., Horike, S. I., Choufani, S. et al.: An inversion inv. (4) (p 12-p 15.3) in autistic siblings implicates the 4 p GABA receptor gene cluster. J. Med. Genet., 43 (5) ; 429-434, 2006.
93) Warren, R. P., Singh, V. K., Cole, P. et al.: Possible association of the extended MHC haplotype B 44-SC 30-DR 4 with autism.Immunogenetics., 36 (4) ; 203-207, 1992.
94) Wassink, T. H., Piven, J., Vieland, V. J. et al.: Evidence supporting WNT 2 as an autism susceptibility gene. Am. J. Med. Genet., 8, 105 (5) ; 406-413, 2001.
95) Wassink, T. H., Piven, J., Vieland, V. J. et al.: Evaluation of FOXP 2 as an autism susceptibility gene. Am. J. Med. Genet., 8, 114 (5) ; 566-569, 2002.
96) Weiss, L. A., Kosova, G., Delahanty, R. J. et al.: Variation in ITGB 3 is associated with whole-blood serotonin level and autism susceptibility. Europ. J. Hum. Genet., 14 : 923-931, 2006.
97) Weiss, L. A., Shen, Y., Korn, J. M. et al.: the Autism Consortium.Association between Microdeletion and Microduplication at 16 p 11.2 and Autism. N. Engl. J. Med., 358 ; 667-675, 2008.
98) Wing, L.: Autistic spectrum disorders. BMJ, 312 (7027) ; 327-328, 1996.
99) Wiznitzer, M.: Autism and tuberous sclerosis. J. Child Neurol., 19 (9) ; 675-679, 2004.
100) Yip, J., Soghomonian, J. J., Blatt, G. J.: Decreased GAD 67 mRNA levels in cerebellar Purkinje cells in autism: pathophysiological implications. Acta. Neuropathol., 113 (5) ; 559-568, 2007.
101) Zhang, H., Liu, X., Zhang, C. et al.: Reelin gene alleles and susceptibility to autism spectrum disorders. Mol. Psychiatry, 7 (9) ; 1012-1017, 2002.

第10章　広汎性発達障害の疫学研究

中根　允文

はじめに

　近年，少年犯罪の増加を憂える報道がめだち，一方では乳幼児期の被虐待をトラウマとして受けとめ思春期の行為障害などへの展開（破壊的行動障害マーチ，Distruptive Behavior Disorder，DBDマーチ）が懸念されるなど，児童思春期における情緒的および行動上の問題が話題になるとともに，児童期における発達障害に関心が高まり，さらに発達障害そのものの頻度が増加しているとの情報も少なくない。

　国内的な背景には，発達障害あるいは軽度発達障害といった定義が明確にされないまま，児童思春期における問題の全てが発達障害で理解されようとする傾向にあるせいなのかもしれない。たしかに同時期における精神保健的な問題の背景因子として，さまざまな重みで発達障害がからむであろうことは否定しないが，精神医学分野における特定の診断範疇として発達障害をとらえようとする場合には相応の定義に則るべきだと考える[35]。

　日本国内ではインターネットなどによると，平成14（2002）年に行われた全国の小中学校調査報告で軽度の知的発達障害を含まない軽度発達障害が6.3％であったとされており，平成18（2006）年度の文部科学省特別支援教育資料（平成18年5月1日現在）による と特別支援学級に通級する児童生徒41,448名のうち3,912名（9.4％）が自閉症であるとされ，2004年の盲・聾・養護学校における「自閉症の疑いのある児童生徒」に関する全国調査では約25％に上るとの報告もあり，自閉症ないし広汎性発達障害がいまや稀な状態でないことが分かる。特に，厚生労働科学研究の平成18年度研究「軽度発達障害児の発見と対応システムおよびそのマニュアル開発に関する研究」において，小枝らはDSMシステムなどを活用して，軽度発達障害（学習障害，注意欠陥多動性障害，高機能広汎性発達障害，および軽度精神遅滞）児の出現頻度が5歳児健診の段階（対象者1,069名のうち受診者1,015名）で9.3％（94名）であり，うちPDDが1.9％（19名）であったという。類似のデータは栃木県の5歳児健診でも確認されていた。詳細な症例確認の方法は不明であるが，彼らは3歳児健診より有用性が高いとし，この数値は小中学校での軽度発達障害児のほとんどを網羅した数であろうとまとめている。

　同じ傾向をより明確にしたものとして，米国からはミネソタ州での教育界からの膨大な資料をもとに，図1に示すように1981-1982年から2001-2002年までの自閉症児（自閉症スペクトラム障害［ASD］として特殊教育を受けている学童）数の年次推移を見たとき大きく変化したという報告[10]がある。つまり，

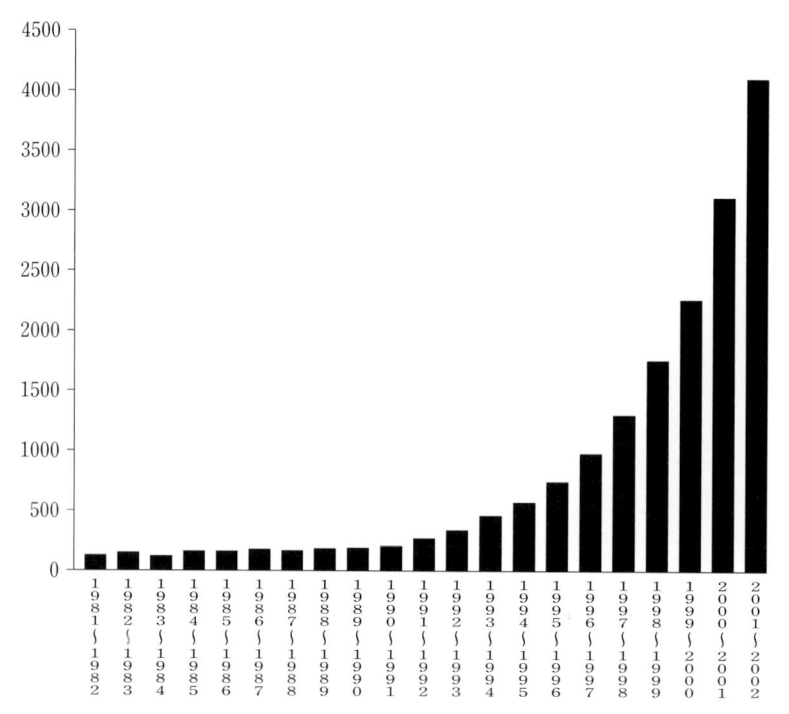

図1 ミネソタ州における特殊教育の中で自閉症スペクトラム障害（ASD）の児童数[10]
（1981-1982年から2001-2002年の年次推移，縦軸はASD児童数，横軸は各学年度）

1981年から1990年頃まではさほど変化を見ず1991-1992年に251名であったのが，2001-2002年には4,094名と16倍に増えたというのである。同論文の著者自身，ここに挙げられた児童は特殊教育という場面における診断手法に従ったもので個別に詳細な児童精神医学的検討を行っていないという限界があること，およびIndividuals with Disabilities Education Act（IDEA）にASDが1990年に導入された影響があるとはいえ，それでも過去にASDはunderdiagnosedであったとしている。

いま万人が納得できる疾患概念の確立に至っていない部分のあることは事実であり，まずは現時点で受け入れられつつある疾患分類システムおよび診断指針あるいは診断基準を活用しながら，こうした話題に対処していく必要があろう。広汎性発達障害についても，WHOの国際疾病分類第10改訂版（ICD-10）あるいは米国精神医学会（APA）による精神疾患の診断分類の手引第4改訂版（DSM-IVTR）にもとづいた診断指針などがあるわけであり，それらを前提にしながら，ここではその疫学知見に触れ，最近の趨勢を要約することとしたい。

Kannerによって提案された自閉症が，臨床像が明確にされるに伴い，病因仮説にかかる研究でも，その動向は心因論から器質論へと大きく転換し[33]，特にオーストリアのAspergerが記載した亜型を含む自閉症スペクトラムという概念の導入によって，高機能自閉症，学習障害やADHDなどを含む軽度発達障害といった各種関連病態のオーバーラップなどもあって，広汎性発達障害の疫学所見は大きく変化した。

表1　日本国内で報告された自閉症の有病率調査（有病率：人口10,000人対，性比M/F）

報告者	年	地域	年齢(歳)	母集団人口(人)	有病率	性比
山崎ら	1971	札幌	2-12	128,900	2.56	3.1
葉賀・宮本	1971	京都府	5-14	129,000	1.1	7.0
谷野	1971	富山県	0-11	99,900	1.1	2.7
中井	1971	岐阜県	0-15	300,000	1.7	
星野ら	1979	福島県	0-18	609,848	2.33	9.0
石井ら	1981	豊田市	6-12	34,987	16.0	6.0
石井ら	1983	豊田市周辺	6-12	4,886	20.5	4.0
藤山	1983	宇部市	7-15	24,444	11.5	6.0
田上ら	1983	茨城県南部	6-12	78,466	13.0	3.6
Matsuishi et al.	1987	久留米	4-12	32,834	15.5	4.7
Tanoue et al.	1988	茨城県	1-14	95,394	13.8	4.1
Sugiyama & Abe	1989	名古屋	1.5-3	12,263	13.0	
Otaki et al.	1990	筑後	6-14	35,346	13.9	4.0
Sugiyama et al.	1992	名古屋	1.5-3	23,415	13.2	5.2
神尾ら	1992	京都市	5-6	47,208	9.1	4.4
本田ら	1994	横浜	5	8,537	21.1	2.6

（文献34より引用）

1．自閉症の疫学調査結果における推移

　精神疾患の疫学研究に関する方法論上の問題点については，これまでに多くの総説がある。著者自身も「自閉症の疫学と遺伝」と題する論文[34]の中で詳しく論評しており，そこには国内外からの地域調査の結果を紹介した。同論文においては，特に自閉症の診断基準の展開と疫学調査への活用方法，および調査対象の選択抽出法などについても考察し，いまだ若干の難問や限界が残っていることを指摘した。

　自閉症に関する最初の疫学研究は，英国のLotter[31]によるものである。彼は，人口225万人からなるMiddlesex州に在住の1953年から1955年までに生まれた調査時に8～10歳の子ども（約76,000人）を対象に，子どもに関する情報が得られそうな学校を含む各種関係機関に質問紙を発送した。結果的に2,154通の回答があり，その中で自閉症が疑われる子ども135名と面談して，幾つかのス

テップを経て，35名を自閉的とした。うち明らかな自閉症と見なせる者（自閉症A群）が15名，近似した範疇と見られる者（自閉症B群）が17名，資料が不完全であるが明らかに自閉症と考えられる者3名であり，当該年齢の子ども10,000人のうち4.5人が自閉症圏疾患の子どもであるとした。この数値はWingら[50]のデータにもみるように，その後しばらくは，類似の調査研究にとっておおよそのスタンダードとみなされた。しかし，1980年代に入ると，急速にその数値は大きくなり，「自閉症が増えている」との印象が広まることになった。

　表1に示すように日本国内では，1971年の山崎ら[51]による報告をはじめとして約10年間は1.1から2.6の有病率（人口10,000人に対して）に止まっていた。しかし，1981年に石井ら[19]が豊田市において6～12歳の子どもを対象に行った調査で16.0の有病率を報告して以来，それ以後は1992年の神尾ら[23]によるデータを除いて全て2桁の有病率になった。中でも詳細なデータを報告したの

表2 横浜市北部地域における小児自閉症の累積発生率と有病率（人口万対）

出生年	出生コホート	最終調査年	自閉症例数	累積発生率	有病率
1988	9,264(4,712/4,552)	1994	15 (10/5)	16.2(21.2/11.0)	21.1
1989	8,478(4,355/4,123)	1995	24 (15/9)	28.3(34.4/21.8)	38.2
1990	8,819(4,509/4,310)	1996	33 (27/6)	37.4(59.9/13.9)	50.3
1991	9,155(4,672/4,483)	1997	25 (18/7)	27.3(38.5/15.6)	41.2
全	35,716(18,248/17,468)		97 (70/27)	27.2(38.4/15.5)	

（括弧内数字は男児/女児をあらわす．文献16より引用要約）

は本田ら[14]のグループであり，横浜における1歳半・3歳健診を1次スクリーニングなどとして活用しながら，彼らはまず1988年に出生して5歳児になるまでの1994年時点における累積発生率をICD-10/DCRにもとづいて算出した。生後5年間を経るまでに自閉症を発症したのは15例（男児10例，女児5例）であり，累積発生率は同年出生対象人口9,240人に対して16.2，1994年の時点（同年生まれで居住していた人口8,537人）における有病率は21.1（男児29.5，女児12.1，いずれも人口1万対）であると報告した。IQが70以上のいわゆる高機能自閉症は，全自閉症の約2割と従来考えられていたが，15名中8名（53.3%）を占めていたことも併せて報告している。この経験を通して，さらに多数の背景人口をもとに1988年1月から1991年12月末までに出生した子ども35,716人を対象に再調査して表2のような結果[16]をあらわしている。

海外諸国からの報告（表3参照）に比して，日本からのデータはかなり早い時期から高い有病率をみるようになっている。

2. 極めて高い有病率を報告した幾つかの論文

有病率が高くなってきた中で，表3にみるように海外では調査対象集団が小さいスウェーデンからのKadesjoら[22]による72.6やArvidssonら[1]による46.4がめだったが，日本国内では2002年の学会発表抄録での河村ら[25]による豊田市からの1.7%（人口万対であれば170人）があらわれ，さらに2006年の名古屋の鷲見ら[42]のグループによる最新のデータ（表4参照）には驚かされる。

彼らは，名古屋市西部地域の療育センターを受診して複数の専門家がDSM-IVに従って広汎性発達障害（PDD）と診断した児童数をもとに，同地域に在住している児童の数より有病率を推定している。同センターは名古屋市の西部地域に居住していて療育・発達相談をした発達障害児に関わる全例を把握しているとはいえ，全数調査ではないから「把握漏れ」が全くないとはいえないとしている。2004年10月1日の時点で満6歳から8歳の児童を対象に限定したところ，同地域に住む児童総数は13,558名であり，そのうち281名がPDDと診断されたとして，これから有病率を算出すると2.07%になったというのである（通常の人口万対頻度でいうなら207となる）。PDD下位分類別に有病率をみると，自閉性障害0.60%，アスペルガー障害0.56%，特定不能の広汎性発達障害（PDD-NOS）が0.91%であり，知能指数が71以上のいわゆる高機能群は199名（PDD全体の68.3%）を占め，有病率にすると1.47%であった。性別の有病率をみると，男児が3.27%，女児が0.82%であり，男女比は4.2：1（有病率からすると3.99：1）であり，高機能群で性差がめだっていた。

この281名のPDDを対象にして，同胞内

表3　海外諸国で報告された自閉症の有病率調査（有病率：人口10,000人対，性比M/F）

報　告　者	年	地　域	年齢(歳)	母集団人口	有病率	性比
Lotter	1966	Middlesex, UK	8-10	78,000	4.5	2.6
Brask	1970	Aarhus, Denmark	2-14	46,500	4.3	1.4
Treffert	1970	Wisconsin, USA	3-12	899,750	0.7	3.06
Wing & Gould	1979	Camberwell, UK	0-14	35,000	4.9	15.6
Bohman et al	1983	Vasterbotten, Sweden	0-20	69,000	5.6	1.6
Gillberg	1984	Gothenburg, Sweden	4-18	128,584	2.0	3.3
McCarthy et al	1984	Ireland East	8-10	65,000	4.3	1.33
Steffenburg & Gillberg	1986	Gothenburg, Sweden	0-10	78,413	4.7	5.7
Steinhausen	1986	West Berlin, Germany	0-15	279,616	1.9	2.25
Burd et al	1987	N.Dakota, USA	2-18	180,986	3.26	2.7
Bryson et al	1988	Nova Scotia, Canada	6-14	20,800	10.1	2.5
Cialdella & Mamelle	1988	Rhone, France	3-9	135,180	4.5	2.3
Ritvo et al	1989	Utah, USA	0-25	769,620	2.47	3.73
Gillberg et al	1991	Gothenburg, Sweden	4-13	78,106	9.5	2.7
Fombonne & Mazaubrum	1992	Four regions, France	13	274,816	4.9	2.1
Wignyosumarto	1992	Yogyakarita, Indonesia	4-7	5,120	11.7	2.0
Fombonne et al	1997	3 depts, France	6-16	325,347	5.35	1.81
Webb et al	1997	South Glamorgan UK	3-15	73,301	7.2	6.57
Arvidsson et al	1997	Molnlycke, Sweden	3-6	1,941	46.4	3.5
Sponheim & Skjeldal	1998	Akershus, Norway	3-14	65,688	5.2	2.09
Taylor et al	1999	North Thames, UK	0-5	490,000	8.7	
Kadesjo et al	1999	Karlstad, Sweden	6-7	826	72.6	5.0
Baird et al	2000	S-E Thames, UK	7	16,235	30.8	5.7
Powell et al	2000	West Midlands, UK	1-4	25,377	7.8	
Kielinen et al	2000	N-Lapland, Finland		152,732	12.2	4.12
Bertrand et al	2001	Brick Township, USA	3-10	8,896	40.5	2.2
Fombonne et al	2001	Angleterre Pays de Galles, UK		10,438	26.1	8.0
Magnusson & Saemundsen	2001	Whole Island, Ireland	5-24	43,153	13.2	4.2
Chakrabarti & Fombonne	2001	Staffordshire, UK	4-7	15,500	16.8	3.3

（文献9より引用．一部改変あり）

罹病の頻度を調査[43]]したところ，同胞での発生頻度（有病率）は一般の5倍（10.0％）であり，性別でみると男児が7.7％，女児が20.0％になったという．同胞有病率については，川岸ら[24]も13.1％（95％CI 17.1-10.0％）とし，男性では8.96％，女性では17.7％であったと近似したデータをその後に公表している．

鷲見らは，同じ研究者グループとして方法は別であったものの，同じ名古屋市で行った1991年の調査[41]での有病率が0.19％であったことと比較すると10倍以上の値になっており，単に見落とされていた高機能群の発見および包含等を中心とする診断基準の拡大だけでなく，実数としても増加している可能性が否定されないとしている．しかし，これほどの高い有病率になったことに詳細な考察は乏しく，療育センターを受診する広汎性発達障害の児童の数がともかく激増してきており，発達支援体制を整えることが急務だと訴えるに止まっている．

表4 名古屋市西部地域における広汎性発達障害の有病率（%）

	合計	男児	女児	性比（M/F）
広汎性発達障害（全）	281（2.07）	227（3.27）	54（0.82）	4.2
下位分類別				
自閉性障害	82（0.60）	63（0.91）	19（0.29）	3.3
アスペルガー障害	76（0.56）	63（0.91）	13（0.19）	4.8
PDD-NOS	123（0.91）	101（1.41）	22（0.33）	4.6
知能指数別				
IQ 70 以下	89（0.66）	69（0.99）	20（0.30）	3.5
IQ 71 以上	192（1.47）	158（2.27）	34（0.51）	4.6
地域内児童総数	13,558	6,949	6,619	1.05

（文献42より引用）

3．有病率の変化に関する論文の事例

一方では，このような数値の推移について，より詳細に検討の必要があるとする総説論文も国内外[11,12,15,20,38,39,49]で増えてきた。その多くは，有病率の数値が大きく変わってきていることを認めるにしても，背景に関わる要因の解明についてさらなる詳細な検討の必要性を示唆するものである。つまり，実数として広汎性発達障害の有病率は1960-70年代の報告より明らかに大きな数値となっているが，その背景には調査対象者（sample）数の大きさ，採用された診断基準の変化，軽症例や高機能例の発見と採用，調査対象者における調査時年齢の変化，および症例同定法の変化などが関連因子として挙げられた。

まず実数の増加に関して，流行性耳下腺炎と麻疹および風疹の3種混合ワクチン（MMR）によって自閉症スペクトラム障害が惹起される可能性とか，その他の化学物質や環境ホルモンなどが自閉症を含む軽度発達障害と関連するとの見解などが一時注目された。

特に，混合ワクチンについてはWakefieldら[47]が上記3種混合ワクチン接種後を中心に，消化器症状を合併しながら自閉症性の行動異常を来したとされる12名の事例をLancetに報告してから，ひときわ大きく注目された。当初はワクチン中のウイルス感染が問題だとされたが，その関連が否定されたあとは，同ワクチンに含まれている防腐剤のチメロサール（thimerosal，エチル水銀チオサリチル酸ナトリウム）が自閉症発症に原因的役割を果たしているとされた。しかし，チメロサールを含むワクチン接種と自閉症発症の関係は実証されず，Taylorら[45]，Dalesら[6]，Kayeら[26]による報告や，DeStefanoら[7]による自閉症児（624名）と対照児（1,824名）における特定推奨時期におけるワクチン接種歴の比較において対照児群で67.5%であったのに自閉症児群では70.5%と全く有意差をみなかったという調査結果などを含め，WHOをはじめ世界各国から綿密な地域調査において否定的所見が集中した。これらの結果を受けて，結局Wakefieldらの論文の共同執筆者であったMurchら[32]一部が「因果関係ありとの解釈を撤回」し，Lancet自体も編集担当者[18]が2004年に「MMR騒動から学ぶこと」と題するコメントを発表して，Wakefieldらはいまだにこだわりを示している[48]ものの，いまやその仮説は全く否定的見解に終わっている[30]。また，Hondaら[17]は，日本において3種混合ワクチンの中止後に却

って自閉症の発生率が上昇したとのデータを発表している。

　さらに，その他の食品添加物を含む幾つかの化学物質[27]，都市の環境汚染などによる影響については仮説の域を出ず，いまだ科学的根拠を示す段階に至っておらず，自閉症発生の実数の増加を示す根拠はない。

　そこで，Fombonne が最新改訂版として発表した論文（表3参照）の中から一部を紹介しておきたい。同論文において，彼は13カ国にわたる母集団人口の総計約500万人（それぞれは826～899,750人）の児童を対象とした32研究（年齢中央値8.0歳）を網羅して検討し，そこで発見されたPDD児は2,380人であった。各研究間で95％信頼区間（95％ confidence interval, 95％ CI）の幅が大きく異なっており，結果の精度にばらつきがあることを指摘し，標本サイズと有病率の間には負の相関関係をみたとまとめている。それでも，同集計における発表年度の中央値から 1966-1991 年群と 1992-2001 年群の2群に調査報告を分けると，有病率中央値が前者で4.4人であったのに対して後者では12.7人となり，有意に増加傾向にあることは確かだとしている。

　次に Wazana ら[49]は，自閉症の頻度においてばらつきが生じる方法論的背景を考察するには，同じ対象地域で少なくとも2つの時点で調査を実施した研究の比較検討が必要であるとして，表5に示すように，12編の調査結果を紹介している。同一の集団を対象に，おおよそ同じ方法でデータ収集して解析したもののうち，ただ1編の報告[37]を除いて，他は，たとえば13年以上の間に最大11倍まで増加していたという報告[29]をはじめとして，11編が増加を認めていた。

　さらに，彼らはそれらを細かく検討した結果，まず APA による DSM-Ⅲ の開発によって，Kanner の定義より拡大された広汎性発達障害の概念が導入され，さらに DSM-Ⅲ-R や DSM-Ⅳ などによって診断基準が修正されたことによって，自閉症という診断が約1.4倍増えたとみている。次に，自閉症の診断を下す平均年齢の変化に言及して，それの若年化の影響との関わりを推測している。たとえば，Croen ら[5]の調査においては，1987年に出生した児における平均診断時年齢は6.8歳であったが，1994年に生まれた児では3.3歳になっていたと指摘する。ただ，この点に関して日本の場合，アスペルガー障害などではより高年齢にならないと判断しがたいということも大きな話題になっており，ASD診断の低年齢化だけというより年齢幅の広がりも考慮されるべきであろう。最後に，これがもっとも重要な話題であるともいえるが，事例確認法に関して関連の状態に関する認識が高まり，新たな治療法や資源の開発，診療体験の増加などから，診断への確信度も向上したに違いないと考えられ，こうした側面にかかる情報も少なからず報告されてきているとしている。このように，診断基準（changes in diagnostic criteria）・診断時年齢（changes in the distribution of age at diagnosis）・事例確認法の改善（changes in the efficiency of ascertainment）のもたらす影響などが頻度上昇に関わることを前提に，Prediction analyse といった方法を利用して影響の有り様を解析したところ，図2に示すような知見が得られたという。つまり，1975年頃から1990年を過ぎる頃まで徐々に事例確認の方法が改善されたことに伴う影響が現れはじめて有病率の増加傾向はうかがえたが顕著なものではなく，1995年以降からは新たな国際診断基準の導入と採用，そして最後に調査対象児の診断時年齢幅が広がったことの影響があって，全体的な頻度の増大が生じたと解釈している。

　Honda ら[16]は，詳細な累積発生率を調査する中で，対象児童にかかる診断および抽出法の精度を特にとりあげて，95％CIを可能

表5 2つ以上のポイントで調査した研究結果

報告者, 年	地 域	例数(年齢)	診断基準	評 価	YOB, CY	疫学指標	増加の傾向(倍)
Community Cases							
Gillberg, 1991 1991	Gothenburg Bohuslan	74(0-13)	DSM-III/IIIR	IA	CY：1980, 1984, 1988	Point prevalence	4.2(Gothenburg) 2.8(Bohuslan)
Treated cases： health care settings and databases							
Barbaresi, 2005	Minnesota USA	124(0-21)	DSM-IV	RRD	CY：1980-1997	1-y incidence	8.2
Smeeth, 2004	UK	1097(0-28)	DSM-IV	RD	CY：1991-2001	1-y incidence	7.2
Madsen, 2003	Denmark	956(2-10)	ICD-8, 10	RD	CY：1971-2000	1-y incidence	9.6 (2-4 y) 7.5 (5-6 y) 7.0 (7-9 y)
Lingam, 2003	NE Thames,	278(0-10)	ICD-10	RD	YOB：1983-1995	Caseload	11.0
Baker, 2002	UK NS Wales,	36(0-19)	DSM-IIIR, IV	IA	CY：1989, 1997	1-y incidence	1.7
Manusson, 2001	Australia Iceland	53(5-24)	ICD-9, 10	IA	YOB：1974-1993	Lifetime prevalence 1-y	2.3
Powell, 2000	W-Midlands UK	148(1-4)	Clinical, ICD-10 et al	RD	CY：1991-1996	incidence	1.6
Taylor, 1999	NEThames, UK	261(0-5)	ICD-10	RD	YOB：1979-1992	Caseload	7.0
Treated cases： school-and social service - based registries							
Croen, 2003	California, USA	2498(0-4)	DSM-IIIR, IV	RD	YOB：1987-1994	Lifetime prevalence	7.8
Droen, 2002	California, USA	5991(0-12)	DSM-IIIR, IV	RD	YOB：1987-1994	Lifetime prevalence	2.6
Rumeau-Rouquette, 1994	4 Dpts France	194(9-14)	CFTMEA	RD	YOB：1972, 1976, 1981	Lifetime prevalence	0.6

YOB：year of birth, CY：calendar year, IA：individual assessment, RD：recorded diagnosis,
RRD：record review diagnosis, CFTMEA：French classification

(文献49より引用。一部改変あり)

な限り小さくする努力をする時，継続したscreening modelを確立させた上でfalse-negativeを減少させることが肝要なのではないかとしている。また，一方では地域で障害（児）者に提供される「サービスの質」という社会的因子によっても発生率や有病率は変わりうることも指摘した。すなわち，質の高いサービスが準備されている状況では，障害者の調査そのものへの関心度も変わるであろうし，さらには他地域からそうした事例が集中してくる可能性さえ否定できないであろう。

彼らは，1988年から4年間に調査地域内で出生した約36万人の中で5歳までの間に

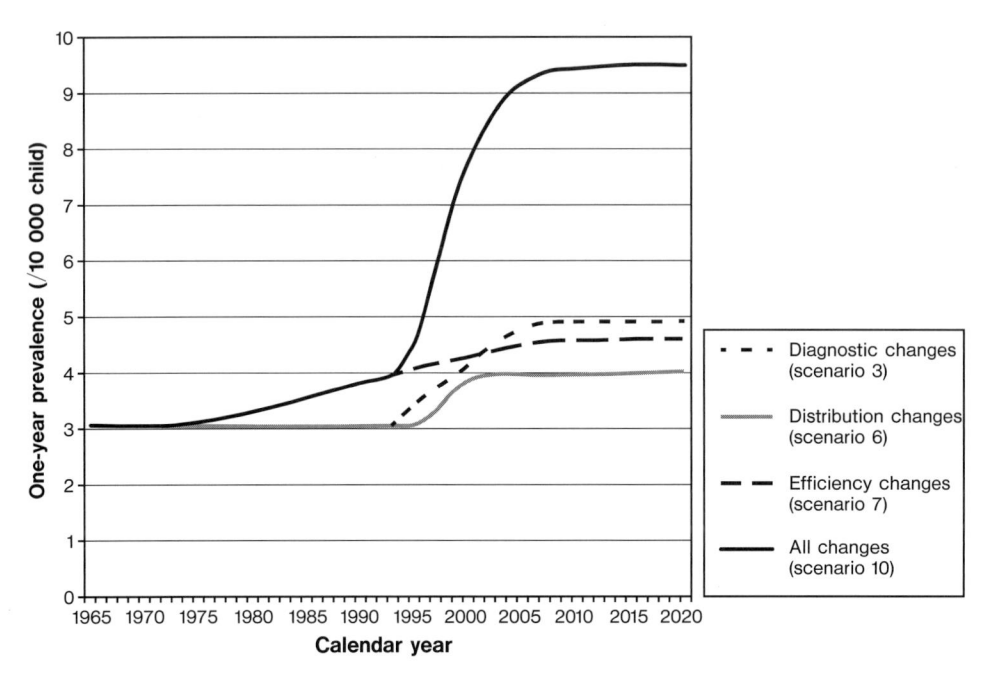

図2　自閉症の発病率に及ぼす方法論的要因の推測的影響度（文献49より引用）

どれだけの自閉症児が発生してくるかを調査して，総数97名を確認できたとして人口万対累積発生率27.2を得て（表2参照），さらに有病率を各調査年別に算出したのである。そこで，この結果を他の有病率研究と比較するためには，彼らの最終調査時点である1997年における同地域の10歳以下児童総数，そして症例数が明らかにされる必要がある。彼らが集計した全児童数約36万人がそのまま母集団であったとすれば（10年という調査期間に人口変動は少なからずあったはずであるが），発生率の総和を10歳児になるまでの有病率と考えた時，少なく見積もっても約109程度になり，鷲見ら[42]が示した数値の半分に近いものになってしまう。これが妥当な推算であるか否かは本田らに確認するほかないが，鷲見らだけでなく，本田らの数値においても，高い有病率はたしかに「質の高いサービス」を背景に生じたものの可能性がうかがえる。

また，従来は有病率が疫学指標として話題になってきたが，本田ら[14,16]の報告をはじめとしてPowellら[36]やKayeら[26]およびJickら[21]など，病因論的検討を視野に入れた発生率（発病率）に関する知見も近年徐々に蓄積されつつある。

こうした背景から，さらに自閉症スペクトラム障害の亜型別の頻度に注目する報告もみられるようになった。高機能自閉症やアスペルガー障害，あるいはPDD-NOSに関する独立した頻度である。

高機能自閉症に関しては，いわゆる知的レベルから分類されることが多く，たとえば本田ら[13]によるとおおよそ30～50％が高機能例と考えられるとしており，Fombonneの集計[9]でもほぼ同様である。アスペルガー障害に関しては，その定義および診断基準が十分に確立されていないこと，そのために生じる関連領域との区別が曖昧であることから，有病率には大きな幅があるとされるが，まずEhlers & Gillberg[8]の報告によると，7～16歳までの児童1,519人中5例（男児4例，女

児1例)が発見され，有病率は人口万対36であったというが，これは標本サンプルがあまりにも小さかったからで，鈴木ら[44]はFombonneらの資料を参考に表3の中からSponheimら[40]，Taylorら[45]，Kadesjoら[22]，Powellら[36]，Bairdら[2]，およびChakrabarti & Fombonne[4]による6つのデータを抽出して人口10,000人に対して2～3人であろうとまとめている。

一方，PDD-NOSについてはさらに定義が困難でありデータが十分にそろってきたわけではなく，表4に記したものなどを参考にする以外なさそうである。

4．これまでの疫学研究のまとめ

広汎性発達障害に関する疫学研究は国内・海外で多数報告されており，それらを要約して，表6のように，Tidmarsh & Volkmar[46]は1987年以降は全体で27.5，さらに最近の報告からは60とする数値が妥当と考えている。従って，これを越えてあまりに大きな数値である場合は，何か特殊な要因の関与を考慮すべきであり，早急な結論にむすびつけないことが肝要と考える。たとえば，名古屋市からの最新の報告における有病率207（6～8歳児人口万対比）は従来の報告で全く想定されない程のものであり，各地域における臨床的印象を考えても高率すぎており，本田ら[16]の詳細な解析を考えると，いま少しこうした罹患率を上昇させる背景についての考察がなされるべきであろう。

次いで，自閉症に随伴する各種の状態については，最新の要約の1つであるFommbonneの論文[9]から表7を示してみたい。先天性風疹症候群やフェニルケトン尿症（PKU）などは自閉症の随伴疾患，あるいは自閉症との因果関係を示唆するとして話題にされてきたが，PKUの場合にみるように予防策の導入の影響があってか以前ほど注目さ

表6 自閉症および自閉症スペクトラム障害の有病率

診　断	有病率/10,000
1987年以降の疫学研究	
自閉性障害	10.0
PDD NOS	15.0
アスペルガー障害	2.5
全障害	27.5
2000年以降の疫学研究	
自閉症スペクトラム障害	60.0

PDD NOS=Pervasive Developmental disorder not otherwise specified. （文献46より引用）

表7 最近の疫学調査での自閉症に随伴する医学的疾患

	研究数	中央値	幅
脳性麻痺	6	2.0	0-4.8
脆弱 X	8	0.3	0-8.1
結節硬化	10	1.2	0-3.8
フェニルケトン尿症	7	0	0-0
神経線維腫症	6	0	0-1.4
先天性風疹	10	0.3	0-5.9
ダウン症候群	11	1.3	0-16.7
少なくとも1つの併発症	14	6.4	0-16.7
てんかん	11	16.8	0-26.4
聴覚欠損	7	1.7	0-5.9
視覚欠損	5	1.3	0-11.1

（文献9より引用。一部改変あり）

れてはいない。自閉症と何らかの既知の状態を併発している症例の割合は0～16.7％で，中央値は6.4％，平均値は6.0％であり，それらの因果関係は統計的に有意レベルにあった。ただ，てんかんを除いて自閉症への寄与が10％を越えるまでになっていない。逆の表現をすると，PDDにおけるてんかんの有病率は極めて高いことが示されているといえよう。

なお検討されるべきテーマとして，人種，移住状況，社会階層などが残っており，さらに同一家族内でのクラスター形成的な発症に関する話題も検証されるべきである。残念な

表8 PDDに関する最近の疫学研究

	年齢	自閉症			特定不能のPDDとAS			全てのPDDs
		頻度	M/F比	正常IQ%	頻度	M/F比	正常IQ%	頻度
Bertrand et al., 2001	3-10	40.5	2.2	37	27.0	3.7	51	67.5
Baird et al., 2000	7	30.8	15.7	60	27.1	4.5	-	57.9
Chakrabarti & Fombonne 2001	4-7	16.8	3.3	29	44.5	4.3	94	61.3

頻度は人口10,000人当り，PDDは広汎性発達障害，ASはアスペルガー障害

（文献9より引用）

がら，新しい情報を要約できなかったので省略する。

結局，先の表6と同様に，あるいはごく最近の3調査（表8を参照，Baird et al.[2]，Bertrand et al.[3]，Chakrabarti & Fombonne[4]）をもとにすると，Fombonneらが考えるように，広汎性発達障害全体の有病率は人口10,000人当たり60～70人程度と考えるのが妥当であろう。

文献

1) Arvidsson, T., Danielsson, B., Forsberg, P. et al.: Autism in 3.6 year-old children in a suburb of Goteborg, Sweden. Autism, 2; 163-173, 1997.
2) Baird, G., Charman, T., Baron-Cohen, S. et al.: A screening instrument for autism at 18 months of age: a 6 year follow-up study. J. Am. Acad. Child Adolesc Psychiatry, 39; 694-702, 2000.
3) Bertrand, J., Mars, A., Boyle, C. et al.: Prevalence of autism 0 in a United States population: The Brick Township, New Jersey, investigation. Pediatrics, 108; 1155-1161, 2001.
4) Chakrabarti, S. & Fombonne, E.: Pervasive developmental disorders in preschool children. JAMA, 285; 3141-3142, 2001.
5) Croen, L. A., Grether, J. K., Hoogstrate, J. et al.: The changing prevalence of autism in California. J. Autism Dev. Disord., 32; 207-215, 2002.
6) Dales, L., Hammer, S. J., & Smith, N. J.: Time trends in autism and in MMR immunization coverage in California. JAMA, 285; 1183-1185, 2001.
7) De Stefano, F., Karapur, B., Thompson, W. W. et al.: Age at first measles-mumps-rubella vaccination in children with autism and school matched control subjects: a population based study in metropolitan Atlanta. Pediatrics, 113; 259-266, 2004.
8) Ehlers, S. & Gillberg, C.: The epidemiology of Asperger syndrome. A total population study. J. Child Psychol. Psychiatry, 34; 1327-1350, 1993.（菰田哲，神尾陽子訳：アスペルガー症候群の全母集団調査による疫学調査．髙木隆郎・M.ラター・E. ショプラー編，自閉症と発達障害研究の進歩，Vol.2，日本文化科学社，東京，p.85-106, 1998.）
9) Fombonne, E.: Epidemiological surveys of autism and other pervasive developmental disorders: An update. J. Autism Dev. Disord., 33; 365-382, 2003.（中根允文訳：自閉症などの広汎性発達障害に関する疫学研究．髙木隆郎，P.ハウリン，E.フォンボンほか編：自閉症と発達障害研究の進歩．Vol. 10, 星和書店，東京，p.217-240, 2006.）
10) Gurney, J. G., Fritz, M. S., Ness, K. K. et al.: Analysis of prevalence trends of autism spectrum disorder in Minnesota. Arch. Pediatr. Adolesc. Med., 157; 622-627, 2003.
11) 畠中雄平：自閉症の疫学．医学のあゆみ，217; 997-1001, 2006.
12) 平岩幹男：増えている小児の心の問題．医学のあゆみ，206; 691-694, 2003.
13) 本田秀夫，清水康夫：高機能自閉症の疫学．臨床精神医学，29; 487-494, 2000.
14) Honda, H., Shimizu, Y., Misumi, K. et al.: Cumulative incidence and prevalence of childhood autism in children in Japan. Br. J. Psychiatry, 169; 228-235, 1996.（本田秀夫訳：小児自閉症と累積発症率および有病率．髙木隆郎，M.ラター，E. ショプラー編，自閉症と発達障害研究の

進歩, Vol.2, 日本文化科学社, 東京, p.73-84, 1998.)
15) 本田秀夫：自閉症の疫学―頻度調査の方法上の問題点とその解決―. 大塚俊雄編：精神科レビュー No.24 精神障害の疫学. ライフサイエンス社, 東京, p 98-101, 1997.
16) Honda, H., Shimizu, Y., Imai, M. et al.: A total population study of better accuracy and precision. Dev. Med. Child Neurol., 47; 10-18, 2005.
17) Honda, H., Shimizu, Y., & Rutter, M.: No effect of MMR withdrawal on the incidence of autism: A total population study. J. Child Psychol. Psychiatry, 46; 572-579, 2005.
18) Horton, R.: The lessons of MMR, Lancet, 363; 747-749, 2004.
19) 石井高明, 高橋脩：豊田市調査による自閉症の疫学, I－有病率. 児童青年精神医学とその近接領域, 24; 311-321, 1983.
20) 石坂好樹：自閉症の有病率研究の最近の動向 自閉症は増えているか. 障害者問題研究, 34; 284-289, 2007.
21) Jick, H., Kaye, J. A., & Black, C.: Changes in rsik of autism in the UK for birth cohorts 1990-1998. Epidemiology, 14; 630-632, 2003.
22) Kadesjö, B., Gillberg, C., & Hagberg, B.: Brief report; autism and Asperger syndrome in seven-year old children: a total population study. J. Autism Dev. Disord., 29; 327-331.1999.
23) 神尾陽子, 石坂好樹, 髙木隆郎ほか：京都市における自閉症の疫学研究. 児童青年精神医学への挑戦―21世紀に向けて, 第12回国際児童青年精神医学会論文集―. 星和書店, 東京, p.218-233, 1992.
24) 川岸久弥, 岡田俊, 花房昌美ほか：広汎性発達障害児の同胞有病率. 日本児童青年精神医学会48回総会抄録集, p 250, 2007.
25) 河村雄一, 高橋脩, 石井卓ほか：豊田市における自閉性障害の発生率. 日本児童青年精神医学会43回総会抄録集, p.160, 2002.
26) Kaye, J. A., Melero-Montes, M., & Jick, H.: Mumps, measles and rubella vaccine and the incidence of autism recorded by general practitioners: A time trend analysis. Br. Med. J., 322; 460-463, 2001.
27) 黒田洋一郎氏に聞く PCB 微量でも脳形成・発達障害/LD, ADHD, 高機能自閉症との関連は？ The EM（教育医事新聞）235号,（2004年3月25日）[文献38による]
28) 小枝達也（主任研究者）：平成18年度厚生労働科学研究「軽度発達障害児の発見と対応システムおよびそのマニュアル開発に関する研究」, 平成19年1月, 2007.
29) Lingam, R., Simmons, A., Andrews, N. et al.: Prevalence of autism and parentally reported triggers in a north east London population. Arch. Dis. Child, 88; 666-670, 2003.
30) Lord, C. & Bailey, A.: Autism spectrum disorders, In: (ed.), Rutter, M. & Taylor, E. Child and Adolescent Psychiatry, fourth edition. Oxford, 2002.（長尾圭造, 宮本信也監訳 [日本小児精神医学研究会訳]：児童青年精神医学, 第38章, 自閉症スペクトラム障害, 明石書店, 東京, 2007.）
31) Lotter, V.: Epidemiology of autistic conditions in young children. Soc. Psychiatry, 1; 124-137, 1966.（木村宣子訳：幼児の自閉的状態の疫学. 髙木隆郎. M. ラター, E. ショプラー 編, 自閉症と発達障害研究の進歩, Vol.2, 日本文化科学社, 東京, p.35-58, 1998.）
32) Murch, S. H., Anthony, A., Casson, D. H. et al.: Retraction of an interpretation, Lancet, 363; 750, 2004.
33) 明翫光宣, 吉橋由香, 杉山登志郎：自閉症研究の現状と展望. 脳と精神の医学, 16; 5-16, 2005.
34) 中根允文：自閉症の疫学と遺伝. 髙木隆郎, M. ラター, E. ショプラー 編, 自閉症と発達障害研究の進歩, Vol.2, 日本文化科学社, 東京, p.3-35, 1998.
35) 中根允文：発達障害にかかる状況の変遷. 臨床精神医学, 36; 688-689, 2007.
36) Powell, J. E., Edwards, A., Edwards, M. et al.: Changes in the incidence of childhood autism and other autistic spectrum disaorders in preschool children from two areas of the West Midlands. Dev. Med. Child Neurol, 42; 624-628, 2000.
37) Rumeau-Rouquette, C., du Mazaubrun, C., Verrier, A. et al.: Prevalence des handicaps: evolution dans trois generations d'enfants 1972, 1976, 1981. Editions INSERM, Paris, 1994.
38) 佐々木正美：自閉症・軽度発達障害は増えているか 自閉症は増えているか. 精神科, 5; 33-37, 2004.
39) 佐々木司：広汎性発達障害の臨床疫学. 臨床精神医学, 34; 909-913, 2005.
40) Sponheim, E. & Skjeldal, O.: Autism and related disorders: epidemiologic findings in a Nowegian study using ICD-10 diagnostic criteria. J. Autism Dev. Disord., 28; 217-227, 1998.
41) 鷲見聡：自閉症の発生率と出生体重分布. 小児の精神と神経, 31; 47-50, 1991.
42) 鷲見聡, 宮地泰士, 谷合弘子ほか：名古屋市西部

における広汎性発達障害の有病率―療育センター受診児数からの推定値―. 小児の精神と神経, 46 ; 57-60, 2006.
43) Sumi, S., Taniai, H, Miyachi, T. et al. : Sibling risk of pervasive developmental disorder estimated by means of an epidemiologic survey in Nagoya, Japan. J. Hum. Genetics, 51 ; 518-522, 2006.
44) 鈴木祐貴子, 斎藤万比古 : アスペルガー症候群 病因と臨床研究. アスペルガー症候群の疫学, 日本臨床, 65 ; 419-423, 2007.
45) Taylor, B., Miller, E., Farrington, C. P. et al. : Autism and measles, mumps, and rubella vaccine : no epidemiological evidence for a causal association. Lancet, 353 ; 2026-2029, 1999.
46) Tidmarsh, L., Volkmar, F. R. : Diagnosis and Epidemiology of Autism Spectrum Disorders, Can. J. Psychiatry, 48 ; 517-525, 2003.
47) Wakefield, A. J., Murch, S. H., Anthony, A. et al. : Ileal-lymphoid-nodular hyperplasia, non-specific colitis, and pervasive developmental disorder in children. Lancet, 351 ; 637-641, 1998.
48) Wakefield, A. J., Anthony, A., Murch, S. H. et al. : Enterocolitis in children with developmental disorders. Am. J. Gastroenterol., 95 ; 2285-2295, 2000.
49) Wazana, A., Bresnahan, M., & Kline, J. : The autism epidemic : fact or artifact ? J. Am. Acad. Child Adolesc. Psychiatry, 46 ; 721-730, 2007.
50) Wing, L. & Gould, J. : Severe impairments of social interaction and associated abnormalities in children : epidemiology and classification. J. Autism Dev. Disord., 9 ; 11-29, 1979. (新澤伸子訳 : 子どもの対人交流の重度の障害とそれに関係する異常性について : 疫学と分類. 髙木隆郎, M. ラター, E. ショプラー編, 自閉症と発達障害研究の進歩, Vol.2, 日本文化科学社, 東京, p.59-72, 1998.)
51) 山崎晃資, 山下格, 諏訪望ほか : 北海道における自閉症児にかんする実態調査. 児童精神医学とその近接領域, 12 ; 141-149, 1971.

第11章　自閉症スペクトラム障害の青年期について

幸田　有史

はじめに

　自閉症スペクトラム障害の支援において，自閉症スペクトラム障害の転帰の情報は非常に重要であるが，信頼できる報告は意外と少ない。また，自閉症スペクトラム障害の青年期について論じた著作や論文も少ない。近年自閉症スペクトラムの青年期の状態の信頼できる調査研究を行ったロンドンの心理学者Howlin[8]によると，これまで，児童期に比べ成人期の自閉症について論じられた論文や著作が少なく，また，自閉症を持つ人たちを何年にもわたって追跡した縦断的研究も少ない。そのため，長期間にわたり追跡した転帰の情報はこれまで得ることが難しかった。長期の転帰についての情報は，診断を受けた子どもの親たちに指標を示しつつ援助し，アドバイスしていくために必要である。さらに，また，長期予後の研究から得られた所見は，子どもにとっての教育的，社会的に好ましい状態を獲得するための「闘争の重要な武器のひとつとなりうる」と彼女は述べている。この所見は，青年期の自閉症スペクトラムの人たちへの支援においても役立つと思われる。

　本書では自閉症一般の転帰あるいは青年期といった論述をなるべく避け，福祉的支援，就労の実態，および青年期の教育にまつわる問題など具体的な問題に絞って年長や青年期の自閉症スペクトラムの人の実態を記載した。

　また，青年期になって，新たな問題が生じることがある。うつ病をはじめとする他の精神障害の合併の問題や行動化の問題である。これについても少し触れた。

　本章では，他の章では触れられていない青年期の狭義の精神医学的心理学的問題，さらに司法精神医学的領域と自閉症スペクトラムの青年期の関係についても最近の知見を文献的に展望した。

1．転帰の研究と転帰に影響する要因

　Howlin[6]は，自閉症の転帰についてのこれまでの数多くの研究を整理しながら，自閉症の児童期について書かれたものは多いけれど，成人期の自閉症について書かれた本は驚くほどわずかしかないと述べている。Williams[28]やGrandin[4]や森口[16,17]のような印象的な自叙伝によって，彼女たちが障害による困難といかに戦ってきたか，子どものころのハンディキャップをどのように克服してきたかがよく知られるようになったが，しかし，彼女たちの報告は参考にはなるものの，それをもってしても，多くの親たちは自分の子どもたちの将来を予測できない。

　転帰の実態はどうであろうか。自閉症の診断基準にあう子どもたちの転帰の初めての報告は，Eisenberg[2]によるものである。それ

によると，63名の子どもが，平均9年間にわたり追跡され，子どもの平均年齢が15歳の時点で評価された。これらの子どものうちで，3名が良好な（good）適応を示し，学業にも，対人的にも，地域社会でも，良好に適応し，友人たちに受けいれられていた。14名は，普通の（fair）適応レベルであり，年齢相応に学校の通常クラスに通学していたが，パーソナリティの特異性のため孤立し，社会的な役割を果たすことにおいて他の生徒との衝突が見られた。そして，彼のデータによると，5歳の時点で，有用な音声言語の使用が見られた場合に転帰がよくなるようだが，それでも転帰に多様性があるようであった。つまり，この研究によって，知的能力の高さや言語能力の高さが転帰の重要な要因であると指摘されたのである。

Kanner[12]は，オリジナル自験例11名の30年後の転帰を報告しているが，2名のみが就労できたものの他はほとんどが施設か病院生活を送っていた。

また，Kannerら[11]は50名の子どもの平均8年間の追跡研究を報告している。それによると転帰に多様性があり，コミュニケーション能力と知的能力が転帰と関連していることが示された。5歳で話ができる子どもでは，その半数が学業上の適応を示し，限界はあるものの地域の社会生活に参加していた。一方，5歳年齢で有用な言語機能を持たない子ども20名の中で，1名だけがその後に言語を発達させ，学校環境にある程度適応したが，残りの者は施設か家庭に留まっていて，周囲への適応が非常に遅れていた。

Rutterら[21]は，1950年から1958年の間にMaudsley病院を受診した，当時幼児精神病と診断された63名について追跡研究を行い，その結果をそれぞれ年齢，性，IQおよび初診時の年齢を対応させられた対照群の子どもと比較した。追跡時の対象とした子どもの年齢は平均15歳7カ月で，対照群が16歳5カ月であり，それぞれ追跡期間は平均9年8カ月と10年3カ月であった。63名のうち38名が16歳以上であり，そのうち2名は学生で，そのうち2名が仕事に就いていた。この38名のうち20名が長期入院し，7名が両親と同居し無職であり，3名が施設入所しながらいろいろな仕事をし，4名がデイケアセンターに通っていた。追跡時の自閉症（当時の幼児精神病）の群は対人関係について，対照群と比較して劣っており，特に就労の割合に関して劣っていた。自閉症群の子どもが得た就学期間の長さは，青年期の対人適応のレベルと関連していた。そしてまた，治療と教育が不十分にしか行われていないことが指摘された。

Rumseyら[20]は，5日間以上入院させて（1名だけ外来で評価），幼児期に自閉症と診断された14名の成人男性（18歳から38歳，平均年齢28歳）の状態を詳細に評価し，彼らの精神科疾患と社会性と行動についての転帰の調査を行った。このうち3名は調査時点でDSM-Ⅲの小児自閉症の診断基準に合致し，10名は小児自閉症の残遺状態に合致した。この14名のうち9名は高機能であり，言語性IQも動作性IQも80以上であった。また，14名のうちの3名は動作性IQが平均以上でありながら，特異的な言語の障害（緘黙，または，発話が限られている）を持っていた。あとの2名は知的障害を持っていた。彼らには対人関係障害の残遺や様々な症状の残遺が見られたが，schizophreniaの陽性症状を示した者はいなかった。この14名のうちで，就職している者が4名あり（管理人，図書館補助，キーパンチャー，タクシードライバー），就労のトレーニングを受けている者が3名であり，作業所に通所する者が3名，病院のデイケアに参加する者が1名，学生が1名，無職が2名であった。居住状況では，アパートで生活している者が1名，援助つきのアパートが2名，親と一緒に居住する者が

9名，グループホームが1名，州立病院入院が1名であった。この結果は，EisenbergやKannerあるいはRutterらの対象者の転帰よりよい。このよい転帰は，多分，対象者のほとんどが高機能自閉症であったことと関連しているのであろう。

Szatmariら[23]は，平均年齢が26歳（17-35歳）で知能指数の平均が92（68-110）の12名の男性と4名の女性を，追跡研究した。この16名はカナダのトロントのWest End Creche保育所に通ったことがあり，かつて自閉症や小児期分裂病や小児期精神病と診断されたことのある，1970年生まれの人である。この16名のうち，8名が特殊教育を受けていた。残る8名が大学に進学しており，そのうち6名は大学の学位かそれに相当する資格を得ていて，1名が大学院に在籍していた。1名は結婚しており，3名は定期的にデートする相手がいた。職業に関しては，2名が無職であり3名が作業所に通っていた。1名は家の仕事に従事し，6名が正規のフルタイムの仕事に従事していた。この報告も自閉症の子どもの転帰がそれ以前に考えられていたよりもよいことを示している。これは，対象者が高機能自閉症であったためかもしれないし，また，多年にわたり子どもたちの治療に当たるセンターの追跡調査であったからかもしれない。

Venterら[27]は，58名の高機能自閉症の子どもの追跡研究を行っている。前学齢期から学齢前期に評価し，8年以上の後に再び追跡して評価した。追跡評価の時点で18歳以上の者が22名いて，このうち6名が自由競争で職を得ており，13名が作業所や援助つきの雇用，あるいは特別な学校のプログラムに在籍しており，3名が無職で学校にも在籍していなかった。この研究で，Venterらは，言語スキルが後の社会適応機能の最も強い予測因子であり，また，知的な能力と学業達成度の間には明確な正の相関があり，しかも早期の非言語性IQが転帰と正の相関をすると述べている。

Cederlundら[1]は，Asperger症候群の男性70名と自閉症の男性70名の前方向視的な追跡研究を行い，最初の診断から5年以上たった時点で状態を評価した報告を行っている。Asperger症候群の27％が転帰「良好（good）」となったが，47％が「普通（fair）」で，23％が「制限された（restricted）」転帰となり，3％が「不良（poor）」の転帰とされた。26％の人が職業や活動に就いておらず，友人もいないなど非常に制限された生活を送っていた。自閉症群の転帰では，「良好」の人がおらず，7％が「普通」，17％が「制限された」転帰，20％が「不良」であり，56％が「非常に不良」の転帰であった。Asperger症候群と比較して自閉症群の転帰は悪かった。そして，知的障害が重いほど転帰も良くなかった。この研究では，Asperger症候群についての転帰は「良好」と「普通」を加えると74％にも及ぶことが示された。

日本においては，Kobayashiら[13]が，201名の18歳以上（平均21.5歳）について追跡研究を行った。幼児期や児童期に療育キャンプに参加したり，保健所などで医療的な支援を受けた自閉症の人たちが対象であった。それによると，顕著な悪化が31.5％であったが，顕著な改善が43.2％見られ，社会的な転帰はそれ以前に日本で報告されていたものよりも良かった。20.8％が就労し，1.0％が家業を手伝い，2.5％が大学に在籍し，0.5％が短期大学に在籍し，1.0％が養護学校に在籍し，2.5％が特別な技術訓練学校に在籍し，13.7％が作業所で仕事をしていた。

転帰の研究も時代がすすむにつれて，対象者に高機能の人を多く含むようになってきた。Howlin[10]は，過去20年間に行われた研究の結果を，1980年より前と後で分けて比較すると，良いが11％から20％近くに増え，悪

いが65％から約50％に減少していると論じた。また，長期間入院をしている人の率が前半では40～50％だったが，後半で6％ほどになり，顕著に減っていると報告している。ただ，Howlin[10]は，対象者の選択や評価方法の多様さのために，研究間での転帰に著しいばらつきが存在していると指摘している。現時点で転帰に関して決定的な結論を引き出すのは困難なのかもしれない。

自閉症スペクトラムは，当初考えられていたよりも転帰が良好であると考えられる。なかでも，高機能自閉症やAsperger症候群は転帰が良い。5・6歳前後で言語やコミュニケーション能力の良さや知的水準の高さがよい転帰の予測因子である。障害は続いていくが，近年のサポート体制や，教育の充実，就労や居住などへのサポートなどによって，対人適応や環境への適応も改善してくるようである。そのため，教育や就労あるいは生活の支援は重要である。長期間の施設入所や入院など，以前の支援のあり方は，自閉症スペクトラムの人の適応を著しく損なってきたようである。一貫した教育や地域や就労など日常生活の延長にある支援の充実によって，非常に適応が改善すると現在考えられる。

2．転帰の要因としての教育と就労支援

上述したRutterら[21]は，「訓練の機会が十分に保障されていたなら就労できた人もいただろう」と記している。自閉症の青年の転帰は，IQや言語能力など個人の能力によることはいうまでもないが，それにもましてまわりからの支援の量や質に依存しているといえる。

Howlinら[7]は，LondonのMaudsley病院の児童部でかつて自閉症と診断された68名の追跡調査を実施した。彼女らによると，過去30年以上にわたり自閉症の人々に対する治療的および教育的対策が改善してきており，「少数ではあるがある程度の数の成人が，自閉症の症状を持ちつつも，職業に就き，自立して暮らし，他人との有意義な対人関係を築くことができるようになってきている。しかし，大部分は親や他人の援助に著しく依存したままである」。また，彼女らはIQが70以上の人々だけがよい転帰である傾向にあると述べている。しかし，高機能の人々の中でも転帰に大きなばらつきがあり，高機能だからといって必ずしもよい転帰を示すとは限らなかった。一方で，専門家の雇用援助を受けた場合において，雇用が非常にうまく維持されることが報告されている[9]。

Howlin[10]は，自閉症の成人期の援助が児童期と比べて少ない現実が，成人期の社会適応を悪化させていると述べている。さらに，転帰に関する要因を整理し，転帰についての外的な要因として，適切な教育の提供や，カレッジや援助付雇用の枠組みへの移行プログラムの改善が重要であることを述べている。

Howlin[6]は，過去20年間の研究結果を1980年の前後で分けて，それらを比較検討すると，就労の率が，5％から20％に改善し，授産施設など通所施設を加えるともっと改善数は高いと述べている。独自であるいは最小限の援助を受けながら自分の家やアパートで生活する人の数も実質的に増加していると指摘している。

今後，青年期・成人期の支援の充実や，児童期からの移行支援の充実が重要な課題である。高校や大学や障害児教育の高等部，職業教育や訓練などの，一層の充実が急務である。労働行政や制度の充実が重要であり，専門家やスタッフの育成，社会資源の充実が必要である。青年期や成人期の本人や家族や周囲の人の相談に応じる体制の充実が必要である。

3. 青年期以降の自閉症スペクトラムの合併症

Howlin[10]によると，自閉症スペクトラムとschizophreniaの合併についてのケース報告は多くあるが，大規模な調査では自閉症スペクトラムでschizophreniaの一般人口よりも発生率の上がるような証拠は見いだせなかったとしている。ケースレポートは少ないが，気分障害の合併は多く，Tantam[24]によると，彼の85名のAsperger症候群の成人の調査対象者のうちで，2％がうつ病であり，5％が双極性障害であり，さらに13％以上の人が非精神病性の抑うつや不安症状を持っていた。Rumseyら[20]の14名の調査研究でも，半数で全般的な不安の症状が見られた。

今までのところ青年期以降の自閉症スペクトラムの合併症で，多くみられるのは，感情障害と不安に関連する症状や障害であるようだ。

4. 青年期の自閉症スペクトラムにおける犯罪や攻撃行動

自閉症の人が青年期や成人期になり，それに伴って特有の行動化が出現し，それが，違法行為につながることが指摘されている。そのような事例が学術誌に報告され，またマスコミでもしばしば取り上げられている。自閉症と違法行為は，どのような関係にあるのだろうか。

青年期のAsperger症候群の人の違法行為についての報告は，Mawsonら[15]のものが最初であるかもしれない。彼らは，赤ちゃんに乱暴したためブロードモア特殊医療病院に入院させられている44歳のAsperger症候群の男性の事例を報告した。さらに，彼らは暴力行為で収容されている人の中にAsperger症候群の人が多いかもしれないと示唆した。

Ghaziuddinら[3]は，Asperger症候群の人の違法行為を調べるために，1944年から1990年9月時点までに発表されたAsperger症候群の論文をすべて検索し，まず21の文献を選び，それを，臨床的記述があって，十分に情報が含まれており，しかも同一サンプルからの研究を除くといった条件に基づいて，さらに12論文にまで絞りこんだ。その結果132名が対象者となったが，過去に明確な暴力行為を示したものは3名（2.27％）にすぎなかった。これはアメリカの一般人口中の犯罪率（1987年の司法統計によると12-15歳で6％，16-19歳で6.5％，20-24歳で7％）よりも明らかに低いと，彼らは指摘している。

Scraggら[22]はブロードモア特殊医療病院の男性入院患者392名全員をケース記録により調査して，自閉症の可能性のあるものをスクリーニングし，その後，半構造化した個別面接を行った。彼らによると6名がGillbergの基準に合致するAsperger症候群であり，さらに3名がAsperger症候群の疑いとされた。この2群をあわせた9名は，入院者の2.3％であって，これは一般人口でのAsperger症候群の頻度0.55％は，明らかに高い頻度であった。ただ，このデータは特殊な施設のものであり，この数値が直ちに一般にAsperger症候群の犯罪率が高いことを示すものではない。

Newmanら[18]は，これまで発表された暴力的な罪を犯したAsperger症候群の37事例を再検討した結果を報告している。それによると，11例（29.7％）が明らかな精神科疾患を有し，20例（54％）が罪を犯した時点で精神科疾患を有していた可能性があった。彼らは，Asperger症候群の人の犯罪の発生において，合併する精神科疾患の影響が低く見積もられているのではないかと指摘し，Asperger症候群が直接犯罪に結びつくもの

ではないと述べている。

Rogersら[19]は，攻撃的な行動のある自閉症スペクトラム障害（25名がAsperger症候群，3名が高機能自閉症スペクトラム障害）の28名の男児の研究を行っている。彼らは，精神病質的な傾向と，自閉症の重症度が関連しないことを示し，さらに，そのような傾向は，たとえば，他人の心を読むことの困難や，実行機能障害のように，自閉症の基礎をなすと考えられている認知の障害とは関連していないと述べている。また，自閉症スペクトラム障害であり，しかも，冷淡で感情に流されない傾向を有する子どもを，精神病質傾向だけを持つ子どもと比較すると，反社会性の行動をスクリーニングするための質問項目や，道徳や慣習を識別する課題や，顔の表情の認識テストの中の悲しみについての項目などで測定される，行動や認知のプロフィールは，両者に共通するところがあった。自閉症スペクトラム障害の人の少数に見られる冷淡で精神病質的な行動は，人が困っていても状況を手がかりとして共感的に反応することができない傾向により付加的に生じるのであって，自閉症スペクトラム障害自体の障害によるものではないと，彼らは論じた。

現在までの研究によると，自閉症スペクトラム障害の人に，違法行為が一般よりも多いという根拠はない。自閉症スペクトラム障害に，違法行為が多いかのような誤解が生じないようにしなければならない。Scragg[22]らは，特殊医療刑務所においてAsperger症候群と診断される人の比率が一般人口での比率より高いと指摘したが，このことがただちに自閉症スペクトラムやAsperger症候群の人の犯罪の発生率の高さを示すことにはならない。自閉症スペクトラムと診断されず，適切な支援がなされず，そのため一般的な生活指導や矯正の機会に出会わないため罪を犯す人がいるかもしれず，その結果，特殊医療刑務所においてAsperger症候群と診断される人の比率が高くなった可能性もある。Ghaziuddinら[3]は，むしろ犯罪率は低いと指摘している。さらに，上記のNewmanら[18]，Rogersら[19]の研究に見られるように，Asperger症候群で違法行為や反社会行動があった場合でも，それは自閉症の症状によるものでなく，合併症や，合併する特性のためであるかもしれない。Asperger症候群と犯罪の関係をもっと正確に理解するためには，一般人口を対象とした，系統的な研究が必要であろう。

5．日本における研究の現状

日本においてもAsperger症候群と犯罪の関係が少しずつ論じられるようになっている。違法行為を犯した人の司法鑑定で，自閉症スペクトラム障害と診断される例のあることが指摘され，司法鑑定でこの障害が重要となってきている。十一ら[25]は，家庭裁判所が関わった性非行の広汎性発達障害（Asperger症候群）の3事例を報告した。また，十一[26]は，同じ3名のうち2名がウェクスラー知能検査，自由再生，言語連想プライミング検査などの検査において自閉症者に類する所見を呈したと報告し，さらに，3名とも自己意識の低下を示す所見が得られたと述べている。これらは，我が国においては先駆的な報告であるが，その中で彼は「Asperger障害の若者にみられた性非行を取り上げたが，そのことは，性的逸脱行動が広汎性発達障害において特に頻発しやすいことを示唆するものではない」[26]とも述べている。

山崎ら[29]は，司法介入を機に広汎性発達障害と診断された成人例2例を報告し，司法精神医学における広汎性発達障害の診断，治療や司法処遇，あるいは責任能力といった諸問題について論じている。その中で，幼少時の発達歴・生育歴の聴取について十分に行うべきと述べている。

羽間[5]は，放火事件を起こし，医療少年院に送致され，少年院仮退院後に保護観察に移行した非行少年の事例を丹念に再検討しなおし，「少年は特定不能の広汎性発達障害を有していると考えられる」と判断し，「保護観察処遇の過程で必ずしも自覚的ではなかった処遇方針が，『構造化』という点で結果的に的確性を有していたことが分かる」と述べている。さらに，詳細な発達生育歴と丁寧な面接記録を基にして，このケースでは，「広汎性発達障害は非行の直接要因ではなく，自己肯定感の急速な低下が要因であり，広汎性発達障害は自己肯定感を低下させる背景因子を構成しているものと考えられた」と述べている。

熊上[14]は広汎性発達障害を持つ触法事例の文献学的考察を行っている。対象となった事例は国内外で37であった。触法事例の年齢をみると，未成年と20歳代が過半数を占め，しかも知能指数が70以上の高機能者が多かったという。事件内容は性非行，粗暴犯，放火犯の順に多かった。また国内の文献や調査資料をもとに同定された23例を，環境要因について一般高校生群と比較したところ，身体虐待やネグレクトなど逆境的な養育環境の頻度が多く見られ，定型発達者の非行群や少年院群でみられる割合と類似していた。それ故彼は，広汎性発達障害でも，一般の非行と同じように，環境要因が触法事例を誘発する重要なリスクファクターであったと示唆している。

日本においても，症例や報告が重ねられていくにつれて，触法行為が自閉症の特性に起因するものとされず，「自己肯定感の急速な低下」や「環境要因」など自閉症そのものでなく，他の付加的要素に起因すると論じられるようになってきた。

日本においても，司法精神医学的問題は，児童精神医学にとって避けて通れない課題となってきた。系統的な調査・研究や正当な臨床実践に基づき，広く十分に議論が深められる必要があり，その中で鑑定や鑑別が実施されねばならず，また触法事例に対する治療や支援や教育もさらに充実していかなければならない。

まとめ

自閉症はともあれ，自閉症スペクトラム障害の転帰の研究はまだ数としては少ない。しかし，診断を受けた子どもの親に指針を示し，支援の条件を獲得していく上で，転帰研究によって得られた知見は重要なエビデンスを提供する。長期経過の研究は自閉症の概念ができて20年後くらいから，Eisenberg[2]やKanner[12]あるいはRutterら[21]によってその先鞭がつけられ，その後行われるようになってきた。そして，知的能力や言語能力やコミュニケーション能力などが社会適応や転帰の良さの予測因子であることが指摘され続けてきている。Howlin[10]は，1980年以後の報告ではそれ以前と比べると適応の良い人の率が増え，長期入院などの人が非常に減り，就労率が改善してきていると述べている。適切な教育や，援助付雇用や，移行プログラムが改善のために重要であると強調されてきている。

違法行為をした人の中に自閉症スペクトラム障害やAsperger症候群と診断される人のいることが，司法や矯正領域の精神科医や専門家から報告されている。これは司法や矯正領域の支援実践において新たな課題である。一方，この違法行為の例が強調されて，自閉症スペクトラムの転帰や社会適応について，誤った認識が広がらないように留意しなければならない。自閉症スペクトラム障害の人の違法行為が多いという根拠はなく，むしろ低いとの指摘もある。

また，困難で攻撃的な行動をとる子どもについてのRogersら[19]の研究や，Newmanら[18]の研究によって，精神病質的な傾向は自

閉症の特性によるものではなく合併と見るべきであり，さらに，Asperger症候群で犯罪を起こしたときに合併している他の精神科疾患の影響が低く見積もられていると指摘されている。

このように転帰や攻撃行動や犯罪行為についての知見を臨床家が正しく認識していくためには，少数の症例報告のみを基にして判断すべきではない。系統だった追跡研究を積み重ね，事実を冷静に認識していかなければならない。

文献

1) Cederlund, M., Hagberg, B., Billstedt, E. et al.：Asperger syndrome and autism：A comparative longitudinal follow-up study more than 5 years after diagnosis. Journal of Autism and Developmental Disorders, 38；72-85, 2008.
2) Eisenberg, L.：The autistic child in adolescence. American Journal of Psychiatry, 112；607-612, 1956.
3) Ghaziuddin, M., Tsai, L., Ghaziuddin, N.：Brief report：Violence in Asperger syndrome, A critique. Journal of Autism and Developmental Disorders, 21；349-354, 1991.
4) Grandin, T., Scariano, M.：Emergence：Labeled Autistic. Arena Press, Navato, California, 1986. (カニングハム久子訳：我，自閉症に生まれて．学研，東京，1994.)
5) 羽間京子：広汎性発達障害を背景にもつ非行少年の保護観察処遇について―自験例の再検討を通して―．児童青年精神医学とその近接領域，48；520-532, 2007.
6) Howlin, P.：Autism：Preparing for adulthood. Routledge, London, 1997. (久保紘章，谷口政隆，鈴木正子監訳：自閉症 成人期に向けての準備 能力の高い自閉症の人を中心に．ぶどう社，東京，2000.)
7) Howlin, P., Goode, S., Hutton, J. et al.：Adult outcome for children with autism. Journal of Child Psychology and Psychiatry, 45；212-229, 2004. (笹本彰彦訳：自閉症児童の成人期における転帰．髙木隆郎，P．ハウリン，E．フォンボン編；自閉症と発達障害研究の進歩，Vol.9，星和書店，東京，p.3-28, 2005.)
8) Howlin, P.：Outcome in high-functioning adult with autism with and without early language delays：Implications for the differentiation between autism and Asperger syndrome. Journal of Autism and Developmental Disorders, 33, 3-13, 2003. (近藤裕彦訳：高機能自閉症成人のうち早期に言語遅滞のあった者となかった者との転帰比較：自閉症とアスペルガー症候群の相違点に関連して．髙木隆郎，P．ハウリン，E．フォンボン編：自閉症と発達障害研究の進歩，Vol. 9，星和書店，東京，p.217-231, 2005.)
9) Howlin, P., Alock, J., Burkin, C.,：As eight year follow-up of a supported employment service for high ability adults with autism or Asperger syndrome. Autism, 9；533-549, 2005.
10) Howlin, P.：The outcome in adult life for people with ASD. In (ed.), Volkmar, F. R.：Autism and Pervasive Developmental Disorders, 2 nd edition. Cambridge University Press, Cambridge, p.269-306, 2007.
11) Kanner, L., Eisenberg, L,：Early infantile autism 1943-1955. American Journal of Orthopsychiatry, 26；55-65, 1956. (十亀史郎，斎藤聡明，岩本憲訳：早期幼児自閉症―1943年～1955年―．精神医学叢書②幼児自閉症の研究，黎明書房，名古屋，p.103-114, 2001.)
12) Kanner, L.：Follow-up study of eleven autistic children originally reported in 1943. Journal of Autism and Childhood Schizophrenia, 1；119-145, 1971.
13) Kobayashi, R., Murata, T., Yoshinaga, K.：A Follow-up study of 201 children with autism in Kyushu and Yamaguchi Areas, Japan. Journal of Autism and Developmental Disorders, 22；395-411, 1992.
14) 熊上崇：広汎性発達障害を持つ触法事例の文献的研究．児童青年精神医学とその近接領域，49；25-34, 2008.
15) Mawson, D., Grounds, A., Tantam, D.：Violence and Asperger's syndrome：A case study. British Journal of Psychiatry, 147；566-569, 1985.
16) 森口奈緒美：平行線―ある自閉症者の青年期の回想．ブレーン出版，東京，2002.
17) 森口奈緒美：変光星―自閉症の少女に見えていた世界．花風社，東京，2004.
18) Newman, . S., Ghaziuddin, M.：Violent crime in Asperger Syndrome：The role of psychiatric comorbidity. Journal of Autsim and Developmental Disorders, 38；1848-1852, 2008.
19) Rogers, J., Viding, E., Blair, R. J. et al.：Autism spectrum disorder and psychopathy：Shared cognitive underpinnings or double hit? Psychological Medicine, 36；1789-1798, 2006.

20) Rumsey, J., Rapoport, J., Sceery, W. : Autistic children as adult : Psychiatric, social, and behavioral outcomes. Journal of the American Academy of Child Psyciatry, 24 ; 465-473, 1985.
21) Rutter, M., Greenfeld, M., Lockyer, L. : A five to fifteen year follow-up study of infantile psychosis II. Social and behavioural outcome. British Journal of Psychiatry, 113 ; 1183-1199, 1967.（上床輝久訳：幼児期精神病に対する5年から10年の追跡研究II. 対人関係および行動の転帰. 髙木隆郎, P. ハウリン, E. フォンボン編：自閉症と発達障害研究の進歩, Vol. 9, 星和書店, 東京, p.29-46, 2005.）
22) Scragg, P., Shah, A. : Prevalence of Asperger's syndrome in a secure hospital. British Journal of Psychiatry, 161 ; 679-682, 1994.
23) Szatmari, P., Bartolucci, G., Bremner, R. et al. : A Follow-up study of high-functioning autistic children. Journal of Autism and Developmental Disorders, 19 ; 213-225, 1989.
24) Tantam, D. : Asperger syndrome in adulthood. In : (ed.), Frith, U. Autism and Asperger syndrome.Cambridge University Press, Cambridge, p.147-183, 1991.
25) 十一元三, 崎濱盛三：アスペルガー障害の司法事例―性非行の形式と動因の分析―. 精神神経学雑誌, 104 ; 561-584, 2002.
26) 十一元三：性非行にみるアスペルガー障害―認知既往検査所見と性非行の特異性との関連―. 児童青年精神医学とその領域, 43 ; 290-300, 2002.
27) Venter, A., Lord, C., Schopler, E. : A follow-up study of high-functioning autistic children. Journal of Child Psychology and Psychiatry, 33 ; 489-507, 1992.
28) Williams, D. : Nobody Nowhere. Corgi Books, London, 1992.（河野万里子訳：自閉症だったわたしへ. 新潮社, 東京, 2000.）
29) 山崎信幸, 大下顕, 岡江晃：成人期における広汎性発達障害―司法精神医学をめぐる広汎性発達障害をめぐる諸問題―. 精神医学, 47 ; 27-32, 2005.

第12章　自閉症スペクトラムの療育と支援

村松 陽子　門 眞一郎

はじめに

自閉症スペクトラムを医学的に完全治癒させる方法を我々はまだ手にしていないが，子ども1人ひとりのニーズに見合った早期療育は，子どもが持っているスキルを最大限伸ばす上で大きな力となり得るし，いわゆる《問題行動》を予防したり最小限にくい止めたりする上で大きな効果を発揮し得ることは明らかである[32]。「治療 treatment」とは言うものの，医療ではなく，療育や教育がもっとも効果的な支援を担っているのである[34]。

OzonoffとCathcart[57]は，自閉症スペクトラムに対する有効性が明らかになっている療育プログラムを検討し，共通する特徴を3点に集約している。すなわち，第1に，構造化された行動療法的で教育的なアプローチをとっている，第2に，プログラムを家庭でも実施するために親のトレーニングも行っている，第3に，5歳までに開始しているという点である。

また，RobertsとPrior[61]は，文献検討により[13,46,63]，有効なプログラムは理論的枠組みや理念の方向性が異なっていても，次のような重要な要素を持っていることを明らかにした。すなわち，第1に，自閉症に特化されたカリキュラムが提供されている，第2に，高水準の支援を行う指導環境の必要性が認識されている，第3に，獲得したスキルの般化を促進するための特別な方略を有している，第4に，予測可能性やルーティンの必要性が認識されている，第5に，問題行動への対応について機能的コミュニケーション・アプローチを取り入れている，第6に，入学や進級のときの移行支援がある，最後に，家族を支え，家族との協力的なパートナーシップを持つという要素である。さらに，すべてではないが多くのモデルで用いられている方略として，視覚的支援を利用する，集中度が十分である，他職種の専門家が協力するという3点も加えている。

治療的アプローチの有効性を主張するためには，科学的裏付け（evidence）が必要なことは論を待たない。しかし一方で，この領域で科学的裏付けを得るための厳密に統制された無作為割り付けによる比較対照研究を行うことには，技術的にも倫理的にも困難は大きい。

1．自閉症スペクトラムへの治療的アプローチの概観

従来よく行われていた受容的な遊戯療法から，構造化された指導や行動療法的アプローチへと今日に至る方向性を明示したのが，今や古典となったRutterらによる一連の研究報告である[3,4,65]。すなわち，さほど構造化さ

れていない環境にある子どもたちは、その環境がとても受容的なものであっても、学業面でも対人社会性の面でも、高度に構造化され指示的な教育を受けた子どもたちほどは発達しなかったことが、学校間の比較研究により明らかになったのである。

自閉症スペクトラムの子どもに対する治療的アプローチの方法は、今日に至るまで数多く開発されてきた。自閉症スペクトラムの人への支援は、狭義の医学的な治療ではなく、むしろ教育的な支援が重要である。以下、その代表的なアプローチを概観する。

1）行動療法的アプローチ

応用行動分析（ABA）は、学習理論に基づいたオペラント条件付けを技法として用いる介入法である。ロバース・プログラムはこの応用行動分析による介入法の1つで、Ivaar Lovaasがカルフォルニア大学ロサンジェルス校の早期自閉症プロジェクト（Young Autism Project）として開発した。ロバース法では、訓練を受けたセラピストによる1対1の治療を、週40時間2年以上継続して行う集中的行動介入（intensive behavioral intervention）である。実際の介入では、スキルを小さいステップに分けて指導するディスクリート・トライアル（不連続試行；DTT）を中心に用いて、言語、模倣、遊びなどのスキルを教えていく。

Lovaas[42]は、4歳以下から2年以上この方法で早期集中行動介入を受けた19人（実験群）を対照群と比較した。その結果、実験群は7歳時点でIQが平均20ポイント以上上昇し、9名は普通学級に在籍し、IQも正常レベルとなるなどの成果から、「正常機能（normal functioning）」に達したと報告した。一方、治療を受けなかった対照群のIQは上昇せず、40人のうち知能が正常レベルになったものは1人のみであった。さらにMcEachinら[44]は、Lovaas[42]の研究に参加した子どもたちが平均11.5歳になった時点で、知能検査、Vineland適応行動尺度、児童パーソナリティ評価尺度などを用いて調査を行い、Lovaasの研究で最良の成果を示した9人のうち8人は、平均的な知能と適応行動を示すことを示唆し、「正常機能」を維持していると主張した。

この結果は、ロバース法の有効性を示すものではあったが、対象選択の問題、効果測定の方法論的問題、IQスコアが正常域に入ることや普通学級に在籍することによって「正常機能」に達したと言えるのかという点だけでなく、週40時間の治療に対する経済的・時間的負担や、長期的予後に関しても批判された[70]。また、対象選択の際のバイアス、高機能自閉症児との違いなどに問題があることが指摘されている[47,52]。

一方、DTTは獲得したスキルの汎化に問題があると指摘されているため、最近ではより自然な場面で、社会性・コミュニケーションの発達を促す自然主義的行動アプローチが開発されてきている。ピボタル・レスポンス・トレーニング（Pivotal Response Training；PRT）、機会利用型指導（Incidental Teaching）などがその主なものである。

2）コミュニケーション支援

RutterとSussenwein[67]は、二次的な行動上の問題やこだわりの問題を防ぐために、特にソーシャル・コミュニケーションの領域での治療をできるだけ早期に開始すべきである、と早くから指摘している。コミュニケーション行動は、双方向性の行動である。第1に、自閉症スペクトラムの人が受容する、すなわち理解するという行為があり、第2に、自閉症スペクトラムの人から表出する、すなわち表現し伝達するという行為がある。その両側面がともに、自閉症スペクトラムの障害特性によって大きな制約を受けている。ウェクス

ラーの知能検査では，一般に動作性知能の方が言語性知能より高いことが多いということは，随分前から明らかになっており[59,64,66]，このことは，音声言語中心のコミュニケーションよりも，視覚的な手段を使ってのコミュニケーションの方が成立しやすいことを裏付ける結果と言えよう。最近では，言語性知能の方が高いと予想される当事者も，自己のコミュニケーション特性を語るようになってきたが，その内容からも，コミュニケーション・スキルの発達には，視覚的支援が不可欠であることはいまや常識と言ってよい[19,20,38]。

　a．理解に関しては構造（明確）化

　理解コミュニケーションのスキルを伸ばすためには，視覚的な手掛かりを用いた構造化が中心的な技法となる。自閉症スペクトラムの人に対する療育や教育の原則は，認知特性を理解した適切な配慮や工夫である。つまり「全体より部分の認知に強い」とか，「聴覚情報処理よりも視覚情報処理の方が強い」という特性を理解して，適切な配慮や工夫をしなければならない。構造とは場面の意味（meaning）と見通し（predictability）のことであり[50]，構造化とは，その場の状況にもっとも適切な意味と見通しを明確に伝えることである。場面に構造がないから構造を作るということではなく，自閉症スペクトラムの人が捉えている構造（意味と見通し）と，周囲の人たちが捉えている構造とが，ずれることが往々にしてあるので，そのずれをうめる工夫が必要となるのである。ずれている場合に，「この場面では，こういう構造をくみ取って欲しい」ということを，自閉症スペクトラムの人に伝える方法が，構造（明確）化，特に視覚的な手掛かりによる構造（明確）化である。構造化による指導が効果的であることは，すでに1970年代には実証されており[4,12,65,68]，それを体系的に発展させたのが米国ノースカロライナ州のTEACCHプログラムである[50]。TEACCHについては，「2．複合モデル」の項で詳しく述べる。

　b．表現に関しては代替・拡大コミュニケーション

　次に，コミュニケーションのもう1つの側面，自閉症スペクトラムの人から周囲の人に自分の意思を表現し伝えるスキルを伸ばすためには，やはり自閉症スペクトラムの人の視覚優位という特性を踏まえて，自分の意思を視覚的に表現できるように条件整備をする必要がある。とりわけ，《応答的》ではなく《自発的》なコミュニケーション・スキルを獲得することが大切である。応答的なコミュニケーションを中心に教えていくと，周囲からの働きかけや促しがないとコミュニケーション行動がとれなくなる，すなわちプロンプト依存（指示待ち）になるという弊害を招きやすい。

　自閉症スペクトラムの人にコミュニケーション指導をする場合，音声言語だけに固執するのではなく，音声言語とは別の手段を使う，あるいは音声言語を別の手段で補強することが必要となる。すなわち，代替・拡大コミュニケーション（alternative and augmentative communication；AAC）を使う必要がある。

　そして障害特性を考慮すると，AACは視覚的なものとし，しかもそれを自発的に使えるようにすることが重要である。あるアスペルガー症候群の当事者が，「写真を指差した方がよっぽど用は足せる。言葉があればエラいっていうわけじゃない。用が足せることの方が大事ではないか」と書いているように[55]，重要なことは音声言語の有無よりも，コミュニケーションが成立するかどうかの方である。

　さらに従来のコミュニケーション・トレーニングは，とかく応答の形で行われることが多く，その結果，プロンプト依存の子どもを作ることになりやすく，自発的なコミュニケーションを積極的に教えていくという点では

きわめて不十分であった。また，トレーニングを開始するためには，一定のスキル（例えば注目する，模倣するなどのスキル）が身についている必要があり，その分トレーニング開始が遅れることになる。それらの欠点を解決したのが，BondyとFrostの開発による絵カード交換式コミュニケーション・システムであり，PECS (Picture Exchange Communication System) と略称される[6,16]。

このPECSは，米国デラウェア州の教育行政施策とも言うべき「デラウェア自閉症プログラム（DAP）」の中で開発された，コミュニケーションに特化されたトレーニング手順であり，マニュアル化されている[16]。PECSの手順はDAPの基本となるピラミッド教育アプローチ[8]にもとづいており，特にプロンプトの使い方とその除去の仕方，エラーが出たときの修正の仕方（4ステップ・エラー修正法とバックステップ・エラー修正法）など，応用行動分析を基礎として，理論と実践とがうまくかみ合っている[7]。また，PECSのトレーニングの6つのフェイズ（表1参照）は，Skinner, B. F. の言語行動論[72]に則って組み立てられている。以下，簡単にトレーニングについて述べる。

PECSでは，まず絵カードと要求対象となるアイテム（これは好子，あるいは強化子である）との自発的な交換を教える。しかし，自発的な交換を最初から教えるためには，トレーナーが2人必要となる（1人は絵カードを取って相手に渡すのを手伝うプロンプター，もう1人は絵カードを受け取ると要求対象アイテムを渡し，ことばをかけて強化するコミュニケーション・パートナー）。このようにトレーナーが2人いることで，自発的な要求を失敗することなく伝えることができるのであり（エラーレス・ラーニング），この点がまさにコロンブスの卵なのである（図1～4）。トレーニングは6つのフェイズに分かれており（表1），その進展段階に応じて他のスキル（待つスキル，休憩を要求するスキル，視覚的強化システムを使うスキル，視覚的スケジュールを理解し使うスキルなど）も教えていく[16]。

PECSは，従来のコミュニケーションや言葉のトレーニング法にはみられない数々の利点を持っており，それをまとめると表2のようになる。これまでの研究からPECSも含め，AACを用いても，言葉の発達は抑制されないどころか，むしろその発達を促すことが明らかになっている[51,63]。そして，特にPECSの効果としては，5歳以下でPECSを1年以上使った子ども67人のうち，59％に自立的な言葉が発達し，PECSの使用をやめて，言葉だけでコミュニケーション可能となり（ただし，多くは言語遅滞のレベルではあった），さらに30％では，PECSを使いながら言葉を話すようになったことが，デラウェア州自閉症プログラム（DAP）での追跡調査で明らかになっている[5]。

PECSが世界中に広まるにつれ，その臨床効果の報告も増えてきているが，多くは1例ないし数例の症例報告である[9,11,18,36,37,74]。しかし近年，群間比較研究も報告されるようになった。CarrとFelce[10]は，対照群と比較してPECS群では，子どもからのコミュニケーションの開始や，子どもと教師との間のやりとりが有意に増加したと報告している。また，Howlinら[35]は，PECSの効果について対照群を用いてランダム化比較対照研究を行った。教師がPECSのワークショップを受け，PECSのコンサルタントが継続指導した群と，その実施時期を遅らせた群と，PECSを用いなかった対照群とを比較した研究である（子どもの数は84人，平均年齢6.8歳）。PECS群では，発達指数，言語，自発の割合，PECSの使用の点で対照群より成績がよく，その差は統計的に有意であった。PECSを導入する国は急増しており，今後，エビデンスとなる知見が累積していくことが予想される。

表1　PECSの6つのフェイズ

フェイズ	目　標	内　容
準備	好子アセスメント，絵カード作成。	子どもを観察し，よくほしがる物（玩具，飲食物），したがる活動のリストを作成，毎回トレーニングの開始前に再アセスメント。
I	絵カードで要求する。	トレーナーは2人必要，絵カードを1枚だけ机に置く，子どもは通常要求対象（好子）に手を伸ばす，プロンプターは絵カードと交換するようプロンプトする，パートナーは要求物を与える，言葉ではプロンプトしない，自力で交換できるようになるまで身体的プロンプトを徐々に最後の方から控えていく。
II	移動し自発性を高める；離れた位置から絵カードを交換しにきて要求する（人を変え，場所も変えて）。	子ども・絵カード・おとなとの間の距離を開けていく；人と場面をいろいろ変えて般化させる；まだ絵カードは1枚だけ使う。絵の弁別はできなくてよい。
III	要求に使う絵カードの弁別と選択。	絵カードの数を徐々に増やす；子どもは適切なシンボルを選び交換する。
IV	「…ください」という文で要求する。	文カードを用いて文を構成する；「ください」カードの前に要求対象の絵カードを加える。
V	「何がほしい？」に文カードで答える。	特定の言葉によるプロンプトや質問に答えることを教える。
VI	質問に応答的なコメントをする；自発的なコメントをする。	「何を持っている？　何が見える？　何が聞こえる？」に，適切なシンボル（見える，持っている，聞こえる）を使って答える；対象物の名称を言う；これらの質問と「何がほしい？」とを弁別する；自発的にコメントする。
追加トレーニング	新たな抽象的言語概念を教える。	数，色，動詞概念，属性，位置など；「はい/いいえ」

（文献46より引用。一部修正あり）

3）ソーシャル・スキルの指導

自閉症スペクトラムの子どもは，ソーシャル・コミュニケーションやソーシャル・イマジネーションの発達の偏りが，その中核的障害をなしているので，いわゆるソーシャル・スキルの習得がなかなか難しい。ソーシャル・スキルを教えるために，これまで様々な取り組みが行われ，いろいろな技法が編み出されてきた。ここではすべてを網羅することはできないので，最近注目されるようになった技法のいくつかに触れることにする。

　a．ソーシャル・ストーリーズ（Social Stories™）

これは，Grayが1991年に創始し，1993年に発表した技法で[24]，目には見えないソーシャルな情報を文字や他の視覚的手段を使って明確にするものである[21]。いわゆるWH質問の答えとなる情報を，自閉症スペクトラムの子どもと周囲の人間とが共有することを目的としている。ということは，これも視覚的構造化の1つの技法とも考えられる。WH質問の答えが，状況の構造（意味と見通し）を構成するからである。しかし「なぜ（why）」の答えを伝えるには，絵カードや写真ではなかなか難しい。その点，「なぜ」を文章で説明すると理解しやすいので，ソーシ

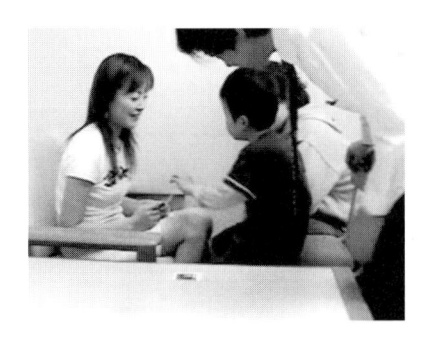

図1　子どもは好子に手を伸ばす

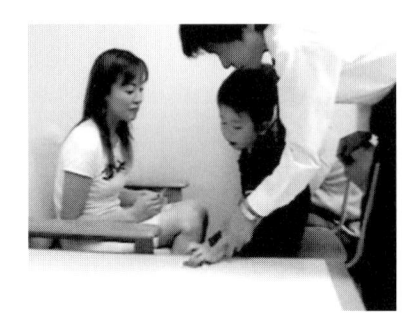

図2　プロンプター（右）が子どもに絵カードを持たせる

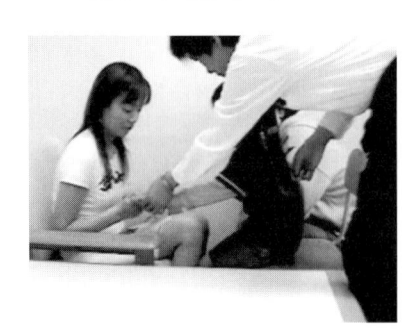

図3　子どもに絵カードをパートナー（左）に手渡すよう身体プロンプトをする

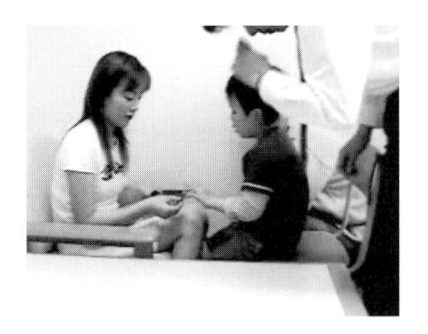

図4　パートナーは，すぐに声をかけながら好子を子どもに渡す

表2　PECSの特長

- 機能的なコミュニケーション・スキルを教える。
- 最初から自発的コミュニケーションを教える。
- 自閉症の子どもには難しいコメントよりも要求から教える。
- トレーニングは，エラーレス・ラーニング（無誤学習）なので意欲が低下しない。
- 自発的要求を教え，プロンプトは早く除去するので，プロンプト依存にならない。
- 最初から般化を教える。
- 必要なスキルが極めて少ないので，早い時期から開始可能である。

ャル・ストーリーズはソーシャル・スキルを教える優れた技法と言える。ソーシャル・ストーリーズには，6種類の文型が用いられる。すなわち事実説明文（descriptive sentence），心理説明文（perspective sentence），自己指示文（directive sentence），意味強調文（affirmative sentence），協力説明文（cooperative sentence），自己調整文（control sentence）である。これらを用いて書くのであるが，書くに当たっては明確なルールがある。その1つとして，各文型の使用比率に関しての具体的な規定がある。説明カテゴリー（事実説明文 ＋ 心理説明文 ＋ 協力説明文 ＋ 意味強調文）の文の数を指示カテゴリー（自己指示文 ＋ 自己調整文）の文の数で除した値が2よりも大きくならないといけない。ソーシャル・ストーリーズが扱う主な題材は，①評価できることについて（ほめてセルフ・エスティームを高める），②未経験のことについて（事前情報を提供して不安を軽くする），③期待される行動について（その場面での適切な言動について理解する），④社会常識や暗黙の了解について（察知しにくい社交情報を理解する）などである。

未経験のことについてのソーシャル・ストーリーズの例を1つ紹介する[22]。

第12章 自閉症スペクトラムの療育と支援

避難訓練で何をするの？

　学校では避難訓練があります。本当に避難するのではなく，ただの練習です。避難訓練は短時間で終わります。火事はめったにおきません。本当に火事になったときのために，練習します。警報機のベルが聞こえたら，先生の指示に従って，私は静かに席を立ちます。私はクラスの子どもたちと並んで，先生と一緒に外へ歩いて出ます。避難訓練が終わったら，私は教室にもどれます。

　ソーシャル・ストーリーズは，今日までわが国を含め世界各国で使われるようになったが，次第にGrayの意図とは異なるストーリーがたくさん作られるようになった。特に，問題行動をやめさせることを目的に書かれるストーリーも，Grayのソーシャル・ストーリーズだという形で流布していったのである。Grayの意図するところでは，ソーシャル・ストーリーズの作成目的はソーシャルな情報の共通理解であり，決して問題行動の解消ではない。結果的に問題行動が解消することはあっても，最初からそれを意図して書くのではないのである。増大していく誤解に対抗するために，Grayはソーシャル・ストーリーズを"Social Stories™"として商標登録し，10項目の判定基準[23]を満たさないと"Social Stories™"と呼んではならないとした。国際出願しているのかどうか，寡聞にして知らないが，もしそうだとすれば，わが国でもその権利は保護されることになる。

　他方，ソーシャル・ストーリーズの普及にともない，その有効性についての研究も進展してきた。Quirmbachら[60]の調査によると，ケース・スタディが57報告されており，そのうちの47編は今世紀になってからのものである。もっとも最近の報告には，Ozdemir[56]のものがある。当然ながらほとんどが有効だという結果である。しかしケース・スタディで無効な場合は，報告されないことが多いだろうから，実態はよく分からない。効果を実証するためには，コントロール・グループと比較したグループ・スタディが必要である。この種の研究は，今世紀になって少しずつ発表されるようになってきた。同じくQuirmbachら[60]の調査によると，グループ・スタディの報告は6つあり，うち4つが自閉症児を対象とした研究である。いずれも結果は有効であった。さらにQuirmbachら[60]は，ランダム化比較試験を行い，これまでの研究報告を一歩進めて科学的厳密性の高いものとしている。彼女らは，標準的なストーリーと指示的なストーリーを比較し，どちらもソーシャル・スキルの習得，般化，維持に有効であったと報告している。

　b．ソーシャル・スキル・アルバム（Social Skills Picture Book）

　これはBaker[1,2]の創始になるもので，文章と写真を使って適切な行動（ソーシャル・スキル）と不適切な行動とを対比させて教える技法である。ソーシャル・スキルを教えたい子どもを被写体として写真を撮り，文章（実質的にはソーシャル・ストーリーズである）をそえてソーシャル・スキル・アルバムを作る。撮影時に，ロールプレイを行うことができ，さらに当の子ども専用のアルバムを大人と一緒に制作することで，学習意欲が高まることがある。この技法の有効性についてのランダム化比較対象研究の報告はまだ見当たらない。

　c．パワー・カード（Power Card）

　これはGagnon[17]が開発した視覚的支援である。ソーシャル・スキルを教えるために子どもの特別な興味を活用する。パワー・カード技法は，シナリオとカードの2つから構成される。前者は，一枚の紙やブックレットの形にして書く短いシナリオで，子どものヒーローが問題をどのように解決するかを説明する。後者は，小さいカード（これがパワーカード）で，子どもが同じような問題を自分で

解決するためにはどうしたらよいかが簡潔に書かれる。ヒーローや特別な興味を活用する目的はいくつかある。①基本的な目的は，意欲を引き出すためである。自閉症スペクトラムの子どもは，自分の特別な興味について触れられると，よく注意を向けてくれる。②特別な興味を使うと，脅威を与えないですむ。子どもにとっては，この種のシナリオを受け入れる方が，「さあこれがあなたのやるべきことだ」というトップダウンの命令に従うよりも容易である。③ヒーローは子どもの役割モデルとなり，ヒーローのようになりたければ，子どもはヒーローが提案することを実行しようという気になる。

パワー・カードの一例をあげる。

パワー・カード（シナリオ）

年次休暇をとること
　わが国では，小学校と中学校は義務教育です。でも誰にとっての義務なのでしょうか？ 子どもの義務なのでしょうか？ いいえ，そうではありません。親と自治体の義務なのです。教育を受けることは，子どもにとっては義務ではなく権利なのです。
　日本国憲法第26条　すべて国民は，法律の定めるところにより，その能力に応じて，ひとしく教育を受ける権利を有する。
　権利は行使しなくてもいいはずです。学校を休んでもよいのは，病気のときと冠婚葬祭のときです。疲れただけでは休んではいけません。これが日本の常識です。でも，先生と同様に，子どもにも年次休暇があって当然です。疲れたときに休める制度は子どもにも必要です。
　最近は少なくなりましたが，かつて小学校には二宮金次郎の像がありました。二宮金次郎は，両親の死後，叔父の家に預けられると，寝る間も惜しんで読書をしました。油代がもったいないと叔父に注意されると，荒地に菜種をまいて収穫した種を菜種油と交換し，それを燃やして勉学を続けました。実は，二宮金次郎は，学校に行かなくても勉強はできることを，身をもって証明した偉い人なのです。
　学校に行けなくなったからといって悲観することはありません。学校はあくまで手段です。目的ではありません。自分にあった手段を探せばよいのです。二宮金次郎のように。

パワーカード（カード）

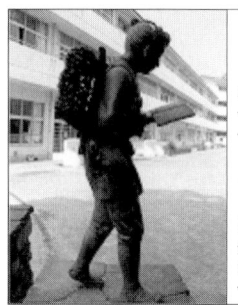

手本は二宮金次郎

学校に行くことに疲れたら，早く休みをとりましょう。そうすれば早く元気を取りもどせます。
二宮金次郎は，学校に行かなくても勉強しました。
学校は学ぶための手段です。目的ではありません。学校が自分に合わなければ，自分にあった手段を別に探せばよいのです。二宮金次郎のように。

2．複合モデル

　自閉症スペクトラムの治療を考えるとき，1つの技法だけですべての領域の支援を賄うことはできない。介入モデルの要素を複数組み合わせた，より包括的な支援プログラムを立案し実施していかなければならない。そのような包括的プログラムは多くはないが，米国の州レベルで実施されている点で文字通り包括的なプログラムとしては，ノースカロライナ州のTEACCHプログラムとデラウェア州のDAPがある。以下，その代表例としてTEACCHについて詳述する。また，家族支援についての最近の動向を紹介する。

1）TEACCH

　TEACCHとは，「自閉症及び関連するコミュニケーション障害の子どものための治療と教育」を意味するTreatment and Education of Autistic and related Communication handicapped CHildrenの頭文字からなる語

で，米国ノースカロライナ州で行われている州公認の自閉症支援サービスの総称である。TEACCH部は，ノースカロライナ大学チャペルヒル校の一部局であり，管理研究部と州内9カ所にある地域センターを中心にサービスを展開している。TEACCHのサービスの対象は，ノースカロライナ州に住む自閉症スペクトラムの人とその家族である。

TEACCHは，自閉症スペクトラムの人たちが社会の中で，できる限り自立した生活を送ることを目指して支援を行っている。その目的を果たすために，診断・評価，治療教育セッション，学校やグループホームなどへのコンサルテーション，就労支援，ソーシャルグループ，モデルとなるクラスルームや居住サービスの運営など多岐にわたるサービスをTEACCHは提供しており，これらすべてのサービスにTEACCHの基本的な理念が貫かれている。その理念について以下にいささか詳しくのべる[49,50,71,73]。なぜなら，ノースカロライナ州と同様にはできないまでも，TEACCHの理念や実践に学ぶ支援が世界中に浸透していきつつあるからである。

a．TEACCHの基本理念
①相互に歩み寄るアプローチ

自閉症スペクトラムは脳の機能障害にもとづく発達障害であり，自閉症スペクトラムの人は定型発達の人とは脳における情報処理の仕方が違うため，思考や行動のパターンが異なっている。TEACCHでは，このような彼らの思考や行動のあり方を「自閉症の文化」と呼び，その「違い」を理解し尊重するという姿勢で支援にあたっている。つまり，自閉症スペクトラムの人を「普通にする」とか，自閉症スペクトラムを「治す」のではなく，自閉症スペクトラムの人と私たちが相互に歩み寄り，同じ社会の中で共存するための方法を探るのである。そのために，自閉症スペクトラムの人たちのスキルを育てることだけではなく，彼らをとりまく人たちを含めた環境を彼らの文化に合わせるという相互的な方向で考えていく。そしてまず私たちの側が，自閉症の人たちの文化を理解することが必要だという点を強調する。

②自閉症の文化を理解し尊重する

「自閉症の文化」を理解するということは，自閉症スペクトラムの人の様々な強みと弱みとを理解することに他ならない。例えば，自閉症スペクトラムの人は細かい部分に注目することは得意であるが，部分と部分を関係づけて意味や概念を抽出することは苦手である。また，物事を具体的に思考する傾向が強く，1対1の対応で考えるため，あいまいなことや抽象的な概念は捉えにくい。比喩的な表現や皮肉やからかいが理解しにくいことも，このことと関係している。また，ひとつひとつの考えは理解するが，いくつかの考えを組み合わせて関係づけることは困難で，特に矛盾した考えを統合して理解することに難しさがある。

また自閉症スペクトラムの人は，物や情報を整理してまとめていくことに困難を持つ。目に入ったものに注意を向けてしまい，複数の情報に同時に注意を向けることが困難なので，目的を達成するために，どのように情報をまとめたらいいのかを考えることが難しいのである。同じように，情報を時系列に順序立てていくことにも困難さがある。目的を達成するために，手順を自分で考えたり，段取りをしたりすることが苦手である。

さらに自閉症スペクトラムの人は，注意の向け方にも特徴がある。何かをしていても，他の関係のない情報に注意を向けてしまい，注意を元に戻すことが難しい。また，1つのことに集中していると，他のことに注意を移すことが難しく，なかなか次の活動に移れないこともある。好きなことに注目しているときには特に難しい。

時間の概念の理解の難しさも特徴である。時間というものが流れていて，過去があり，

現在があり，未来があるというようなことでさえ，感覚的に把握できないことがある。「急いで」とか「もっとゆっくり」というようなことは自閉症スペクトラムの人にはなかなか理解ができない。物事の始まりと終わりを感覚的に理解することも苦手である。

決まった手順ややり方，自分の決めごとにこだわる傾向も見られる。いつも同じようにする方が安心であり，それができないと混乱したりストレスを感じたりする。

感覚刺激に対する反応の仕方にも自閉症スペクトラムの人たち特有のものがある。他の人にとっては何でもない感覚刺激に苦痛を感じたり，他の人は気がつかないような音や視覚刺激が気になったりすることがある。一方，大きな音がしても反応しなかったり，とても辛い物を平気で食べたりするなど，感覚刺激に鈍感なところもある。また，光る物や回る物など好きな感覚刺激には没頭するという傾向もよく見られる。このように，感覚刺激の感じ方には定型発達の人と違いがある。

何にもまして重要な異文化的特性は，自閉症スペクトラムの人が，聴覚言語の処理よりも，視覚的情報の処理に強みを持つことが多いということである。思考においても，物事を視覚化して画像で考え，学習する方略を多く利用しているといわれる。自閉症の人の学習スタイルについて，「visual learner（目で見て学ぶ人）」という言葉が使われることもある。

したがって，人と対等なコミュニケーションをとることはとても難しい。特に言語や非言語のコミュニケーションの手段を人との間で使うことや，他の人が伝えようとしていることを状況に合わせて理解することの困難さは，程度の違いこそあれ，あらゆる知能レベルの自閉症スペクトラムの人に共通している。

③構造化により環境をわかりやすくする

TEACCHは，自閉症スペクトラムの人たちが自分に誇りを持ち，自分にとって意味のある生産的な活動を行い，自己効力感や自信を持って生きていけることを支援の目的にしている。そのためには「自閉症の文化」に合わせた支援の方法が必要であり，それを具現化したものが，「構造化された教育」である。言いかえると，構造化とは自閉症スペクトラムの人は脳の機能が定型発達の人と違うということを理解し，彼らの思考や行動のあり方に合わせたアプローチの方法である。

環境を構造化することにより，自閉症スペクトラムの人が自分をとりまく環境が持つ意味と見通しを理解できるようになる。そのために，情報を自閉症スペクトラムの人の理解の仕方に合わせた形，すなわち視覚的に，具体的に，整理された形で提示する。構造化には，空間を物理的に構造化すること，活動の時間的な流れを示すスケジュールやワークシステム，それぞれの課題や活動をわかりやすくする視覚的構造化などの方法がある。構造化を行うことで，自閉症スペクトラムの人にとって自分のまわりの世界が予測可能になり，予測不能な状態からくる不安や混乱が減り，安心して生活することができる。また，このような不安や混乱やストレスからおこる行動や情動の問題を緩和したり，予防したりすることが可能になる。また，自分で意味を理解し，人からの指示や手助けがなくても自立して行動できることが多くなり，自己効力感や自信を培うことにつながる。

構造化の方法には以下のような要素が含まれる。

〈物理的構造化〉

空間の構造化，つまり「どこで何をするのか」を明確にする。そのため，活動とそれを行う場所を1対1に対応させたり，その境界を視覚的にはっきりさせる。それにより，その場所に行くことで何をするのかがわかりやすくなる。

また，関係ない物や刺激に気が散らされないように，物や刺激を統制することで，自分

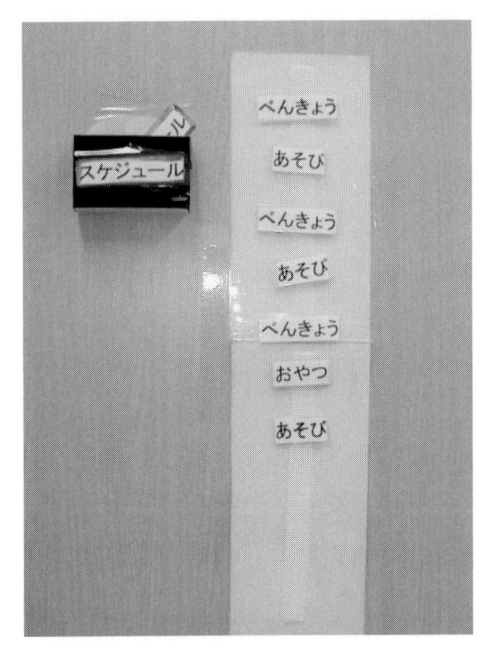

図5　文字を使ったスケジュール　　　　　図6　写真を使ったスケジュール

が何を期待されているのかを明確にする。

〈スケジュール〉

時間の構造化，つまり「いつ何をするのか」を視覚的に示す方法である。日課や活動の流れを，文字・絵・写真・具体物など視覚的な手がかりを用いて提示する（図5，図6）。そのことによって，活動の見通しを持つことができ，不安を軽減できる。また，予定が変更されたり，初めてのことをするときにも，心の準備をすることができるので，混乱を予防できる。人から指示されないで自立的に行動するためにも役立つ。

〈ワークシステム〉

1つの活動の中の見通しを示す方法である。スケジュールは活動から活動に移行することを助けるが，それぞれの活動をどう進めるのかを示すのがワークシステムである。「何をするのか」「どれだけするのか」「どうなったら終わりになるのか」「終わったら次は何があるのか」という4つの情報を目に見える形で示すことで，個々の活動の内容を理解し，見通しを持つことができ，自立して活動を行える。

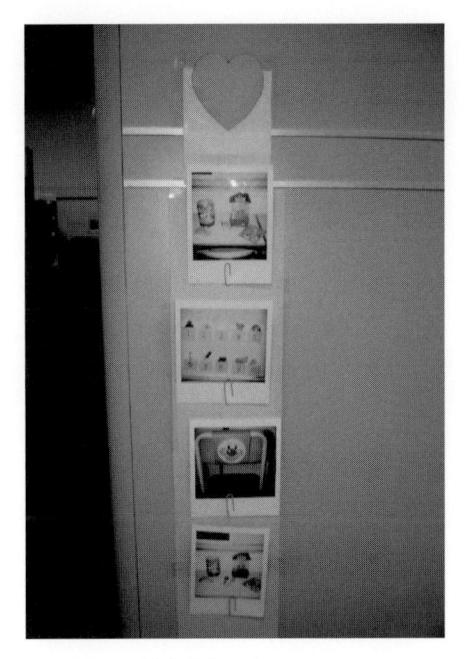

ワークシステムには，文字のリストを使う方法，色や数字などのカードをマッチングさせる方法，材料や道具そのもので示す方法などがあり，それぞれの人の理解に合わせて使う（図7）。具体物で示す方法の場合，やり終えた課題の教材や道具を「おしまい箱」に入れることで，その課題の終わりをわかりやすくする。

ワークシステムは，学習課題や作業を行うときに使うだけではなく，家事・身辺処理，余暇など生活の様々な場面で役に立つ重要な手段である。

〈視覚的構造化〉

それぞれの課題のやり方をわかりやすくする方法で，視覚的指示，視覚的明瞭化，視覚的組織化がある。

視覚的指示とは，何をするのかという指示を目で見てわかるようにする方法である。文字や絵を使った手順書，絵や写真の見本図，完成品の見本を提示したり，見れば何をするのかがわかる教材を用意したりする。

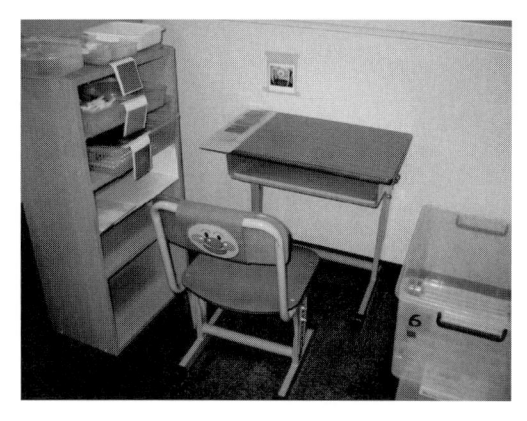

図7 色マッチングのワークシステム

　視覚的明瞭化とは，大切な情報を明確にする方法である。色や大きさで強調したり，色でコーディングしたりすることで，どこに注目すればよいのかを明確にする。教材の数や種類を限定することも明瞭化の1つである。
　視覚的組織化は，教材や道具を整理してわかりやすくすることである。組織化することで，部品から課題完成までの間の位置づけについて視覚的に明瞭な指標を与える。材料を種類ごとに容器に分ける，完成品を入れる場所を作る，材料や道具を使う順に左から右に配置する，材料も道具も1つの入れ物にまとめて固定して一体型にする方法などがある。

④アセスメント（評価）と個別化

　自閉症スペクトラムの人たちは，自閉症の文化を共有しているが，具体的なあり方は個人によって大きく異なっている。TEACCHでは，スタンダードなカリキュラムやマニュアルを作るのではなく，綿密なアセスメントを行い，1人ひとりに対して教育や支援の計画を作成する。教育・支援計画には，構造化などの支援方法や，教育や支援の内容などが含まれる。アセスメントは，検査を使うフォーマルなアセスメントと，日常場面を観察するインフォーマルなアセスメントとを組み合わせて行う。また，それらの初期評価にもとづいて立案した教育計画にもとづいて指導を行いながら，さらに評価を繰り返し，教育方法や教育内容を修正し，その人にいっそう合うものにしていく。このように，アセスメントは継続的なプロセスであり常に行うものである。TEACCHでは，このアセスメントのプロセスを非常に重視しており，1人ひとりを丁寧にアセスメントすることなしに，教育も支援もあり得ないと言える。

⑤強みや興味関心を生かす

　自閉症スペクトラムの人の苦手なことやできないことに注目して，訓練したり矯正したりするのではなく，得意なことや長所に注目し，活用していくというアプローチをする。例えば自閉症スペクトラムの人は，時間の概念や物事の順序を考えるのは苦手だが，視覚的で具体的な情報を処理することは得意なので，目に見えない時間の流れという概念を理解するために，文字や絵・写真などで視覚的に示したスケジュールを用いるのである。
　本人の興味関心のあることに注目して，課題や活動に興味関心を積極的に取り入れることも大切にしている。自閉症スペクトラムの人たちは，自分の興味のあることには，集中して主体的に取り組み，学習も早い。興味関心のあることは，彼らにとって意味のある活動であることが多く，その活動を行うことで達成感や満足感を感じることができる。苦手なことや関心のないことをとりあげて練習させても，本人にとって意味が理解できず，モチベーションを持つこともできず，失敗することによってさらにやる気をなくしてしまう。自閉症スペクトラムの人にとって，得意なことや興味関心を最大限に生かし，成功体験を積むことが大切なのである。

⑥家族との協力関係

　TEACCHでは，親（家族）との協力関係を非常に大切にしている。TEACCHが創始された1960年代より，親を「共同治療者」として位置付け，親と専門家がパートナーシップを築きながら自閉症スペクトラムの人たちの支援に当たってきた。TEACCHは，自

閉症スペクトラムの人を取り巻く困難な状況を改善するためには，親と専門家の協力関係が不可欠であると考え，常に親の意見や希望を聞き，プログラムに取り入れながら支援を進めている。

〈理論に基づくサービス〉

このような基本理念のもとに，TEACCH部という組織はノースカロライナ州で幼児期から成人期にわたる包括的なサービスを提供している。TEACCH部は決して巨大な組織ではないが，州の公認プログラムとして州内の自閉症スペクトラムの人たちに一貫性のある支援を行うことを可能にしている。

国際的にもTEACCHの理念や技法は認められており，英国や北欧など各国で研修もさかんに行われている。日本でもTEACCHをモデルにした支援を行っている学校や施設なども増えつつある。

いくつかの調査により，このモデルの有効性が示されている[39,40,41,57,58,69]。TEACCHは複合的で包括的なプログラムのモデルであるため，他の地域で同じように再現することが困難であることや，支援者のスキルや経験により結果が影響されることなどのため[31]，厳密に統制された比較研究を行うことの難しさがあるが，より大規模で系統だった研究が期待される。

2）家族支援

TEACCHでは，親を「共同治療者」と位置付けているが，親に対して積極的に心理教育やスキル・トレーニングを行うプログラムも開発されている。

a．ヘイネン・プログラム（The Hanen Program）

ヘイネン・プログラムは，カナダのトロントにあるヘイネン・センターで開発されたプログラムで，誕生から6歳までの子どもの言語発達を促すための親トレーニングを行っている（The Hanen Centre, 2009）。モア・ザン・ワーズ（More Than Words）は，自閉症スペクトラムの幼児の親に対する集中的なトレーニング・プログラムであり，親は子どもの日常の活動をコミュニケーションの文脈として利用する方法を学ぶ。

McConachieら[43]は，このプログラムにすぐに参加したグループと，期間をおいてから参加したグループの比較研究を行い，すぐにプログラムに参加したグループの親のほうが方略を習得しており，子どもの語彙の増加も多いという結果を報告した。今後，より大規模な，より統制された比較研究を行うことが期待される。

b．アーリーバード・プログラム，ヘルプ！プログラム

アーリーバード・プログラム（Early Bird Program）は，英国自閉症協会（NAS）によって開発された，幼児期の親を対象にした3カ月間のプログラムで，グループ・セッションと個別の家庭訪問を含んでいる[53]。診断から就学までの期間の親をサポートすること，自然な環境における子どもの対人コミュニケーションや適切な行動を促すことができるように親を支援し，不適切な行動を予防するための上手な対応法を親に習得してもらうことを目的としている。NASは，アーリーバード・プログラムの評価を行い，プログラム参加前と参加後を比較して，家族支援に対する有効性を示している[15,29]。

ヘルプ！プログラムもNASが開発したプログラムで，新しく診断を受けた学齢児，若者，成人の親や養育者のための診断後のサポートを目的としている[53]。親は数回のセッションに参加し，自閉症スペクトラムに関する基本的な情報や実際的なアドバイスなどを受ける。

さいごに

自閉症スペクトラムの治療教育の目標は，

生活の質（QOL）の向上と社会的自立である。地域社会で，もっと安全で快適に生活できるようになり，必要な支援は自発的に要求できるようになることを目指す。Howlin[31,33)]は「本人，援助者，一緒に暮らし働いている人たち，それぞれが持つ『個別のニーズ』を満たすように対応の方法を合わせることです。その焦点は，あくまでも『治癒』や『奇跡』ではなく，当事者にとっての『生活の質を高める』ことです」と述べている。これが，自閉症スペクトラムの「治療」の最終目標である。

文　献

1) Baker, J.: The Social Skills Picture Book: Teaching Communication, Play and Emotion. Future Horizons Inc, 2003.
2) Baker, J.: Social Skills Picture Book for High School And Beyond. Future Horizons Inc, 2006.
3) Bartak, L. & Rutter, M.: Educational treatment of autistic children. In: (ed.), Rutter, M. Infantile Autism: Concepts, Characteristics and Treatment. Churchill Livingstone, Edinburgh, p.258-280, 1971. (鹿子木敏範監訳：小児自閉症―概念・特徴・治療．文光堂，東京，1978.)
4) Bartak, L. & Rutter, M.: Special educational treatment of autistic children: a comparative study. 1. Design of study and characteristics of units. J.Child Psychol. Psychiatry, 14; 161-179, 1973.
5) Bondy, A. & Frost, L.A.: Educational approaches in preschool: Behavior techniques in a public school setting. In: (eds.), Schopler, E. & Mesibov, G. B. Learning and Cognition in Autism, Plenum Press, New York, p.311-333, 1995.
6) Bondy, A. & Frost, L.: The Picture exchange communication system. Behavior Modification, 25; 725-744, 2001. (絵カード交換式コミュニケーション・システム．自閉症と発達障害研究の進歩 Vol.8 星和書店，東京，p.82-94, 2004.)
7) Bondy, A. & Frost, L.: Autism 24/7: A Family Guide to Learning at Home and in the Community. Woodbine House, 2008.
8) Bondy, A. & Sulzer-Azaroff, B.: The Pyramid Approach to Education in Autism. Pyramid Educational Products. 2002. (服巻繁訳：自閉症を持つ生徒のためのピラミッド教育アプローチ．ピラミッド教育コンサルタンツオブジャパン，2007.)
9) Carr, D. & Felce, J.: Increase in production of spoken words in some children with autism after PECS teaching to Phase III. Journal of Autism and Developmental Disabilities, 37; 780-787, 2006.
10) Carr.D. & Felce, J.: The effects of PECS teaching to Phase III on the communicative interactions between children with autism and their teachers. J. Autism Dev. Disord., 37; 724-737, 2007.
11) Charlop-Christy, M. H., Carpenter, M., Le, L. et al.: Using the picture exchange communication system (PECS) with children with autism: assessment of PECS acquisition, speech, social-communicative behavior, and problem behavior. J. Appl. Behav. Anal., 35; 213-231, 2002.
12) Clark, P. & Rutter, M.: Autistic children's responses to structure and to interpersonal demands. J. Autism Dev. Disord., 11; 201-217, 1981.
13) Dawson, G. & Osterling, J.: Early intervention in autism. In: (ed.), Gurulnick, M. J. The effectiveness of early intervention. Brookes Publishing, Baltimore, p.307-326, 1997.
14) Division TEACCH: http://www.teacch.com. 2009.
15) Engwall, P. & Macpherson, E.: An evaluation of the NAS Early Bird programme. Good Autism Practice, 4; 13-19, 2003.
16) Frost, L. & Bondy, A.: The Picture exchange communication system? Training manual. Second edition. Pyramid Educational Products, DE, 2002. (門眞一郎監訳：絵カード交換式コミュニケーション・システム・マニュアル日本語版．NPO法人それいゆ，佐賀，2005.)
17) Gagnon, E.: Power Cards: Using Special Interests to Motivate Children and Youth with Asperger Syndrome and Autism. Autism Asperger Pub.Co., 2001.
18) Ganz, J. & Simpson, R.: Effects on communicative requesting and speech development of the Picture Exchange Communication System in children with characteristics of autism. Journal of Autism and Developmental Disabilities, 34;

19) Gerland, G.：A Real person. 1997.（ニキ・リンコ訳：ずっと『普通』になりたかった．花風社，横浜，2000.）
20) Grandin, T.：Thinking in Pictures. Doubleday, New York, 1995.（カニングハム久子訳：自閉症の才能開発―自閉症と天才をつなぐ環―．学習研究社，東京，1997.）
21) The Gray Center：http://www.thegraycenter.org. 2009.
22) Gray, C.：The New Social Story Book. Arlington：Future Horizons. 1994.（服巻智子監訳：ソーシャルストーリーブック―書き方と文例―．クリエイツかもがわ，2004.）
23) Gray, C.：Social Stories™ 10.0：The New Defining Criteria & Guidelines. Jenison Public Schools, 2004.（服巻智子訳：お母さんと先生が書くソーシャルストーリー™―新しい判定基準とガイドライン．クリエイツかもがわ，2006.）
24) Gray, C. & Garand, J.：Social stories：Improving responses of students with autism with accurate social information. Focus on Autistic Behavior, 8；1-10, 1993.
25) Gray, C. A. & White, A. L.：My Social Stories Book. Jessica Kingsley Publishers., 2002.（安達潤監訳：マイソーシャルストーリーブック，スペクトラム出版社，東京，2005.）
26) Hall, K.：Asperger Syndrome, the Universe and Everything. Jessica Kingsley Publishers, London, 2001.（野坂悦子訳：ぼくのアスペルガー症候群，東京書籍，東京，2001.）
27) Handleman (eds.)：Preschool education programs for children with autism (p. 87-106). Austin, TX：Pro-Ed.
28) The Hanen Centre：http://www.hanen.org.2009.
29) Hardy, S.：An evaluation of the National Autistic Society's Early Bird Programme：Early intervention in autism through partnership with parents. Unpublished Dissertation, University of Teesside, 1999.
30) Howlin, P.：Prognosis in autism：Do specialist treatments affect long-term outcome? European Child & Adolescent Psychiatry, 6；55-72, 1997.
31) Howlin, P.：Autism：preparing for adulthood. Routledge, London, 1997.（久保紘章ほか監訳：自閉症：成人期にむけての準備．ぶどう社，東京，2000.）
32) Howlin, P.：Practitioner Review：Psychological and Educational Treatment for Autism. J. Child Psychol. Psychiat., 39；307-322, 1998.（門眞一郎訳：自閉症の心理治療と治療教育．自閉症と発達障害研究の進歩，Vol.5，星和書店，東京，p.130-149, 2001.）
33) Howlin, P.：Autism and Asperger syndrome：preparing for adulthood. 2 nd ed. Routledge, London, 2004.
34) Howlin, P.：The effectiveness of intervention for children with autism. J. Neural. Transm. Suppl., 69；101-119, 2005.
35) Howlin, P., Gordon, R.K., Pasco, G. et al.：The effectiveness of Picture Exchange Communication System (PECS) training for teachers of children with autism：a pragmatic, group randomised controlled trial. J.Child Psychol. Psychiatry, 48；473-481, 2007.
36) 門眞一郎，村松陽子，幸田有史ほか：視覚的コミュニケーション・スキルの発達により強度行動障害から脱した自閉症スペクトラム障害の1成人例―絵カード交換式コミュニケーション・システム（PECS）による取り組み．自閉症スペクトラム研究，p.39-47, 2007.
37) 小井田久美，園山繁樹：自閉性障害幼児に対するPECSによるコミュニケーション指導に関する事例検討．行動分析学研究，19；161-174, 2004.
38) Lawson, W.：Life Behind Glass：A personal account of autism spectrum disorder. Southern Cross University Press, Australia, 1998.（ニキ・リンコ訳：私の障害，私の個性．花風社，東京，2001.）
39) Lord, C.：Follow-up of two-year olds referred for possible autism. Paper presented at the Biennial Meeting for the Society for Research in Child Development, Seattle, WA, 1991.
40) Lord, C. & Schopler, E.：Stability and assessment results of autistic and non-autistic language impaired children from preschool years to early school age. Journal of Child Psychology & Psychiatry, 30；575-590, 1989.
41) Lord, C. & Schopler, E.：TEACCH services for preschool children. In：(eds.), Handleman, J. S., Harris, S. L. Preschool Education Programs for children with Autism. Austin, TX, p.87-105, 1994.
42) Lovaas, O. I.：Behavioral treatment and normal educational and intellectual functioning in young autistic children. Journal and Consulting and Clinical Psyohology, 55；3-9, 1987.

43) McConachie, H., Randle, V., Hammal, D. et al.: A controlled trial of a training course for parents of children with suspected autism spectrum disorder. The Journal of Pediatrics, September, p.335-340, 2005.
44) McEachin, J.J., Smith, T. & Lovaas, O.I.: Long-term outcome for children with autism who received early intensive behavioral treatment. American Journal on Mental Retardation, 97 ; 359-352. 1993.
45) Magiati, I. & Howlin, P.: A pilot evaluation study of the Picture Exchange Communication System (PECS) for children with autistic spectrum disorders. Autism, 7 ; 297-320, 2003.
46) Marcus, L. M., Garfinkle, A., & Wolery, M.: Issues in early diagnosis and intervention with young children with autism. In : (eds.), Schopler, E., Yirmiya, N. Shulman, C. et al. The research basis for autism intervention. Kluwer Academic, New York, p.171-185, 2001.
47) Mesibov, G. B.; Treatment outcome is encouraging : Comments on MacEachin et al. : American Journal on Mental Retardation, 97 ; 379-380, 1993.
48) Mesibov, G. B.: 自閉症の人たちを支援するということ—TEACCHプログラム新世紀へ—．朝日新聞厚生文化事業団，東京，2001．
49) Mesibov, G. B., Adams, L. W., & Klinger, L. G.: Autism: Understanding the Disorder. Plenum Pub.Corp, New York, 1997. (佃一郎監訳：自閉症の理解．学苑社，東京，1999．)
50) Mesibov, G. B., Shea, V., & Schopler, E.: The TEACCH approach to autism spectrum disorder. Springer, New York, 2004. (服巻智子，服巻繁訳：TEACCHとは何か．エンパワメント研究所，東京，2007．)
51) Mirenda, P. & Erickson, K.: Augmentative communication and literacy. In : (eds.), Wetherby, A. & Prizant, B. Autism Spectrum Disorders. Paul Brookes Pub. Co., Baltimore., p.333-367, 2000.
52) Mundy, P.: Normal versus high functioning status in children with autism. American Journal on Mental Retardation, 97 ; 381-384, 1993.
53) The National Autistic Society : Early Bird introduction. 2009. (http://www.nas.org.uk/nas/jsp/polopoly.jsp?d=142)
54) The National Autistic Society : Help! Programme. 2009. (http://www.nas.org.uk/help!)
55) ニキリンコ，藤家寛子：自閉っ子．こういう風にできてます！，花風社，東京，2004．
56) Ozdemir, S.: The effectiveness of Social Stories on decreasing disruptive behaviors of children with autism : Three case studies. J. Autism Dev. Disord., 38 ; 1689-1696, 2008.
57) Ozonoff, S. & Cathcart, K.: Effectiveness of a home program intervention for young children with autism. J. Autism Dev. Disord., 28 ; 25-32, 1998.
58) Panerai, S., Ferrante, L., & Zingale, M.: Benefits of the Treatment and Education of autistic and Communication Handicapped children (TEACCH) programme as compared with a non-specific approach. Journal of Intellectual Disability Research, 46 ; 318-327, 2002.
59) Prior, M.: Cognitive abilities and disabilities in infantile autism : a review. J. Abnorm. Child Psychol., 7 ; 357-380, 1979.
60) Quirmbach, L. M., Lincoln, A. J., Feinberg-Gizzo, M. J. et al.: Social stories : Mechanisms of effectiveness in increasing game play skills in children diagnosed with autism spectrum disorder using a pretest posttest repeated measures randomized control group design. J. Autism Dev. Disord., 39 ; 299-321, 2009.
61) Roberts, J. M. A. & Prior, M.: A review of the research to identify the most effective models of practice in early intervention of children with autism spectrum disorders. Australian Government Department of Health and Ageing, Australia, 2006.
62) Rogers, S.: Empirically supported comprehensive treatments for young children with autism. Journal of Clinical and Child Psychology, 27 ; 168-179, 1998.
63) Romski, M.A. & Sevcik, R.: Breaking the speech barrier : Language development through augmented means. Paul H. Brookes, Baltimore, 1996.
64) Rutter, M.: Behavioural and cognitive characteristics of a series of psychotic children. In : (ed.), Wing, J.K. Early Childhood Autism. Pergamon Press, Oxford, p.51-81, 1966.
65) Rutter, M. & Bartak, L.: Special educational treatment of autistic children : a comparative study. II. Follow-up findings and implications for services. J. Child Psychol. Psychiatry, 14 ; 241-

270, 1973.
66) Rutter, M. & Lockyer, L.: A five to fifteen year follow-up study of infantile psychosis. I. Description of sample. Br. J. Psychiatry, 113; 1169-1182, 1967.
67) Rutter, M. & Sussenwein, F.: A developmental and behavioural approach to the treatment of preschool autistic children. Journal of Autism and Childhood Schizophrenia, 1; 376-397, 1971.
68) Schopler, E.: Effects of treatment structure on development in autistic children. Archives of General Psychiatry, 24; 415-421, 1971.
69) Schopler, E., Mesibov, G. B., & Baker, A.: Evaluation of treatment for autistic children and their parents. Journal for the American Academy of Child Psychiatry, 21; 262-267, 1982.
70) Schopler, E., Short, A., & Mesibov, G.: Relation of behavioral treatment to "normal functioning": comment on Lovaas. J. Consult. Clin. Psychol., 57; 162-164, 1989.
71) Schopler, E., Mesibov, G.B., & Hearsy, K.: Structured teaching in the TEACCH system. In: (eds.), Schopler, E. & Mesibov, G.B. Learning and Cognition in Autism. p.243-268, 1989. (TEACCHシステムにおける構造化された指導. 自閉症と発達障害研究の進歩, Vol.1, 日本文化科学社, 東京, p.269-284, 1996.)
72) Skinner, B.F.: Verbal Behavior. Prentice-Hall, 1957.
73) 内山登紀夫:本当のTEACCH―自分が自分であるために―. 学研, 東京, 2006.
74) Yokoyama, K., Naoi, N., & Yamamoto, J.: Teaching verbal behavior using the Picture Exchange Communication System (PECS) with children with autistic spectrum disorder. Japanese Journal of Special Education, 43; 485-503, 2006.

第13章　青年期・成人期自閉症の福祉的支援

奥野　宏二　　近藤　裕彦　　梅永　雄二

I．わが国の自閉症支援施策の経緯

　自閉症問題を単に医学研究等の対象としてでなく，医療，教育，福祉という実際の処遇面や行政対応の視点からも整理した文献は，唯一，「自閉症とは何か」[29]のみである。それに若干の関連事項と近年の動向を加えて整理したのが，表1の「自閉症・強度行動障害関連年表」である。それに沿って自閉症支援施策の経緯を振りかえってみたい。

1．対策前史

　1943年にカナー（Kanner, L.）が幼児自閉症概念を提唱し，1952年にはわが国初の自閉症症例報告が第49回日本精神神経学会の場で鷲見たえ子によって行われた。しかしながら1960年代後半にいたるまでわが国には自閉症対策と呼べるものはなく，専門家の間でさえ処遇論をめぐる論議はほとんどなかった。また長い間，自閉症児は児童精神医学の研究対象ではあっても治療の対象でさえなく，1960年代半ば頃になって，ようやく遊戯療法などの治療的対応が行われるようになった。
　自閉症のための対応策ははじめから自閉症問題として登場したのではない。いくつかの自閉症対策前史ともいうべき出来事があり，その一つが〈重度・重複障害児〉問題や〈動く重障児〉問題であった。
　1950年代後半から，「教育不能児」，「不治永患」，「処遇不能児」として教育・医療・福祉から排除されてきた重度・重複障害児のための法外の民間施設として，島田療育園（1961）やびわこ学園（1963）が設立された。続いて「重症心身障害児（者）を守る会」が発足（1963）し，水上勉が「拝啓池田総理大臣様」（1963）で島田療育園の窮状を訴えるなど，社会問題化していった。これらを背景に，1963年7月厚生省事務次官通達「重症心身障害児の療育について」により，重症心身障害児施設への入所基準，手続き，費用，運営基準などが規定された。1965年には国立心身障害児（者）コロニー懇談会が発足し，翌1966年に中央児童福祉審議会による「児童福祉施設の推進に関する意見」が出され，これらを受けて重症心身障害児施設を児童福祉施設とする児童福祉法の一部改正案が国会に上程されるに至った。
　この1967年の児童福祉法一部改正案の審議の際，重症心身障害児の定義によって1963年の次官通達よりも入所基準が狭められてしまうことから論議を呼び，「総合的な心身障害福祉施策を確立し，ことに自閉症児，進行性筋萎縮症など，対策の立ち遅れている

表1　自閉症・強度行動障害関連年表

1952年	わが国初の自閉症症例報告
	＊鷲見たえ子；レオ・カナーのいわゆる早期幼年性自閉症の症例，第49回日本精神神経学会
58年	国立精神薄弱児施設「秩父学園」の開園
1961年	島田療育園の開園
63年	びわこ学園の開園
	厚生事務次官通知「重症心身障害児の療育について」
	＊重症心身障害児施設の入所基準，手続き，費用，運営基準など
64年	厚生省児童家庭局長通知「重症心身障害児収容棟について」
66年	中央児童福祉審議会「児童福祉施設の推進に関する意見」
	＊重症心身障害児施設を児童福祉施設へ
	児童福祉法一部改正案（重症心身障害児施設を児童福祉施設へ／付帯決議で自閉症に言及）
67年	中央児童福祉審議会意見具申（自閉症は情緒障害児短期治療施設とは別の施設体系で）
	児童精神医学会「児童精神科医療に関する要望」
	＊自閉症対策も児童精神科医療の一環として
68年	厚生省特別研究助成「自閉症の診断と成因に関する研究班」（〜3年間）
	3公立精神病院へ国庫補助
	＊自閉症児施設の開設準備（梅ヶ丘病院，松心園，あすなろ学園）
	自閉症児・者親の会全国協議会の発足
	重度精神薄弱者重度棟の設置
69年	厚生事務次官通知「自閉症の療育について」（自閉症児療育事業実施要綱）
	＊自閉症児施設の指定；梅ヶ丘病院，松心園，あすなろ学園，ともえ学園
	情緒障害児学級の設置（自閉症児を中心とする通級性の学級：堀之内学級）
	厚生省障害福祉課戸田技官；「自閉症児対策に思う」を親の会機関紙に寄稿
	＊「モデル的，実験的に自閉症児施設を開設」
1970年	中央児童福祉審議会答申「いわゆる動く重障児対策について」
71年	厚生事務次官通知「異常行動児療育研究の実施について」
	国立コロニーの開園
73年	自閉症児・者親の会全国協議会「年長児問題に関する陳情」
	自閉症研究専門委員会の発足（〜78年）
	＊親の会全国協議会が異常行動研究費から予算を捻出し発足させた
	＊医療施設は親の期待通りいかなかった。様々な学説で混乱しているため，行政に乗せられるものを求めたい。特に成人や年長児問題について。
	＊74・75年中間報告；自閉症と精神薄弱の違い，医療施設と福祉施設に分けた処遇の方向を検討
74年	参議院での三木首相答弁
	＊医療処遇の必要な者と福祉処遇の必要な者の両方が存在，年長児の実態は調査中で，当面条件の整った精神薄弱児施設で受け入れを検討したい。
79年	厚生省竹内児童家庭局長，自閉症親の会全国大会で講演
	＊児童は児童福祉法に，者は精神薄弱者福祉法の中に積極的に取り込んでいく
	厚生省心身障害研究班「自閉症診断のための手引き（試案）」を発表
	養護学校義務化
1980年	「児童福祉施設最低基準法の一部を改正する省令」の公布
	＊自閉症児施設を児童福祉施設へ（第1種：医療型，第2種：福祉型）
81年	参議院予算委員会
	＊自閉症問題がとりあげられ，厚生大臣が「自閉症の成人問題は心身障害研究の結果をふまえ，なるべく早く施設ないしはこれらを位置づける法律を検討する」と答弁。
	わが国初の自閉症成人施設（精神薄弱者更生施設）の開設
87年	全国自閉症者施設連絡協議会の発足
88年	「強度行動障害児（者）の行動改善および処遇のあり方に関する研究」（行動障害児・者研究会，〜89年）
89年	社団法人日本自閉症協会の設立
1991年	「強度行動障害をもつ人たちへの療育の進め方について」（発達障害研究協議会報告）
93年	障害者基本法の制定
	＊付帯決議で自閉症に言及
	「強度行動障害特別処遇事業の実施について」
	〜強度行動障害特別処遇事業実施要綱（厚生省児童家庭局長通知）〜
95年	障害者プラン
98年	「強度行動障害特別処遇加算費について」
	〜強度行動障害特別処遇加算費実施要綱（厚生大臣官房障害保健福祉部長通知）〜
	「社会福祉基礎構造改革について―中間まとめ，追加意見―」（中央社会福祉審議会）
99年	「今後の障害保健福祉施策の在り方について」（障害者関係三審議会合同企画分科会意見具申）
	「今後の知的障害者・障害児施策の在り方について」（中央児童福祉審議会障害福祉部会）
	＊「自閉症については，今後更に，心理的,社会的な処遇方法の開発等施策の充実を図る必要がある」と言及

児童に対する施策を確立すること，および従来重症心身障害児施設の入所対象としたものを含めて配慮すること」を要旨とする衆参両院の付帯決議が加えられて同改正案が成立した。付帯決議に至るまでの反対運動の中で，〈動く重障児〉が問題になり，その代表例として自閉症児がマスコミなどを通じて社会問題化し，わが国で初めて国会の場に登場して付帯決議に盛り込まれたのである。

このように，自閉症問題が行政や立法の場に登場するのは1967年からであった。上記のように，重度・重複障害児が社会問題となり，既に開設されていた重症心身障害児施設を児童福祉施設とする児童福祉法の一部改正案の成立に際して，狭められた対象定義を補う付帯決議の中に初めて「自閉症」ということばが盛り込まれたのである。

2．自閉症対策の経過

1968年に，厚生省特別研究助成による「自閉症の診断と成因に関する研究班」が組織され，翌69年には「自閉症の療育について」（厚生事務次官通知）による自閉症児療育事業実施要綱が示され，都立梅ヶ丘病院，大阪府立中宮病院松心園，三重県立高茶屋病院あすなろ学園の3カ所（のちに，広島県ともえ学園が加わり4カ所）が自閉症児施設として指定された。また，自閉症児・者親の会全国協議会が発足（1968）し，自閉症児を中心とする通級制の学級として情緒障害児学級が初めて開設（1969）されるなど，1960年代後半は「動く重症児」問題を背景に自閉症問題が初めて社会問題化し，様々な対応がなされた時期である。

1970年中央児童福祉審議会の「いわゆる動く重障児対策について」において，「動く重障児」は「1）精神薄弱児であって著しい異常行動を有するもの，2）精神薄弱以外の精神障害であって著しい異常行動のあるもの

で，……現行精神薄弱児施設重度棟および重症心身障害児施設等においては，その保護指導のきわめて困難な者である」とされたが，自閉症児の処遇もこのような「動く重障児」のための対策の一環として検討されるようになった。

しかしながら自閉症問題が医療の領域では，若干の例外を除いて研究対象としてしか扱われてこなかった歴史を反映して，自閉症の処遇問題は親の会の主導で設置された「自閉症研究専門委員会」（1973年～78年）が中心となり，行政ベースに乗せていくための対応策として検討されていった。この段階で自閉症児・者の処遇は精神薄弱児者処遇体系の中に位置づけられることになり，行政施策としては1980年の児童福祉施設最低基準の一部改正で，自閉症児施設を児童福祉施設（第1種；医療型，第2種；福祉型）に組み入れるだけで終了してしまった。

また，同時に検討されていた年長・成人問題は，「成人に達すれば精神薄弱と区別できなくなる」などの識者の発言があったり，度重なる行政陳情を行いながらも「制度ができるまで待っておれない」ことから，親たちが自分たちの手で施設をつくる取り組みに方向づけられていった。この親たちによる施設づくりの流れは，当初は，より良い処遇を求めた「年長・成人期の適切な療育を行う施設」づくりという発想であったが，次第に養護学校卒業後の受け皿としての「親代わりの施設」や「親亡き後の施設」づくりに変質し，親の会活動の中心は多くの場合，将来の不安のためにそれまでの数十年を先取りする施設づくりに集約される方向が導き出されてきた。

1981年に最初の自閉症者施設（知的障害者更生施設）が開設されてからの施設づくりの経過は既に他で述べたとおりであるが[27]，その動きは近年にまで続いており，自閉症の処遇問題は行政施策から完全に離れ，20年近く宙に浮いたままで経過してきている。す

なわち，1979年の養護学校義務化にともない自閉症児の多くは養護学校教育に吸収され，数カ所の自閉症児施設や一般の知的障害児施設に紛れ込んだ例外を除いて，医療や福祉領域からほとんど姿を消してしまった。

ところが1982～85年頃から，いったん吸収された養護学校を卒業した年長・青年期の自閉症者が増えはじめ，これらの青年期・成人期になった自閉症の人たちの多くは，行き場をなくし在宅で悲惨な状況に置かれるか，受け皿になった一部の知的障害者施設や作業所などにおいて，行動障害のための不適応や処遇困難が大きな問題としてクローズアップされた。かつて「動く重障児」問題の一環として社会問題化し対策が検討されながらも，養護学校義務制の導入によっていったん終息してしまったかにみえた自閉症問題が，改めて強度行動障害問題として社会問題化してきたのである。

激しい行動障害を示すこれらの「一群の障害児」へのとりあえずの対応策として，1993年「強度行動障害特別処遇事業の実施について」（厚生省児童家庭局長通知）により強度行動障害特別処遇事業実施要綱が示され，自閉症者施設をはじめとした一部の入所施設で先駆的に支援が取り組まれてきた。また，自閉症者施設が1984年から1992年の10年弱の間に30施設も増加したことや，知的障害施設や作業所における自閉症の割合の増加や処遇困難＝自閉症の図式が定着してきたことも，この間の自閉症者の置かれた状況を物語っている。

3．近年の動向

このように自閉症関連施策としては，1980年に児童福祉施設最低基準法の一部改正により「自閉症児施設」が設置されたのみで，それ以降の長い間，関係者の要望に対する国の構えは「自閉症については知的障害の施策で対応できている」という回答に終始してきた。ところが，先述の強度行動障害の悲惨な実態と合わせて，日本自閉症協会（自閉症児・者親の会全国協議会が1989年に社団法人化）を中心とした関係者の取り組みもあり，近年，自閉症問題についての公的な構えの変化が徐々にみられるようになってきた。

障害者基本法の制定（1993年）に際しての付帯決議に，「てんかん及び自閉症を有する者，ならびに難病に起因する身体または精神上の障害を有するものであって，長期にわたる生活上の支障がある者は，この法律の障害者の範囲に含まれるものであり，これらの者に対する施策をきめ細かく推進するよう努めること」と明記された。

これを皮切りに，1997年の障害関係三審議会合同企画分科会の中間報告では，「自閉症については，……知的能力の障害というより人間関係の障害のために生活適応ができないという自閉症の特性をふまえて，自閉症に関する処遇方法の研究開発等，施策の充実を図るべきである」。1999年の中央児童福祉審議会の障害福祉部会の意見具申では，「自閉症については，基本的には，知的障害者福祉施策の中でサービスが提供されており，また，医療の必要性に応じて精神保健福祉法で対応しているが，自閉症等生活適応に困難を有する発達障害については，今後更に，心理的，社会的な処遇方法の開発等施策の充実を図る必要がある」とされ，自閉症や発達障害に特化された支援策の必要が示唆されるようになってきた。

これらを背景に，2001年6月から「自閉症及び発達障害に関する懇話会」において問題の整理と対応の協議がなされ，自閉症児施設の制度化以来の「二十数年ぶりの自閉症関連施策」と言える「自閉症・発達障害支援センター事業」が2002年度から予算化された。

また，2002年12月に策定された新しい「障害者基本計画」においては，「自閉症の特

性を踏まえた支援のあり方について検討するとともに、自閉症・発達障害支援センターを中心とした地域生活支援体制の充実に努める」とし、教育分野についても「学習障害、注意欠陥／多動性障害、自閉症などについて教育的支援を行うなど教育・療育に特別のニーズのある子どもについて適切に対応する」と明記された。さらに重点施策実施5カ年計画において、「大学と国立特殊教育総合研究所の連携協力の下に自閉症の教育研究を行う学校を平成16年までに設置する」とされた。

2004年12月には、議員立法として「発達障害者支援法」が成立したが、これは理念法としての色彩が強く、また自閉症は発達障害の中の1つの障害として対象規定された。そのため「自閉症・発達障害支援センター」は「発達障害者支援センター」として名称変更がなされ、対象の拡大と設置箇所数の増加が図られてきている（2008年現在、71カ所）。

（奥野 宏二）

II. 障害福祉制度改革と自閉症支援をめぐる現状

1．社会福祉基礎構造改革と自閉症問題

1）社会福祉基礎構造改革の検討経過

1997年8月に13名の学識経験者からなる「社会福祉事業等の在り方に関する検討会」が設置され、「社会福祉の基礎構造改革について（主要な論点）」がまとめられた。その後、中央社会福祉審議会に社会福祉構造改革分科会が設置され、1998年5月に「社会福祉基礎構造改革について（中間まとめ）」が出された。この「中間まとめ」をもとに、社会福祉事業法をはじめとする関係法案の抜本的な改正案が提案され、2000年6月に「社会福祉の増進のための社会福祉事業法等の一部を改正する等の法律」が成立した。これによって社会福祉基礎構造改革の具体化として、障害福祉分野における措置制度の廃止と利用契約制度（支援費制度）の導入が決定された。

利用契約制度については、「障害者の自己決定を尊重し、利用者本位のサービスの提供を基本として、事業者との対等な関係に基づき、障害者自らがサービスを選択し、契約によりサービスを利用する仕組みであり、……障害者個人としての尊厳を重視した、福祉サービスの利用制度」[13]と説明されている。障害者の自己決定、利用者本位、対等な関係などの理念が制度転換のための露払いのように宣伝されてきたが、果たして自閉症や行動障害の著しい人たちの問題が、その理念どおりに支援されていくかどうかは懸念されるところであった。

2）改革の具体的な方向

「中間まとめ」にそれ以降の改革の方向が示され、支援費制度や障害者自立支援法体制を支える基本的な構造として、現在に至るまで具体化の作業が進行しつつある。

a．社会福祉事業
①権利擁護のための相談援助事業、障害者の情報伝達を支援するための事業などを新たに追加するとともに、公益質屋など存在意義の薄れたものは廃止。
②身近できめ細やかなサービス提供のため事業の規模要件を緩和。
③多様なサービス提供を確保するため、事業の性格等に応じ経営主体の範囲を見直し。

b．社会福祉法人
①社会福祉法人は低所得者、援護困難者に配慮した事業実施など、引き続きサービス提供において中心的な役割を果たす。
②民間企業等の他の事業主体との適正な競争条件の整備。

③厳格な会計区分撤廃，理事長等の経営責任体制の確立，法人の経営規模の拡大などによる経営基盤の確立。

④外部監査の導入や情報開示による適正な事業運営の確保。

⑤既存法人の資産の活用の方策の検討。

c．サービスの活用

権利として自らサービスを選択し，契約により利用する制度への転換を基本とし，サービスの内容に応じた利用者に着目した公的助成を行う。

d．権利擁護

成年後見制度とあわせ，社会福祉分野において，各種サービスの適正な利用を援助するなどの権利擁護の制度を導入・強化。

e．施設整備

サービス供給体制の充実のために計画的整備と，弾力的・効果的な公費補助金の運用。

f．サービスの質の評価

専門的な第三者によるサービス評価を行う仕組みが必要。

g．人材の養成・確保

福祉職給与体系を整備し，処遇の向上を図る。

h．地域福祉の確立

高齢者，児童，障害者と個別に策定されてきた計画を統合し，総合的な地域福祉計画をつくる。

3）自閉症問題で懸念される点

上記のような改革の内容が，矢継ぎ早に受け手側の未消化のままに提示され，2003年4月から利用契約制度に突入した。それ以降の障害者自立支援法体制への転換も含めて，基礎構造改革本来の問題か制度改革の転換期ゆえの問題かは別にして，この流れが自閉症問題に重大な懸念される事態を生じる点について触れてみたい。

a．市場原理／競争原理

利用者がサービスを選択し，対等な関係で契約を結ぶことにより，適正な競争を促進し，市場原理によりサービスの質と効率性が図られるとしている。

しかしながら従来から，自閉症や強度行動障害の人たちは処遇困難のためサービス利用を断られたり，敬遠されてきている。この人たちが選択できるサービスはほとんど皆無であり[22]，選択以前の状況にある。さらに契約はサービス提供に見合った対価を要求するところから，24時間1対1以上の対応を必要とするような障害の重い人の場合，支援費がそれに見合うものでない限り，契約の自由は「選ばれない自由」を促進してしまう。新しい制度ではこの問題を「応諾義務」や「市町村の斡旋・調整」で補完しようとしているが，それが可能であれば従来のようなサービス利用を断られるという問題は生じなかったと考えられる。

また，市場原理によりサービスの質と効率性の向上が図られるとしているが，もっとも中心に働く機能は利益率であり，サービスとコストが見合わない自閉症や行動障害の人たちのサービス分野は市場原理の対象とならないのが常識である。自閉症や強度行動障害の人たちの問題は，本来，利用契約になじまないものであり，公的な介入による特別な支援策が必要である。

b．公的責任の後退

「契約による利用制度となった場合，むしろ，公的責任は明確化し，強化されると思っています。社会福祉制度というシステムを全体として管理運営することは，公的責任であることは当然の前提ですが，利用者側に対して利用料の公的助成を行い，権利を擁護し，適正なサービスが受けられる保障をする一方，供給体制の整備充実を図っていくのも，いずれも公的責任です」[32]としているが，支援費制度や障害者自立支援法体制下の実態はどうであろうか。

障害福祉の市町村への権限委譲により，県

福祉事務所はケースワーカーを極端に削減し、規制緩和と逆行した危機管理のためのマニュアルづくりや制度変更にともなう膨大な事務処理に翻弄されている。市町村は充分な準備態勢をとれず、例えばすでに200近い登録者の支援を抱えている民間の生活支援ワーカーやコーディネーターに、本来、行政が行うべき一次的な総合相談までも肩代わりさせようとしている。今までなら、処遇困難な自閉症や強度行動障害の人たちへの支援は最終的には、児童相談所や福祉事務所のワーカー等が不十分ながらも何らかの対応の手だてに努力してきている。今後懸念されることは、コーディネーターや支援ワーカーがソーシャルワーカーとしての役割を失い、行政が便利に使える委託事業者として機能したり、専門性に欠ける市町村担当者が画一的な事務的業務として処理するか、あるいは全くの個人責任として家族が抱え込むしかない状況が生じる危険があるということである。

c．専門性の軽視

日本の社会福祉に専門性が育たなかったことが、構造改革の必要な理由の1つとしてあげられているが[32]、昨今の状況はむしろ専門性の後退を促進しているとしか考えられない。安易な数十時間のヘルパー養成研修や専門学校の乱立は、社会福祉従事者の粗製濫造を引き起こしている。また、専門性がケアマネージメント手法と同一視されることで、調整のための調整、相談あって援助なしの状況を生み出し、マニュアル化を促進している。さらに事業者認定の最低基準[13]では、職員配置について、1名以上の常勤職員がいれば他はパート職員でも可という常勤換算法が明示された。このことは、従来の形態から考えれば、人件費の領域でもっともコストを削減できる道を開いたことであり、1名以上の常勤職員さえ置けば他は粗製濫造されたパート職員を配置することで、量的に最低基準を満たせば良いことを意味している。

このように「誰でも援助者になれる」という論法で、知的熟練の体系としての専門性を軽視した流れの中で、従来から処遇困難とされてきた自閉症や強度行動障害の人たちは一層サービスの対象から外されていく危険性が生まれている。

d．権利擁護の位置づけ

基礎構造改革の中でしきりに強調されてきた「個人の尊厳」や「自己選択、自己決定の尊重」「権利擁護」などの用語と、一般的理念としての人権は厳密に区別して理解しておかなければならない。権利擁護システムが用意されることは、契約困難な人たちを契約制度へ包み込んでいくための前提条件として、契約制度の安全弁として不可欠なためである。また、対等な関係や立場で契約するということは、常に個人の意思を問われ、自己責任において契約を行うことであり、今までのように「施設に入れば、すべて安心」という漠然とした期待や幻想が通用しない世界に入ることを意味している。したがって権利擁護のシステムは、人権思想に基づく理念的な権利擁護というよりリスクマネージメント（危機管理）の位置づけにあり、地域福祉権利擁護事業や成年後見制度のように、それ自体が契約対象の範疇に含まれる新たな経済的負担が強いられることになる。

自閉症や強度行動障害の人たちにおいては、リスクマネージメントを越えた当たり前の人権としての権利擁護が重要な課題であり、契約関係以前の領域の問題があまりにも大きい。

2．支援費制度と自閉症問題

2003年4月から、社会福祉基礎構造改革の障害福祉分野における具体化としての支援費制度がスタートしたが、ここでは、まず支援費制度の概要及び制度がスタートして以降の現況について、また前項において自閉症問題で懸念されることとしてあげた点がどのよ

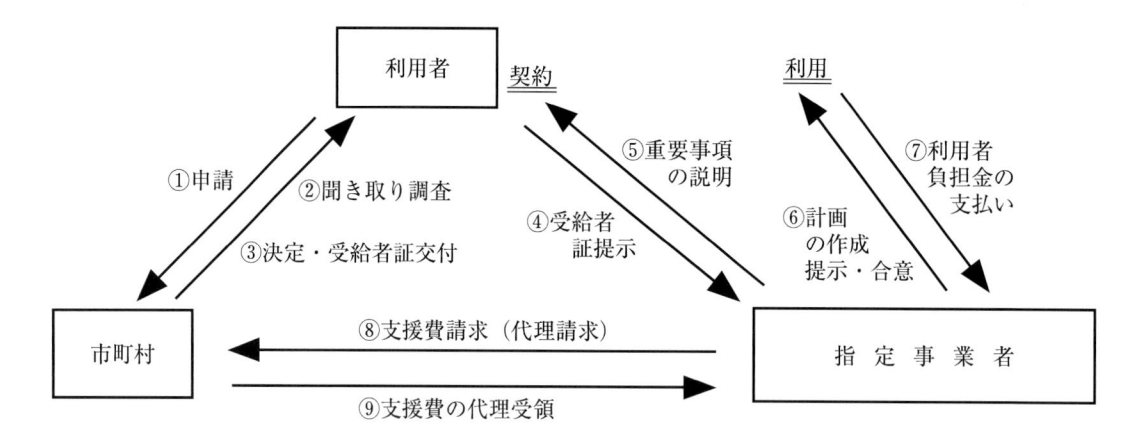

図1 支援費制度の仕組み

1）支援費制度の概要

制度がスタートする直前まで「支援費制度Q＆A」や「支援費制度担当課長会議資料」等をとおして，幾度にもわたる修正や追加がなされながら仕組みがつくられてきた。そのため，制度の基盤が充分に整わないままの見切り発車のスタートになり，制度の開始以降も追加説明や変更がなされる現状であった。また当初に掲げられた理念と現実化しつつある制度の実態の乖離が大きく，「厚生労働省に裏切られた」との識者の発言もみられるほどであった。支援費制度導入の考え方と仕組みの概要は，以下のとおりである。

a．支援費制度導入の考え方

利用者の立場に立った制度を構築するため，これまでの行政がサービスの受け手を特定し，サービス内容を決定する「措置制度」から，「障害者がサービスを選択し，サービスの利用者とサービスを提供する施設・事業者との対等な関係に立って，契約に基づくサービスを利用する新たな制度」[12]に移行するとしている。

自己選択，自己決定の理念のもとに契約によってサービスを利用する利用契約の仕組みであるが，利用者は消費者としての顧客性が高まる反面，自己責任を求められる仕組みでもある。また，事業者は利用者に選択されなければ収入を得られないため，経営力や特徴的なサービス提供を求められるという競争原理にさらされる。

b．支援費制度の基本的な仕組み

仕組みは図1のとおりで，以下の順に利用手続きがすすめられることになる。

①利用したいサービスごとに市町村に申請。
②市町村は本人に聞き取り審査を行いサービス利用の妥当性を判断し，その上で費用（支援費単価区分）と支給量を決定。
③受給者証を発行。
④受給者証をもって事業者へ。
⑤事業者の説明を聞き，選び，契約。
⑥事業者は施設支援計画（在宅サービスの場合はサービス計画）を作成し，利用者と協議，合意。
⑦事業者に利用者負担金を支払う。
⑧事業者は市町村に支援費を請求。
⑨市町村は利用者負担金を除いた支援費を事業者に支払う。

2）自閉症問題に関わる問題点

支援費制度の実施にともない，様々な問題

が明らかになってきたが，以下に自閉症問題に特異的に，あるいは深刻な影響を与えた点について触れてみたい。

a．支援費単価

支援費の単価は，支援の必要度合いによって3段階に評価され決定されるが，それは一般知的障害の人たちを念頭に置いたものであり，各支援現場でもっとも支援困難とされていながらいまだ少数派である自閉症や，強度行動障害加算事業に乗らない行動障害の人たちの問題は完全に無視された。またA区分は，「措置費」時代の知的レベルに焦点を当てた重度加算対象者を想定したものであるが，知的には中・軽度でも行動面での支援度の高い，あるいは知的に重度で行動面の支援困難が重なった自閉症や行動障害の著しい人たちの問題は完全に蚊帳の外におかれている。

b．障害程度区分

支援の必要度合い（障害程度）を決定するための評価項目は，厚生科学研究費による全国の障害施設利用者に対する実態調査研究に基づいて作成されたものである。問題となるのは，利用者の支援必要状況を「できる」「一部できる」「できない」の3段階の分類しやすい項目に焦点化し，自閉症や強度行動障害など少数派の人たちの固有な支援必要状況を把握する項目自体が統計処理的に排除されたことである。

さらに，各項目を支援度合いに換算するための調査や検討がなされず，機械的に一律に2点，1点，0点の3段階に分けられたため，食事や排泄の支援とパニックなどへの支援が同じ点数配分とされたため，介護保険における痴呆高齢者の介護認定で指摘されたのと同様の問題，すなわち実質的な要介護度が評価されないという事態を生じた。

c．利用者負担額

措置制度の徴収金と比較すると，特に入所施設利用者の利用者負担金は月1～2万円程度の増額になり，障害基礎年金は手元にわずかしか残らない。さらに，社会保障審議会等の議論は施設利用者のホテルコストの負担も検討議題にあげており，将来さらなる負担増が予想された。

一方で，全国自閉症者施設協議会の調査[24]では，多くの自閉症者施設が運営の独自努力として職員加配を行わざるをえない状況にあり，一施設平均約6名の加配職員の人件費の財源を多くの場合，後援会活動や保護者会などの寄付に頼っていることが推測された。保護者の高齢化などによる経済力の低下等も念頭に置くと，知的障害福祉制度に基礎をおいて，法人努力により職員加配置や専門研修を行ってきた自閉症者施設の従来の運営のあり方は限界に達したと考えられる。

d．相談支援体制

選択と自己決定によりサービスを利用できるよう，利用契約制度を補完するものとしてケアマネージメント事業や相談支援事業が検討されていたが，最終的にケアマネージメント事業は制度化されず，相談支援事業も制度スタート直前の平成14年12月に一般財源化の方向が打ち出された。

したがって介護保険制度とは異なり，利用したいサービスごとに利用量も含めて利用者が判断して市町村に申請することになるため，人的配置や専門性に乏しい市町村窓口とのやり取りの中で適切な障害理解に基づいたサービス利用計画を組み立てるということは至難の業になる。このことは，障害理解の困難やサービス資源が未成熟な自閉症や行動障害の人たちにとっては，今まで以上にサービスを受けられない状況を生み出してしまう。

3．障害者自立支援法と自閉症支援

1）支援費制度導入前後から障害者自立支援法に至る経緯

すでに触れたように，理念と制度実態の乖離を抱えたまま見切り発車の形で支援費制度

への転換が図られたが，その流れは「改革のグランドデザイン案」[14]とその大枠を法体系化した「障害者自立支援法」の制定にまで連なっている。その経緯を以下において，表2を参考にたどってみたい。

障害者本人の「選択と自己決定」の理念をうたった支援費制度の開始（2003年4月）を前に，小規模作業所の補助金削減と3年後の制度廃止を示唆した予算編成，利用者負担の増，療育等支援事業などの一般財源化，ホームヘルプサービスの利用制限などが十分な協議もなく矢継ぎ早に厚生労働省から表明され，特にホームヘルプサービスの上限設定問題は各障害者団体による統一抗議行動を引き起こした。

また，ホームヘルプの上限設定問題のやり取りの中で設置された「障害者（児）の地域生活支援のあり方に関する検討会」（2003年5月～2004年7月）において居宅生活支援費の財源不足が明らかになり，さらに一方で介護保険制度の見直しを視野に入れた「介護制度改革本部」（2004年1月）が設置されたことから，財源論を中心に介護保険と障害保健福祉施策との統合の議論が急速に高まった。この統合問題は，財界の反対もあったことから，社会保障審議会障害者部会の「今後の障害保健福祉施策について（中間とりまとめ）」（2004年7月13日）の中で「介護保険制度の仕組みを活用することは，現実的な選択肢の1つ」という表現にとどめられ，12月の介護保険部会では支援費制度の介護保険への統合は保留となった。

介護保険への統合問題が一段落した2004年10月12日の社会保障審議会障害者部会に，突然に厚生労働省から「今後の障害保健福祉施策について（改革のグランドデザイン案）」が提出され，その大枠を法体系化した「障害者自立支援法案」が翌年の2月に国会に上程されたが，衆議院の解散により一旦廃案になり，その後，総選挙後の特別国会に再度上程され，2005年10月31日に成立した。2006年4月からの施行以降も，最終的には200以上になる政省令の発令や緩和措置，度重なる制度の修正や変更作業がなどが進められ，現在に至っている。

2）障害者自立支援法と自閉症問題

障害者自立支援法は，「本来，支援費制度導入時に取り組んでおかなければならない障害保健福祉体系の再編を遅ればせながら取り組んだ」[34]総合的なものであったが，その内容についての評価や福祉制度改革全体の中における位置づけは，現在の時点では極めて困難である。とりわけ，拙速と言えるほどの審議経過と肝心なところが膨大な政省令待ちになったこと，三位一体改革に関連した国と地方自治体の攻防，財源問題に関連した介護保険との統合問題などが複雑に絡み合っているからである。

このような複雑で大規模な構造変革の中で，自閉症問題がどのように対応されていくのか危惧されるところであるが，全国自閉症者施設協議会が自立支援法の国会審議中に提出した緊急要望書（資料1）と，それに対する厚生労働省社会・援護局長の答弁（資料2）は今後の自閉症問題に大きな影響を与えるものと考えられるので，全文を資料としてあげた。

局長答弁の中で注目すべきは，1）自閉症や強度行動障害を有する人たちへの入所支援が，現行の制度では専門的な施設の体系となっていない点を認め，2）専門性の高い，あるいは人員配置の高いサービスが必要であれば，それに対応できるサービス体系をつくることが課題であり，適切なサービスが提供されるよう新しい事業体系の中で位置づけていく，という点である。

長年の間，制度・施策の谷間に置かれてきた行動障害の著しい自閉症の人たちに対して，現行の制度では不十分なため，制度を補う形で法人や施設の努力で職員の加配置や専門性

第13章 青年期・成人期自閉症の福祉的支援

表2 支援費制度導入前後からの制度施策のながれ

2002年9月	支援費及び利用者負担の基準額の提示 ＊障害保健福祉関係主管課長会議
12月	支援事業の一般財源化を表明 ＊障害者地域療育等支援事業，市町村障害者生活支援事業 障害者基本計画，重点施策実施5カ年計画の決定
2003年1月	ホームヘルプサービスの利用制限／阻止緊急行動
2月	7県知事共同アピール ＊障害者福祉での介護保険の活用について
4月	支援費制度スタート
5月	「障害者（児）の地域生活支援のあり方に関する検討会」開始 ＊ホームヘルプサービスのみならず，地域生活の支援システム全般について検討
11月	居宅生活支援費の財源不足が浮上 ＊第10回障害者（児）地域生活支援のあり方に関する検討会を契機に
12月	グループホームの設置数，単価の引き下げ案提示と撤回 小規模通所授産施設の削減案の提示
2004年1月	介護制度改革本部の設置 ＊支援費制度から介護保険制度への統合について検討
2月	障害者就労支援に関する省内検討会議
4月	介護保険と障害保健福祉施策の関係を考える公開対話集会 ＊障害8団体と厚生労働省
7月	社会保障審議会障害者部会「今後の障害保健福祉施策について（中間とりまとめ）」 ＊介護保険制度の仕組みを活用することは，現実的な選択肢の1つ 障害者の就労支援に関する省内検討会議報告書 ＊授産施設を①就労支援移行の場，②日中活動の場，③継続的就労の場の3類型に整理
8月	国庫補助負担金等に関する改革案〜地方分権推進のための「三位一体の改革」〜 ＊全国知事会等の地方6団体
10月	今後の障害保健福祉施策について（改革のグランドデザイン案）の提示 ＊第18回社会保障審議会障害者部会
12月	発達障害者支援法の成立
2005年2月	障害者自立支援法案の国会上程
10月	障害者自立支援法の成立

の向上に取り組まざるをえなかった自閉症者施設の存在を認め，制度や事業として位置づけていくことの必要をはじめて公的に表明したものと言える。このことが単に制度転換のための方便としてではなく，自閉症問題の新しい展開に結びついていくための現実的な取り組みが続けられていく必要がある。

(奥野 宏二)

III．青年期・成人期自閉症の支援の現状

1．各種調査からみる自閉症支援の実態

青年期や成人期に限らず，自閉症児者とその家族の実態やニーズに関する調査が今までいくつか実施されているため，その概要とまとめをまずみてみたい。

1）自閉症児者の家族への療育相談[19]

日本自閉症協会が協会事業の1つである「療育相談」活動について，平成2年4月〜平成6年3月のまとめを行ったものである。自閉症などの発達障害に対する社会の援助システムの問題点と今後の方向性を検討する基

資料1　障害者自立支援法案に関する緊急要望書

（要望事項）

自傷，他傷，パニックなどの著しい行動障害や，日常生活に困難な適応上の問題を抱える自閉症者が生涯にわたって行き場所を失ったり，現在以上に悲惨な生活状態に陥らないよう「自閉症者施設」ないしはそれに準ずる「居住と療育のための支援形態」を検討していただきたい。

（要望理由）

1）20数年前，重度棟をもつ知的障害者施設や精神病院からも入所や入院を拒まれることの多かった自閉症者は悲惨な状態で在宅生活を送り，少なくない親子心中や事故死などの社会問題を生じていました。自閉症の成人のための施策が皆無の中で，親の会の有志や心ある福祉関係者が「自閉症者施設」を設置し，現在60施設ちかくになっていますが，未だに悲惨な状態で在宅生活を送ったり，行動障害が大変なために施設から追われる自閉症者が後を絶たない状況です。

また自閉症者施設という制度が存在しないため，知的障害者のための不十分な制度を後援会の活動や法人の自助努力で補い，職員の大幅な過配置や専門性の育成に取り組んできています。

2）先般，施設虐待で大きく報道された福岡県の施設を視察した尾辻厚生労働相は次のように述べています。

＊「(虐待)をここだけの問題とはとらえていない。……強度の行動障害という障害の程度が重い方を預かっている施設の大変さ……。……情熱や理念があって（入所者を）受け入れているが，障害の程度と職員の能力に乖離があると悲劇が起きる。…職員の能力を上げるために国が何ができるか，よく考え答えを出したい。」

（尾辻厚生労働相／共同通信）

専門性や制度の後押しもなく，行き場のない自閉症や行動障害の著しい人たちを多く受け入れざるを得なかった施設の一つの悲劇であり，単なるスタッフの意識問題に解消できる事態ではありません。

3）発達障害者支援法にもとづく「発達障害者支援センター」に多くの期待が寄せられていますが，相談や研修・啓蒙を中心においた発達障害者支援センターは単独では，これらの問題に対応できません。必要に応じて入所ケアや蓄積された生活支援技術の提供，人材の育成などを担当する「自閉症者施設」の存在があって，初めて有効に機能することができます。

4）国会審議中の「障害者自立支援法」において，これらの問題がどのように対応されるのか見えません。具体的には，次のような点です。

①1名以上の常勤者がいれば後はパート職員でも可とする「常勤換算法」に基づいた支援費の単価設定がなされる中で，高度な専門性が必要とされる自閉症支援の現場が維持できるか危惧されます。

②障害程度区分の判定により介護給付などの支給決定がなされるが，自閉症や強度行動障害の人たちの困難度が十分に反映されるものになっていない。さらに支援費制度において，かろうじて補完されていた強度行動障害加算費はどのようになるのか見えません。

③支援が大変な自閉症や強度行動障害の人たちはケアホームの対象になることが想定されますが，24時間1対1以上の支援員の対応が必要で，単なる介護・見守りではなく高度で専門的な療育支援が必要な人たちを念頭に置いた単価設定や人的配置が検討されているのか危惧されます。

④少なくとも以上のことが配慮されていなければ，自閉症や強度行動障害の人たちへのセーフティネットは維持されなくなります。

資料2　中村厚生労働省社会・援護局長答弁

自閉症の方々あるいは強度行動障害を有する方々，現行の制度におきましては，知的障害者の更生施設を中心に入所支援が行われているのが現実だと思います。ですから，現行の制度といたしましても必ずしも，いわば自閉症の方々あるいは強度行動障害の方に専門的な施設の体系になっていないと思います。私ども，今回のさまざまな事業体系の見直しを行いますが，それは現行の施設体系などが実際サービスを必要とされる方のニーズにあっていなかったり，専門性などについていけないという，看板と実態の乖離があるという点も非常に問題にしているところです。これからのサービス体系の中では大きなくくりのサービス体系にはなりますが，そういった中で，今お話のありました，自閉症や強度行動障害を有する方に対して，専門性の高い，あるいは人員配置の高いサービスが必要であれば，そういったことに対応できるサービス体系を作ることが課題であり，それがまさに，障害程度区分を入れたり，施設体系を見直すという今回の自立支援法案の中でやらなければならないことだと思っています。今より悪くならないことは当然です。むしろそういった方々に対して，もっと適切なサービスが提供されるように私ども，新しい事業体系の中で，位置づけてまいりたいと考えています。

礎的な資料の１つとして，自閉症の子どもと家族の実態および家族の視点からのニードを明らかにしている。対象ケースは初回相談ケースが278ケース，再来相談が80ケース，合計358ケースである。

　ａ．初期（～3歳代）の相談の特徴

　「我が子は自閉症か？」「自閉症は治らないのか？」「今後親としてどのように生きていけば良いのか」など，多くの親が不安・抑鬱感・絶望感・焦燥感を強く訴え，内容の多くは子どもの障害への対策と親の精神的動揺を切り離すことができない未分化な状態での訴えであった。3歳までの早い時期に，多くの親が専門機関への受診・相談行動を起こしており，医療機関に受診した者や医学的な諸検査を受けた者の割合は予想以上に高かった。また，「日常の接し方と療育」という相談テーマがもっとも多かった。

　ｂ．思春期（13～18歳まで）の相談の特徴

　激しい異常行動や不適応行動に家族がどのように対処すればよいかが86.7％，教育や指導内容等18.3％，今後の方針や進路18.3％であった。

　パニックを主な相談テーマとした者のうち経過が比較的つかめたケースの分析から，これらの家族は子どもの激しい症状に振り回されながらも，医療機関での療育相談は少なく，主に薬のために通院していることが多かった。相談機関で助言や援助を受けている者もほとんどいなかった。

　また医療に対する期待は高いが，年齢が高くなるにつれ服薬が中心となっている。相談・教育機関に対しても同様であり，パニックなどの行動障害でもっとも困っているはずの思春期以降の利用割合が少ない。

　ｃ．全体の特徴

　3歳までの早い時期に専門機関への受診や相談の割合が予想以上に高いが，それらがあまり役立っていない点について，踏み込んだ結果が得られている。

「日常の接し方と療育」という相談テーマがもっとも多く，どのような専門機関においても自閉症の基本的な理解を促すための説明や，実際の生活の中で役立つ療育や相談という点で不十分ないしは不適切な状況であった。服薬をのぞき，医療や相談機関への相談や療育指導の利用割合が，加齢につれ，とりわけパニックなどの行動障害の対応に困っているはずの思春期以降に少なくなっていることは，そのことを反映していると思われる。また，親に対する障害受容に関連した援助の欠如が，そのことをさらに加速していることも伺われる。

　今まで専門的な療育・相談機関へ期待してきたことは，実際に彼らと日常的に関わっている福祉施設や学校教育のスタッフの自閉症理解と援助技術の向上へ，期待が方向転換されてきている。医療などの従来の専門機関に対しては，それらに対する支援や連携，あるいは自閉症の原因解明などの限定された専門性を期待する，というように現実的な修正がなされてきている。

２）自閉症児（者）の地域生活支援システムに関する研究[20]

　平成7年に日本自閉症協会員に行ったアンケートによる実態調査の報告であり，発送数6,335通のうち有効回答数1,649通であった。

　幼稚園や学校以外の療育機関を利用しているものは8割近くと高率であるが，医療・教育・福祉・行政の各分野に対する要望の内容をみると，それらがあまり役立っていないことが明らかである。自閉症の理解と，それに基づいた専門的な療育や支援が必要であり，そのような自閉症に特化した専門性がなければ医療・教育・福祉の通常のサービスさえも利用しにくい実態が示されている。

　ａ．療育について

　幼稚園や学校以外の療育機関を利用しているケースは78.8％であり，8割近くの人た

ちが何らかの療育機関を利用していた。

　b．国の制度について

　いわゆる在宅施策の3本柱と言われるデイサービス，ショートステイ，ホームヘルプについては，利用したくても近くにない，断られた等で利用の比率が低い。コーディネーター事業については，制度自体を知らない，近くにない等で利用頻度が少ない状況である。「利用を断られた」理由については，自由記述などの内容から，サービス提供側の障害に対する専門的な知識や技術など，援助力量や体制の問題が推測される。

　c．福祉サービスに対する要望

　「施設等の指導員の質向上」（14.6％）がもっとも高く，施設や制度面の充実の項目より重視されており，それぞれのサービス提供機関（施設）の援助内容の向上と専門的対応を求めている。また施設や制度面については，障害福祉全体の傾向を反映してグループホームや福祉工場等のニーズが高く，入所施設はむしろ低位にある。

　　＊施設等の指導員の資質向上14.6％，グループホームの増設・充実9.9％，レスピットの制度確立9.0％，福祉工場の増設・充実8.9％，通所施設の増設8.8％，入所施設の増設8.8％

　d．行政に対する要望

　適切な助言や援助をしてくれる機関を求めて苦労してきた親たちの実情を反映し，信頼できる総合窓口や障害の理解，適切な援助が可能なスタッフを求めている。また，加齢や親亡き後など将来への不安も高い。

　　＊総合窓口の設置16.8％，福祉事業従事者の養成および待遇改善15.3％，障害者の高齢化対策の調査・研究14.8％，障害に関する理解促進活動12.4％，成年後見制度の調査・研究・設置10.7％

　e．医療に対する要望

　療育や行動障害，原因解明などに対する自閉症医療への期待と，教育や福祉等との連携の要望が多い。また，一般医療機関への受診困難が大きな問題となっている。

　　＊要望……自閉症医療・療育の充実21.0％，教育・福祉等との連携強化15.5％，一般の疾病に対して受け入れてくれる病院の充実14.7％，自閉症原因の解明14.3％，思春期の行動障害への対応の充実11.7％

　　＊現在困っている問題……一般の病気を受診しにくい45.8％，自閉症に関わってくれる医師が少ない34.4％，投薬が不安12.8％

　f．教育に関する要望

　「教師の自閉症に関する理解向上」（24.1％）や「個人のニーズに応じた教育」（22.2％）など自閉症に対する理解を求める声が多く，それに関連した個別的教育や進路指導，職業教育などの教育的援助の不備の改善を求めており，現状の教育体制において自閉症が充分に受け入れられていないことを示している。

　　＊要望……教師の自閉症に関する理解向上24.1％，個人のニーズに応じた教育の徹底22.2％，教員配置の適正化8.5％，進路指導の充実8.1％，職業教育の充実7.8％

　　＊現在困っている問題……教師の自閉症に対する理解不足45.5％，教育制度が不備26.4％，就学の方向（養護・特殊・普通等）16.1％

　g．過去に何があったら療育に役立ったと考えるか？

　「専門の療育施設」と答えた人が第1位（22.5％）で，次いで「専門療育の相談機関」（19.7％），「療育に関する情報」（15.8％），「早期診断」（14.4％）となっている。

　義務教育終了の子どもを持つ保護者にとって，早期診断だけでなく自閉症に特化した専門的な療育機関や相談機関，およびそれに関する情報があれば，もっと何とかなったので

はないかという思い，あるいはそのことで苦労してきたことが伺われる。

3）自閉症児者への支援を考えるための調査[21]

この調査においては，今までの漠然とした不満や要望からさらに踏み込んで，特に早期発見，早期療育が重要であると言われながらも具体的に何が足りないのか，どのような課題があるのか等について，その実態が示されている。平成8年8～9月の間に神奈川県，埼玉県，長野県の自閉症協会員にアンケート用紙を配布し（配布数603），回収率は72.1％であった。

障害の発見については，3歳までに90％が気づかれているが，7割以上が保護者による気づきである。また気づいてからの対応についても，4割以上が自ら相談するところを探しており，障害認知の過程で支えになった人も家族や友人・知人が多い。一方で，乳幼児健診で気づかれたのは13％にすぎず，1歳前後の健診で「心配ない」「様子をみる」と言われたのは95％前後の高率であり，半数近くの人が「障害の発見に役立たなかった」と評価している。

相談機関等についても同様に，民間の相談機関や通園施設等への評価が高く，保健所や児童相談所など公的機関への評価が低かった。また，相談や療育の中味について，家庭でできる具体的な内容・親ができる具体的な療育方法を教えてほしい，本人の発達・行動面の評価や現状を教えてほしい，さらに保育園や学校等にきて助言してほしい等，従来の医療や療育・相談機関の構えやあり方の課題を強烈に明らかにしている。

また医療については，専門医が少ないために充分な相談ができないこと，身体的な病気等の一般医療の受診が困難な状況が具体的に示されている。教育についても前述の調査と同様，自閉症教育の研修充実の他に，他職種の配置や他の専門機関との連携が要望されている。

a．障害の気づき

最初の兆候に気づいたのは，保護者が72％，乳幼児健診で13％であり，3歳までに90％が気づかれている。

b．気づいてからの対応

気づいてから相談に結びついたのは全体の79％で，内訳は，自ら相談するところを探して41％，相談するところを紹介されてが38％であった。相談先は病院・診療所等49％，保健所24％，児童相談所15％，その他14％であり，どの機関でも共通して「心配だから様子をみる」割合が2割程度で，「心配ない」とする率が1割程度であった。

また，障害認知の過程で保護者の心の支えになった人がいるのは80％で，家族50％，母子通園施設27％，友人・知人23％，保健婦・発達相談員21％，親の会16％の順であった。

c．乳幼児健診の結果

「心配ない」と言われた割合が1歳前から1歳前後で7～8割以上を占め，「心配ない」と「このまま様子をみる」を合わせると1歳前健診96％，1歳健診94％であった。

健診が障害の発見に有効であったかどうかの保護者の評価は，「有効だった」55％，「障害の発見に役立たなかった」45％であり，役立たなかった理由として，様子をみましょうと言われただけ55％，問題をチェックすることができなかった43％，親が心配しているのに心配ないと言われた38％，みつけてもどうするかの助言がなかった34％，みつけてもフォローしてくれなかった28％である。

d．相談機関等に対する評価・要望

保護者の評価が高かった順にあげると，民間の相談機関，通園施設など，市町村の窓口，病院・診療所，公的な教育機関・教育委員会の相談，乳幼児健診・相談，児童相談所，保

健所であった。

相談機関等に対する要望としては，家庭でできる具体的な方法を示してほしい77％，保護者に本人の発達・行動面の評価を伝えてほしい54％，本人の現状をきちんと評価してほしい52％，保育園・学校等に来て助言してほしい50％であった。

　e．医療

医療に対する不満としては，専門医が遠方である41％，初診予約からの待つ時間が長い31％，次に予約を取るのが先になる26％，療育の方法を教えてくれない20％，時間をかけて話を聞いてもらえない18％，などである。

身体の病気，ケガで困ることについては，症状を訴えられない72％，診察・検査に抵抗する52％，受診の待ち時間が長い51％，歯科治療に抵抗する42％，ケガなどの治療に抵抗する39％であった。

医療機関への要望は，親ができる具体的な療育方法について教えてほしい56％，病気・検査・歯科等の医療機関と連携してほしい54％，医師だけでなく心理相談員やST，OTとチームでみてほしい54％，通園・通学しているところに指導してほしい47％であった。

　f．教育

教育に対する要望として，教員に対する自閉症児の療育知識の研修充実83％，OT・ST・心理相談員等を学校に配置する56％，関係機関と積極的に連携を図る52％，夏休み等の長期休業への対応48％，学校全体として担任を支援する体制を組む46％があがっている。

　g．家族関係

兄弟姉妹への影響について，心理的負担をかけている62％，協力してもらっている62％，「思いやり」に良い影響を与えている46％，相手をしてあげられない36％，などがある。

家族状況で困っていることとしては，親が高齢化したときのことが心配80％，家族内で対応に食い違いがあって調整が難しい15％，本人が特定の家族しか受け入れないので負担がかかる10％であった。

4）調査からみえてきた自閉症支援の課題

実態調査で明らかにされた内容については，青年期・成人期自閉症を主に対象としている私たち施設現場が，施設利用者や外来相談ケース等について抱いてきた実感を裏付けるものである。

利用者の生育歴や治療・相談歴では，かなり早い時期に専門家の診察や相談を得ていながら，私たちの目の前に現れる姿は適切な療育的支援を受けてきたとは考えられない状態像がほとんどである。障害児に関する医療・教育・福祉の専門機関や援助システムはある程度整備されてきていながら，このような実態がみられることは，自閉症に特化した専門性の欠如，自閉症の具体的な療育内容の問題，専門機関の構えの問題，システム自体がうまく機能していない，など多くの要因が考えられる。

実態調査の中で明らかになってきたそれらの要因を念頭に置き，「自閉症援助の本来あるべきシステムや体系」を検討するために必要な視点や課題について触れてみたい。

　a．自閉症に特化した専門性の必要

実態調査でも明らかになったように，多くの親は3歳までに我が子の異常に気づいて自分で相談先を探しているが，一方で乳幼児健診などに関わる保健所や児童相談所などの公的機関や医療機関等は「様子をみる」などで，早期発見や早期療育の機能をあまり果たせていない。自閉症児の親は，まさに孤立無援の形で長い苦難の道のりのスタートをきっていると言える。

またそれ以降の，教育現場の自閉症理解や対応の不適切さ，デイサービスやショートス

テイなどの地域支援施策の利用困難，福祉施設の処遇困難ケースがほとんど自閉症である等の実態は，制度や施策一般の問題に解消できない自閉症問題の実情を示している。

自閉症や発達障害のわかる児童精神科医の配置，幼稚園や保育園，学校における自閉症の理解と対応が可能な教員等の養成，福祉施設等のスタッフの資質向上など，実態調査の中で共通して示された要望にもあるように，自閉症に特化した専門性への配慮なしには解決されない実態であると言える。すでに指摘したように，「誰でも援助者になれる」という論法で粗製濫造される福祉従事者やマニュアルの整備，専門性の軽視を決定づけた常勤換算法の導入などが，自閉症問題にどのような結果をもたらすかは火をみるより明らかである。自閉症の療育や相談に関わる専門スタッフの育成と専門療育体制の強化が，すべての中心に置かれる必要がある。

b．継続的な責任ある支援システムの必要

3歳までに9割の親が障害に気づいて受診や相談をしていながら，それ以降の療育的な支援に適切に結びついていかないことは，自閉症に特化した専門性の問題だけでなく医療や行政を中心とした障害児療育支援システムの問題が大きい。

治療モデルに基づいた身体疾患中心の医療や，その亜流としての障害児療育機関のあり方はすでに限界に達している。生活支援モデルや育成モデルに基づいて，それぞれの機関の枠を超えて，障害の早期発見や早期療育だけでなく親の障害受容を含めた家庭養育の支援を漏れなく行っていくシステムを整備することがまず必要である。これらのシステムは「大津方式」[33)]や「北九州方式」[35)]のように，障害児の早期発見が適切な早期療育や障害児教育等と結びつけられ，一定の市区町村の地域を単位とした現実的なネットワークの中で，行政責任のもとで実施されることが望まれる。

また，学齢期及び青年・成人期以降も，それらの情報や成果を確実に受け取り，一貫性をもってそれぞれのライフサイクルに応じた適切な支援を展開できる責任機関ないしはシステムが整備される必要がある。

c．生活の中で実際に役立つ療育や相談機能が必要

8割近くの人が何らかの療育機関を利用しながら，一方で「専門の療育や相談機関があったら」という要望が高い。これについても自閉症に特化した専門性の不足だけでなく，日常の接し方や家庭でできる具体的な療育方法を知りたい，幼稚園や保育園へ出向いて相談助言をしてほしいなどの要望で示されるように，障害児の現実生活とはかけ離れた形で展開されてきた，従来の診察室や相談室などに限定された療育や相談援助のあり方が大きく関係している。

家庭や学校，作業所などの生活現実を無視した形の一般的助言や，面接技法的に親や教師等の不安や混乱を受け止めるだけの相談，あるいは検査やテストを行っても親や彼らの援助に実際に関わっている人たちにわかりやすい情報として伝えられていないなど，専門療育機関の今までのあり方や構えは，特に自閉症という困難な障害にはほとんど役立たないと言える。

障害児が実際に暮らす地域の生活の中で，またライフステージのその時々の課題や必要に応じて，本人をもっともよくわかり，適切な援助を展開できる専門機関が必要とされる。

2．自閉症者施設における支援

1980年に唯一の自閉症固有の施策として「自閉症児施設」が制度化されたが，その定員数はわずかであり，30年近くの間，施設数，定員ともにほとんど変わらないか，むしろ減少傾向で推移している．

一方で，年長・成人期に対応したサービスは皆無であったため，すでにみたように自閉

症児者の保護者を中心にした施設づくりの運動がすすめられ，1981年に最初の自閉症者施設（法的には知的障害者更生施設）が開設された。現在に至るまで自閉症者施設の制度化はみられないが，自閉症に特化した支援の必要性とニーズの緊急性から，1987年に8カ所の自閉症者施設によって結成された「全国自閉症者施設協議会」（以下，全自者協と略）の加盟施設は，2009年4月現在67施設を数えている。

自閉症者施設は，当初は自閉症に特化した専門療育施設として開設されたが，途中から親亡き後の安心のための施設としての期待などにより紆余曲折を経験してきた。しかしながら単なる保護・介護のための施設ではなく，行動改善のための専門療育，作業や社会参加活動，短期入所や相談支援などによる地域のバックアップ，グループホームやケアホームのバックアップ，研修や研究を通した人材育成など，地域の自閉症支援の拠点施設としての機能を整備してきている[43]。

1）実態調査[41]からみた自閉症者施設の支援の現状

全自者協が2004年に実施した大規模調査をもとに，自閉症者施設の支援の現状を明らかにしてみたい。自閉症者施設独自のサービス評価基準の作成をめざし，その前段階として実施した調査で，調査項目は（a）自閉症者施設の実態，（b）現状での問題点や課題意識，（c）理想とする自閉症者施設（あり方）について設定し，調査対象は全自者協加盟57施設（入所施設49，通所施設8）で，回収率は91.8％であった。

a．施設の概要
①施設設立の推進母体と設立をめざした理由

親の会もしくは親の有志が中心となって法人を立ち上げ，施設の設立を行ったものが全体の62.3％で，自閉症者施設の大きな特徴の1つである。障害が重度で卒業後の行き場がなく，そのため自閉性障害をよく理解した，安心して生活のできる，親亡き後の場を切望したものと考えられる。

②施設に併設している事業

グループホームは入所15施設（31.9％），通所3施設（37.5％）と多く，次いで入所施設における通所部（あるいは通所施設），地域療育等支援事業，強度行動障害特別処遇事業，および通所施設の分場，地域療育等支援事業が全体の1/4を超えている。

b．利用者の現況
①入所定員の充足度

入所施設は99.0％，通所施設97.5％とほぼ100％に近い充足率であり，利用ニーズが高い状況にある。

②利用者の性別，暦年齢，IQ（DQ）の分布

利用者総数は2,468人（男1,916人，女552人）で，男性が全体の約3/4と大部分を占めている。年齢的には20〜30歳代が92.0％を占め，40歳や50歳の壮年あるいは60歳以上の高齢者（3.3％）はわずかである。利用者のIQ（DQ）分布は未測定の240人を除くと，知的重度（IQ 35以下）は測定不能を含め81.2％で，自閉性障害に重度の知的障害を合併した者が大多数を占めている。

③利用者における自閉症児（者）の占める割合

利用者総数に対する自閉症児（者）の割合は全体で72.6％を示し，入所施設（71.1％）よりも通所施設（86.5％）の方が比較的多い。このような比率は自閉症児（者）の親が中心に設立したことから，また周囲からの自閉症者支援への期待や評価の高まり，積極的な受け入れなどの原因で生じたものと考えられている。

④てんかんの有無，精神科関連の薬物治療の状況

てんかん薬を服用している利用者は入所施

設986人（44.2％），通所施設91人（38.4％），全体で1,077人（43.6％）に達している。精神科関係の薬物治療を受けている利用者も入所施設1,659人（74.4％），通所施設142人（59.9％），全体で1,801人（73.0％）となっており，知的障害者更生施設データ（34.0％）と比較して明らかに高くなっている。

⑤介護の状況

日常生活面の介助度については，入所施設データにおけるIQ35以下の利用者の「常時多くの面で1対1の付き添いなどの介護が必要」が突出して高かった（42.4％）。介助度と遅滞水準の相関は高く，遅滞水準が重度になるほど日常生活スキルの獲得は難しい傾向がみられ，知的障害者更生施設データ（2002）との比較では，かなり高い生活介助度を示している。

行動面の監護度は，中度（IQ36～50）から軽度（IQ51以上）の遅滞水準の利用者についても「常時多くの面で1対1の付き添いなどの監護が必要」が約1/4を占め，いずれの遅滞水準でも行動の監護度が高いという，自閉性障害について従来から言われてきた特徴がみられた。

⑥自閉症児者の占める割合と調査項目との関連性

すべての利用者の中で自閉症児者の占める割合（％）の累積度数分布を用いて調査項目とクロス集計すると，自閉症児者の占める割合が高くなるにつれて処遇の困難性が強まっていく傾向が，特に入所施設において明らかにみられた。

c．職員の配置

①各時間帯における1職員当たりの利用者数

日中時間帯における職員1人当たりの利用者数は平均5.1人で，90％以上の施設が職員1人当たりほぼ7人以内の範囲にある。朝の生活時間帯における職員1人当たりの利用者数は平均11.2人で，90％以上の施設が利用者15人以内に職員1人を配置している。夜間の生活時間帯における職員1人当たりの利用者数は平均10.3人を示しており，朝の時間帯と比べてやや多い職員数となっている。また深夜の時間帯における職員1人当たりの利用者数は平均18.8人で，80％以上の施設が職員1人当たり約20人以内の範囲にある。

②自閉症児者の占める割合と調査項目との関連性

自閉症児者の占める割合が高くなるにつれて，常勤の支援員の割合は増加しているのに加えて，入所施設の1支援員当たりの入所定員数，3つの生活時間帯における1支援員当たりの利用者数も減っており，職員配置のより手厚い傾向が認められる。

d．生活・作業（活動）などの療育単位

①日中活動単位（グループ）数の分布

作業や療育などの日中活動のグループ数は，入所施設で平均5.2，通所施設は3.5であった。また1グループ当たりの平均利用者数は入所施設で10.4人，通所施設は9.1人であり，多くは約10人の利用者で構成されているようである。

②1単位当たりの職員の配置数

1グループ当たりの職員配置数は，1日当たり平均2.3人であるが，一部もしくはすべてのグループに複数職員を配置できない施設が約半数（48.9％）を数えた。全般的に，活動の種類や選択肢の増加，活動単位の小グループ化を進めていきたい傾向を持ちながらも，反面で職員の配置が薄くなってしまうというジレンマを抱えている。

③日中活動単位への職員配置目標

自由記述による回答を集計した結果，次のようであった。

a）1単位当たりの利用者数について，10人あるいは10人未満に減らしたいとする回答が多かった。

b）1グループに複数職員の配置，重度者

の多いグループへの職員加配など，安定した職員配置を望む回答が多くなった。
　c）職員1人当たりの利用者数を，現状より1人程度削減したいとの回答が多かった。
　e．施設・設備などの環境整備
　①生活単位（ユニット）数の分布
　生活ユニットの数は平均3.6で，1ユニット当たりの平均利用者数は16.0人であった。1ユニット当たり30人以上の大きなユニットで構成されているのはわずか2施設であった。
　②1ユニット当たりの利用者数と職員の配置
　1ユニット当たりの職員配置数は1日当たり（夜間）1.7人で，夜間の生活時間帯に複数の職員を安定して配置できない施設が約2/3（64.4％）に上っている。日中活動時間と同様，ユニットの利用者数を減らして家庭的な雰囲気に近づけようとする取り組みと職員配置数の関係の難しさが顕著に認められる。
　③ユニットにおける各空間の配置
　居室1部屋当たりの利用者数は平均1.8人で，1～2人部屋が主流となっている。また，平均3.6カ所のユニットそれぞれに，居室，トイレ，洗面空間に加え，利用者の集う空間（リビング）を持つ施設が一般的である。さらに，ほとんどの施設（44施設；97.8％）で職住分離を実践していることがわかった。
　④自閉症児者の占める割合と調査項目との関連性
　自閉症児者の占める割合（％）の累積度数分布を用いて，入所施設を自閉症比50.0％未満（7施設），50.0～66.7％（9施設），66.7～84％（13施設），84.0％以上（16施設）の4群に分けて調査項目とクロス集計すると，自閉症児者の割合が高くなるほどユニット数は多くなり，1ユニット当たりの利用者数は少なくなっている。また，自閉症児者の割合が低い施設はバリアフリーへの配慮が目立つのに対して，割合の高い施設は構造化による配慮が多いようである。
　f．職員研修や事例検討会の実施状況
　①新任職員の研修
　大部分の施設（79.2％）が採用後数年のうちに関係諸機関主催の新任職員研修に参加しているが，施設内の計画的な新任研修プログラムを実施しているのは入所12施設（26.7％），通所4施設（50.0％）にとどまっている。こうしたプログラムをもっている入所施設はすべて自閉症児者の割合が66.7％以上であった。
　②中堅職員の研修
　中堅職員に対して施設内研修を実施しているのは，入所42施設（93.3％），通所6施設（75.0％）で高い割合を示しており，自閉症児者の割合の高い施設ほど，「援助技術に関すること」を「ケース検討」「研修報告」のかたちで，外部講師を頻繁に招聘するかたちで実施している。また，関係諸機関の主催する研修については，入所43施設（95.6％），通所8施設すべてが参加しており，「自閉症に関すること」の研修が圧倒的に多かった。
　③事例検討会の開催
　過半数の施設（29施設，54.8％）が，ほぼ月1回の割合で定期的に実施している。また大部分の施設では事例検討会にスーパーバイザーが出席しており（41施設；74.4％），このうち「外部から招聘している」施設はその約半数を占めている。

2）自閉症者施設における支援の特徴

　以上のような実態調査から，近年の自閉症者施設や自閉症者をとりまく地域の状況は，次のような点が特徴として指摘できる。
　a．前回の大規模実態調査[39]との比較
　利用者に占める自閉症児者の割合だけでなく，重度の知的障害を合併する者，てんかん薬服用者の割合が大幅に増加している。また，

他の知的障害者施設における自閉症者の利用割合が増えてきているにもかかわらず、自閉症者施設の定員充足率、知的レベルや介護度などは増大している状況にある。

＊利用者総数に占める自閉症児者の割合；72.6％（69.8％）、重度の知的障害を合併する者（IQ 35以下）の割合；81.2％（74.5％）、てんかん薬服用者；43.6％（31.3％）、入所定員数に対する充足率；入所99.0％、通所97.5％（全体97.5％）

＊（ ）内は1994年調査の数値

b．利用可能な地域サービスの状況

日本自閉症協会の実態調査や支援現場で直面する実感としては、デイサービス、ショートステイ、ホームヘルプなどの地域支援施策を利用したくても、制度や施策一般の量的な未整備の問題だけでなく、「自閉症の理解と、それに基づいた専門的な療育や支援が必要であり、そのような自閉症に特化した専門性がなければ医療・教育・福祉の通常のサービスさえも利用しにくい実態」[26]があり、自閉症児者が地域で暮らし続けることは極めて困難な状況にある。

c．暮らしを維持する場としての生活環境

今回の調査でも明らかなように、1生活ユニット当たりの利用者数や職員の配置数は、わが国の平均的な福祉施設と比べてもはるかに配慮されており、また居室は1～2人部屋が主流であり、それぞれのユニットに居室、トイレ、洗面の空間に加え、リビングをもつ施設が一般的である。さらに、ほとんどの施設で職住分離がなされている。

一般の知的障害者施設に比べても生活介護度や行動の監護度が高い自閉症の人たちを支援する場であることから、知的障害者施策の枠を超えて各法人や施設努力で、物理的・空間的な環境にとどまらず、生活単位や活動単位の小規模化やスタッフ配置の改善の取り組みをすすめてきている。

＊1ユニット当たりの平均利用者数；16.0人、夜間職員配置数；1.7人、職住分離を行っている施設数；44施設（97.8％）

d．地域支援や地域移行に向けた試行

多くの施設で作業や療育などの日中活動が取り組まれ、その活動の種類や選択肢を増やしたり、利用者数と職員配置数の改善にむけた配慮がなされてきている。また、施設内の援助活動だけでなく、地域支援のための諸事業も多く取り組まれている。さらに支援の専門性を高めるためのケース検討や援助技術の研修が、外部からのスーパーバイザーを招聘するかたちで実施され、職員育成のための研修が重視されている。これらは、自閉症児者の占める割合が高い施設ほど熱心に取り組まれている。

3．強度行動障害の支援

自閉症はある基本的な障害を想定した診断名であるが、強度行動障害は障害の種別に関わらず特定の行動上の問題を示す一群を指す行政対策的な用語である。しかしながら、両者は密接な関係にあり、その辺の経緯を元厚生省障害福祉課長（前宮城県知事）の浅野は次のように述べている。

「私はこれまで大変な人というのは重症心身障害児のみであると思っていました。ところが、自閉症児親の会の人たちと話をしたり、その実態をみていると……昼夜が逆転して家庭の中で夜も眠れないとか、一瞬たりとも目が離せない、気がぬけないというお子さんをもっている家族というのが……一番大変な人たちではなかろうか、……率直に『何とかしなければ』と思った……強度行動障害ということばは私が言い出したもので……原因はともかく『出てきている事象』に着目して……その出てきている事象を強度行動障害と名付けてそれに対応しようと考えました」[2]

また、実際上、教育や福祉現場で処遇困難

な人たちが増え，その人たちの困難な状態が強度行動障害のことばで表現されるようになってきたが，その多くを自閉症児者が占めている。1993年に開始された強度行動障害特別処遇事業の対象者の約8割が自閉症であることも報告されている[28]。

強度行動障害という用語は，ある意味で，すでに述べた1960年代後半の重症児対策からも洩れてしまった自閉症を中心とした処遇困難な人たちが，再び社会問題として浮かび上がり，その対策のために必然的に生み出された概念と言って良いかもしれない。

1）強度行動障害対策の経過

すでに述べたように，自閉症の処遇問題は行政施策から離れて一部の親や民間法人の手にゆだねられ，医療の分野では研究対象としての注目も得られなくなってきた。その後，一旦吸収された養護学校から多くの卒業生が突然に，青年期・成人期になった自閉症の問題としてクローズアップされる状況をもたらした。

元厚生省障害福祉課長の浅野は「専門スタッフをもち，処遇技術の蓄積もある施設から『大変で受け入れられない』と断られるほどの子どもが，無力でなすすべもない一人の母親のもとにとどめられる。そして，その子どもは母親を母親と認識することにさえ障害をもつ場合も少なくない。この世の地獄ではないだろうか」との現実認識のもとに，この問題に手をつけはじめた。また，このような現実を生み出した状況について，「わが国で障害を持って生まれ，そしてその障害がかなり重い場合でも，そういった障害児を受けとめる受け皿たる施策，施設は一応完備されてきた」が，その「網の目から事実上洩れてしまっている一群の障害児」を「仮に強度行動障害児」と呼び，「これまで，この問題が自閉症児問題と捉えられてきたために，そもそも自閉症の原因は何か，定義は何か，その判定基準は？　という道に入り込み，じゃ，そういったことが解明されてから対策を考えることにするかということになったのではないか，と私は疑っている」[1]と述べている。悲惨な実態の中味は自閉症処遇問題でありながら，学会や研究者が中心に担ってきた治療や処遇論不在の自閉症論と，それを理由に放置されてきた自閉症対策が，「自閉症」ということばでは再び行政施策には上りにくかった事情を物語っている。

以上のような背景のもとに1988年頃，強度行動障害の概念が関係者に示唆され[6]，後述する「行動障害児（者）研究会」による実態調査やそれらを基にした発達障害研究協議会（日本重症児協会，重症心身障害児を守る会，日本愛護協会，知的障害者育成会，日本自閉症協会，全国自閉症者施設協議会）による検討などを経て，1993年に厚生省児童家庭局長通知『強度行動障害特別処遇事業の実施について』により強度行動障害特別処遇事業実施要綱が示された。1998年にはこれを廃止して，「強度行動障害特別処遇加算費実施要綱」（厚生省大臣官房障害保健福祉部長通知）が定められた。

2）強度行動障害の制度の概要

1993年の「強度行動障害特別処遇事業の実施について」（厚生省児童家庭局長通知）および1998年の「強度行動障害特別加算費について」（厚生大臣官房障害保健福祉部長通知）に基づいて定められた，それぞれの実施要綱の概略は次のようである。

a．強度行動障害特別処遇事業実施要綱
①目的
生活環境に対するきわめて特異な不適応行動を頻回に示し，日常の生活に困難を生じている，いわゆる強度行動障害を示すものについて特別処遇体制を整え，適切な指導・訓練を行うことにより，行動障害の軽減を図る。
②実施主体

実施主体は都道府県とするが，社会福祉法人等に委託することができる。

③対象者

a）知的障害児（者）であって，多動，自傷，異食等，生活環境への著しい不適応行動を頻回に示すため，適切な指導・訓練を行わなければ日常生活を営む上で著しい困難があると認められる者。

b）援助の緊急度の高いものから優先的に措置を行う。

④実施施設

a）必要な設備を設け，行動障害の軽減等の実績からみて，本事業の実施に十分な専門性と実績があると認められる施設であること。

b）居室は1～2人で，重度棟と同様の床面積とする。行動改善室，観察室等行動障害の軽減のための各種の指導・訓練を行うために必要な設備を設けること。

c）個々の状況，状態に応じて個別プログラムを作成し，これに基づいて行う。

d）入所定員は，4名を標準とする。

e）処遇期間は3年を限度とする。3年の限度内でも，障害の軽減が図られた時点で一般棟への移行，他施設への措置変更，または措置解除等を行う。

⑤職員の配置基準

実施に当たっては，次に掲げる職員を特別に置く。

a）指導員2名（1名は保母でも可）

b）精神科医師1名（嘱託）

c）心理療法を担当する職員1名（嘱託）

⑥入所措置

a）法に基づく入所措置として行い，事業対象の判定を行う。指定施設に入所中のものは，施設長の意見に基づき入所措置判定を行った児童相談所長，知的障害者更生相談所長が判定を行う。

b）医療処遇が適当な者は，対象から除く。

c）強度行動障害判定指針を参考に，おおむね20点以上の者を対象とする。

⑦関係機関との連携

児童相談所，知的障害者更生相談所，福祉事務所等の関係機関との連携を密にする。

b．強度行動障害特別処遇加算費実施要綱

1998年7月31日第451号大臣官房障害保健福祉部長通知「強度行動障害特別処遇加算費について」により，強度行動障害特別処遇加算費実施要綱が定められ，従来の特別処遇事業が廃止された。大きな変更事項としては，今までの補助金事業が措置費の中に組み込まれ加算費となったことと，今までの重度加算費は重複支給になるとして支弁対象外とした点である。

以上のような内容で在宅の行動障害の著しい人たちへの処遇がスタートし，これまでの重度発達障害者処遇へのアンチテーゼとして，それなりの成果と展望をもたらしたが，1998年の加算費への移行により新たな問題が生じた。すなわち，要綱自体はそれほど変わらないが，運用において従来の在宅対策が施設対策に重点が移り，実施施設に入所している処遇困難な人たちを3年ごとに加算対象としてたらい回しにしていくことが認められるようになり，最重度加算の性格をもってきた点である。このことは事業の重大な変質を意味しており，以下においてその問題点についても言及してみたい。

3）強度行動障害処遇の課題と展望

教育や福祉，そして一部の医療現場では行動障害のため処遇困難な人たちを多く抱えていたため，それらを包括する概念を行政から示唆されたことから，その実態の把握と処遇のあり方を検討する動きが各所で取り組まれた。1988・89年の2年間の「行動障害児（者）研究会」の調査[16]によれば，施設や養護学校在籍者の1/10～1/20の人たちが激しい強度行動障害を示しており，そのうちの約2～3％は特に激しい行動障害が毎日のよう

に続いている。施設や学校において適切な援助を得られない状態で行動障害が継続しているだけでなく、家庭でも信頼できる専門機関の援助を得られないまま、特に母親に悲惨な状況が集中していることが伺われる。

このような中で強度行動障害事業の取り組みは、従来の発達障害療育のあり方に対して新しい可能性と展望をもたらした。すなわち、ある一定の基準からみた治癒や改善が望めないと判断された場合は、介護や保護の場に切り捨てるという医療を中心とした治療モデルに依拠してきたことで、今までの障害福祉現場はある意味で療育や処遇困難な人たちを排除し、同時に自らの専門性も否定してきたと言える。強度行動障害への取り組みは、条件的には従来の治療モデルの制約を受けながらも、医療や教育の場で放置されてきた行動障害の改善と、生活モデルに基づいた地域生活支援やアフターケアを自助努力で展開し、一定の成果を得てきている。障害福祉現場で長年積み上げられてきた援助技術を、新たな生活モデルに基づいて展開していくことで、重度発達障害療育の新しい可能性を切り開いたと言える。

　a．強度行動障害特別処遇事業の評価

厚生省心身障害研究報告書で明らかにされたように、強度行動障害特別処遇事業の実施施設は本事業について次のような評価を行ってきている。

①期限を区切ることで目的が明確化され、プログラムがより現実的なものになった。

②行動障害を引き起こす要因がわかりやすくなった。

③関係の各機関が、期間や目的を意識して連携できるようになった。

④施設内の行動障害の改善は比較的早いが、退所後のアフターケアが重要である。

従来、発達障害関連の入所施設においては、重度の発達障害や行動障害の著しい人たちへの対応はきわめて不毛であり、疑似治療モデルに基づく終わりのない非現実的な療育訓練か、その対極としての終身収容的な介護・保護が中心になる傾向にあった。

前述の報告書の評価から逆に推測できることは、発達障害関連の入所施設においては多くの場合、入所期限が定められず目的も不明確（むしろ終身保護が目的）であったことから、援助プログラムは1日をいかに過ごすかが中心であったと考えられる。したがってスキルの改善や行動障害の解決など、利用者がよりよく伸びていくための援助にはなりにくいし、また伸びていくための援助も施設内保護が中心である限り、施設内の生活をいかに円滑に過ごすか、あるいは非現実的で教科書的なあるべき姿への終わりのない訓練を続けることに費やされてしまう。

このことは、行動障害は施設内の集団生活の維持や援助者の業務を脅かす問題行動としてクローズアップされるのみで、利用者自身のよりよい人生や地域における当たり前の生活を実現するために療育的援助によって解決されていくものとしては捉えられず、その場限りの困った行動として位置づけられてきたと言える。さらに、建て前としては利用者は施設の利用目的が終われば福祉事務所等にバトンタッチされ、次のステップとして利用者の地域生活援助が展開されるものとなっているが、現実は施設内で終身介護や保護を目的としている限り、施設と福祉事務所などの関係機関との連携の必然性も生じてこない。

このような構図は強度行動障害の人たちに限らず、多くの障害関係施設に当てはまり、そのよって来る要因は障害の軽重等でなく、施設の利用目的や運営理念に大きく左右されていると考えられる。したがって、「重度棟を有する施設からも入所を敬遠される行動障害の著しい人たちを、3年という期限を区切って集中的に個別処遇を展開することで、家庭や地域、施設の一般措置へ戻していく事業

は，従来の流れから考えると一見矛盾した事業であるが……」，本来的には施設の設置目的に添った極めて当たり前の取り組みであり，さらに今まで貧しい状況におかれてきた重度発達障害者の療育的援助のあり方を本来的な姿に立ち戻させるものとして期待される。

b．特別処遇加算制度への転換以降，現在までの問題点と課題

1998年の「強度行動障害特別処遇加算費実施要綱」により，強度行動障害特別処遇事業は今までの補助金事業から措置費の中の加算費に転換されたが，不安定な補助金事業から安定した措置費に明確に位置付けられたというプラス面にもかかわらず，以下のような重大な変質や課題を生じている。

①実施施設について

「必要な設備を設け，行動障害の軽減等の実績からみて，本事業の実施に十分な専門性と実績があると認められる施設であること」とされたのが，全くの新規開設施設や公立施設の再編整備，あるいは歴史の古いボス的施設の整備や経営のために実施施設が決定される傾向も生じた。このことは，職員加配や療育研修を施設努力で展開し，実質的に強度行動障害の受け皿や地域の自閉症センターとして機能している施設が加算を受けられない状況を生じた。

②有期限・有目的の形骸化

上記のように施設整備や経営視点からの事業取り込みは，特別処遇事業実施施設が前向きに評価してきた本事業の重要な性格をなし崩しにし，3年の期限が無原則に延長される事態も生じている。専門性や実績がともなわず，経営や施設整備という目的で本事業が実施されても，当初危惧されたように経済的な最重度加算費としての活用しか眼中にないため，処遇困難事例は同一施設内でいつまでも処遇困難でありつづけるか，移籍した他施設で新たな処遇困難な状況を引き起こすことになる。

③アフターケア制度の必要

事業終了後も，事業実施施設を中心とした専門的な援助（アフターケア）が不可欠である。また，事業開始の当初から，家庭や地域における適応を意識した取り組みの必要と，保護者面接や関係機関とのカンファレンスの実施等が終了後の転帰と大きく関わってくる。

このことは逆に言えば，強度行動障害加算制度はアフターケアのシステムや取り組みと連動しなければ，強度行動障害の人たちの行動障害の改善や地域復帰のためというより，大変な人たちの処遇を行う施設に一定期間，加算をプラスしただけのものに終わってしまうことになる。

事業が当初意図した，強度行動障害の改善と地域ケアへの移行ないしは一般棟での処遇という目的を達成するためには，3年の期間設定とアフターケアを事業の必須条件とする必要がある。このことによって，a）プログラムの現実化，b）積極的な療育技術の向上，c）地域援助技術の開発，d）関係機関との現実的な連携，e）地域ケアと施設療育の連動など，重度発達障害者の施設療育における多くの課題が本事業によって手をつけられていくことになる。

事業の3年目（最終年）から復帰予定施設で数段階にわたる実習を組み立て，退所後はa）週1回の作業所訪問，b）月1回の調整会議，c）適宜の保護者面談，d）適宜のショートステイ，などの体制でアフターケアを行い，約1～2年かけて地域の連携チーム（作業所，福祉事務所，家族）に最終的なバトンタッチを行う。すべてのケースにこのような体制が可能かは別として，アフターケア体制の1つの目安として考えられる。このような取り組みの経緯から，アフターケアに必要な体制として次の点が必要になってくる。

i）事業終了後の受け皿施設（作業所等）に定員外入所枠の設定が望まれる。事業実施施設が共通して苦慮するのが3年後の受け皿

施設の確保であり，事業開始当初から連携や研修を進めていくためにも重要である。

ⅱ）アフターケアを含めた事業期間を5年とし，4年目以降の2年間は本来の支援費（自立支援給付）分は受託施設に，加算分はアフターケア用経費としてアフターケア実施施設に充当するという，二重構造が必要である。

(奥野 宏二)

Ⅳ. 自閉症者施設における支援の実際

1. 自閉症者施設における支援サービスの向上をめざして

1981年にわが国ではじめての自閉症者施設が開設されて以来，全国自閉症者施設協議会に加盟する施設は60施設を超える規模となった。また，知的障害者が利用する入所や通所の福祉施設，および特別支援学校や障害児学級などの教育機関で自閉症児者の占める割合の増加，特別支援教育や発達障害者支援法に関連した動きの中で，自閉症の理解や支援に関係する事象を見聞きする機会は確実に増加してきている。

しかしながら，これまでの自閉症児者に対する国の施策としては，児童福祉法の最低基準の変更による自閉症児施設の設置と自閉症・発達障害支援センター（現在は発達障害者支援センターに名称変更）の制度化にすぎない。さらに，自閉症児者への支援内容やサービスの質についてはほとんど検討されないまま，障害者自立支援法を中心にした大きな福祉体系の整備が進行しつつあり，早くも2009年にはこれらの制度の見直しの時期を迎えようとしている。

「Ⅲ．青年期・成人期自閉症の支援の現状」で概観された日本自閉症協会の自閉症児支援システム調査報告[21]にも明らかなとおり，自閉症児者の人生が充実したものとなるためには，自閉症の障害特性の理解と，専門性に裏打ちされた質の高いサービスが生涯にわたって確保されなければならない。そのためには，理念レベルや障害者福祉一般の論議にとどまらず，これまで自閉症児者の障害と現実の生活に正面から取り組み，地域の自閉症支援の拠点をめざしてきた自閉症者施設の支援の現状を明らかにし，さらなるサービスの質の向上を図る必要がある。

このような背景に沿って，全国自閉症者施設協議会は「自閉症者施設サービス評価基準」づくりに着手した。その基本的な構えとしては，単なるサービスの標準化やリスクマネジメントを意図したものではなく，サービス内容を高めるために自閉症者施設があるべき方向性の策定をめざしている。また，この評価基準は，「平成13年度版障害者・児施設のサービス共通評価基準」（厚生労働省障害保健福祉部）などで示された障害者施設に共通する項目との重複を避け，自閉症に特化した項目について，以下のような視点から言及されている。

1）自閉症についての専門知識や理解を有しているか？

2）専門知識や理解の情報が，施設の管理・運営，資源や関係機関のマネジメントに常に反映されているか？

3）自閉症についての専門知識や理解が，個別的な評価や支援に反映されているか？

4）自閉症についての専門知識や理解が，常に実践のあらゆる面に反映されているか？

2. 自閉症者の理解と支援のための共通理解

上記の1）～4）の視点に立脚した評価基準を作成する目的で，全国自閉症者施設協議

会の加盟施設を対象とした実態調査[1]から基礎データを得た。このうち，①施設の概要，②利用者の現況，③職員の配置，④生活・作業（活動）などの療育単位，⑤施設・設備などの環境整備，⑥職員研修や事例検討会の実施状況などのハード面に関しては，すでに「Ⅲ．青年期・成人期自閉症の支援の現状」で紹介されている。

そこで，本節においては，この評価基準の中核となるソフトの面，すなわち，自閉症者の理解と支援に関する共通理解を明確化するために，これまで自閉症者施設が取り組んできた支援の基本的理念や方法論を検討するための定性データ分析を行った。これらの結果について，図2-1～3，図3-1～3，図4-1～3，図5-1～3の関係図式やグラフに示す。具体的には，⑦自閉症のもつ3つの大きな障害とされる（1）対人関係の障害，（2）言語発達の遅れ（理解・表出），（3）繰り返し行動と興味の限局について，自閉症者施設が「どのような共通理解に基づく療育・支援プログラムを提供しているか？」という設問への自由記述による回答を用いた。自閉症者が利用者の2/3以上を占める入所および通所の35施設から得られた複数回答可能なデータを次の@～©のカテゴリーに分類し，次に3つの大きな障害ごとに分析結果を整理した。

@背景となる要因……自閉症のもつ3つの大きな障害について，どのように理解しているか？

⑥支援に関する基本的理念……障害特性の共通理解に基づき，どのような基本的な姿勢や考え方に立って支援しているのか？

©具体的な支援方法……支援に関する基本的理念に立って，具体的にどのような支援方法を活用しているか？

1）対人関係の障害について

図2-1のように，対人関係の障害の背景となる要因について，「集団行動が苦手」「感情理解・表出が困難」「コミュニケーションの障害」がもっとも多く，「利用者間の不和」「社会的スキルの乏しさ」「成育過程で失敗の蓄積」「仲間関係の構築が困難」「対人的な不安や混乱」「過敏な対人反応」がこれに続く。また，支援に関する理念として，「個々の利用者に合った働きかけ」が突出して多く，他には「現実見当識，適応スキルを育てる」「理解しやすい情報を用いる」「個々の利用者に応じた環境設定」「対人的な安定を図る」「弱い面を認めた生活の援助」の順となっている。これらに基づいた具体的な支援方法は，図2-2の「理解しやすいやりとり」「日中活動を通じた支援」「働きかけの工夫」「社会的ルールの学習」「人的な援助体制の確立」「適切なやりとりを教える」「スケジュールの明確化」のように整理される。

次に，対人関係の障害への理解と支援の方向性について，図2-3の背景要因－支援に関する基本的理念－支援方法の相互関連性から考察を試みた。下記の①～③と④青年・成人期に達した自閉症者に特有な「利用者間の不和」「成育過程で失敗の蓄積」による二次的な要因を加えて，大きく4つのグループに分類できる。

①「集団行動が苦手」「仲間関係の構築が困難」「感情理解・表出が困難」への理解と支援

相手の気持ちを察したり，自分の気持ちを伝えることが困難なために利用者同士の仲間関係の構築が難しい面や，場面に応じた行動が取りにくい面と考えられる。さらに，強度行動障害を示す人たちに代表されるように，人生早期から生涯にわたる失敗感，不信感，あきらめなどの蓄積によって，様々な激しい行動上の問題にエスカレートしていった事例も認められる（二次的障害）。このような対人関係の困難さに対して，作業や余暇活動などの日中活動場面を通じた，個々の利用者の理解しやすい，ていねいなやりとりを心がけ

ている。担当職員との信頼関係を軸とした1対1のやりとりを進めるとともに，職員間で対応を統一していくことで，行動改善や安定化を図るための支援が行われている。

また，事例によっては，スケジュールなどの明確化を図り，敢えて苦手な対人関係によらずに自分で行動できる生活の流れを構築していく支援方法も採られている。

② 「対人的な不安や混乱」「過敏な対人反応」への理解と支援

対人的な不安や混乱を引き起こす要因には，コミュニケーションの弱さと関連した行動，あるいは音声や対人刺激などへの過敏な反応が含まれている。こうしたトラブルの解決や安心な生活を得るため，個々の利用者に応じた事前の準備や配慮が行われている。例えば，働きかけ方を工夫したり，小集団化や職員の固定化，職員担当制，仲介者としての職員（キーパーソン）の活用など，人的な環境設定を中心に行っている。

加えて，他害などに及ぶ施設利用者間の不和（二次的障害）についても，多くの自閉症者施設が生活空間やグループ編成などの環境に配慮している。

③ 「コミュニケーション障害」「社会的スキルの乏しさ」への理解と支援

言語発達の遅れと密接に関連して，言語理解や表出が困難，自己中心的な論理や認識の偏り，礼儀やマナー，あいさつ，社会的ルールの未習得など，多くの要因があげられる。個々の利用者の理解しやすいコミュニケーション手段を用いて，日常生活場面や地域での活動の機会を活用した現実見当識や社会適応スキル（適切なやりとりの仕方，社会的ルールなど）の学習を進めている。

2）言語発達の遅れについて（理解・表出）

実態調査[41]の自由記述による回答内容から，a．言語の理解とb．表出の両面に分けて結果を整理した。

a．言語理解の面

言語発達の遅れ（理解）の背景となる要因は，図3-1のように「視覚優位の認知」の占める割合が顕著に高く，次いで「意味理解が困難」「プランニングの弱さ」が多くみられる。他には，「理解と表出のずれ」「本人独自の理解の仕方」「注意の弱さ」が含まれる。そして，支援に関する理念は，「理解しやすい情報を用いる」「個々の利用者に合った働きかけ」という2つの基本的な考え方に集約される（図3-3）。これらに関する具体的な支援方法は，図3-2の「理解しやすい情報を用いる」として「視覚情報の活用」「スケジュールの提示」，「個々の利用者に合った働きかけ」として「具体的，簡潔な声かけ」「背景要因の読み取り」「伝達内容の確認」に整理できる。付加的に，支援に関する理念の中には，「視覚情報の活用」を音声言語による「コミュニケーションの補助手段」と強調した考え方も含まれている。

言語発達の遅れ（理解）の理解と支援の方向性については，図3-3の背景要因―支援に関する基本的理念―支援方法の相互関連性から2つの流れにまとめられる。

第1に，音声言語を用いて話しかけるとき，支援者は冗長な表現を避け，理解しやすいことばで明瞭に短く，話しかけた利用者の反応を程よく待つなどを重視している。しかしながら，それでも意味理解の不十分な場合があるので，ことば以外のサイン（表情，他の身体の動き）から気持ちを汲み取ったり，理解できたかどうか後で確認する必要も出てくる。

第2に，音声言語の理解が苦手，もしくは系列的，因果関係の理解が困難で，日課などの見通しがもちにくい者，表出言語に比べて理解可能な言語を多く有している者の理解の促進を図るため，コミュニケーション手段を音声のみに限定しないで，理解しやすい視覚情報やスケジュールの提示がよく用いられる。例えば，絵や写真，文字などのカード類，ホ

第 13 章　青年期・成人期自閉症の福祉的支援

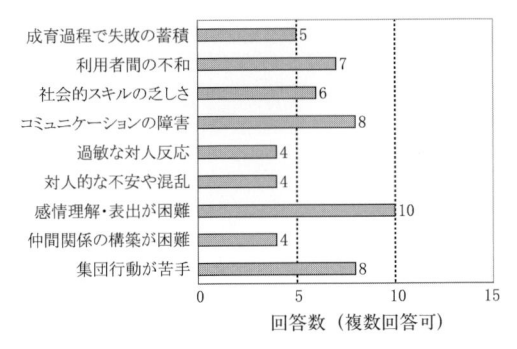

図 2-1　背景となる要因（対人関係の障害）

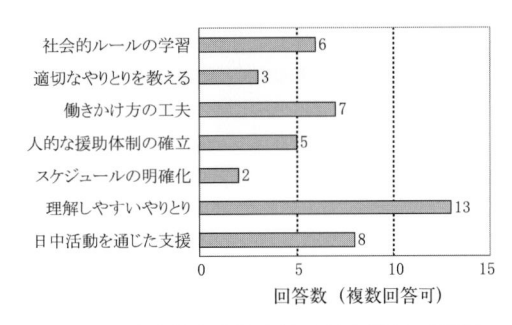

項目	回答数
成育過程で失敗の蓄積	5
利用者間の不和	7
社会的スキルの乏しさ	6
コミュニケーションの障害	8
過敏な対人反応	4
対人的な不安や混乱	4
感情理解・表出が困難	10
仲間関係の構築が困難	4
集団行動が苦手	8

回答数（複数回答可）

図 2-2　具体的な支援方法（対人関係の障害）

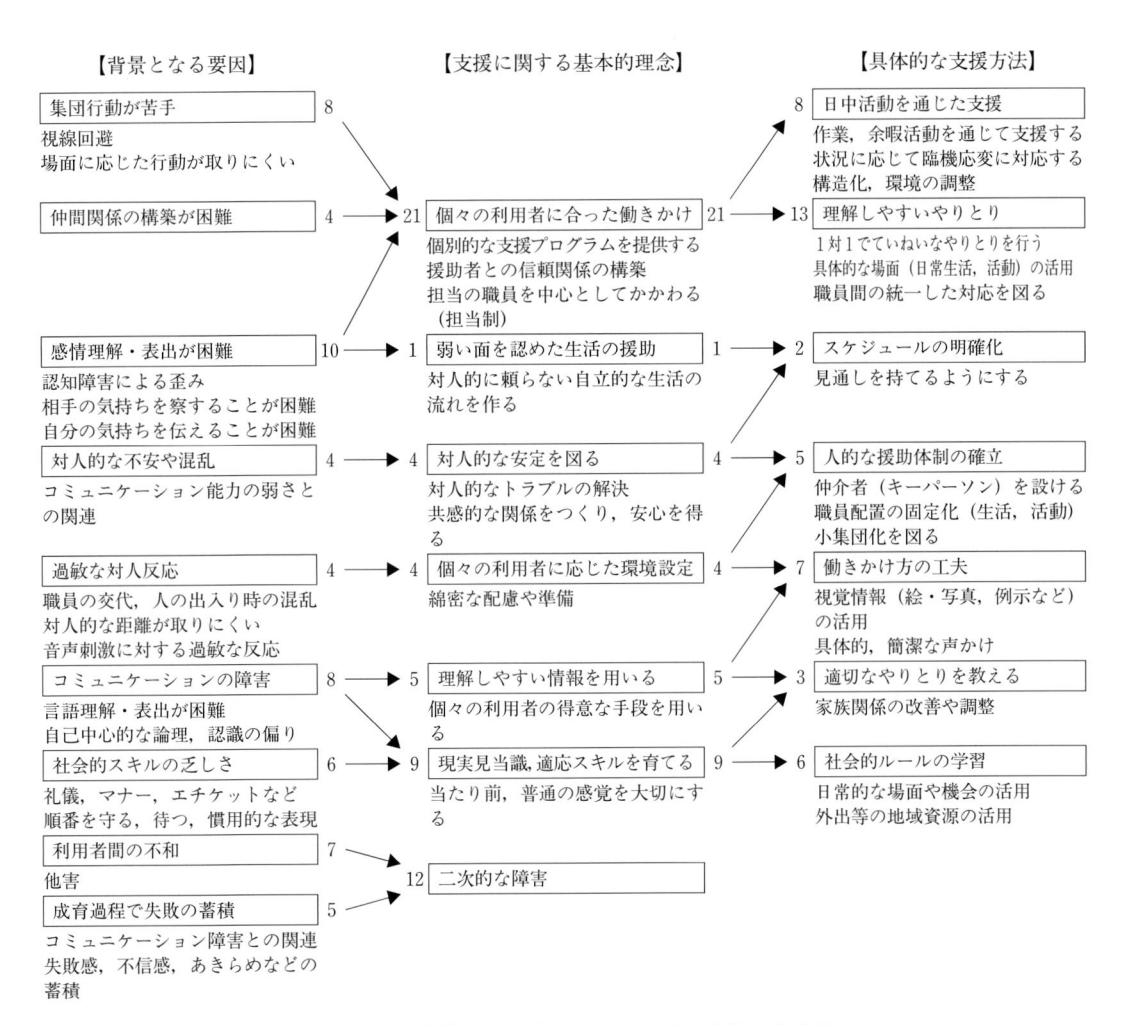

項目	回答数
社会的ルールの学習	6
適切なやりとりを教える	3
働きかけ方の工夫	7
人的な援助体制の確立	5
スケジュールの明確化	2
理解しやすいやりとり	13
日中活動を通じた支援	8

回答数（複数回答可）

図 2-3　対人関係の障害について理解と支援の方向性

【背景となる要因】

- 集団行動が苦手　8
  - 視線回避
  - 場面に応じた行動が取りにくい
- 仲間関係の構築が困難　4
- 感情理解・表出が困難　10
  - 認知障害による歪み
  - 相手の気持ちを察することが困難
  - 自分の気持ちを伝えることが困難
- 対人的な不安や混乱　4
  - コミュニケーション能力の弱さとの関連
- 過敏な対人反応　4
  - 職員の交代，人の出入り時の混乱
  - 対人的な距離が取りにくい
  - 音声刺激に対する過敏な反応
- コミュニケーションの障害　8
  - 言語理解・表出が困難
  - 自己中心的な論理，認識の偏り
- 社会的スキルの乏しさ　6
  - 礼儀，マナー，エチケットなど
  - 順番を守る，待つ，慣用的な表現
- 利用者間の不和　7
  - 他害
- 成育過程で失敗の蓄積　5
  - コミュニケーション障害との関連
  - 失敗感，不信感，あきらめなどの蓄積

【支援に関する基本的理念】

- 21　個々の利用者に合った働きかけ
  - 個別的な支援プログラムを提供する
  - 援助者との信頼関係の構築
  - 担当の職員を中心としてかかわる（担当制）
- 1　弱い面を認めた生活の援助
  - 対人的に頼らない自立的な生活の流れを作る
- 4　対人的な安定を図る
  - 対人的なトラブルの解決
  - 共感的な関係をつくり，安心を得る
- 4　個々の利用者に応じた環境設定
  - 綿密な配慮や準備
- 5　理解しやすい情報を用いる
  - 個々の利用者の得意な手段を用いる
- 9　現実見当識，適応スキルを育てる
  - 当たり前，普通の感覚を大切にする
- 12　二次的な障害

【具体的な支援方法】

- 8　日中活動を通じた支援
  - 作業，余暇活動を通じて支援する
  - 状況に応じて臨機応変に対応する
  - 構造化，環境の調整
- 13　理解しやすいやりとり
  - 1対1でていねいなやりとりを行う
  - 具体的な場面（日常生活，活動）の活用
  - 職員間の統一した対応を図る
- 2　スケジュールの明確化
  - 見通しを持てるようにする
- 5　人的な援助体制の確立
  - 仲介者（キーパーソン）を設ける
  - 職員配置の固定化（生活，活動）
  - 小集団化を図る
- 7　働きかけ方の工夫
  - 視覚情報（絵・写真，例示など）の活用
  - 具体的，簡潔な声かけ
- 3　適切なやりとりを教える
  - 家族関係の改善や調整
- 6　社会的ルールの学習
  - 日常的な場面や機会の活用
  - 外出等の地域資源の活用

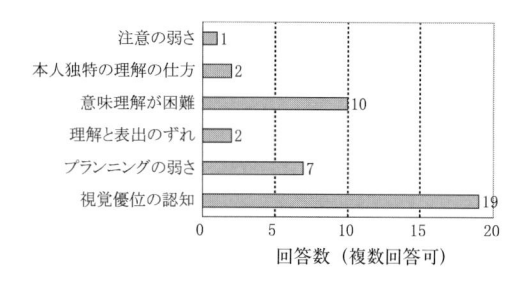

図3-1 背景となる要因（言語理解）

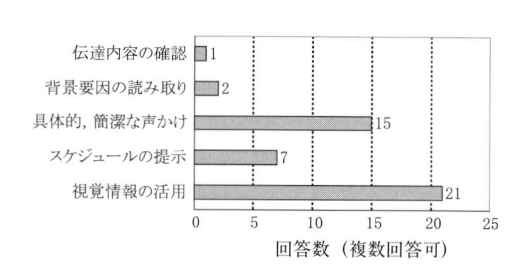

- 注意の弱さ 1
- 本人独特の理解の仕方 2
- 意味理解が困難 10
- 理解と表出のずれ 2
- プランニングの弱さ 7
- 視覚優位の認知 19

回答数（複数回答可）

図3-2 具体的な支援方法（言語理解）

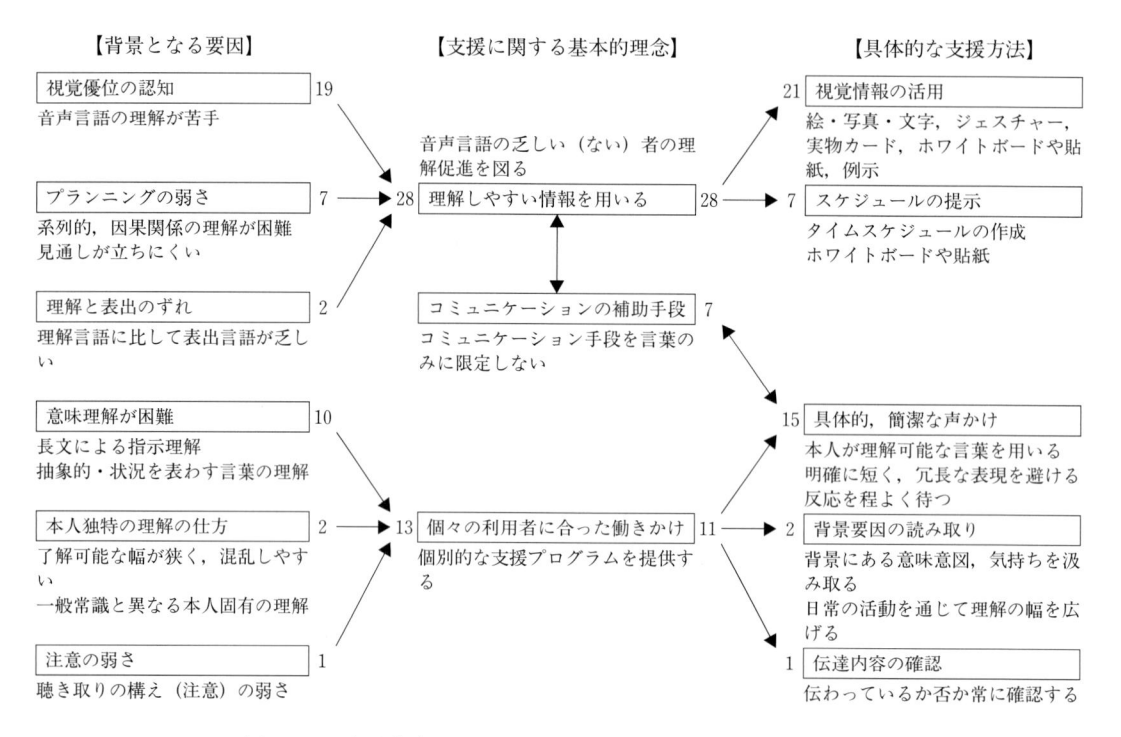

- 伝達内容の確認 1
- 背景要因の読み取り 2
- 具体的,簡潔な声かけ 15
- スケジュールの提示 7
- 視覚情報の活用 21

回答数（複数回答可）

図3-3 言語発達の遅れ（理解）について理解と支援の方向性

【背景となる要因】

- 視覚優位の認知 19
  音声言語の理解が苦手
- プランニングの弱さ 7
  系列的,因果関係の理解が困難
  見通しが立ちにくい
- 理解と表出のずれ 2
  理解言語に比して表出言語が乏しい
- 意味理解が困難 10
  長文による指示理解
  抽象的・状況を表わす言葉の理解
- 本人独特の理解の仕方 2
  了解可能な幅が狭く,混乱しやすい
  一般常識と異なる本人固有の理解
- 注意の弱さ 1
  聴き取りの構え（注意）の弱さ

【支援に関する基本的理念】

- 28 理解しやすい情報を用いる 28
  音声言語の乏しい（ない）者の理解促進を図る
- コミュニケーションの補助手段 7
  コミュニケーション手段を言葉のみに限定しない
- 13 個々の利用者に合った働きかけ 11
  個別的な支援プログラムを提供する

【具体的な支援方法】

- 21 視覚情報の活用
  絵・写真・文字,ジェスチャー,実物カード,ホワイトボードや貼紙,例示
- 7 スケジュールの提示
  タイムスケジュールの作成
  ホワイトボードや貼紙
- 15 具体的,簡潔な声かけ
  本人が理解可能な言葉を用いる
  明確に短く,冗長な表現を避ける
  反応を程よく待つ
- 2 背景要因の読み取り
  背景にある意味意図,気持ちを汲み取る
  日常の活動を通じて理解の幅を広げる
- 1 伝達内容の確認
  伝わっているか否か常に確認する

ワイトボードや張り紙，ジェスチャー，やってみせる（例示），実物などの提示があげられる。

　b．言語表出の面

　図4-1のように，言語発達の遅れ（表出）の背景となる要因の中でもっとも多くみられたのが「理解能力に比して音声言語が乏しい」となっている。これを除くと，「促さないとことばが出にくい」「語彙の不足」「状況に応じた使用が困難」「一方的にしゃべる」「自分流の論理を押し通そうとする」「意思や感情を伝えられないストレス」があげられる。図4-2の支援に関する理念と具体的な方法は，「相互の信頼感を高める」「適切なことばのやりとりを教える」に関連した「背景要因の読み取り」が突出して多く，次いで「要求，イヤなどの意思表示を教える」などの「言語表出を促す」，および「個々の利用者にあっ

第13章　青年期・成人期自閉症の福祉的支援

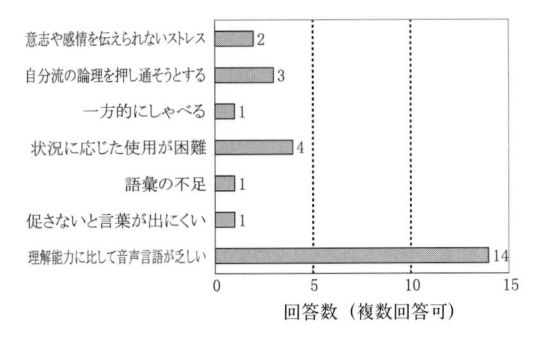

図4-1　背景となる要因（言語表出）

項目	回答数
意志や感情を伝えられないストレス	2
自分流の論理を押し通そうとする	3
一方的にしゃべる	1
状況に応じた使用が困難	4
語彙の不足	1
促さないと言葉が出にくい	1
理解能力に比して音声言語が乏しい	14

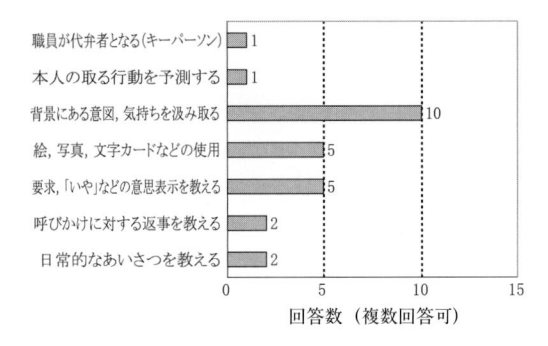

回答数（複数回答可）

図4-2　具体的な支援方法（言語表出）

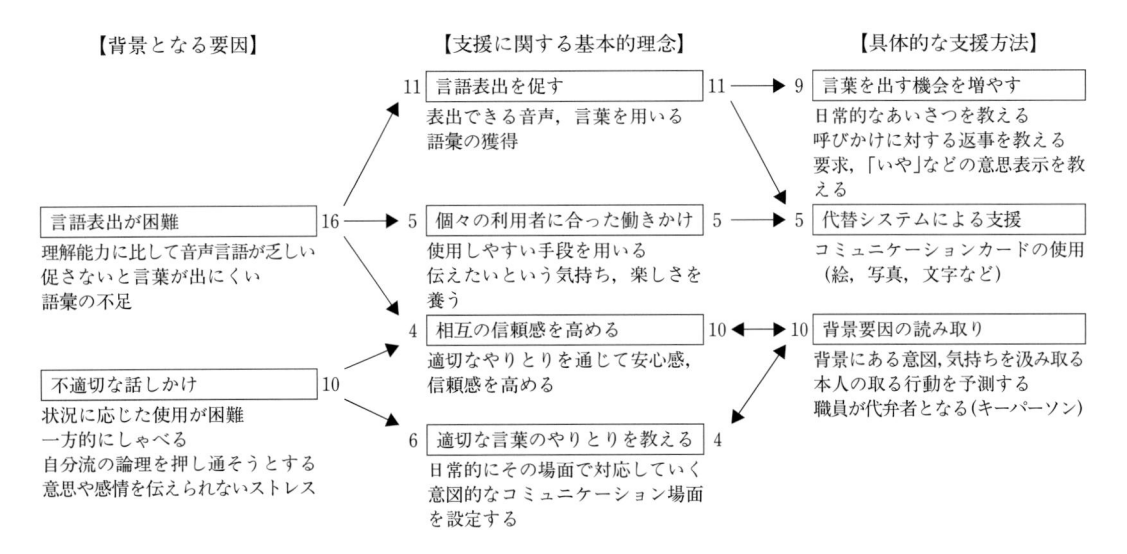

項目	回答数
職員が代弁者となる（キーパーソン）	1
本人の取る行動を予測する	1
背景にある意図，気持ちを汲み取る	10
絵，写真，文字カードなどの使用	5
要求,「いや」などの意思表示を教える	5
呼びかけに対する返事を教える	2
日常的なあいさつを教える	2

回答数（複数回答可）

図4-3　言語発達の遅れ（表出）について理解と支援の方向性

【背景となる要因】

言語表出が困難　16
- 理解能力に比して音声言語が乏しい
- 促さないと言葉が出にくい
- 語彙の不足

不適切な話しかけ　10
- 状況に応じた使用が困難
- 一方的にしゃべる
- 自分流の論理を押し通そうとする
- 意思や感情を伝えられないストレス

【支援に関する基本的理念】

- **言語表出を促す**　11
  表出できる音声，言葉を用いる　語彙の獲得
- **個々の利用者に合った働きかけ**　5
  使用しやすい手段を用いる　伝えたいという気持ち，楽しさを養う
- **相互の信頼感を高める**　4
  適切なやりとりを通じて安心感，信頼感を高める
- **適切な言葉のやりとりを教える**　6
  日常的にその場面で対応していく　意図的なコミュニケーション場面を設定する

【具体的な支援方法】

- **言葉を出す機会を増やす**　9
  日常的なあいさつを教える　呼びかけに対する返事を教える　要求,「いや」などの意思表示を教える
- **代替システムによる支援**　5
  コミュニケーションカードの使用（絵，写真，文字など）
- **背景要因の読み取り**　10
  背景にある意図,気持ちを汲み取る　本人の取る行動を予測する　職員が代弁者となる（キーパーソン）

た働きかけ」として「絵，写真，文字カードなどの使用」に整理できる。その他，「日常的なあいさつを教える」「呼びかけに対する返事を教える」「本人の取る行動を予測する」「職員が代弁者となる（キーパーソン）」も含まれている。

　言語発達の遅れ（表出）の理解と支援の方向性について，図4-3の背景要因－支援に関する基本的理念―支援方法の相互関連性から考察したところ，言語表出の困難な者と，しゃべることはできても話し方の不適切な者の2つのグループ間で異なることが見出された。このうち，言語表出の困難な者に対しては，表出できる音声やことば，あるいは他に活用できる手段を用いて，表出言語の数やコミュニケーションの機会を増やしていくとともに，伝えたいという気持ちや楽しみを養うための働きかけを心がけている。また，不適切な話しかけに対しては，日常的に即した場面で適切なやりとりを教えることを重要視しているが，意図的なコミュニケーション場面の設定が必要な場合もみられる。

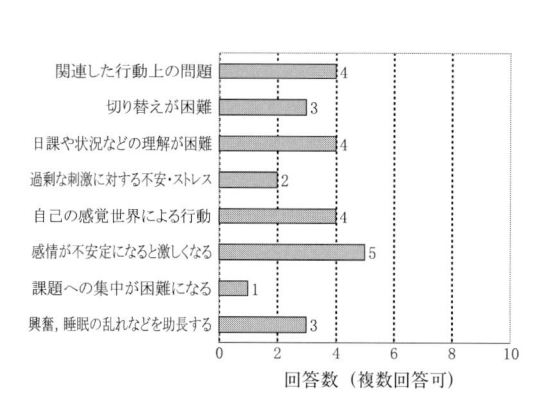

図5-1 背景となる要因（繰り返し行動）

図5-2 具体的な支援方法（繰り返し行動）

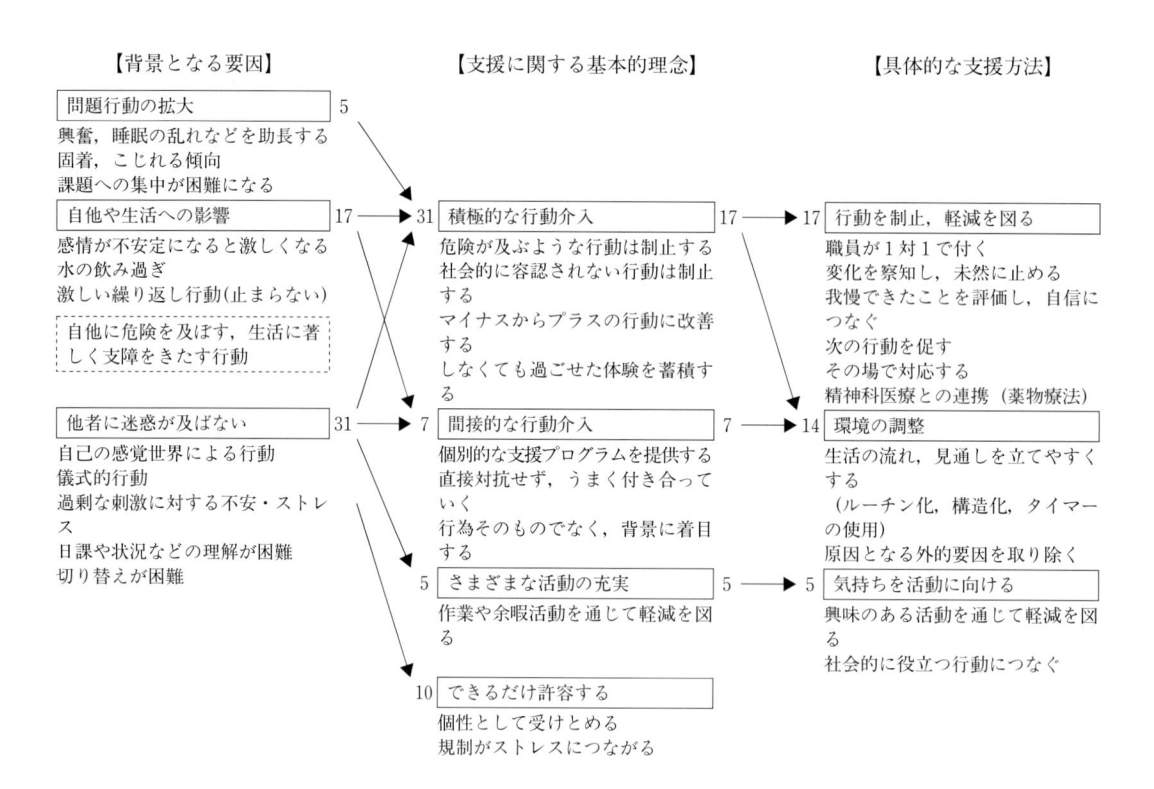

図5-3 繰り返し行動や興味の限局について理解と支援の方向性

3）繰り返し行動や興味の限局について

　繰り返し行動（常同行動）や興味の限局の背景となる要因は様々であるが，図5-1のように，「自他や生活への影響」の大きい行動と「他者に迷惑が及ばない」行動（いわゆる disruptive behavior とそうでないもの）に大別して考えられる。例をあげると，前者には，自己の感覚世界による行動，儀式的行

動, 過剰な刺激などからの不安やストレス, 日課や状況などの理解が困難, 切り替えが困難なことに対して, 後者には, 自他の身体や器物に危険を及ぼす, あるいは日常生活に著しく支障をきたす行動として, 激しくて止まらない繰り返し行動, 頻繁な水の飲み過ぎ, 感情が不安定になるにつれて激しくなる傾向などの要因が含まれている。さらに,「問題行動の拡大」と関連した要因として, 興奮やパニック, 睡眠の乱れなどが助長される, 固着やこじれる傾向, 課題への集中が困難になるなどもあげられる。こうした問題行動への支援に関する基本的理念については,「積極的な行動介入」「間接的な行動介入」「様々な活動の充実」「(迷惑が及ばない限りは)できるだけ許容する」の4つのカテゴリーに分類される。

それぞれのカテゴリーに関する具体的な支援方法を図5-2にあげると, 第1に, 自他に危険が及ぶ, もしくは社会的に容認されない行動は制止し, 問題の拡大を予防することや, 我慢して過ごせた実績を積ませるなどとなっている。さらに, マイナスからプラスの行動に改善していくための「積極的な行動介入」(行動の制止, 軽減)を図っていく。具体的には,「職員が1対1で付く」「変化を察知し, 未然に止める」「我慢できたことを評価し, 自信につなぐ」「その場で対応する」「精神科医療との連携(薬物療法)」などの支援方法が採られている。

第2の「間接的な行動介入」は「環境の調整」と結びついて, 問題行動とうまく付き合っていく姿勢やその背景に着目することの重要性を示唆している。このうち,「生活の流れ, 見通しを立てやすくする」「原因となる外的要因を取り除く」支援の頻度がやや高くなっている。

第3に, 作業や余暇活動などの「様々な活動の充実」を図り,「気持ちを活動に向ける」ために,「興味のある活動を通じて軽減を図る」「社会的に役立つ行動につなぐ」ための支援を行っている。

繰り返し行動や興味の限局の理解と支援の方向性についても, 図5-3の背景要因—支援に関する基本的理念—支援方法の相互関連性で表した。前述したように, 背景となる行動の種類, 発生頻度や程度が様々なことから, それぞれの背景要因から支援の基本的理念への方向性を示した矢印は多岐に分かれており, 一部では交差する部分もみられる反面, 支援の基本的理念と具体的な支援方法の関連性を示す矢印は, ほぼ単一の方向に伸びていることがわかる。このような矢印の方向性からみると, 様々な行動上の問題に対して, 自閉症者施設が個々の利用者の障害特性に応じた理解や個別的な支援プログラムを提供している様子が示唆される。今回の調査方法では伺い知ることができないものの, 複数回答が可能な回答内容と考え合わせると, おそらく多くの自閉症者施設では, ここで抽出された「行動を制止, 軽減を図る」「環境の調整」「様々な活動の充実(気持ちを活動に向ける)」という3つの支援方略を組み合わせて, 複合的に活用しているように思われる。

4) 3つの大きな障害に共通した理解と方向性

最後に, 1)～3)の自閉性障害の3つ組み全体を通じて,「認知障害や発達遅滞」「大きな個人差」が共通した背景要因となっている。また,「個々の利用者に合った働きかけ」を基本的理念とした個別的な支援プログラムの提供が, 以上に掲げたすべての具体的な支援方法の基盤に置かれていることがわかる。

3.「自閉症者施設サービス評価基準」
　　の作成と提案

自閉症者施設におけるサービス評価基準の評価項目を構成していく上で, 自閉症につい

ての共通理解を得るための基礎データの収集と分析は，1つの有効な作業過程となった。このような分析結果から生まれた「自閉症者施設サービス評価基準」[42]（表3）は，自閉症者施設が現在まで積み上げてきた自閉症に特化した専門的支援の到達点を踏まえて，今後の自閉症者施設がめざす方向性を明らかにしたものである。

次に示す各評価項目の内容は，①項目名，②評価にあたっての目的や基準，③質問の内容，④質問への回答（チェック項目，自由記述）から成っている。特に，自閉症者への支援の中でもっとも基本となる「個々の利用者に合った働きかけ」を実際に行う，労働作業や余暇活動などの日常的な活動における具体的な支援内容については，「II 自閉症の障害特性に応じた支援サービスの提供」の評価項目1～7に詳しく述べられている。

I 自閉症者施設としての基本方針と組織・運営管理

自閉症者施設は，重度の障害や行動上の問題を有する自閉症者に対して，ノーマライゼーションやエンパワーメント，人権擁護などの視点に立った，成人期にふさわしい生活や労働の場，利用者個人の障害特性やスキル，適切な支援目標に沿った活動内容を提供する。

それらを基本方針で明らかにし，実現するための組織や運営・管理体制を構築していく。

1．理念と方針の明文化

自閉症者の支援に関わる職員に共通した基本的理念や支援方針を明文化し，常にすべての関係者が周知できるような機会を設ける。また，事業計画や具体的な業務指針はこれらの基本的理念に基づいて毎年度検討し，アセスメントを行い，取り組みを進めていく。

表3 自閉症者施設サービス評価基準

（文献2より引用）

I 自閉症者施設としての基本方針と組織・運営管理
 1．理念と方針の明文化
 2．管理者，スーパーバイザー
 3．支援体制
 4．生活環境

II 自閉症の障害特性に応じた支援サービスの提供
 1．個別生活行動の支援
  1）食事　2）睡眠　3）排泄
  4）入浴　5）衣服　6）理容・美容
 2．労働（作業，就労）への参加
 3．レクリエーションや余暇活動
 4．社会参加
 5．健康と安全
 6．行動障害への対応と配慮
 7．医療との連携

III 自閉症支援の専門性による地域支援
 1．啓発活動
 2．関係機関との連携
 3．地域で生活する自閉症者を支える機能

IV 自閉症支援のための専門的なトレーニングと育成
 1．職員研修
 2．記録とまとめ
 3．事例検討会
 4．研究的な環境と雰囲気

I-1 自閉症支援の理念や方針が明文化され，周知されているか。また，それが事業計画などで具体化され，定期的なアセスメントが行われているか？

□ 基本的理念や運営方針が明文化されている
□ 自閉症支援の理念や方針が周知されている
□ 自閉症支援の理念や方針に基づいた中・長期の計画が検討されている
□ 自閉症支援の理念や方針は事業計画などに

具体化され，支援現場へ反映されている
□ 事業計画などは，年度末などに定期的なアセスメントが行われている

2．管理者，スーパーバイザー

専門性の維持や向上のためには，自閉症支援に専門的な知識を有する施設長，嘱託医，外部から招聘されたスーパーバイザーなどが適切に配置されるなど，自閉症支援を検証するシステムが必要となる。

> Ⅰ-2　自閉症支援に知識・実績のある管理者やスーパーバイザーが配置され，自閉症支援の検証と専門性を高めることが意識されているか？

□ 自閉症支援に知識・実績のある管理者が配置されている
□ 自閉症支援に知識・実績のある嘱託医やスーパーバイザーが配置されている
□ 自閉症支援に知識・実績のある管理者やスーパーバイザーなどを活用した自閉症支援の検証と専門性を高めるためのシステムがある

3．支援体制

支援体制を整備する場合，基本的な支援員数を満たすとともに，各生活単位（ユニット）や日中活動グループごとに専門性の高い職員をリーダーとした支援員グループを配置し，担当制や専任制による安定した職員配置を行う必要がある。

> Ⅰ-3　自閉症者施設実態調査（2004年）で示された支援体制の平均的な数値*を上回り，さらに人数だけでなく，自閉症支援の専門職としての資質や雇用形態を確保しているか？

＊支援員1人あたりの利用者数（日中活動時間帯7人以内，朝の時間帯15人以内，深夜の時間帯20人以内），1活動グループあたりの利用者数10人程度かそれ以下，支援員の雇用形態（常勤職員が9割以上）

□ 日中活動時間帯の支援員1人あたりの利用者数が7人以下
□ 朝の時間帯の支援員1人あたりの利用者数が15人以下
□ 深夜の時間帯の支援員1人あたりの利用者数が20人以下
□ 1活動グループの利用者数が10人程度かそれ以下
□ 職員については，自閉症支援の専門職としての資質や雇用形態を重視している

4．生活環境

対人関係や行動上の障害を有する自閉症者が，バリアフリーをはじめ，生活単位の小グループ化，明るい空間やソフトな雰囲気づくり，空間の構造化などによって，障害特性に配慮した環境で主体的に日常生活を送れるような環境設定が求められる。

> Ⅰ-4　ノーマライゼーションの視点から，日常のあらゆる場面で利用者が主体的に生活行動に参加する機会を提供する環境設定になっているか？

□ 1生活単位（ユニット）あたりの利用者数は20人以下である
□ 各生活単位に通常設置される空間や設備として，居間，台所，食堂，浴室，洗濯場などの生活空間の設定を意識している
□ 生活空間の構造化や動線の検討など，障害特性に配慮した環境設定を意識している

Ⅱ　自閉症の障害特性に応じた支援サービスの提供

変更や状況判断が苦手で，認知・運動・関係性に特異な困難を抱える自閉症者に対して，柔

軟性の促進やエンパワーメントを意識した支援や自閉症の障害（認知・感覚・コミュニケーション・運動の問題）の理解に基づく，積極的な自立に向けた支援が求められる。

また，自閉症に特有なニーズに対して，安全で理解しやすい空間であるだけでなく，多目的な生活空間でなく，動線もわかりやすく配置され，施設設備は通常生活の多様な状況を想定した配慮がなされ，ハビリテーションの促進につながる環境設定が必要とされる。

1．個別生活行動の支援

個別支援は，「食べる」「寝る」「排泄する」など，人が人として生きていくための基本的な生活場面をしっかり支えることからはじまる。この個別生活行動の支援は，支援の出発であり，同時に土台でもある。この土台がしっかりしていれば日常生活も安定してくる。それほどに基本的かつ重要な支援であり，同時にかなりの困難性をともなう支援である。

（1）食事

本人の満足と健康の維持・向上，社会性のある態度がバランスよく組み合わされていることが望ましいが，自閉症者にとって自分で折り合いをつけることは非常に難しい。独特の行動様式がこだわりとして固着していたり，感覚過敏からの偏食，感覚に依存する過食，気持ちと行動がうまく結びつかなくて食べられない場合なども認められる。

また，急いで掻きこむように食べたり，噛まずに丸呑みするなど，食事のペースが調整できないために不安定を引き起こすような二次的行動にも支援が必要である。

> II-1-(1)-① 特異な食行動を改善するための支援が行われているか？

☐ 量の過不足や時間の長短，手順や食べ方，偏食に現れるこだわりによる弊害，また，調味料や水分の摂取や量の異常など，特異な食

行動を改善するための支援が行われている

> II-1-(1)-② 食事中のマナー・スキルなどに対する支援が行われているか？

☐ 大声などの騒がしさ，多動などの落ち着かない行動，食べこぼし，食器を乱暴に扱うなど，周囲を不快にさせる行為のコントロールや食事中のマナー・スキルに対する支援が行われている

（2）睡眠

睡眠に支障がある場合の支援には，直接的に対処する支援と，日中活動を含めて生活全体に関わる支援がある。原因が的確にとらえられていないと，いたずらな薬物の増量を招きやすい。薬物の適切な使用と活動や精神状態への配慮・支援が必要となる。

> II-1-(2)-① 睡眠に関する行動障害への対応を薬物療法のみに頼っていないか？

☐ 不眠，昼夜逆転，浅く断続的な睡眠，過敏さや興奮による覚醒状態などに対応するために薬物の必要性を感じた場合には，観察や記録に基づいて医師に相談している

> II-1-(2)-② 落ち着いて休めるための工夫が行われているか？

☐ 落ち着いて休めるための環境の工夫を行っている

☐ 日中活動の工夫，就寝前の身体への働きかけや添い寝など，様々な関わり方を工夫している

（3）排泄

衛生観念の意味理解やスキル的な面は，入浴と同様の難しさがある。水を扱うことについても同様である。また，こだわりなどの行動障害に結びつきやすい生活場面でありながら，支援者の介入が難しいという問題もある。身体の異

常がある場合に排泄物の状態を確認することで見つけられることも多いが，本人からの訴えが期待できにくく，常時見守りをしていないと異常の発見が遅れる可能性も危惧される。

また，身体の力の入れ方を身につけることの困難さから，適切に力を入れたり抜いたりする排尿行動がうまくできないことなどへの対応も必要となる。

> II-1-(3)-① 排泄に関する行動障害を改善するための支援が行われているか？

☐ 頻尿，トイレでの水飲み，弄便，トイレ以外の場所での排泄，水遊び，ペーパーや水の使い過ぎ，衣類やペーパーを便器に詰めるなど，排泄に関する行動障害を改善するための支援が行われている

> II-1-(3)-② 排泄に関するスキル・マナーに関する支援が行われているか？

☐ 手を洗う，便器や床，排泄物に触らないなど，清潔さを維持するための支援が行われている
☐ 排泄に伴う着脱衣，排便後の拭き取り，水やペーパーの適切な使用などに関する支援が行われている

> II-1-(3)-③ 排泄時を利用した健康の確認が行われているか？

☐ 排泄時に，尿や便の状態，痔・その他の出血などの異常の確認が行われている

(4) 入浴

衛生の観念は目に見えない事柄も多く，自閉症者にとって非常にわかりにくいことの1つである。また，手の巧緻性が未熟なことも多く，スキルの習得も難しい。さらに，水という感覚的に自閉症者が魅了されやすい状況で，様々な行動上の問題も起こりやすい。溺れたり，火傷，ケガなどの事故が起こりやすく，自閉症者に比較的多くみられるてんかん発作にも注意が必要である。

> II-1-(4)-① 入浴中の行動障害を改善するための支援が行われているか？

☐ 水や湯を飲む，石鹸・シャンプーの異食，騒がしさ，とても時間がかかるなど，こだわりによる弊害や行動障害を改善するための支援が行われている

> II-1-(4)-② 入浴中のマナー・スキルに対する支援が行われているか？

☐ 水や湯を飲む，石鹸・シャンプーの使い過ぎ，水の撒き散らし，洗体・拭き取りのスキルの向上などに向けた支援が行われている

> II-1-(4)-③ 入浴中の安全や健康の確認への配慮がなされているか？

☐ てんかん発作，こだわりやパニック時の事故，水や湯を飲む，石鹸・シャンプーの異食などに対して，人員配置や安全管理のための配慮がなされている
☐ 入浴時に，皮膚疾患や外傷などのチェックや対応のためのシステムがある

(5) 衣服

衣服をきちんと着用するためのスキルを身につけるための支援，独特の感覚や行動に配慮した支援が含まれる。服を着ないとか，破ってしまう行為について，こだわりによる場合と感覚的に受け入れられないためにする場合とでは，支援方法が大きく異なることにも考慮が必要である。

> II-1-(5)-① 衣服に関する行動障害への支援を行っているか？

- □ 破衣，頻繁な着替え，着替えようとしない，特定の衣類への執着，季節の変わり目にまつわる衣服のこだわり，不適切な脱衣，感覚過敏による脱衣や衣類の限定，こだわりによる不適切な着衣の仕方などに対する支援が行われている

> II-1-(5)-② 衣類に関するマナー・スキルに関する支援を行っているか？

- □ 適切な場所での着替え，前後の区別，汚れた衣類の始末，TPO の理解などへの支援が行われている

(6) 理容・美容

清潔やおしゃれなどの意識とスキルの両面から，形だけのものになりやすいところに支援の難しさがある。また，理容・美容店の利用などの社会性を身につけるという視点も必要である。感覚の過敏性がみられる場合も支援を困難にしている。

> II-1-(6) 理容・美容について，適切な支援が行われているか？

- □ 形だけでない実質的な洗面や歯磨き，身だしなみを身につけるための支援が工夫されている
- □ 理容・美容店でのマナーを身につけ，利用に向けた支援が行われている

2．労働（作業，就労）への参加

労働は，障害の程度に関わらず，大人としての充実感や達成感，現実見当識などの発達が促進され，成人期における人格発達課題の達成につながる。また，安定的な日中活動として労働の果たす役割も重要である。

> II-2-① 労働の内容は，人としての尊厳や自尊感情を高めるものであるか？

- □ 尊厳や自尊感情を高める労働を提供するための作業開拓や工夫を行っている
- □ 生産活動と消費活動の関係性を理解するための支援や，社会的経験を促進するための支援によって，労働が利用者の地域参加や自立促進プログラムと連結している

> II-2-② 自閉症の障害特性に応じた労働（作業，就労）への支援プログラムが提供されているか？

- □ 作業環境として，作業スキルや工程の分析，補助具や構造化などを活用した労働（作業，就労）への支援プログラムが提供されている
- □ 認知スキル，行動特性，注意や持続性，意欲，興味関心，作業適性など，利用者個人のニーズや特性のアセスメントに基づいた労働を準備し，提供している

3．レクリエーションや余暇活動

レクリエーションや余暇・自由時間が本人にとって課題場面になったり，こだわりを助長する場面や行動の枠組みや手がかりのない不安場面に陥りやすいなど，自閉症者の障害特性を理解した支援プログラムの構築を図るための工夫が求められる。

> II-3 自閉症者の障害特性を理解した支援プログラムの構築を図っているか？

- □ 年齢や文化性に配慮したプログラムや支援体制が検討されている
- □ 余暇活動が課題場面になってしまい，本来の余暇になりにくいことへの配慮がなされている
- □ 自由時間が苦手であったり，柔軟性や自発性が乏しく，こだわりを助長しやすい特性への配慮がなされている
- □ 自閉症者の自発的な運動の困難さや偏りに着目した活動内容が工夫されている

4．社会参加

　自閉症者の社会参加に向けた支援は，その障害特性はいうまでもなく，社会的資源や理解の不足の状況も含めて大変厳しい状況にあるが，社会参加こそ施設のもつ大きな課題である。

> Ⅱ-4-① 地域生活への移行に向けた支援を行っているか？

- □ 掃除・洗濯など，日常生活場面で主体的な生活行動ができる環境を設定している
- □ 地域生活や地域資源について具体的な情報提供をし，グループホームやケアホームへの移行準備など，地域での自立（移行）に向けた支援を行っている
- □ 作業や就労支援を充実させ，地域での自立（移行）に向けた支援を行っている

> Ⅱ-4-② 社会適応の難しい自閉症者に対して，地域生活スキルの獲得の場として積極的に地域社会と関わり，交流に向けた取り組みをしているか？

- □ 必要なスキルの獲得ができる機会の提供を行っている
- □ 利用可能な社会資源の情報を把握し，地域に根ざした支援体制を組んでいる
- □ 外出時には，自閉症者の障害特性を理解した適切な予防的対応を行っている

5．健康と安全

　自閉症者は，特異な感覚や状況認知の不全，あるいはコミュニケーション障害などのために身体異常の訴えや危険回避が困難である。こうした障害特性に配慮した健康や安全管理は，自閉症者に欠かせない支援となっている。
　また，こだわりやパニックによる事故も少なくなく，予防を含めた適切な配慮は欠かせない。

> Ⅱ-5-① 身体異常の訴えが困難な自閉症者への健康管理が適切に行われているか？

- □ 検温，血圧，体重などの健康状況の把握が，日常的・定期的に実施されている
- □ 日常生活行動の観察による健康管理が適切に行われている
- □ 健康に関する情報が適切に引き継がれ，適切な状況判断と連携のシステムが整備されている

> Ⅱ-5-② 日常的な救急対応と安全への配慮についての訓練が実施されているか？

- □ てんかん発作，事故やケガ，無断外出などへの日常的な救急対応システムが整備されている
- □ 避難訓練などの実施は，自閉症の障害特性を配慮した想定となっている

6．行動障害への対応と配慮

　生涯にわたって適応上の問題を抱え，激しい行動障害を生じやすい自閉症者に対して，単に回避したり見守るだけではなく，明確な基準と専門的な援助技術に裏付けされた改善・軽減のための支援が求められる。

> Ⅱ-6-① 行動への介入は，適切な自閉症理解と倫理的基準を満たしているか？

- □ 行動障害に対する見方や考え方は，適切な自閉症理解に基づいている
- □ 行動への介入は，倫理的基準（痛みや傷つけること，個々の人権を侵害することがないことなど）を満たしている
- □ 身体的・物理的拘束の是非や方法などについて議論し，検討している
- □ 身体的・物理的拘束が必要になった場合，事前に本人や保護者への了解を得ている

> II-6-②　専門的な援助技術に裏付けされた，行動障害を改善・軽減するための支援がなされているか？

☐　行動障害の予防のため，自閉症理解や支援技術の向上を図っている
☐　身体的な介入を伴う適切な対応方法を訓練している
☐　行動障害への取り組みについては，個別にカンファレンスなどで検討している

7．医療との連携

施設を利用している自閉症者の多くは精神科医療が必要であるが，その活用については，自閉症理解や支援に十分な経験を有する医師との連携が不可欠である。一方で，治療に必要な情報を医師に伝えるという支援者側の課題も少なくない。

一般医療に関しても，感覚過敏や不安が強いと適切な受診が難しい。自閉症者の障害特性を理解した適切な対応が必須である。

> II-7-①　精神科での受診は，自閉症の理解が十分な専門医によっているか？

☐　精神科での受診は，自閉症理解の深い専門医によっている
☐　診察に際しては，医師に適切な状態観察や記録に基づいた情報を伝達している
☐　状態観察や検査などにフィードバックされた薬物の使用がなされ，医師の指示の下に適切な服薬が行われている
☐　発達障害を専門とする医療機関との連携や，適切な医学的コンサルテーションが得られている

> II-7-②　精神科以外の一般医療（内科，外科，歯科，他）を適切に受診できているか？

☐　一般医療を通常のかたちで利用できるようにするために，本人への支援が行われている
☐　医療機関に対して，一般医療を適切に利用できるための啓発を行っている
☐　一般医療において，自閉症の障害特性を理解した適切な治療・対応がなされている

III　自閉症支援の専門性による地域支援

自閉症者への支援を通じて培った専門性を地域に提供していくという側面は，非常に重要である。自閉症者施設は，地域における自閉症支援の拠点としての姿勢を明確に打ち出し，その体制を整備していく必要がある。

1．啓発活動

自閉症者が充実した地域生活を送るためには，自閉症という障害に対するバリアフリーを考えていかなければならない。そのためにも，地域の理解を深める取り組みが必要である。

さらに，培ったノウハウを提供し，地域の中で自閉症者を支援する人材を育成するための取り組みが必要である。

> III-1-①　自閉症に関する地域の理解を深めるための取り組みを行っているか？

☐　地域資源としての施設の情報を，印刷物や広報誌，ホームページなどを通じて発信している
☐　積極的に地域参加（日常生活，買い物，地域行事，地域での作業など）の機会をつくっている

> III-1-②　実習やボランティアの受け入れを積極的に行うとともに，自閉症への支援者を広げていくための取り組みを行っているか？

☐　支援者を対象とした研修会や関係機関への講師派遣を行っている

- ☐ 実習やボランティアの受け入れを積極的に実施している
- ☐ 人材育成のための効果的なプログラムを用意している

2．関係機関との連携

関係機関との連携を深めたり，地域資源を開拓し人材を育成することは，自閉症者の成長と地域生活を支えるために重要である。

> III-2-① 自閉症者に関わる地域資源との連携を深めるための取り組みを行っているか？

- ☐ 自閉症者の支援に関わる地域の関係機関や団体などの会議に参加したり，開催している
- ☐ 自閉症者を受け入れている関係機関や団体などへの支援を積極的に行っている

> III-2-② 関係機関と連携して，自閉症者のための地域資源の育成や開発に取り組んでいるか？

- ☐ 地域における自閉症者のニーズや必要な社会資源を把握している
- ☐ 関係機関と共同で自閉症者のサービス資源の育成や開発を行っている

3．地域で生活する自閉症者を支える機能

地域で暮らす自閉症者の中には，激しい行動障害を呈していても必要な支援の届かない事例が少なくない。他にも様々な支援を必要とする人たちが多く，自閉症者施設は，こうした様々なニーズに対応するための機能を有し，自閉症者やその家族の地域生活を現実的に支えていかなければならない。

> III-3 地域で生活する自閉症者やその家族を継続的に支えていく機能があるか？

- ☐ 療育相談，療育支援，短期入所，訪問支援，外出支援などを行っている
- ☐ 強度行動障害を示す人たちへの支援（療育や相談，短期入所の受け入れ，行動援護など）を行っている
- ☐ 法人内・外の機関と連携を取り，自閉症者の地域生活を支援している

IV 自閉症支援のための専門的なトレーニングと育成

自閉症者支援のための高度な専門性は，自閉症者施設の存在意義と表裏一体の関係にある。専門性を身につけるための職員の育成は自閉症者施設運営の重点課題の1つであり，育成のためのシステムは施設運営に組み込まれる必要がある。

この自閉症者支援のための専門性は，施設利用者支援に向けられると同時に，そこで培った専門性を地域で暮らす自閉症者支援への貢献という，両面の支援に結びついていく。

1．職員研修

専門的トレーニングのはじまりは新任職員研修である。この研修は，自閉症者支援の実際を体験しながら，人間理解や障害理解に基づいた自閉症者理解と支援技術を学んでいく。そうして新任職員も支援チームの一員となり，数年を経て高度な専門性を身につけていくことになる。また，研修の成果である個々の職員の成長とチームの支援力を結びつけていくという視点は，チームプレイの支援現場に欠かせない。

> IV-1 専門職員育成のための研修が施設運営の中に組み込まれ，かつ効果的に行われているか？

- ☐ 新任職員研修が計画的に実施されている
- ☐ 自閉症者支援の専門性をさらに高めていくための研修がある
- ☐ 研修結果は，文書などで記録されたり，報

告されている
- □ 自分の施設の課題にふさわしい研修や，個々の職員の成長を企図した研修が行われている

２．記録とまとめ

　記録や「まとめ」の第一義的な目的は個別的な理解と支援のためであり，個別的な支援を必要とする自閉症者には欠かせない。それと同時に，自閉症者理解に基づいた観察記録と考察の過程やそれらの積み重ねは，自閉症者支援の専門性を高めるための基本的なトレーニングとして重要である。

> Ⅳ-2　日々の記録と「まとめ」が的確に行われ，個別支援計画などに生かされているか？

- □ 日々のケース記録は適切に作成されている
- □ 必要に応じて，特別の観察やその記録が的確に作成されている
- □ 記録と実践に基づいた「まとめ」が定期的に作成されている
- □ 記録や「まとめ」を支援に生かすための定期的な会議がある
- □ 記録や「まとめ」は，自閉症者理解に基づいた個別支援計画の作成と見直しに生かされている

３．事例検討会

　様々な困難性を行動化しやすい自閉症者の個別的な支援には，自閉症者理解に基づいた多角的で縦断的・横断的，充実した事例検討会が欠かせない。そして，それは計画的に実施され，支援に生かされなければならない。
　さらに事例検討会には，より広く深い専門的な知見や療育実績を積んだスーパーバイザーが参加し，客観的な評価や適切なコメントが加えられる必要がある。

> Ⅳ-3　事例検討会は計画的に実施され，支援に生かされているか？

- □ 事例検討会が定期的・計画的に実施されている
- □ 事例検討会は資料に基づいて展開されている
- □ 事例検討会で得られた知見は効果的に活用されている
- □ 事例検討会には，自閉症について知識・実績のあるスーパーバイザーが出席し，適切なコメントが加えられ，支援内容の検証がなされている

４．研究的な環境と雰囲気

　自閉症の原因はいまだ特定できず，自閉症者理解や状態像，療育方法についての知見も様々である。こうした意味からも，生活や療育の実践現場である自閉症者施設が最新情報を入手するための手段をもち，自己研修のできる環境や研究的な雰囲気は大事である。

> Ⅳ-4　自閉症に関する専門性を高めるための研究的な環境や雰囲気があるか？

- □ 自閉症に関する専門図書が整備されている
- □ 研究発表や研究誌発行などが行われている
- □ 学術的なリサーチや最新情報入手のためのシステムがある
- □ 研修・研究的な環境（専門図書など）や企画（研究会の開催案内など）が対外的にも開かれている

（近藤　裕彦）

V. 自閉症支援の実態

1. 就労の実態

1）自閉症の就労率

　自閉症者の就労実態調査は，社団法人日本自閉症協会が1981年から数回実施しているが，当時の自閉症協会は主に知的障害をともなう自閉症の保護者が会員だったため，高機能自閉症およびアスペルガー症候群等はあまり含まれていない可能性がある。

　その自閉症協会の就労実態調査における自閉症者の就労率は，1981年2.6％，1988年6.0％，1990年6.9％となっている。また，国立特別支援教育総合研究所（当時の国立特殊教育総合研究所）も同様の調査を行っており，知的障害特別支援学校高等部および中学部における卒業生の就労率は約18.5％と報告されている[38]。

　いずれにしても成人期に達した自閉症者の8割以上が在宅，福祉的就労およびその他の機関で対応されており，一般就労は難しいことが示されている。

2）就労した自閉症者の職種

　知的障害をともなう自閉症者の就労職種は，以前は製造業が圧倒的に多かったが，産業構造の変化とともに，現在では「製造業」「卸売・小売業，飲食店・宿泊業」「サービス業」に3分されている[15]。

　職務別にみると，製造業では，「梱包・パッキング」「組立」「機械操作」「運搬」「清掃」などが主で，卸売・小売業，飲食店・宿泊業では，「清掃」「食器洗浄」などが多い。また，サービス業では「クリーニング」や「おしぼり業」などに従事している。

　職種は，地域によってかなり異なるものと思われるが，あまり複雑な仕事には就いておらず，また対人接触を必要とするような職種も少ないことが伺える。

　一方，知的障害をともなわない高機能自閉症・アスペルガー症候群の就労実態調査に関してわが国では報告されていないが，Grandin[4]によると16の適職が示されている。

　それらは，「航空機整備士」「芸術家」「大学教員」「コンピューター・プログラマー」「製図」「起業家」「財務会計・記録管理」「グラフィックアートのデザイン」「冷暖房・換気・空調技術者」「情報機器の修理」「学習に関するスペシャリスト」「図書館職員」「印刷業」「生物学・医学分野の研究科学者」「通訳／翻訳」「獣医補助とベテナリー／テクニシャン」となっている。

　以上の職種がわが国に該当するかどうかは不明であるが，Grandinは米国カリフォルニア州のIT関係で著名なシリコンバレーで働いているコンピューター技術者の4分の1がアスペルガー症候群であると述べている。

　実際，ハンス・アスペルガーが報告した症例でも，数学的能力が高い自閉症者がおり，社会的能力がさほど必要とされていない専門分野に惹き付けられた者も多いことが伺える。アスペルガー症候群者は数学や物理学に関心を持つことが多く，コンピューター技術者として働いている者も多いため，コンピューターの関係者の間で，アスペルガー症候群のことを「シリコンバレー症候群」と呼ぶこともあると報告されている[9]。

3）就労に有効なプログラム

　障害者の就労支援，いわゆる職業リハビリテーションでは，従来職業訓練をしてから就労へという流れが中心であった。しかしながら，身体障害者の場合はともかく，般化，応用が困難な知的障害者や自閉症者への支援では十分な成果が認められなかった。

　そのような中，米国では1986年にリハビ

リテーション法が改善され，Supported Employment（ジョブコーチといった支援者がついた援助付き就労）が組み込まれた。この援助付き就労によって，従来就労が困難と言われていた知的障害者や自閉症者の就労が大幅に増加した。

わが国においても，独立行政法人高齢・障害者雇用支援機構が全国に設置している地域障害者職業センターにおいて，職場適応援助者と呼ばれるジョブコーチが配置されるようになり，知的障害者の就労率が大幅に改善された。

とりわけ自閉症については，米国ノースカロライナ州で実施されているTEACCHプログラムに基づいた就労支援が実績をあげている。

a．米国ノースカロライナ州におけるTEACCHプログラムの援助付き就労

TEACCHとは，Treatment and Education of Autistic and related Communication handicapped CHildrenの頭文字をつなげたもので，米国ノースカロライナ州で実施されている自閉症の人に対する早期の診断から成人期の就労や余暇支援に至る包括的なサポートプログラムのことを意味する。

TEACCH部はノースカロライナ大学医学部精神科に所属しており，診断・評価，治療・教育，学校コンサルテーション，余暇支援，保護者および専門家の研修など多岐にわたったプログラムを実施しているが，成人期に達した自閉症者への主な支援は就労支援である。

その就労支援では，ジョブコーチという援助が付いた就労支援がなされている。

TEACCHの援助付き就労モデルは表4に示すように4つのモデルがある。

以上の援助付き就労モデル4種類それぞれの利点を表5に示す。

b．就労支援のためのアセスメント

TEACCHプログラムでは，学校から就労への移行対策が早期から実施されており，そのためのアセスメントとしてTTAPというものが実査される。TTAPとは，TEACCH Transition Assessment Profileの頭文字をとった略称で，「TEACCH移行アセスメントプロフィール」のことを意味する。

TTAPは，自閉症スペクトラムの生徒たちが学校を卒業後，社会に参加する上で必要な教育サービスを提供するためのITP (Individual Transition Plan；個別移行計画)を策定するために使われるアセスメントだが，わが国では施設から就労への移行にも有効なアセスメントツールと考える。

TTAPでのアセスメントの領域は「職業スキル」「職業行動」「自立機能」「余暇スキル」「機能的コミュニケーション」「対人行動」の6領域が設定さており，それぞれの領域において直接観察する尺度の他に「家庭尺度」「学校／事業所尺度」の3側面で実施される。

「職業スキル」を例にとると，表6のような下位検査項目が設定されており，それぞれ課題ができたら「合格」，できなければ「不合格」と採点されるが，ユニークなのはその中間点を「芽生え」と採点することである。「芽生え」とは，完全にはできないが，一部できたことを示すものであり，芽生えの課題を今後の指導目標にすることになる。

たとえば(1)の分類作業ではワッシャーやボルトなど5個の部品を収納皿に分類する作業でミスが1個以下であれば「合格」。5分を経過しても正解が3個以下であれば「不合格」。4個の分類はできるが5分以上かかる，または5分以内に終了できるがミスが2個以上の場合に「芽生え」という段階で採点される。

「職業行動」では，表7に示される項目等で評価を行う。

この中で(1)の「用紙の封入作業」では，全16セットのうち少なくても13セットの封

第13章　青年期・成人期自閉症の福祉的支援

表4　TEACCHプログラムにおける就労支援モデル

1．標準モデル（個別就労支援モデル）
・モデルの概要
　ジョブコーチがある一定の期間企業において自閉症者が1人で働けるように支援を行う。よって，自閉症者が仕事を覚えていくにつれ，徐々にジョブコーチの援助が減少していき，働いている場所に常時ジョブコーチがいるわけではない。
・割合
　ジョブコーチ1人に対し利用者が1人〜2人
・サポートの頻度
　ジョブコーチは最初の段階では集中的に指導を行うが，徐々に1週間に2回から2カ月に1回程度断続的に訪問し，コンタクトを図るように援助は減少する。
・賃金
　最低賃金以上
・働いている場所
　図書館，倉庫管理，事務所，スーパーマーケット，工場，フードサービス，小売業，パン屋，保守・管理，クリーニング
・対象者
　知的に高い自閉症者やアスペルガー症候群，（問題行動の少ない）穏やかな自閉症者

2．分散モデル（分散型エンクレイブ）
・モデルの定義
　同じ職場だが，働く場所が異なったり，分散された場所で働く複数の自閉症者で構成されている。
・割合
　ジョブコーチ1人に対し自閉症は2人から5人
・サポートの頻度
　ジョブコーチは常にその職場におり，支援は必要に応じて行う
・賃金
　最低賃金以上
・働いている場所
　スーパーマーケット，工場，フードサービス，パン屋
・対象者
　常に1人で仕事をすることが困難な中度知的障害のある自閉症者，やや問題行動を所持しているアスペルガー症候群等

3．モービルクルー
・モデルの定義
　モービルは車，クルーは乗組員を意味する。同じ仕事（清掃が主）を行うために車で場所を移動しながら教会や公民館，個人の家などを訪問し，複数の自閉症者が働くモデル。
・割合
　ジョブコーチ1人に対し，自閉症者は1人から3人
・サポートの頻度
　ジョブコーチは常に自閉症者と一緒にいて，必要に応じてサポートを行う
・賃金
　最低賃金以上
・働く場所
　個人の家や公園，教会，公民館，企業等の清掃
・対象者
　人と接触するのが苦手な自閉症者

4．1対1モデル
・モデルの定義
　ジョブコーチが常に自閉症者に付きっきりで，1対1で成り立っているモデル
・割合
　ジョブコーチ1人に対し自閉症者1人
・サポートの頻度
　ジョブコーチは常に一緒におり，支援も継続的に提供される
・賃金
　最低賃金以上
・働いている場所
　事務所，本屋，フードサービス，パン屋，教室，郵便，スーパーマーケット
・対象者
　常にサポートが必要な最重度の自閉症者

表5 それぞれのサポートモデルの利点

1. 標準モデル
・自閉症者が自分の能力や興味を最大限に伸ばし働くことができる
2. 分散モデル
・ジョブコーチは，必要に応じて自閉症者の課題を援助することができる
・ジョブコーチは，事業主のニーズに合った自閉症者の作業遂行能力（正確さや品質）を保障することができる
・ジョブコーチは，自閉症者の仕事のやり方に応じて適応させることができる
3. モービルクルー
・ジョブコーチは，必要に応じて自閉症者の課題を援助することができる
・ジョブコーチは，事業主のニーズに合った自閉症者の作業遂行能力（正確さや品質）を保障することができる
・ジョブコーチは，自閉症者の仕事のやり方に応じて適応させることができる
・利用者のニーズに応じて仕事のスケジュールや休み時間の長さなどを調節することができる
・能力や興味に応じて課題を割り当てられることができる
・他の援助つき就労モデルにおける一般就労のために必要とされるスキルを発展させるトレーニングの場所となる
4. 1対1モデル
・自閉症者のニーズに応じて継続的に構造化を適応させたり変更したりすることができる。

表6 TTAPにおける職業スキルの下位検査項目

(1) 分類作業
(2) ミスの修正
(3) 絵カードを用いた部品の封入
(4) 色カードのマッチング
(5) 数字カードの照合
(6) フィルムケースのチップ入れ
(7) 旅行キットのパッケージング
(8) 50音順の並べかえ
(9) 定規での測定
(10) 番号によるカードのファイリング
(11) カップとスプーンによる計量
(12) パソコンによる文字入力

表7 TTAPにおける職業行動の下位検査項目

(1) 用紙の封入作業
(2) 作業の継続
(3) 音による課題への集中
(4) 監視者なしの作業
(5) 生産性
(6) 作業のていねいさ
(7) 環境に対する反応
(8) 次の活動への移行
(9) 必要なときに援助を求める
(10) 修正に対する反応
(11) 中断されたときの耐性
(12) 作業中のスタミナの維持

入作業ができれば「合格」，5セット以下しか完成できなければ「不合格」，6セットから12セットの間であれば「芽生え」となる。

先に述べたように，TTAPは学校教育における卒業後の成人生活への「個別移行計画」がベースとなっているため，学校教育では「芽生え」のところを指導し，「合格」の水準に達することを目標に設定することができる。

しかしながら，移行という意味は「学校から成人生活への移行」の意味だけではなく，「施設から就労への移行」の意味も含まれているため，わが国の施設・作業所における「就労移行支援事業」などでのアセスメントとしても有効だと思われる。

c. TEACCHプログラムにおける就労支援事例

ノースカロライナ州はおよそ北海道と東北を合わせたくらいの広大な面積のため，州内に9つの地域TEACCHセンターが設置されている。大学本部のあるチャペルヒルでは，独立した援助つき就労の部署があり，数多くの就労支援を行っている。

チャペルヒルでは，9人のジョブコーチが60人の自閉症の人の支援をしており，そのうち40人が標準モデルとなっている。

標準モデルの1つとして，郵便物の整理をしている2人の自閉症者がいる。1人は6年

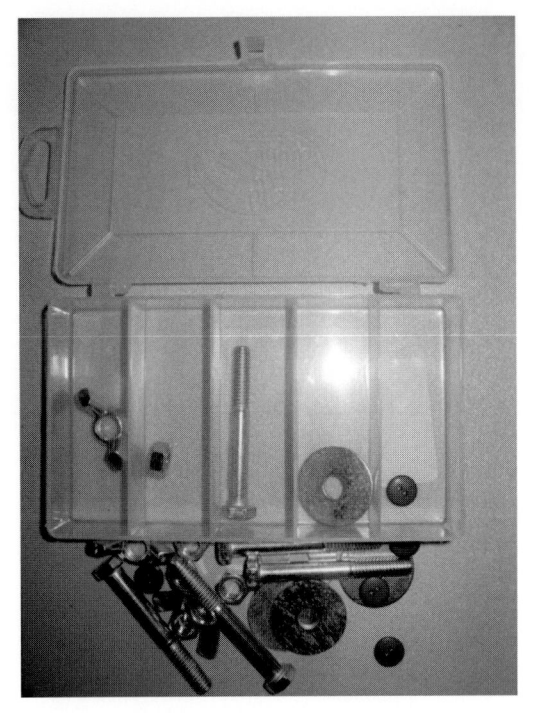

写真1　職業スキルにおける部品の分類作業

も働いているとのことであったが，もう1人は仕事をはじめてまだ10カ月である。

仕事の時間は朝9時から午後1時までの4時間（途中11：30-11：45が休憩）で，集中的支援の後は援助が徐々に少なくなり，現段階ではジョブコーチは週に1回様子を見に来るだけの状況となっている。

仕事はコンテナー・オーガニゼーションというコンテナーに入っているたくさんの郵便物を仕分ける作業である。郵便物の仕分けで，ときおり衝動的になって郵便物をまき散らす自閉症者に対し，叱ることはせず，本人にわかりやすく環境を変える「構造化」といった指導により，問題行動の軽減を図っている。

知的に重度の自閉症者に対してはモービルクルーによる支援を行っている。チャペルヒルのモービルクルーでは個人の家の清掃を行っている。ジョブコーチ以下3人の自閉症者がライトバンで移動しながら，契約した個人の家を清掃しながら巡回している。時給は6.5ドルで，1軒の清掃時間は朝9時半から12時半までの約3時間，午後に他の家を掃除することもあるため，週にすると大体19時間から25時間くらい働いている。よって月給にすると日本円で約6万円～約8万円くらいである。

ある知的障害をともなう自閉症の女性は，以前スーパーマーケットで働いていたが，スーパーでは客から声をかけられることが多く混乱したため，モービルクルーに移ったとのことである。彼女は，仕事の手順がわからないため，ジョブコーチが表8のような作業手順を示すマニュアルを作成し，一つひとつの課題が終わったら数字の右側に示されている四角いスペースをチェックしていくように指導されている。

表8でユニークなのは，数字が1から順番に増えていくのではなく，10から順番に減っていく手順になっていることである。彼女の場合は，数字が増えていくとパニック状態になるため，彼女の特性をアセスメントし，彼女にわかりやすく提示している。

また，自閉症者だけを雇用しているユニークな職場がある。

ここでは，4人の自閉症者が働いている。4人のうち1人は高校をまだ卒業しておらず，現場実習として利用している。労働時間は，午前中3時間のみで，その後1人は他のワークプレイス（ビデオの包装等）で働いている。その他の自閉症者は午後になると余暇を楽しむ者などもいるが，全員ジョブコーチが必要である。ジョブコーチは自閉症協会や他のNPO法人などの職員が担当している。

仕事の内容は，図6～8のような「シューボックスタスク」というもので，靴箱くらいの大きさの課題を数多く作り，構造化されたわかりやすい仕事が提供されている。

シューボックスタスクは基本的に学校や家庭，病院などで実施される知的障害児者の作業課題であり16種類34の課題があり，それ

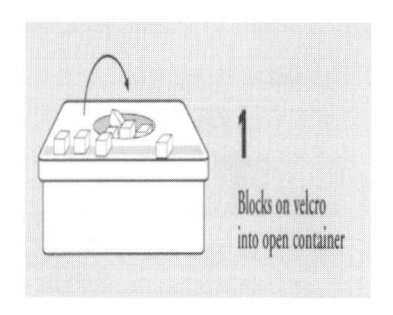

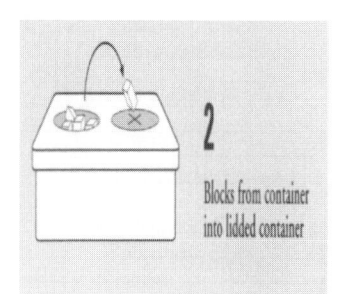

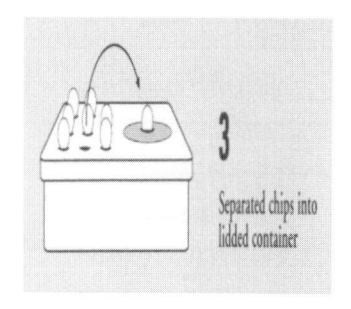

図6 ブロック挿入課題　　　図7 ブロック挿入課題2　　　図8 チップ挿入課題

表8　清掃手順を示したマニュアル

10. □ スポンジに水をつけて電子レンジの表面を磨く
9. □ ペーパータオルで電子レンジを拭く
8. □ スポンジに水をつけて冷蔵庫の表面を磨く
7. □ ペーパータオルで冷蔵庫の表面を拭く
6. □ スポンジに水をつけてカウンターをこすって磨く
5. □ スポンジに水をつけて流し台をこすって洗う
4. □ 水で流し台の洗剤を流す
3. □ ペーパータオルでカウンターを拭く
2. □ 作業終了したことをジョブコーチに伝える
1. □ 好きなドリンクを飲むことができる

ぞれ課題分析をしたものが図示され，マニュアル化されている。

すべての課題はワークシステム（左から右へなど）によってわかりやすく設定されており，作業活動をするところと場所が1対1にわかりやすいように設定されている。

給料はポイント制で，能力に応じて平等に支払われている。時給にして7ドル～8ドル程度だが，ポイント制なのでそれぞれの自閉症の人の能力によって異なっている。

(梅永 雄二)

VI. 自閉症支援の課題と展望

1. 自閉症者施設と脱施設化問題

支援費制度の導入と前後して，障害者施設のあり方検討の作業が進められてきた。理念的にはノーマライゼーションの視点から入所施設を解体ないしは縮小し，地域ケアの方向で障害者福祉を再編成していくことがめざされている。この流れは，障害者自立支援法においても同様であり，地域移行の促進と入所施設の抑制策が取られている。

しかしながら，その動きは支援費制度への転換の際と同様に，従来のあり方を十分に検証してその上で現実的な検討や組み立てを行ってきたとは言い難く，北欧やアメリカの脱施設化や施設解体に関わる理念的な部分を安易に引き写した感がある。さらに危惧される点は，経済や財政の構造改革，小さな政府をめざした行財政改革等の一環として位置づけられている面が大きいということである。

ここでは，まずノーマライゼーションの具現化としての脱施設化を先行してきた北欧や米国の実情とわが国の脱施設化の動きを概観し，その問題点や課題に触れてみたい。続いて，これらの脱施設化や「施設のあり方検討」の流れの中で，自閉症者施設が検討しな

ければならない課題と展望についてふれてみたい。

1）脱施設化，施設解体の動向

わが国の現在まで進められてきた「施設のあり方検討」や脱施設化に関係した議論は，今までの施設のあり方を丁寧に実践的に検証した上でなされているようには思えない。そのあり方は，「欧米の国々が『脱施設化』に向かっているから，日本もどのようにしたらその方向に向かうことができるのかのみを考える，模倣的志向」であり，長年わが国の障害福祉を良い意味でも悪い意味でも中心的に支えてきた「施設の多様性と施設がもつ根元的な問題点を整理することなく，十把ひとからげ的に論じる」[31]あまりにも荒っぽいやり方である。

以下においては，まず脱施設化の取り組みを先行してきている欧米の実情や課題を，いくつかの文献[10,11,30,31,36]を参考に大まかにまとめ，続いてわが国の「脱施設化」の取り組みや議論の動向を批判的に検討してみたい。

a．欧米の脱施設化の経緯

①スウェーデン

1950年代中頃のスウェーデンの入所施設は，主として重度の人々の医療的ケアを行う病院と同様な位置づけをされ，入所利用者は患者として扱われていた。入所定員のピークは1968年で全入所利用者数は14,000人であったが，1986年の「新援護法」で施設解体が明文化され，1997年の「特別病院・入所施設解体法」の制定により1999年12月末までに入所施設が全廃されることが決定された。移行先の地域の住まいは，必ずしも生まれ育った地域ではなく利用者の意思が優先され，またグループホームは重度・最重度の人も住めるように，4〜5人の入居者に10人前後の手厚い職員配置を行っている。

福祉先進国ではあるが，ノーマライゼーション理念の発表から脱施設化と地域の受け皿づくりをほぼ完了するのに40〜50年かかっており，また支援の質の確保や職員教育の問題が課題として残されている。

②デンマーク

かつては大規模型施設が中心で，地域のセンター的役割を果たしてきた中央施設は1,200床であった。1974年の「生活支援法」の制定により，中央施設は縮小し「医療ニード」をもつ人と「強度の行動障害を有する人」に限定し，医療ニードや行動上の問題の少ない人はグループホーム等へ移行が進められている。

しかしながら，知的障害者の地域での孤立や疎外，より重度の障害者が入所施設に取り残されるという問題が生じたため，解決のための新たな取り組みがなされている。「福祉をめぐるキーワードは脱施設から，自立・尊厳性・個別性に移行し，……施設ケア対地域ケアという二者択一ではなく，施設や地域などの居住形式にかかわらず，個のニーズに応じた個別ケアを重視する施策が展開されている」。

③ノルウエー

入所施設は「病院法」による認可を受け，医療や看護中心の役割を果たしていた。その規模を1960年代後半には1施設平均60人，70年代後半で50人台，80年代には40〜23人へと小規模化をすすめ，特に70年代後半から80年代にかけて新しく整備する施設は5〜15人程度とされた。知的障害福祉の後発国で1980年代後半まで急速に施設整備を進めていたが，その後「脱施設化」に方向転換し，すでに入所施設ゼロを完了している。

自立生活や家族との共同生活，グループホームなどの居住の場から，日中はデイセンターや職場に通い，休日や夕方はレジャークラブへ出かける。いざという事態や対応に苦慮するときは，リハビリテーションセンターやレスパイトケア・センターが24時間体制で

バックアップするという地域ケアシステムができあがっている。

しかしながら、入所施設の閉鎖が完了後も次のような課題を抱えている。

㋐施設を退所した人の半数は、元の施設の敷地内か周辺のグループホーム等で暮らしており、本来の地域に溶け込んだ生活には至っていない。

㋑地域社会に移動できた人も、住環境等、物理的な面での社会統合はできていても、対人的な面での統合には至らず、孤独・孤立生活の中にある人が多い。

㋒グループホーム等でのスタッフの質と専門性の確保が難しい。

④アメリカ

写真集「煉獄のクリスマス」、ヴォルフェンスベルガーの「スライド集」、「ウィローブロック施設」の実態など、最初に施設のもつ問題点が大きく取り上げられたのがアメリカの州立施設である。1962年には各施設の平均入所者数は1,424人、一部の巨大施設では4,000～8,000人に達しており、共通して超過密状態や不潔、専門職員の不足とリハビリテーションプログラム等の欠如がみられた。施設での処遇改善や解体を求める集団訴訟が相次ぎ、閉鎖以外に解決の道がないとの結論のもと、30年間に36州118施設で実施されてきている。

ただ、資源の配分を市場の自由競争と市場原理にゆだねるという最近の政治や経済の傾向は、「脱施設化」の取り組みを州立施設への予算削減や、施設入所者を「福祉商品の新たな消費者として迎える」という政策目的に合致した方向に舵取りをしてきている。また住民運動においても、巨大州立施設の人権侵害の改善を求める側面と、一方で「福祉専門職や障害児教育教員なども障害児者をコントロールする装置」とみなして解体の対象とするという二面性をみせている。

⑤イギリス

1959年に知的障害者へのコミュニティ・ケアが精神保健法に位置づけられたが、地方自治体の施策は進展せず、NHS（保健医療）病院における虐待事件などにより処遇改善やベッド数の削減などが求められた。80年代に入って本格的に、NHS病院からコミュニティへの居所移動がすすめられ、そのもっとも多い受け入れ先は職員による支援が24時間可能な「スタッフつき住宅」(staffed houses) であった。

現在の状況は、70年前後と比べるとNHS病院の病床数が1/6、コミュニティに基盤をおいた施設ケアが10倍以上、在宅福祉サービスが3倍強となっている。脱施設化をNHS病院からコミュニティへの居所移動と捉えれば脱施設化が進行していると言えるが、生活の質から考えるとその格差が大きく、今後さらにコミュニティにおける生活拠点を意図的につくりあげていく課題があることが明らかにされている。

また、長く続いた保守党政権が新自由主義の理念のもとで個人責任を重んじてきたこともあり、ブレア労働党政権誕生時のイギリスの社会状況はEU（欧州連合）諸国の中で最悪と言われるほどの社会問題に直面していた。2001年の政策文書「人間尊重：21世紀への知的障害者の新しい戦略」では脱施設化の用語は使われず、代わって代替施設化 (re-provision) の概念が登場し、施設そのものの解体というより、施設解体後の課題に注目し、地域での生活の可能性を広げるための諸課題が広く認識されてきた。

b．欧米の脱施設化の取り組みからみえてくるもの

脱施設化を先行してきた欧米諸国の取り組みの経過は、わが国の現状や今後の取り組みについて多くの検討すべき点や課題を示唆しており、まとめると以下のようになる。

①欧米の脱施設化の対象となってきた施設は、その多くが医療的ケアを中心にした病院

形式のものであり，その規模も1,000人～8,000人の巨大施設であった。したがって，わが国のように療育や生活ケアを中心にした50名程度の入所施設とは次元の異なる問題を抱えていた。

②「脱施設化」の取り組み経過は，施設規模の縮小や閉鎖，コミュニティへの単なる居所移動にとどまっている場合が多い。このことは，ノルウェーのように脱施設化と併行してグループホームやケア付き住宅などの住まいの場，日中の通う場所やいざという事態への対応のための地域ケアシステム等の受け皿が整備されている場合でも例外ではない。さらに，そこに至るまでに理念の発表や政策的な位置づけをしてから数十年を要している。わが国の昨今の議論や動向がいかに情緒的で，実践的な理念や具体性に欠けているかがわかる。

③脱施設化後の生活については，すでに脱施設化を完了しているノルウェーでも半数の人は元の施設の敷地内か周辺のグループホーム等で生活しており，地域社会に移動できた人も物理的な社会統合はできても地域に溶け込んだ生活にはいまだ至っていない。デンマークやイギリスでも地域での孤立や疎外が大きな課題となっており，福祉をめぐるキーワードは地域ケア対施設ケアという二者択一的な概念や，居住形式に重きを置いた「脱施設化」や「施設解体」ではなく，個別ケアや地域移行後の課題により注目した概念に切り替わっている。これら先発国の抱えている課題や方向転換に目を向けず，ノーマライゼーションの理念的側面しか強調しないわが国の取り組みは，何を意図し，どこに向かおうとしているのか懸念されるところである。

④共通してスタッフの質の確保や専門性，職員教育の問題が課題としてあげられている。例えばスウェーデンやノルウェーのように，グループホームに日本の5倍以上の手厚い職員配置を行いながら，職員の定着率や質が問題となっている。このことは，地域生活における孤立や疎外，対人的な面での統合困難などの問題と無関係ではない。わが国の近年のマニュアル志向や常勤換算法の導入等は，先発国の教訓からみれば逆方向に向かっているとしか考えられない。

⑤イギリスやアメリカのように，政治や経済面における市場主義（新保守主義，新自由主義）の政策と結びついた場合，「脱施設化」や「施設解体」の取り組みは施設関連の予算削減策としてあらわれてくる。さらに障害者をも自由競争と市場原理の世界に投げ出し，自己責任の強調と「福祉商品の新たな消費者」として市場に組み込んでいく。現在すすめられているわが国の社会福祉基礎構造改革の流れは，まさにこれらの後追いをしているかのようである。

c．わが国の脱施設化問題の経過と課題

すでにみたように，欧米の脱施設化や施設解体の取り組みの経過は様々な様相と課題を示している。このことは，わが国の脱施設化への取り組みに際してはノーマライゼーション理念に基づく単なる一般論や建前論としてではなく，先発国の経過や課題をふまえて現実的にこの問題と向き合うことの重要性を示唆している。わが国の実情や経過を次に検討してみたい。

①施設のあり方検討の流れ

2002年12月に出された新しい障害者基本計画では，「入所施設は真に必要なものに限定する」「施設体系について，施設機能をあり方をふまえた上で検討する」とされ，その具体的な動きが国の予算編成や，厚生労働科学研究，厚生労働省省内検討会，各関係障害者団体などではじまっている。この中で，当初2003年度と2004年度の2年間をかけて厚生労働科学研究班で調査研究を行い，それを受けて2005年に省内検討会の設置，2006年度に法改正というスケジュールが示されていたが，2004年に突然に省内検討案として日

中活動に関する組み立てが公表され，さらに社会保障審議会障害者部会に提出された「今後の障害保健福祉施策について（改革のグランドデザイン案）」という総合的な施策の中に緻密な骨格が提示された。

懸念される点は，①支援の視点を保護から自立支援へという財政主導の転換に「脱施設化」論議が一定の役割を負わされてしまったこと，②利用契約制度の導入の際と同様に再び本質論議が脇におかれ，これまでの制度や実践的な積み上げ等の検証，関係団体等との了解事項まで無視した展開の仕方でありながら，関係者は財源問題を中心にした条件的折衝や情報操作とも言える小出しの情報を獲得する競争に方向付けられてしまったことである。

②コロニーの脱施設化

浅野前宮城県知事による「みやぎ知的障害者施設解体宣言」(2004.2) がセンセーショナルに報道されたが，公表されているわが国の脱施設化計画は表9[18]のように主にコロニーが主体となっている。長野県のように，脱施設化について「生活の場，日中活動の場，地域の相談支援体制の3つがセットになって具体的に計画され」，県単独事業によって地域移行を支えていくという形態はむしろ例外であり，多くの場合は具体的，現実的なビジョンのないまま期限と削減の数値目標のみが示される傾向にある。

長野県を含め，これらの脱施設化計画に共通した問題点として，①大型コロニーの利用者を他の入所施設に移し替えることで小規模化をすすめる，②府県財政の縮小と受け入れ市町村や民間への財政の転嫁，があげられる。ただ，このような傾向は現在にはじまったことでなく，脱施設化ということばは使わないで，すでに各地の自治体で公立施設や公立民営施設の廃止，縮小と民間委譲という形ですすめられてきており，多くは自治体予算の削減策として位置づけられてきている。

③わが国の脱施設化の問題点

様々な学習や適応上の障害をもつ人たちが，時間的にも空間的にも24時間管理されてきた施設から社会的刺激に満ちた地域生活へ移行していく場合，十分な準備期間と援助体制，さらに入所施設以上の継続的で個別的な支援が必要なはずである。欧米の先例は，サービスの量的な体制を整えることの必要は当然ながら，援助の質的な問題が不可欠であることを示唆している。

わが国の公立施設を中心とした脱施設化の取り組みは質量ともに不十分な問題を抱え，理念的なかけ声や数値のみが強調され，予算削減策が優先されているとしか思えない。また数カ月の自活訓練事業の実施ののちに，グループホームなどの居住場所を用意し，そこにモザイク的に地域支援サービスを提供していけば足りるとする組み立ては，今までの療育実践の積み上げを何らもたない机上のプランでしかなく，現実的な構想とは思えない。また，30～40年離れていた地域へ返すために，地元の自治体や施設に電話やキャラバン隊を組んで協力依頼をしていくという発想自体が，予算削減のための数値目標の達成としか思えないのである。

④想定されている対象

欧米の事例を含めて，多くの場合，中軽度の知的障害の人たちが脱施設化の対象として想定されているようである。それらの人たちは学習上の問題や適応上の問題を抱えている人というより，単に不平等な条件におかれた人たちとして想定されており，機会や条件を均等にすることでおのずから社会的統合が達成される人として捉えられている。あるいは逆に，後は自己責任の領域であるとする欧米の素朴で過酷な民主主義の発想が背景にあるのかもしれない。また，重度の自閉症や行動障害の重い人たちについては，欧米では福祉分野ではなく医療の対象とされている場合が多く，それらの人たちに対する脱施設化の議

表9　コロニーの脱施設化計画

名　　称	設立年	総定員	計　画　名　称
独立行政法人国立重度知的障害者総合施設のぞみの園	1971年	550人	・2003年7月国立コロニー独立行政法人化検討委員会・報告書
宮城県社会福祉事業団・宮城県船形コロニー	1973年	485人	・2002年11月「施設解体みやぎ宣言」 ・2004年2月「みやぎ知的障害者施設解体宣言」
大阪府障害者福祉事業団・金剛コロニー	1970年	850人（知的障害児施設2カ所を含む）	・2003年3月大阪府障害者福祉事業団長期戦略検討会議「事業団の改革について・報告書」
長野県社会福祉事業団・西駒郷	1968年	500人（知的障害児施設を含む）	・2002年7月西駒郷改築検討委員会「西駒郷改築検討委員会の提言」 ・2003年10月西駒郷基本構想策定委員会「西駒郷基本構想」

＊定員は2003年10月現在のもの　　　　　　　　　　　　　　　　　　　　　（文献18から引用）

論は聞こえてこない状況にある。

2）自閉症者施設と脱施設化問題

特異な適応障害や著しい行動上の問題を抱える自閉症の人たちにとっては，以上のような皮相な脱施設化の議論や取り組みは何ら益するところがないと考えられる。むしろ一般理念的なかけ声によって，適切な療育や支援の実践が妨げられてしまう弊害の方が気になる。

ノーマライゼーション理念の真の具現としての脱施設化は，「良かれ悪しかれ入所施設が長年積み上げてきた実践を抜きにしては考えられない。目の前の障害者に1人の人としてていねいに関われば，現実的な諸条件の限界はありながらもおのずから地域への移行が施設療育の目標とならざるを得ない。問題はそれを可能にする療育的な援助技術や取り組み，あるいは実践的な理念であり，それぞれの施設がどこまでそれを積み上げてきたかが問われなければならない」[25]。

一方で，社会福祉の諸施策は本来，経済，保健医療，教育，労働，住宅など既存の社会的な諸制度では対応できず，それらの制度の網の目から漏れてきている生活上の諸問題を補完していく機能を期待されている。もしそうであるなら，地域でハンディキャップを有する人たちが普通に暮らすための必要な条件が整っているのに，彼らを施設にとどめおくことは否定されてしかるべきである。また，福祉施策や制度の最終的に目標とするところが，それ自体を必要とされない社会的な仕組みをつくっていくことにあるのなら，地域で普通に暮らせるための条件整備や取り組みを行っていくことは福祉施設の重要な役割の1つとなる。逆に，そのことを意識しない制度や施策（施設を含む）は，むしろ人権抑圧の場として社会進歩を妨げる悪しき存在となってしまう危険性をもつことになる。

したがって，障害者施設の存在意義を検証していこうとするなら，①施設という形態をとらなければ果たせない機能があるのか，②ハンディキャップの状況から考えて地域で通常の暮らしを維持していく条件や可能性がないのか，③施設は地域の条件整備が不備であっても，利用者が地域で暮らすことの目標設定を行い，そのための取り組みや支援を行っているか，④人がとりあえず暮らす場として相応しい環境が施設に維持されているか，などの視点からの検討が必要となってくる。

自閉症者施設についても同様であり，それらの検証によって解体されるべきか，そうでないとしたらどのような機能や役割が求められるのかを検討していく必要がある。

これまで自閉症者施設という名称を当たり前に使ってきたが，制度的には知的障害者援護施設であり，その歴史はいまだ新しい。発足の経緯については別に[27]紹介しているが，概略すれば，自閉症者の多くが「精神薄弱者援護施設等で不適応のまま放置されるか，精神病院や在宅で悲惨な生活を余儀なくされていた」現実に対して，全国の自閉症児・者の親たちが施設づくりを行ってきた。そのめざしてきたところは「単なる器づくり」ではなく，「従来の障害者処遇のあり方を超えようとの理念」のもとに，障害者を特別な存在にしないこと，施設は地域の中で生きていくための拠点にすぎないこと，その援助内容は地域の人たちとの関係の活用を大切にすること，などであった。

すでに前節でみてきた自閉症者施設の実態調査の内容は，知的にも行動的にも重度・最重度の障害を抱える自閉症の人たちに対して，限られた制度の枠を超え，それぞれの法人や施設努力で居住環境や日中活動の小規模化や個別化に取り組み，また施設内の介護・保護にとどまるのではなく，本来は地域で暮らすべき人として支援するための専門的な援助機能を高める努力や工夫を続けてきた自閉症者施設の実情が明確に示されていると思われる。

自閉症者施設は基本的にはその発足以来の理念的スタイルを維持してきており，近年の施設解体論や脱施設化論によって安易に否定されるべき存在ではないと思われる。ただ現在のところ，どのような施設を自閉症者施設と呼ぶかについての基準が不明確であるため，全自者協の調査研究委員会で「自閉症者施設基準」および「自閉症者施設サービス評価基準」作成のための作業が進められている[42]。

3）自閉症者施設のこれから

昨今の障害者福祉をとりまく動向は，自閉症児・者にもっとも身近な親や現場スタッフさえも混乱と不安に巻き込み，先が見えない状況をもたらしている。その現状を整理し，自閉症者施設の今後の方向を組み立てるためにも重要な課題をあげてみたい。

①自閉症の人たちは知的レベルにかかわらず，生涯にわたって適応性の向上のための療育的支援が必要な人たちであり，施設療育も早期発見・早期療育にはじまる生涯にわたる療育支援体制の中へ正しく位置づける必要がある。

②親亡き後のためという発想で漠然と介護や生涯保護に流されるのではなく，利用者の立場からみてもっとも有効に展開できる療育援助機能の活用など，施設機能を整理し，そのための具体的な条件等を明らかにしていく作業が必要である。

③高機能自閉症，アスペルガー症候群等のいわゆる「軽度発達障害」と呼ばれる人たちにも24時間の生活をとおしたリハビリテーションやトレーニングが必要とされる場合が多くみられるため，利用対象を知的レベルで制限しない方向の検討が望まれる。

④自閉症の人たちが，その生まれた地域で適切な支援を得ながら当たり前に暮らしていくためには，㋐彼らが利用する地域の様々な資源や関係機関が適切に機能できるためのバックアップや，㋑必要に応じて専門機能を総合的に駆使し直接的に支援できる機関，さらに㋒それらを本人の状況に合わせて柔軟に活用できる責任機関が必要となる。特に青年期・成人期支援においては，長年の間，自閉症者支援の地域拠点として機能してきた自閉症者施設について，従来の機能の整理と新たな機能の付加を行い総合援助センターとして位置づけていくことが現実的である。

懸念されるのは，近年の制度改革や施策転

換のすすめ方が過度に理念を強調する一方で財源不足を巧妙に宣伝し，激変緩和による移行措置の濫発や，朝令暮改と言えるほどの制度の中途変更等を交えながら，「限られたパイ」をいかに奪い合うかという方向へ関係者の視点が操作されてきているように思われる点である。このため，政策主体の政府だけでなく研究者や関係団体なども，必要な施設機能のあり方や従来の入所施設の改善すべき点などについての本質論議を全く行わないで，「入所施設は悪であり地域生活が本来のあり方である」「国の予算が厳しいおり，施設支援だけでなく地域支援の諸施策や単価の縮減もやむなし」などという安易な現状肯定や過剰適応の風潮を生み出すなど，財源問題のためにあらゆることが無節操に改変されてしまう現在の流れをつくり出していることである。

理念と実践現場の厳しい乖離を，先駆的な取り組みや工夫で埋める努力を重ねてきた関係者にとって，昨今の安易な風潮や閉塞感に翻弄されず現実的で丁寧な自閉症支援の取り組みを支える実践的理念の蓄積が急務であると思われる。

2．発達障害者支援法と発達障害者支援センター

1）発達障害者支援法

支援費制度への転換後，財源不足に絡んだ介護保険との統合論議，改革のグランドデザイン案の突然の提示という慌ただしい状況の中で，ある意味で唐突な形で発達障害者支援法が登場した。「自閉症が初めて法律の形で位置づけられた」という評価の割には，広く関係者の間で議論されてきたという印象に乏しいため，制定の経緯と法の概要，今後の課題等に触れてみたい。

a．制定の経緯と背景

法制定の経緯は，有識者・行政関係者による「発達障害支援に関する勉強会」（平成16年2月〜4月）の検討をもとに「発達障害の支援を考える議員連盟」（平成16年5月19日）が設立され，議員立法として平成16年12月3日参議院本会議で可決成立した。平成17年4月1日より施行され，同日付で「発達障害者支援法の施行について」が文部科学事務次官・厚生労働事務次官連名による通知として出された。

その背景としては，教育分野における「1990年を起点とする軽度発達障害対策」[37]の流れや，特殊教育から特別支援教育への転換が大きく影響している。特に文部科学省の調査研究協力者会議による「通常の学級に在籍する特別な教育的支援を必要とする児童生徒に関する全国実態調査」（2002年2月実施）で，約6.3％の特別な教育的支援を必要とする児童生徒の存在が明らかになったことは大きく，これは既に特殊教育を受けている児童生徒の5倍近い割合である[5]。また，近年，頻繁にマスコミで報道される発達障害者による犯罪や被虐待児に占める発達障害の割合[3]も大きく影響していると考えられる。

b．発達障害者支援法の概要

本文25条と3年後の見直しを定めた附則，付帯決議からなるコンパクトな法律であるが，内容は発達障害の支援全般にわたっており，包括的理念法と呼ばれる所以である。概要は，以下のとおりである。

①今まで障害の谷間にあり，支援の対象外であった発達障害を限定列挙し，「脳機能の障害であってその症状が通常低年齢で発現するもの」として定義。

②国及び地方公共団体の責務として，早期発見のために必要な措置，就学前・学校その他の発達支援，就労や地域における生活等に関する支援，家族支援等を本人や保護者の意見を尊重しながら，部局横断的な連携のもとにすすめることを求めている。

③市町村は，乳幼児健診や就学時健診に際して発達障害の早期発見に留意し，適切な発

達支援のための相談・助言・紹介を行い，都道府県は必要な技術的支援や体制の整備，専門性確保のための措置を講じる。また保育，教育，就労，地域での生活支援，家族支援，権利擁護が適切に行われるための体制整備や配慮，関係機関との連携を求めている。

④従来からの「自閉症・発達障害支援センター」が「発達障害者支援センター」として位置づけられ，名称変更と併せて支援対象の拡大がなされた。また国や都道府県等に対して，発達障害の診断や支援を行う専門的な医療機関の確保と，そこへの情報提供や必要な援助が求められている。

⑤その他，発達障害の実態把握や支援方法等に関する実態調査，専門性を有する人材の確保と専門研修の実施，医療または保健業務従事者への必要な知識の普及啓発，国民の理解を深めるための普及啓発等を，国や地方公共団体に求めている。

c．発達障害者支援法に対する評価

以上のような法制定の経緯とその理念包括的な内容から，その評価については様々である。

①肯定的な評価

㋐これまでの福祉施策において障害と認定されていなかった，知的障害をもたない軽度発達障害を障害と認め，必要な支援を行うことを定めている。

㋑軽度発達障害に対する早期発見と早期療育，家族支援，さらに保育，教育，就労という生涯にわたる支援を地域主体で行うことが示された。

㋒特別支援教育の推進によって先行した文部科学省と，厚生労働省の足並みがそろい，幼児期から成人期までの一貫した支援が実現可能となった。

㋓犯罪被害に遭いやすい発達障害者の権利擁護が明確に示された。

㋔定義の確定で支援対象が明確化され，発達障害は育て方などが原因とする誤解が解かれる。

㋕発達障害者支援法の成立を受けて，部局横断的な施策構築のために「発達障害者支援体制整備検討委員会」の設置，「発達障害者支援センター」の増設，専門性の向上と人材確保のために国立秩父学園や精神・神経センターを活用した研修等が盛り込まれた。

②批判的な評価

㋐障害類型を新たにつくり出すことの問題。

㋑予算の裏付けのある政策がない。

㋒公的な支援を行うためには何らかの根拠が必要であるが，手帳による認定制度がないため実効的なサービスが懸念される。

d．自閉症支援と関連したこれからの課題

すでに「Ⅲ．青年期・成人期自閉症の支援の現状」において，日本自閉症協会の実施した3つの調査をもとに自閉症児者のおかれている実態を明らかにし，「生育歴や治療・相談歴では，かなり早い時期に専門家の診察や相談を得ていながら，……適切な療育的支援を受けてきたとは考えられない状態像」が多くみられたこと，そのよって来たる要因や「自閉症援助の本来あるべきシステムや体系」を検討するために必要な視点等について言及してきたが，それらとの関連で発達障害者支援法についての評価と今後の課題に触れてみたい。

まず第1点としては，従来の障害種別に対応した制度・施策の統合が強調される中で，発達障害に特化した支援法が制定されたことは，ある意味で特異な現象とも言える。近年の障害種別の統合と総合化の流れの中で，障害一般の施策の中に埋没するのでなく，自閉症を含めて知的障害をともなわない障害が新たに認定され，支援の必要が定められたことは十分に意義のあることと考えられる。

第2点としては，支援法では都道府県や市町村による発達障害の早期発見と，生涯にわたる支援体制の整備や専門性の確保，関係機関の連携がうたわれているが，問題はそれら

第13章　青年期・成人期自閉症の福祉的支援

をいかに実効性のあるものにできるかである。

わが国の乳幼児健診システムは世界に誇るものと言われながら，「制度，システムとしてのハードウエア整備は一応の成果をおさめているものの，健診の内容，スクリーニング精度，スクリーニング後の処遇の問題等については，残されている課題が多い」[8]のが現状である。日本自閉症協会による実態調査においても，3歳までに障害に気づかれたのは90％であるが7割以上が保護者による気づきであり，乳幼児健診で気づかれたのは13％にすぎない。また1歳前後の健診で「心配ない」「様子を見る」と言われたのは95％前後の高率で，半数近くの人が「障害の発見に役立たなかった」と評価している。さらに，その後の支援のための相談体制についても，児童相談所や保健所などの公的機関への信頼度が低く，療育的支援の内容においても，本人の発達・行動面の評価や現状についての情報開示の要望や，専門家が家庭や保育園，学校などに出向いた具体的な療育方法の助言や指導を行うことが求められている。

したがって，そのような現状に対する丁寧な分析や評価を行い，早期発見のためのスクリーニング精度の充実や「5歳児健診」[17]等の新しい試み，その後のフォロー体制の充実などについて，予算措置を含めた具体的な改善策や政策提言等が不可欠になってくるが，これらの課題が単独の市町村や都道府県レベルで可能かどうか危惧される。

とりわけ専門家の確保や育成については，単に国の機関による研修程度で済まされるものではなく，臨床心理士や保健師，児童精神科医等の配置基準の設定や診療報酬体系の見直しなど，国レベルで専門家確保を後押しするような現実的な施策が不可欠である。

また，教育分野における特別支援教育コーディネーターや福祉分野の各種コーディネーターなど，十分な専門的背景をもたない職種が安易につくり出されてきたように，本来行政責任としてやらねばならない早期発見や早期支援の体制やシステムが，1〜数名のコーディネーターで構成される〇〇支援センターに委ねられてしまう懸念がある。このような近年の傾向は，「発達障害者支援センター」においても同様であり，本来の教育や医療，福祉の機関で対応すべき事柄を安易にセンターに振り分けてしまい，結果は見守りという放置や選別，たらい回しを引き起こすという危険性を生じている。

発達障害者支援法は成立したが，それだけでは新たな障害の存在主張を行ったにとどまってしまう。3年後の見直しまでにどのような活用が可能で，どのように活用していくべきかが問われるべきと思われる。

2）自閉症・発達障害支援センター（発達障害者支援センター）

自閉症・発達障害支援センターの制度化は二十数年ぶりの自閉症関連施策であり，また自閉症問題の実態が極めて厳しい状況にあるところから，それぞれの地域では様々な期待を持って受け止められてきた。地域の親の会などは，センターの設置によって現状の困難な実態が全て解決されるかのように過剰な期待を持った。一方では，自治体における公立施設の民営化への歯止めの目玉として利用されたり，民間施設の経営的なメリットの観点からセンター誘致が図られるなど，極めて現実的な思惑なども交錯した。

a．自閉症・発達支援センター運営事業実施要項

平成14年9月10日，厚生労働省社会・援護局障害保健福祉部長通知で「自閉症・発達障害支援センター運営事業実施要項」が定められた。概要は以下のとおりである。なお，既述したように，平成17年4月からの発達障害者支援法の施行にともなって法的な位置づけがなされ「発達障害者支援センター」に名称変更されたが，若干の対象拡大の他に大

きな変更はみられない。

①目的

自閉症等の特有な発達障害を有する障害児（者）に対する支援を総合的に行う地域の拠点として，本人及びその家族からの相談に応じ，適切な指導または助言を行うとともに，関係施設との連携強化等により，地域における総合的な支援体制の整備を推進する。

②実施主体

実施主体は，都道府県または指定都市とするが，自閉症児施設，知的障害児者施設等を経営する社会福祉法人等に委託することができる。また，その事業の一部を他の社会福祉法人等に再委託できる。

③センターを付置する施設

センターは，効果的な支援が行われるよう，自閉症児（者）等に対する相談支援の知見の活用，夜間及び緊急時への対応や一時保護等の施設機能の活用を図る観点から，自閉症児施設等に付置する。選定に当たっては，利用者のニーズを充分に把握し利便性に配慮する。

④利用対象者

当初は，「自閉症（知的障害をともなわない自閉症〔高機能自閉症〕を含む），アスペルガー症候群，レット症候群等の特有な発達障害を有する障害児（者）及びその家族」と規定されていた。発達障害者支援法の施行にともない，「自閉症，アスペルガー症候群その他の広汎性発達障害，学習障害，注意欠陥多動性障害その他これに類する脳機能の障害であってその症状が通常低年齢において発現するものとして政令で定めるもの」と対象拡大がなされた。

⑤事業の内容

㋐本人及びその家族等に対する相談支援

・本人及び家族等からの相談に応じ，適切な指導または助言，情報提供。
・来所または訪問による面談の他，電話またはインターネット等の相談など，ニーズや相談内容に応じた弾力的な対応。

㋑本人及びその家族等に対する療育支援

・家庭での療育方法に関する指導または助言，並びに情報提供を行うとともに，児童相談所・知的障害者更生相談所および医療機関等との連携のもとに，必要に応じて医学的な診断及び心理的な判定を行う。
・知的障害児者施設，保育所等に入所している自閉症児者等に対する療育方法に関する指導または助言。
・夜間等の緊急時や行動障害により，一時的な保護が必要な場合，センターを付置した施設等で短期入所（ショートステイ）を行う。

㋒自閉症児者に対する就労支援

・就労に向けて必要な相談等による支援を行うとともに，必要に応じて労働関係機関等との連携を図る。

㋓関係施設及び機関等に対する普及啓発及び研修

・自閉症等の特性および対処方法について解説したわかりやすいパンフレット，チラシ等を作成し，配布。
・自閉症児（者）等に対する取り組みを積極的に進めるために，関係施設・機関等の職員，都道府県および市町村の障害福祉担当職員に対する研修の実施。

⑥職員の配置

　㋐相談支援を担当する職員
　㋑療育支援を担当する職員
　㋒就労支援を担当する職員

⑦センターの設備

　㋐相談室・療育指導室
　㋑事務室
　㋒便所
　㋓その他必要な設備

⑧事業の周知

都道府県等およびセンターは，本人およびその家族が事業を利用しやすくするため，事業の目的や利用方法等について，積極的に広報活動を行う。

⑨関係施設および機関との連携
㋐福祉，保健，医療，教育，就労の各分野の支援が総合的に提供されるよう関係機関との密接な連携を図る。
㋑総合的なサービスのあり方を検討するために，連絡協議会を定期的に開催。
㋒関係施設及び児童相談所等の関係機関との連絡体制の確保に努める。
⑩苦情解決
・センターは，提供した相談支援等に関する苦情に迅速かつ適切に対応するため，苦情受付窓口を設置する。
・都道府県等の文書提示や照会，苦情に関する調査協力，必要な改善等に応じる。

b．全国の設置状況

制度が開始された平成14年度には12センターが設置され，新障害者計画で「自閉症・発達障害支援センターを中心とした地域生活支援体制の充実に努める」とうたわれたように，当面は各都道府県に1カ所設置することがめざされた。

センターの性格は，自閉症児施設を背景に持つもの，医療機関を背景に持つもの，知的障害者更生施設を背景に持つもの等がある。特異な形としては児童相談所・知的障害者更生相談所・療育等支援事業の機能を併せ持つセンターに組み込まれた仙台市，児童青年精神科医療施設を中心に県内2カ所の自閉症者施設をブランチとした三重県の方式がある。特に近年は，自治体単独加算によるブランチやセンターの複数設置を行う自治体もみられるようになっている。ちなみに平成19・20年度にスタッフの単独加配のあるセンターは22カ所である[43]。

発達障害者支援法の制定以降，急速にセンター設置がすすめられてきたが，平成20年3月現在，各都道府県や政令市・中核市にブランチを含め72カ所設置されている。懸念されるのは，既存の医療機関や療育機関あるいは事業団などの公立の療育・相談機関が従来の業務を補ったり，組織の再編成の手段としてセンター付置を行うことで，当初の目的や性格が拡散し，曖昧になりつつあることである。

c．センターの活動状況

現在までの各センターの活動の的確な評価は困難であるが，「発達障害者支援センター全国連絡協議会」（平成17年度に名称変更）が行った平成19年度実態調査によると，センターの活動状況や抱えている課題は以下のようである。調査方法としては，平成20年3月現在，協議会に加盟および加盟予定の56センターを対象に，事業報告書や調査票をもとにデータ等の集計がなされている[43]。

①活動状況

開設時期や地域性，背景施設の状況による特徴があるため共通項は取り出しにくいが，次のような活動状況である。

㋐平成14年度から相談者総数，平均相談者実数は年々増加傾向が続き，平成19年度の総実支援人数は27,900人，総支援件数は84,591件である。

㋑相談対象者の年齢は0～6歳24.2％，7～12歳27.6％，13～18歳16.4％，19歳以上28.8％，不明3.2％であり，前年度から概ね変わらない。

㋒診断別の相談者割合は，自閉症圏障害が45.7％，AD/HD 4.4％，LD 1.2％，その他の診断6.1％，不明・未診断42.6％であり，自閉症圏障害と未診断が多数を占めている。

㋓相談者別では，関係機関からの相談26.2％，家族51.8％，本人約22％であり，家族と本人からの相談は合わせて73.8％を占め，直接的相談のニーズへの対応が高いことが伺える。

㋔障害者手帳取得者は全体の14.3％であり，知的障害者手帳がほとんどを占めている。

②各センターから出された課題

「自閉症・発達障害支援センター全国連絡協議会」の総会（2003年6月）で示された各センターの抱えている課題が，総会資料の形で次のように示されている。
- 高機能自閉症やアスペルガー障害の相談支援件数が多いが，対応方法について？
- 医療や教育機関との実効的な連携が困難。
- 直接的な療育支援や発達検査などのニーズが高いが，対応できない。
- 背景機関の事業（医療，療育等支援事業，自治体単独の療育事業など）との，費用を含めた関係の整理が必要。

2007年調査では，付置機関の範囲とセンター機能の拡散のためか，次のような網羅的な課題が示されている。
- センターの増設，増員。
- 専門スタッフや研修の必要。
- 発達障害に関連した制度や資源自体の不足。
- 発達障害への理解不足から生じる既存の施策や資源の使い勝手。
- 医療，教育，就労，子育て，触法関連などの各機関との連携。
- 発達障害者支援センター事業の要綱や事業内容，センターの位置づけなどの整理。

d．自閉症・発達障害支援センターに関連した今後の方向について

前節において日本自閉症協会が実施した実態調査から，自閉症援助の本来あるべきシステムや体系として，①自閉症に特化した専門的支援，②継続的な責任ある支援システム，③生活の中で実際に役立つ療育や相談機能等が求められていることを指摘したが，それらの視点を念頭に置いて現状のセンターの課題と今後の方向について触れてみたい。

体制を整える段階ということもあるが，開設当初の各センターの実情をみると，全体的に相談支援と普及啓発，研修に偏っている傾向にあった。知的障害を中心とした従来の施設利用や居宅関係のサービス利用について，拒否や不適切な対応のまま悲惨な状況におかれてきた自閉症児者の実態から考えて，このようなセンターのあり方がどこまで力になるのか危惧された。これらの課題がこの5年の経過の中でどのように変化したのか，併せて検討してみたい。

①県内に1カ所だから外来相談や普及啓発，研修などの間接支援にならざるを得ないという安易なあり方は再検討される必要がある。特に支援方法が未開発な高機能自閉症やアスペルガー障害，行動障害の顕著な人たち等への支援は，下手をすれば「見守り」という名の「相談あって援助なし」，「たらい回し的な受け渡し」になってしまい，従来と変わらない相談機関が1カ所増えただけに終わる危険性がある。

個別ケースへの丁寧な取り組みを通して，療育機関や自閉症児者施設等の実践に裏打ちされた支援のノウハウが適切に活用され，それらの実践機関との間で支援技術が絶えずフィードバックされるような支援形態が組み立てられる必要がある。そのことがまた，生きた支援システムの形成につながっていく。

普及啓発や研修についても，広く浅くの一般的啓発では済まない利用者の実態があり，利用者が実際に暮らしている家庭，学校，作業所，施設などに援助者が出向き，個別事例をとおした援助の組み立てや研修をベースにして支援者を養成していく必要があると考えられる。

②事業実績が件数で報告され，相談種別や内容で統計処理されているが，ある程度の数値をクリアすれば良しとされる危険性がある。実施要項でも強調されているように，「夜間及び緊急時への対応並びに一時保護等の施設機能の活用を図る観点」から24時間対応やショートステイ実績の評価，さらには支援の実効性を確認する評価などが必要である。

これらのことは，この5年間ほとんど議論の対象にされてきていないように思われる。

それは発達障害者支援法の制定によりセンターが急増したこと，しかもその設置のされ方が既存の医療機関や療育機関等への付置や，それら事業団などの公立機関の従来業務の補てんや再編成の流れに組み込まれてしまったことが大きい。支援センターが本来，課題や目的としてきたことが拡散されてしまったように思われる。

　③先述したように，日本自閉症協会の実態調査からは早期発見や早期療育，家族支援の重要性が明らかになり，特に早期発見と乳幼児健診の実効性，保護者の障害受容や養育への支援のあり方，診断から適切な療育システムへの受け渡し，療育システムそのものの整備等において大きな問題があることが確認できた。

　調整的な役割を期待されている都道府県や区市などの自治体行政が連絡協議会に組み込まれ，保健所や医療機関，療育センター等の啓発・研修や乳幼児健診における自閉症の早期診断項目の整備等がなされ，全県・全市的に早期発見が早期療育に適切に繋がるシステムの整備が図られることが望まれる。

　④教育分野においては，文部科学省の「21世紀の特殊教育のあり方に関する調査研究協力者会議」や「特別支援教育のあり方に関する調査研究協力者会議」等の提言を受けた各種のモデル事業がすすめられつつある。

　その際，事業において大きな役割を果たす専門家チームやコーディネーター等の人材が，実際は福祉や保健医療分野の人材と重なっているにもかかわらず，同一地域でありながら教育，福祉，保健医療，労働の各分野がそれぞれ全く別のシステムを独自に組み立ててしまう状況が生まれている。一方では，いまだに医療や福祉との連携に消極的な教育現場もみられることから，教育委員会や学校を加えた連絡協議会をとおして，現実的な地域連携のシステムづくりがすすめられる必要がある。

　⑤従来から，自閉症等の発達障害の人たちの医療機関への期待は高いが，診断や検査，薬物療法中心の医療と利用者の抱えているニードとの乖離が大きく，このことがホスピタルショッピングにもつながっていた。生涯支援のシステムに繋がる，単なる受け渡しや紹介ではない実質的な連携のための手だてが工夫される必要がある。病院や診療所内に支援センターを設置し，インテーク段階で純粋に医療や療育を希望するケース，訪問・調整などの継続支援が必要なケース等の整理を行いながら，実効的な医療と福祉の連携体制をめざしていく取り組みはその一例と思われる。

3) 自閉症・発達障害支援センターとセーフティネット機能

　「行動障害などで処遇困難として従来の知的障害者への処遇や施策では対応しきれず，本人も家族も大変な状況になっている」[7]悲惨なケースは，いまだ数多くみられる。

　一方で，「今回の利用契約制度への転換は，自閉症や強度行動障害の人たちにとっては施設利用など最低限の制度活用さえも困難にしてしまう懸念がある。現状でも施設や作業所などの利用を拒否されたり敬遠される場合がみられるため，1対1以上の職員が必要になったり，自傷，他害，破壊などの著しい行動障害を示す場合は，支援費の設定が多少高くても施設は敬遠してしまう可能性が高い。厚生労働省の支援費制度Q&A集で示されているような市町村による斡旋や調整，施設への応諾義務を課す，等では利用拒否の防波堤にならないと予想される」[40]。

　したがって，利用契約制度に何らかの形で全県的なセーフティネットのシステムが介入しなければ，自閉症や強度行動障害の人たちがさらに悲惨な状況に陥るであろうことは火を見るより明らかであり，このような現状に対してどのように対応するかは自閉症・発達障害支援センターにとっても避けては通れない課題である。

1つのあり方として，三重県におけるセーフティネット機能としての知的障害者支援体制の体系図を図9に示した。各障害保健福祉圏域の支援検討会議において，日常的な障害児者支援の現場に関わる市町村担当者やコーディネーター，知的障害者更生相談所が圏域の個別ケースの把握や支援内容の検討，情報交換を行いながら，必要に応じて「障害者のバリアフリー広域推進連絡会議」に広域の資源開発や政策運用に関する提言を行ったり，緊急の施設利用が必要なケースの施設入所について優先的に介入を行っていく「緊急入所調整委員会」へ要請を行うというシステムであり，「自閉症・発達障害支援センター」もその一翼を担っている。システムが適切に機能するためには，さらなる工夫と積み重ねが必要であるが，悲惨な状態におかれたまま非情な契約関係に投げ出された自閉症や行動障害の著しい人たちにとっては，唯一のセーフティネットである。

3．自閉症支援の拠点としての自閉症総合援助センター

筆者はすでに平成9年度厚生省心身障害研究報告において，「在宅自閉症児者の生活の困難さは他の発達障害とは比べものにならないほど悲惨な状態にあり，……各地の少なくとも2次ないし3次の障害保健福祉圏域に自閉症児者を専門的かつ総合的に援助するセンターを設置し，地域や家庭，あるいは作業所，施設，学校等で不適応の状態におかれている自閉症児者に適切で具体的な援助を行うことが急務」であること，またそのセンターの内容についても「従来のように単なる相談や判定，治療や教育など単一機関の機能に限定されたものでなく，自閉症児者のニードにあわせた現実性と継続性を有する総合的な責任機関の性格を持たせる必要がある」ことを提案してきた[23]。

それから10年以上の経過の中で，自閉症・発達障害支援センター事業の創設や発達障害者支援法，障害者自立支援法の制定などがあり，制度的な対応の期待がもたれたが，一方で特別支援教育への転換や軽度発達障害問題が流布される中で，上記のような重度の知的障害や行動障害をともなう自閉症の人たちがおかれた悲惨な状況は過去のものであるかのような錯覚を生じさせる風潮が生まれてきた。

社会福祉基礎構造改革の進行のために，一般的理念の強調のもとに「誰でもどこでも支援ができる」という楽観的な風潮や，専門性や療育ということばの使用さえも拒んでしまう傾向は，専門性の軽視とマニュアル化の促進を導き出し，障害福祉が長年の間積み上げてきた知見や人材の蓄積を崩壊させつつある。当然，そのような中では自閉症や行動障害の人たちの支援は破綻してしまわざるを得ず，加えて費用対効果や自己責任という制度背景の中では，セーフティネットの維持さえも困難となる。

長い間，谷間の障害としておかれてきた自閉症の人たちの支援に関する実践的な知見は，自閉症者施設などにおいて十分に積み上げられてきており，それを生かして地域の中で暮らし続けることを責任もって支援していく総合援助センターが今こそ必要である。

1）総合援助センターに必要な機能

上に述べたような現実性と継続性を有する責任機関の性格をもった総合援助センターとしての機能を果たすためには，次のような点が重要になってくると考えられる。

a．地域の責任機関としての機能

地域全体の自閉症児者の登録がなされ，個別ケースについて総合的で専門的な評価と援助計画が作成される必要がある。その上で，地域資源の活用や育成を含めてライフステージを通した継続的で現実的な援助を提供する

第13章　青年期・成人期自閉症の福祉的支援

```
┌─────────────────────────────────┐
│  障害者のバリアフリー広域推進連絡会議          │
│    （事務局：県民局保健福祉部）              │
│  ＊支援費制度の円滑な実施と障害保健福祉圏域プラ   │
│   ンの着実な進展を図るための圏域連絡会議（地方  │
│   における障害者施策の推進）                │
│  〈構成員：市町村，障害者，事業者等〉          │
└─────────────────────────────────┘
            ⇕ 連携

┌──────────────────────┐    緊急入所調整の要請    ┌──────────────────────┐
│ 障害保健福祉圏域障害者支援  │ ─────────→ │ 知的障害者更生施設（入所）│
│    検討会議              │ ←───────── │  緊急入所調整委員会      │
│ （事務局：県民局保健福祉部）│    調整結果の通知    │  （事務局：はばたき）    │
│ ＊知的障害者の福祉サービスの│                    │ ＊セーフティネット機能として│
│  円滑な利用と支援体制の向上│                    │   の入所調整            │
│  （支援を要する個別案件に  │                    └──────────────────────┘
│   対する対応）            │      専門的支援              │
│ 〈構成員：はばたき，市町村， │ ←──────────  ┌──────────────────┐
│  コーディネーター〉        │                 │ 自閉症・発達障害支援センター │
└──────────────────────┘                 └──────────────────┘
            ⇕ 連携                                    │ 専門的支援
                                                      ↓
┌────────────────────────────────────────────┐
│        地域における障害児（者）相談支援体制              │
│  （相談支援窓口）              （専門的な相談支援機関）   │
│                 判定依頼                              │
│  知的障害 ← ─── 市・町村 ──相談支援の依頼→ コーディネーター│
│  者福祉  ───→         ←─支援内容の報告─              │
│  センター    判定書   ↑↓  ↑↓                  ↑↓    │
│  はばたき  支援要請/派遣 支援/相談           支援/相談  │
│           ↓              ↓                          │
│      ケアマネジメント    障害児（者）及びその家族         │
│      アドバイザー                                     │
└────────────────────────────────────────────┘
```

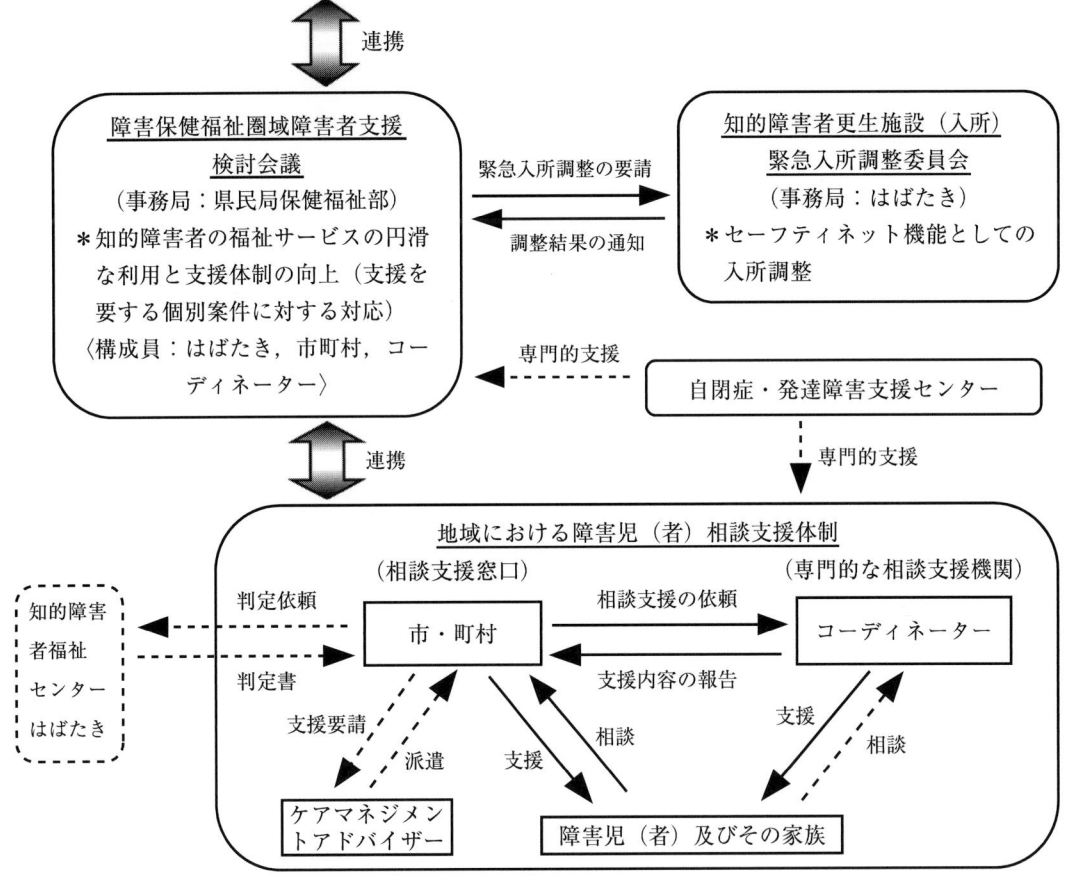

図9　三重県知的障害者支援体制

ことが必要となる。

　b．施設機能の整理と地域ケア機能の整備
　適切で現実的な援助を行うためには単なる相談や判定にとどまらず，生活全般にわたる療育支援プログラムや援助技術の開発，ナイトケアや作業（労働），余暇・文化活動などに関わるサービス資源の開発や提供が求めら

れる。したがって，総合援助センターを標榜する施設はこれまでの収容中心の施設機能を整理し，24時間の生活療育の中で積み上げられた知識や援助技術を，家庭や地域等の様々な場面で活用するための工夫や技術開発を行い，種々のニーズに対応できる新たな資源整備を行う必要がある。

c．地域に出向いた観察，評価，援助

在宅障害者の様々なニーズに現実的に応えていくためには，施設やセンターの空間や機能の範囲にとどまるのでなく，ニーズの生じている場に出向いた直接の観察，評価，調整，助言等が不可欠である。また，ニーズがなければ関わらないのではなく，日常的な状況把握や確認，援助のアセスメントなどが重要であり，このことが地域生活を継続していく際の大きな安心感につながっていくことを意識しておく必要がある。

d．地域組織／援助調整会議の組織化

登録者個人の援助にとどまらず，エリア内の保育園，作業所，学校，施設など障害児者が暮らす場の状況把握や観察を行い，それぞれの機関が本来の機能を発揮し，適切な自閉症援助が展開できるための支援や連携を行う。また定期的に，あるいは必要に応じて合同のカンファレンスや調整会議を行い，情報交換と援助の役割分担，必要な資源の開発やスタッフの育成などを実施し，継続的な支援システムの構築を図る必要がある。

障害者自立支援法のもとでは地域自立支援協議会がよく似た役割を想定されているが，現在のところ机上プランが先行しており，実効性は期待しにくい状況にある。

e．センター機能の中核としてのコーディネーター

総合援助センターの諸機能がモザイク的に量的に整備されているだけでは，援助は有効に機能しない。各機能が連続的に，有機的に効果を発揮するためには，社会臨床技術に熟練したコーディネーターが不可欠である。援助センターの中核として複数のコーディネーターが配置され，登録〜インテーク〜援助プログラムの作成〜具体的援助〜アセスメント／フォローアップのプロセスをとおして，必要な諸機能を駆使し個別のニーズに対応する体制の確立が望まれる。

2）自閉症総合援助センターの構想

知的障害の有無や年齢にかかわらず，ライフサイクルの必要な時期に適切な支援を総合的に行える拠点を整備していくためには，現行の障害者自立支援法を超えた制度体系が必要になる。とりあえずは，このような専門性を備えていると考えられる自閉症者施設の機能をさらに強化し，支援困難な人たちの地域の総合的な支援拠点として整備していくことが現実的である。ちなみに自閉症者施設が積み上げてきた専門性や支援内容の到達点は，『自閉症者施設サービス評価基準（Ver.2）』(2008年5月) として整理されている。

a．既存の施設機能の整理

自閉症者施設を自閉症総合援助センターとして整備していくためには，今までの施設が果たしてきた役割を精査し，地域の自閉症支援の拠点として有効な機能や今後必要とされる機能を整理する必要がある。自閉症者施設の長年の取り組みを検討してみると，その有効性や必要な機能は次のように整理できる。

①とりあえずの生活保障機能

グループホーム，ケアホームやアパート等の暮らしのバックアップに加え，行動障害や地域の受け皿が不備なために地域移行が困難な人たちに対するとりあえずの生活保障機能として，生活の質を配慮した小ユニットによるケアが必要である。これはショートステイや高齢化対応にも生かされていく。

②有期限・有目的の入所療育機能

24時間の生活を通した集中的な入所療育を一定期間行い，地域の支える機能の回復を図りながら元の生活に戻していく機能であり，自閉症者施設のもっとも中心的な機能として位置づけられる。

③地域生活支援のバックアップ機能

グループホームやケアホーム，アパート，学校・作業所・家庭などの地域生活を支援するために，自閉症の人たちの生活支援や行動改善の専門スタッフを直接派遣したり，ショ

ートステイや相談・助言，調整などをとおしてバックアップを行ってきている。このような自閉症の人たちに特化したバックアップ機能が，今後も地域生活を支えるために不可欠である。

④専門職員養成のための研修・研究・啓蒙

自閉症支援の専門性向上のための職員養成や，研修・実習システムの整備，研究・啓蒙活動をとおして，現実的で専門的な支援を展開できる人材の育成を図っている。

⑤危機介入とシェルター機能

自閉症者施設においてはこれまでも，家庭や地域などで行動破綻を来たした人たちについて積極的に療育的介入や保護を行ってきている。近年，虐待や他害，犯罪の予防などを目的としたこれらの機能が緊急の課題となっており，今後，知的障害の有無や年齢に関わらず，それらの機能を発揮できる体制整備（法制度，人材配置等）が求められる。

b．総合援助センターの整備に必要な視点

総合援助センター構想を従来のような単に既存の施設や事業の再編整備を意図した机上プランでなく，真の自閉症支援の拠点として実質的に役立つものとして具体化していくためには，いくつかの課題や注意すべき点がある。

①通所や入所などの施設支援サービスやショートステイ，ホームヘルプ，グループホーム，居宅支援（地域ケア）サービスなどがモザイク的に集められ，それらがケアマネジメントで統合されることで機能を発揮するという発想は，密度の濃い療育的支援と連携が必要とされる自閉症の人たちには現実的な力となりにくい。

②利用者に対する適切で専門的なアセスメントのもとに，それらのサービス資源は有機的かつ臨機応変に，それぞれのライフサイクルに応じて活用されるという組織的な統一性と臨床的な連続性が求められる。

③療育等支援事業や自閉症・発達障害支援センターなどの相談支援や調整機能も，それぞれ単独では実効性が大きく制限される。利用者のアセスメントやケアプランの作成，支援の実施には相当の専門性と臨床的素養が必要とされるため，現状の支援センターは制度発足当初に懸念されたように，コーディネートやケアマネージメントをする資源自体の貧困とあわせて，「見守りという名の放置」や「たらい回し」を生じやすい。その機能を十分に発揮するためには，自閉症支援の臨床や研究の成果が絶えず支援センターにフィードバックされ，さらに相談・調整機能と現実的な連携が維持されていることが不可欠である。

④施設ケアか地域ケアかの二者択一ではなく，自閉症者施設の機能の整理と見直しの上で新たな機能を付加しながら，そこを中核に総合援助センターに向けて整備していくことが現実的な方向性と考えられる。

⑤総合援助センターは少なくとも，各障害保健福祉圏域の2次エリアに1カ所程度必要である。

⑥単なる介護ではなく療育的支援が生涯にわたって必要であり，さらに重層的な支援構造が常に望まれることから，現行の障害者自立支援法の枠内で「自閉症総合援助センター」を組み立てることには無理があると思われる。発達障害者支援法の見直しにあわせて，制度的な位置づけを検討していくことが望まれる。

c．自閉症総合援助センターに必要な具体的な機能

現状の自閉症者施設の機能を整理し，新たな機能を加えながら総合援助センターとして望まれる具体的な機能と構成をあげてみる。ただし注意すべきは，センターは建物や事業の単なる集合ではなく，柔軟に活用できる機能の集積であることを強調したい。

①居住支援機能

グループホームやアパートなど，地域で住むための多様な機能を開発し，継続的な地域

生活のバックアップを行う。また支援度や支援条件などの限界から（身体的な障害，年齢など），当面の地域生活への移行が困難な人たちに対して居住性の高い小ユニットケアを行う。
　　＊居住ユニットの構成
　　　⑦一般居住（ミドルステイ）ユニット
　　　　……利用定員8〜10名，支援員7名
　　　④要介護・高齢対応ユニット
②入所療育機能
　24時間の生活をとおした集中的な療育を行うための有期限・有目的の施設療育機能であり，入所施設が本来実施すべきもっとも中心的な機能である。その展開の仕方としては，初期の強度行動障害処遇事業（1993年）がモデルになり，保護者や関係機関との綿密な連携による地域移行支援とアフターケアの実施が不可欠である。またショートステイを活用した療育や，地域生活の継続を支えるレスパイトケアもここに含まれる。
　　＊強度行動障害対応ユニットの構成……利用定員8名（強度4名を含む），支援員9名／アフターケアに対応できる体制を付加
③地域生活支援機能
　地域生活者の登録と相談支援体制の整備のもとにショートステイ，レスパイトケア，ヘルパー養成と派遣（ガイドヘルプ，ホームヘルプ，入院付き添い，他）等により地域生活を支える。
　　＊ショートステイ対応ユニットの構成……一般居住ユニットに2名の利用枠，担当コーディネーター1名を加配
④作業・就労支援機能
　施設内作業や職場実習，企業内作業，一般就労支援，事業所開拓，就労リタイアケースの再訓練などを行う。
　　＊施設内作業の構成……1活動単位当り10人前後の集団，支援員2名配置
⑤外来療育・相談支援機能

　自閉症・発達障害支援センターや相談支援事業のコーディネーター等が総合援助センターの中核機能として位置づけられ，在宅や施設入所にかかわらず総合援助センターの各機能を適宜，柔軟に活用して支援を継続する体制を確立する。支援の組み立てに際しては，個別支援計画の作成や関係機関との連携が不可欠である。
⑥余暇・文化活動支援機能
　グループホーム，ケアホーム利用者やアパート，在宅生活者が地域社会の中で，受動的になったり孤立しないで当たり前の人として暮らしていくためには，日常生活や職業生活の支援の他に，余暇・文化活動の支援が必要となる。先行している北欧諸国の失敗を繰り返さないためにも，ボランティアの育成や派遣が意識的に取り組まれ，地域社会のなかに定着するための丁寧な支援が必要である。
⑦ライフサポート機能
　地域福祉権利擁護事業や成年後見制度などの権利擁護システムは，契約困難な人たちを利用契約制度に包み込んでいくための制度の安全弁として導入されてきた側面が強い。しかしながら親亡き後を含めて，1人の人としての当たり前の人生を支える真の権利擁護の体制を整える必要がある。法人後見制度への取り組みはその1つであるが，入院付き添いなど現行制度では欠落している課題への対応の検討と準備が必要である。
⑧研究・研修・啓蒙の機能
　自閉症や行動障害の大変な人たちには日常的な生活介護だけでなく，生涯にわたって重層的で専門的な療育支援が必要となる。その専門的な援助の内容は，個々の障害だけでなく，それぞれのライフステージにおいても異なってくるため，常に実践と研究のフィードバックがなされ，人材育成に生かされていく必要がある。またそれらの機能は，地域の自閉症支援に関わる諸機関の支援力強化のために，人材養成のための実習の受け皿や支援の

ための情報発信機関としても重要になってくる。

(奥野　宏二)

文　献

1) 浅野史郎：豊かな福祉社会への助走．ぶどう社，東京，1989．
2) 浅野史郎，石井哲夫：対談「自閉症と強度行動障害をめぐって」．心を開く，24；52-57，1996．
3) 浅井朋子：育児支援外来を受診した児童79人の臨床的検討．小児の精神と神経，42 (4)；293-299，2002．
4) Grandin,T., Duffy,K.：Developing Talents：Careers for Individuals with Asperger Syndrome and High Functioning Autism. Autism Asperger Publishing, 2004.（梅永雄二監修，柳沢圭子訳：アスペルガー症候群・高機能自閉症の人のハローワーク．明石書店，東京，2008．）
5) 林隆：発達障害者支援法と特別支援教育—福祉と教育のパラダイムシフト—．さぽーと，No.582；37-39，2005．
6) 石井哲夫：強度行動障害の基本的理解と強度行動障害特別処遇事業の展開．心を開く，25；38-42，1997．
7) 石丸晃子：自閉症の人たちへの支援—自閉症者施設の立場から—．さぽーと，No.559；22-25，2003．
8) 伊藤英夫他：1歳6カ月児健康診査における発達障害児のスクリーニング・システムとそのフォロー体制に関する全国実態調査．小児の精神と神経，34 (3)；107-122，1994．
9) James,I.：Asperger's Syndrome and High Achievement Some Very Remarkable People. Jessica Kingsley, 2006.（草薙ゆり訳：アスペルガーの偉人たち．スペクトラム出版社，東京，2007．）
10) 河東田博：スウェーデンにおける地域移行と地域生活支援の実態と課題．社会保障審議会提出資料，2004．
11) 木戸利秋：イギリスのソーシャルインクルージョンと知的障害．障害者問題研究，32 (1)；22-29，2004．
12) 厚生労働省：支援費制度Q&A集，2001．
13) 厚生労働省社会・援護局障害保健福祉部：支援費制度担当課長会議資料，2002．
14) 厚生労働省社会・援護局障害保健福祉部：今後の障害保健福祉施策について（改革のグランドデザイン案），2004．
15) 厚生労働省：障害者の雇用支援のために．2008．
16) 行動障害児（者）研究会：強度行動障害児（者）の行動改善および処遇のあり方に関する研究（Ⅰ）（Ⅱ），1988，1989．
17) 小枝達也：5歳児健診の実践の立場から．発達障害研究，27 (2)；98-101，2005．
18) 峰島厚：脱施設化方策の検討．障害者問題研究，Vol.32,No.1；2-12，2004．
19) 日本自閉症協会：自閉症児者の家族への療育相談．清水基金助成研究報告書，1995．
20) 日本自閉症協会：自閉症児（者）の地域生活支援システムに関する研究．心を開く，26；1-56，1998．
21) 日本自閉症協会：自閉症児支援システム調査報告書，2002．
22) 奥野宏二：自閉症をめぐる福祉サービスの現状．髙木隆郎，M．ラター，E．ショプラー編：自閉症と発達障害研究の進歩，Vol.1，日本文化科学社，東京，p.297-304，1997．
23) 奥野宏二：自閉症地域生活支援システム構想—三重県における取り組みから—．厚生省心身障害研究平成9年度報告書，1998．
24) 奥野宏二：強度行動障害処遇事業の課題と自閉症者施設問題．厚生科学研究平成12年度報告書，2001．
25) 奥野宏二：入所施設から在宅通所へ．AIGO, No.541；24-29，2002．
26) 奥野宏二：障害福祉制度改革と自閉症をめぐる現状（Ⅰ）．髙木隆郎，M．ラター，E．ショプラー編：自閉症と発達障害研究の進歩，Vol.7，星和書店，東京，p.264-272，2003．
27) 奥野宏二，近藤裕彦，千種錦：自閉症成人施設の現状と課題．児童青年精神医学とその近接領域，29 (4)；215-230，1988．
28) 奥村幸子：強度行動障害特別処遇事業に関する報告．厚生省心身障害研究平成8年度報告書，1997．
29) 小澤勲：自閉症とは何か．精神医療委員会，1984．
30) 塩見洋介：脱施設化の思想的系譜と日本での展開．障害者問題研究，32 (1)；13-21，2004．
31) 末光茂：発達障害のQOLと福祉文化への視点．発達障害研究，22 (4)；255-266，2001．
32) 炭谷茂：社会福祉基礎構造改革の展望と課題．社会福祉研究，73；22-39，1998．
33) 高橋彰彦：精神遅滞の「療育」の変遷．小児の精神と神経，35；271-284，1995．
34) 高橋紘士：障害保健福祉のグランドデザインの意義と課題．さぽーと，No.576；22-24，2005．
35) 高松鶴吉：障害児の地域療育体系．教育と医学，28；359-365，1980．
36) 武田則昭，末光茂，八巻純：米国の知的障害者対策—「グループホーム」にみる光と影—．さぽー

と，No.566；43-49，2003．
37) 上野和彦：発達障害児への理解と支援の立場から．発達障害研究，27 (2)；95-97，2005．
38) 梅永雄二：自閉症者の就労支援．エンパワメント研究所，2003．
39) 全国自閉症者施設協議会：自閉症者施設実態調査報告書1994，1994．
40) 全国自閉症者施設協議会：厚生省障害保健福祉部長宛要望書．2001．
41) 全国自閉症者施設協議会：自閉症者施設実態調査2004，2004．
42) 全国自閉症者施設協議会：自閉症者施設のサービス評価基準～会員施設による自己評価調査～報告書，2007．
43) 全国発達障害者支援センター連絡協議会：平成19年度全国発達障害者支援センター連絡協議会．連絡協議会調査研究報告資料，2008．

第14章　自閉症児の教育

寺山　千代子　　東條　吉邦

1．自閉症児の教育の始まり

　教育界で自閉症児の教育に関心が持たれ始めたのは1960年代である。当時，東京都では，都立教育研究所を始め，各区市の教育相談所，民間の相談機関，大学での相談などに自閉症児の相談が持ち込まれるようになった。通常の小学校に自閉症児が就学し始め，都内の数校の小学校で自閉症児の教育実践が始まったが，教室を飛び出す，こだわりが強すぎる，コミュニケーションが成立しないなど，自閉症児を担任した教師は，彼らの指導に悩むことになった[11]。そして1966年に通常の学級（普通学級）で自閉症児を指導している教師が集まって「自閉症と言われた子の担任の会」が都内で発足し，定期的に研究会が開催されるようになり，1967年には公的な研究組織として「東京都公立学校情緒障害児教育研究会」が発足した。さらに1968年には「全国情緒障害教育研究会」が結成され，全国大会が毎年開催されるようになった[16,26]。これらの活動が，自閉症児の教育の場となる情緒障害特殊学級の開設に向けての原動力となった。

　自閉症児のための公教育の場の開設にあたっては，1967年に結成された「自閉症児親の会」（現，社団法人日本自閉症協会）の積極的な活動も大きな原動力となった。自閉症児親の会は，文部省や厚生省に教育・医療を求める請願書を提出するなど，積極的に行政に働きかけた[6]。1969年4月25日付けの会報によると，「杉並区に自閉症児のための特殊学級誕生」が自閉症児親の会の運動の成果として報告されている[7,15]。

1）情緒障害特殊学級の設置をめぐって

　我が国初の自閉症児の教育を目的とした学級は，東京都杉並区立堀之内小学校内に1969年（昭和44年）に開設された堀之内学級である。この学級は従来の「精神薄弱特殊学級」と区別して「情緒障害特殊学級（以下，情緒障害学級）」とされた。学級の名称は「情緒障害」とされているが，その対象は，自閉症児あるいは自閉的傾向の児童たちであった[15]。

　このとき学級の名称が「情緒障害」とされたことによって，教育の現場では，自閉症と情緒障害は同じ範疇の障害であると考えられるようになり，これが教育界において自閉症と情緒障害の概念に混乱が生ずる原因の1つとなったと考えられる。自閉症児のための教育の場の開設にあたって，文部省（現，文部科学省）は1967年（昭和42年）に全国規模で「児童生徒の心身障害に関する調査」を実施した。当時，自閉症児への教育の必要性について，保護者の要望が強まり，開設のための基礎資料の作成が求められたからである。

この調査では情緒障害として「登校拒否，神経症，緘黙，自閉症，精神病，脳の器質的障害」を挙げている。これを受けて教育の分野では，自閉症は情緒障害の枠に入ることになった。しかし，当時の調査を担当した委員たちは，「取り敢えず」情緒障害の枠組みで調査を実施したとしている[12,15]。なお，情緒障害という用語は，1961年（昭和36年）の厚生省（現，厚生労働省）の「情緒障害児短期治療施設」の設置の文書で用いられているが，情緒障害の定義は，上記の文部省の調査の定義とは異なっている。

堀之内学級開設1年後の1970年には，東京都世田谷区，徳島県，富山県，愛知県に情緒障害学級が開設された。その後，情緒障害学級の開設は全国的に急速に広がっていったが，不登校，緘黙，神経症といった自閉症以外の児童生徒も，情緒障害学級に数多く通学するようになっていった。特に中学校の情緒障害学級では，不登校の生徒の利用が多く，学級の名称も「相談指導学級」などと呼ばれている場合もある。教育現場では，「情緒障害」という用語が医学の領域と違った意味で使われたことにより，結果として様々なタイプの児童生徒が情緒障害学級に通うようになっていった[12,14]。

情緒障害学級の設置には学籍のある児童生徒が在籍することが求められており，リソースルームタイプの学級（通級教室）の設置は認められていなかったが，当初から教員や保護者のあいだには，通常の学級に在籍しながら不得手な学習をリソースルームで指導して欲しいと望む声があった。そこで現実の問題解決策として，実質的には通級による指導を1970年代から展開していた学級もあった。この傾向は特に都市部の情緒障害学級に多く見受けられた。

その後，情緒障害学級の数は，平成になり増加の傾向を示している。図1に小学校，中学校，小・中学校合計の学級数の推移を示す。

情緒障害学級は，前述したように多様な児童生徒を受け入れながら，児童生徒数を伸ばしていった。図2に情緒障害学級の児童生徒数の推移を示す。なお，2009年度（平成21年度）から，この学級の名称は「自閉症・情緒障害特別支援学級」と変更されている。

2）養護学校義務化と自閉症教育

自閉症児のための教育の場として，制度的には情緒障害学級が設置されたものの，その後，自閉症児の実際の教育の場としては，養護学校（現，知的障害特別支援学校）が利用されるようになっていった。

特に1979年（昭和54年）の養護学校義務化（養護学校の就学及び設置の義務制の実施）以降，その傾向は顕著となった。それまでは，様々な理由から学校に行けないため就学猶予や就学免除となっていた障害の重い児童生徒たちも，養護学校に就学することが義務付けられ，地方自治体には，養護学校を設置することが義務付けられた。盲学校と聾学校は第2次世界大戦後すぐの1948年（昭和23年）に義務化が実施されていたが，養護学校はかなり義務化が遅れた。行動の障害や知的障害の重いタイプの自閉症児の保護者たちは，養護学校義務化以降，就学先として知的障害養護学校を選ぶようになった。

養護学校が選ばれる理由としては，児童生徒数に対する教員の数が養護学校では多いこと，専門性の高い教員が多いこと，児童生徒に分かりやすい指導を展開し，基本的生活習慣，健康・体力面での向上，認知・コミュニケーション能力の向上，就労に向けての指導に努めていることなどが保護者に理解されていった結果と思われる。また，知的障害養護学校の側でも，自閉症の児童生徒の在籍数の増加に対応し，自閉症の障害特性に応じた教育に取り組む学校が徐々に増えていった。

なお，こうした公立の学校以外で，早くから自閉症児の教育に取り組んできたものに，

第 14 章　自閉症児の教育

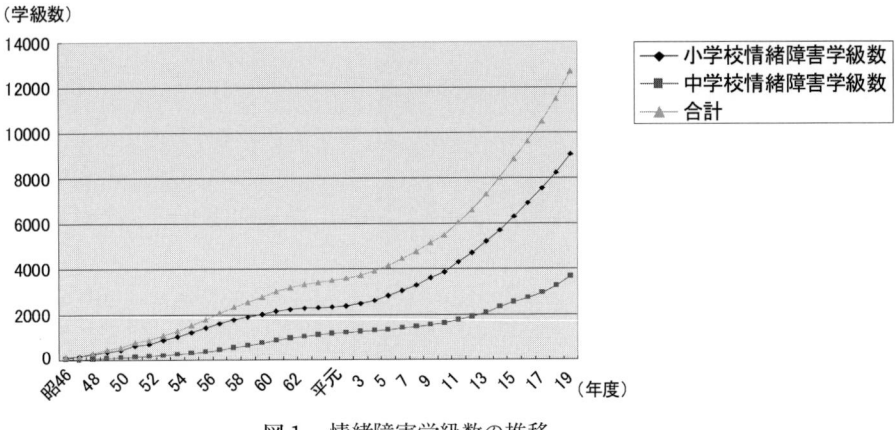

図1　情緒障害学級数の推移

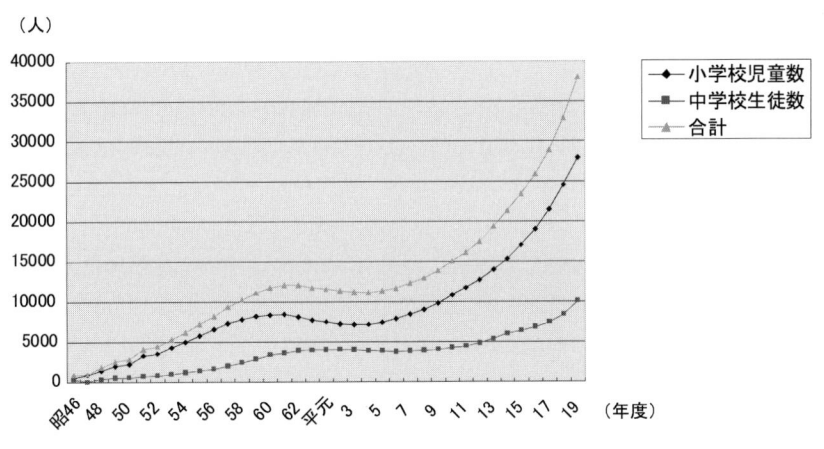

図2　情緒障害学級の児童生徒数の推移

三重県立高茶屋病院あすなろ学園がよく知られている。また，自閉症児と定型発達の児童とを「混合教育」することを目的として，1977年（昭和52年）には学校法人武蔵野東学園武蔵野東小学校が開設されている。「混合教育」とは，現在の言葉で表現すれば，部分的統合教育（インテグレーション）といえよう[15]。

2．自閉症児への教育方法・指導内容の多様化と教育の場の拡大

1) 教育方法と指導内容の多様化
1960年代後半から70年代にかけて，自閉症の中核症状の見方について大きな2つの流れがあり，教育ではどのような視点で取り組みを考えたらよいのか議論が分かれていった。情緒障害学級での自閉症児の教育が始められる以前から，一部の先進的な大学や治療機関では，「治療教育」と称した取り組みが進められ，そこでは，主に心理療法あるいは遊戯療法が用いられていた。情緒障害学級が開設された時点では，こうした手法を参考に取り組みが開始された。

しかし実際に自閉症児と関わった教師からは，すぐに，心理療法や遊戯療法への疑問が出されるようになり，堀之内学級では，半年の教育実践から以下のような問題が提起され

た[8,11]。

a．自閉性の強い子どもの知的なレベルは必ずしも高い水準には達していない。知的な発達はひらめきのある子とない子がいること。

b．自閉症児は通常の学級に就学させるべきだといわれていたが，人間関係に疎通性の欠ける自閉症児の場合，始めから大集団というのは無理があるのではないか。

c．一部の研究者の考えとして，基本的生活習慣の習得に関しては，あまり重要ではないと親への指導をしていたが，それを実践してきた保護者の子どもの学校生活は，学校生活そのものを困難にする要素の1つになっていること。

d．自閉症児の就学は通常の学校であるべきだという見解に対して，子どもの状態，発達の実態に合わせた流動的な就学措置が必要であること。

e．通常の学校に適応できるまで就学は見送るべきだという見解に対して，そのような状態になるまで猶予するとすれば，何年先に就学できるか当てがない子どももいるので，猶予すべきでないこと。

その後，ラターの認知言語障害説が学校現場に知られるようになるにつれ，認知・言語に関する指導内容が多く取り上げられるようになり，基本的生活習慣の獲得，言葉と数の学習などが自閉症児の教育として重視されるようになった。また，体験を通しての総合的な学習，体力作り，音楽などの教科的な指導も取り入れられていった。さらに一部の教育現場では，海外の自閉症研究の成果を参考に，行動療法，応用行動分析（Applied Behavior Analysis；ABA），社会技能訓練（Social Skills Training；SST），感覚統合療法，ティーチプログラム（Treatment and Education of Autistic and related Communication handicapped CHildren；TEACCH）などといった方法も取り入れられるようになり，自閉症児の教育は多様化が進んだ。

2）教育の場の拡大

このように自閉症児教育の取り組みは多様化し，教育の場も，情緒障害学級や知的障害養護学校だけでなく，知的障害学級（現，知的障害特別支援学級），情緒障害通級指導教室へと拡大していった。また一方では，保護者の統合教育への強い要望から，通常の学級に在籍する自閉症児も多い。

現在，自閉症児の学校教育の場は，概ね以下のように多様化している。

①通常の学級のみ
②通常の学級＋情緒障害通級指導教室（あるいは自閉症通級指導教室）
③通常の学級＋言語障害通級指導教室
④自閉症・情緒障害特別支援学級（＋通常の学級との交流・共同学習）
⑤知的障害特別支援学級（＋通常の学級との交流・共同学習）
⑥知的障害特別支援学校（＋小・中学校との交流・共同学習）
⑦病院内・施設内学級（病院や施設から通学）

（注：通級指導教室や特別支援学級は，自治体によって呼称は様々である＜例：相談教室，養護学級＞）

自閉症の障害の様相や原因は多様であり，言語能力や知能の個人差も非常に大きいため，教育的ニーズも個人個人によってかなり異なっている。そして教育的ニーズの違いによって，多様な教育の場が求められるようになってきたのも必然的な成り行きであった。

自閉症児の教育では，知的障害の程度や随伴症状の有無によって指導の在り方は大きく異なるが，一般に，言葉のない自閉症児には，代替コミュニケーションの指導が必要な場合が多く，知的障害特別支援学校での教育（上記の⑥）が選ばれることが多い。問題行動の

著しい自閉症児には，応用行動分析(ABA)のような専門的技法による対応が可能な場（上記の④，⑤，⑥，⑦）での教育が選ばれやすい。一方，高機能自閉症やアスペルガー症候群では，一般的には情緒障害通級指導教室（②）や自閉症・情緒障害特別支援学級（④）での指導が選ばれることが多いが，言語障害通級指導教室（③）での指導が選ばれる場合もある。

なお，自閉症児の就学先により，指導内容・方法も場による制約を受ける。通常の学級では，配慮して指導に当たるか，支援員を配置するのかなどの措置がとられているが，一般に，自閉症児のための指導内容が別に組まれることはなく，あくまでも通常の教育課程にしたがって授業が行われている。

知的障害特別支援学級と自閉症・情緒障害特別支援学級では，指導内容を小・中学校学習指導要領あるいは特別支援学校学習指導要領によるのかを選択している。実際には，在籍した児童生徒の特徴によって決定される。この両学級が併設されている小・中学校では，両学級が合同で授業を展開しているところもある。主に，生活上の決まりを身につける（基本的生活習慣），言葉と数（国語，算数），体力作り（体育），音楽，図画工作，調理（家庭科）などを組み合わせて行っていることが多い。最近は，指導内容・方法について保護者と話し合い，希望を取り入れるようになってきた。学級編成については，特別支援学級（小・中学校）の標準は8人であるが，現在の平均値は1学級3人前後となっている。

知的障害特別支援学校（旧，知的障害養護学校）も指導内容については学習指導要領で決められているが，実際には，個々の自閉症児の障害特性や発達の水準，環境（人的環境，物理的環境）などを考慮して優先順位を検討し，授業が展開される。最近は，指導内容・方法等については，保護者との話し合いが行われ，希望を取り入れるようになってきた。

学級編成は，特別支援学校（小・中学部）の標準は6人であるが，現在の平均値は1学級3人前後となっている。次に，情緒障害通級指導教室での教育について簡単に述べる。

3）情緒障害通級指導教室

前述したように，1969年（昭和44年）の情緒障害学級の開設当初から，教員や保護者のあいだには「通級方式」による自閉症児の教育を望む声も多かったが，通級は制度化されないまま1992年度（平成4年度）まで，いわゆる「固定式」と「固定式＋通級方式の併用」のいずれかの形態で，情緒障害学級での指導が続けられてきた。このことは，文部省の1988年（昭和63年）における「特殊学級教育課程実施状況等調査」にもみることができる。「固定式」というのは情緒障害学級でほぼ全日の指導を年間を通して受けるものであり，「通級方式」というのは，児童生徒が通常の学級で指導を受けながら，情緒障害学級へ特定の曜日，時間に通って特別の指導を受けるものである。

通級制度に関しては1987年（昭和62年）の臨時教育審議会の「教育改革に関する第3次答申」で，その実施の必要性が提言された。1990年（平成2年），文部省は「通級学級に関する調査研究協力者会議」を設置し，通級による指導の実施に当たっての具体的な課題等について検討を行い，同調査研究協力者会議の審議のまとめを受けて，省令改正等の制度面の整備が図られ，1993年（平成5年）4月から実施に移された[19]。なお，通級による指導の対象とすることが適当な児童生徒として，「情緒障害者」の項に「自閉，かん黙等情緒障害のある者で，通常の学級での学習に概ね参加でき，一部特別な指導を必要とするもの」と示されている。

通級による指導では，個別指導を中心として，必要に応じて，小集団指導を組み合わせることが適当であるとされている。通級よ

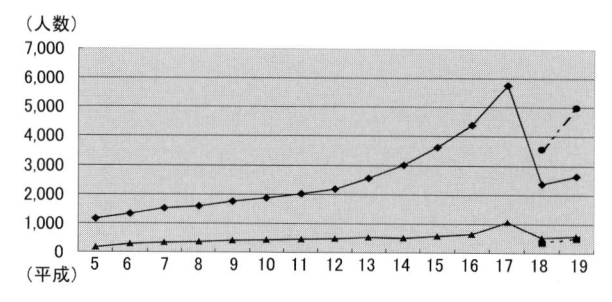

図3 通級の指導を受けている児童生徒数の推移（文献24より引用）

る指導は，個別指導が中心となることから，原則として，特殊学級（情緒障害学級）における指導とは別に行うことが適当であるとされ，新たに情緒障害通級指導教室が設置されるようになった。

その後，情緒障害通級指導教室は増加を続けていった。その背景として，通常の学級において，特別な支援を必要としている児童生徒の増加があると推測される。実際には，通常の学級では，担任教師の配慮により，授業が進められているが，指導に困難を感じている教師も多い[13,17,25]。

そこで，通常の学級の児童生徒を対象にした調査を文部科学省の「特別支援教育に関する調査研究会」が実施した。この調査は，2002年（平成14年）に公立小・中学校の児童生徒41,579人を対象とし，回答者は複数の教員で判断している。知的発達に遅れはないものの，学習面や行動面で著しい困難を示していると担任教師が回答した児童生徒の割合は，「学習面か行動面で著しい困難を示す」が6.3％，「学習面で著しい困難を示す」が4.5％，「行動面で著しい困難を示す」が2.9％，「学習面と行動面ともに著しい困難を示す」が1.2％と報告された。この報告以降，通常の学級で特別な支援を必要とする児童生徒数は6.3％という数値の使用が，多く見受けられるようになっていった。同じ調査の中で，「発達に遅れはないものの対人関係やこだわり等の問題を著しく示す」が0.8％となっており，いわゆる高機能自閉症やアスペルガー症候群の児童生徒と関連がある数値と推測される。

通級による指導は，通級指導教室で行われるが，東京都は「通級指導教室」を「通級指導学級」と呼んでいる。なお，「わが国の自閉症をめぐる状況〈V〉自閉症と学校教育」[15]で通級指導教室について詳しく述べた。図3には，1993年度（平成5年度）以降の情緒障害通級指導教室で指導を受けている児童生徒数の推移を示す。なお，以下で述べるように2006年度（平成18年度）より，情緒障害の枠が情緒障害と自閉症と分かれたことにより，平成18年度以降は，グラフを2つに分けて示した。

通級指導教室の児童生徒数の増加は，対象児が自閉症児に限らず，多様化していることが文部科学省の「特別支援教育に関する調査研究会」による2002年の調査からも明らかになっている。

そこで，通級による対象児を文部科学省は，「学校教育法施行規則の一部を改正する省令」（平成18年4月1日施行）により，次のように示している。

従来の通級による指導の対象児は，「第1号 言語障害者，第2号 情緒障害者（自閉症等，選択性かん黙等），第3号 弱視者，第4号 難聴者，第5号 その他心身に故障のある者で，本項の規定により特別の教育課程による教育を行うことが適当なもの」となっていたが，改正では，「第1号 言語障害者，第2号 自閉症者，第3号 情緒障害者（選

択性かん黙等），第4号　弱視者，第5号　難聴者，第6号　学習障害者，第7号　注意欠陥多動性障害者，第8号　その他心身に故障のある者で，本項の規定により特別の教育課程による教育を行うことが適当なもの」となり，下線の障害が加えられている。これらの対象児は，多くの時間を通常の学級で指導を受け，決められた曜日・時間に通級による指導を受けている。

4）不登校児の増加と自閉症

不登校は1960年頃から注目されはじめ，教育や医療の分野で多くの議論がなされ，様々な対応がなされてきた。しかし，年間30日以上の欠席児童生徒数をみると，2007年度（平成19年度）現在，小学校で23,927人（0.34％），中学校で105,328人（2.91％）が不登校となっており[22]，学校教育の中で重要課題であり続けている。

そのような中で，近年，不登校と発達障害（特に自閉症スペクトラム）との関連性が指摘されるようになってきた。なお，「今後の不登校への対応の在り方について（報告）」[21]においては，不登校の要因として発達障害との関連性が明記されている。

医療機関を対象とする研究では，多くの実態調査から両者の関連性が示されている。杉山[10]による調査では，不登校を主訴として受診した児童のうち，発達障害の診断が可能なものは50％に達し，そのうち8割は高機能広汎性発達障害であったとしている。また，栗田[2]は135人の発達障害児を対象に，登校拒否の既往を調査している。登校拒否の既往は，広汎性発達障害を有する児童生徒では110人中30人（27％）に，自閉傾向のない精神遅滞児では25人中2人（8％）に認められ，広汎性発達障害で不登校の頻度が高い傾向が認められた。さらに，「自閉症群」と「その他の広汎性発達障害群」に分けて検討すると，自閉症群に比べ知的発達の水準が有意に高い「その他の広汎性発達障害群」において登校拒否の既往が多かったと栗田[2]は報告している。

一方，教育機関を対象とする研究に目を向けてみると，実態調査は非常に少ない状況にある。その中，加茂と東條[1]は中学校を対象とした調査を行っている。対象とした中学校12校（全在籍生徒数は5,829人）で不登校として把握されている生徒は218人（3.7％）おり，その中で教員が発達障害と関連すると把握している生徒は57人であった。57人の内訳をみると，「発達障害の診断あり」の生徒よりも「診断なし」の生徒が多かったが，障害種別に見ると，LD，ADHDに比べて広汎性発達障害（自閉症スペクトラム）が高い割合で不登校に結びついていることがわかった。

なお，自閉症スペクトラムが不登校と結びつきやすい理由としては，まず自閉症の3つ組と言われる特徴が不登校へのリスクを高めている可能性がある。加茂と東條[1]の調査でも，「対人関係のトラブル」「コミュニケーションの取れなさ」「こだわり」という項目が不登校のきっかけとして多く挙がった。また，自閉症スペクトラムの障害の特徴が周囲の人々に理解されずに，二次的問題として不登校となっていることも考えられる。杉山[9]が指摘しているように，障害の特徴が理解されないことにより，教師側から「わがまま，自分勝手で集団の規律を乱す問題児」とみなされたり，クラスメートからも「ルールを無視する，自分の興味を一方的に押しつけてくる」と捉えられて，いじめのターゲットになることも多いだろう。栗田[2]は知的水準の高い自閉症児が不登校に結びつきやすい傾向を報告し，杉山[9]は診断・介入の遅れが不登校に結びつきやすいことを指摘している。これらを総合して考えると，1つの要因ではなく，様々な要因が複雑に絡み合って，自閉症スペクトラムの児童生徒に不登校を生じさせてい

ると推測される。

3．特別支援教育への転換と自閉症教育

1）特殊教育から特別支援教育へ

第2次世界大戦直後から我が国では，障害のある児童生徒に対しては，その障害の種類や程度等に応じて，特別な教育の場（盲学校，聾学校，養護学校，特殊学級）を設けて「特殊教育」を実施し，指導を展開してきた。対象は全学齢児童生徒数の1％前後で推移した。

20世紀末になり特殊教育が充実するにつれ，我が国では，特殊教育で指導を受ける児童生徒数が増加し，全学齢児童生徒数の約1.5％に近づくとともに，障害の重度化，重複化，多様化等による質的な複雑化が進行した。また，LDやADHDへの教育的支援の必要性も唱えられるようになり，障害のある児童生徒の指導には，専門性の一層の向上が求められるようになった。

さらに，世界的な流れとなった障害のある児童生徒へのIEP（個別教育計画）の作成，ノーマライゼーション，インクルージョン教育への対応，WHOの障害観の変化（ICIDHからICFへ）などが背景となり，新しい教育システムを構築する必要性が生じた。

この新教育システムの構築にあたって，2000年（平成12年）の5月に「21世紀の特殊教育の在り方に関する調査研究協力者会議」が文部省に設置され，学校関係者・有識者による検討が開始された。そして翌年1月に「21世紀の特殊教育の在り方について（最終報告）」[20]が公表された。新システムでは，「一人一人の教育的ニーズを基に支援する」という考え方が特に重要であるということを強調する目的で，この報告書には，「～一人一人のニーズに応じた特別な支援の在り方について～」という副題が付けられた。そしてこの新システムを「特別支援教育：Special Needs Education」と呼ぶこととなり，文部省の「特殊教育課」は，2001年1月に「特別支援教育課」と名称変更された。

なお，「21世紀の特殊教育の在り方について（最終報告）」では，①自閉症は中枢神経系の機能不全による発達障害とされていることを指摘し，心因性の情緒障害児とは異なる教育的対応が必要であること，②ADHD，LD，高機能自閉症などの判断基準を明確にすること，③ADHD，LD，高機能自閉症などの指導を担当する教員の専門性を高めるとともに，指導方法等に関する研究の実施が必要であること，④ADHD，LD，高機能自閉症などについて教育関係者や国民への理解啓発に努めることなどが提言された。

2）特別支援教育構築に向けての文部科学省の諸施策

上述した「21世紀の特殊教育の在り方について（最終報告）」[20]の提言を具体化するために，文部科学省は2001年（平成13年）10月に「特別支援教育の在り方に関する調査研究協力者会議」を設置した。

この協力者会議には，「障害種別の枠を超えた盲・聾・養護学校に関する作業部会」と「小・中学校等における特別支援教育に関する作業部会」が置かれ，前者の部会の検討課題は，①盲・聾・養護学校の名称の見直し，②障害種別の枠を超えた教育課程，指導体制，組織運営，施設設備等について，③地域のセンター的機能の充実について，④養護学校における自閉症の指導の在り方などであり，後者の部会の検討課題は，①ADHD児，高機能自閉症児等の実態について，②ADHD，高機能自閉症等の定義，判断基準，実態把握の体制について，③ADHD，高機能自閉症等への指導方法，指導の場について，④特殊学級の名称の見直し，⑤学校全体としての支援体制の充実方策などであった。また，この会議と並行して，前述した「特別支援教育に関する調査研究会」による通常の学級の児童

生徒を対象にした全国実態調査が実施された。

2003年（平成15年）3月には，この協力者会議から「今後の特別支援教育の在り方について（最終報告）」が公表され，その提言に沿って，同年4月には，文部科学省の「特別支援教育推進体制モデル事業」が開始された。この事業は全国47都道府県にて実施（一定地域を総合推進地域として指定）され，LD，ADHD，高機能自閉症の定義，判断基準等の有効性の検証とともに，校内委員会，特別支援教育コーディネーター，巡回相談の実践などを通して，LD，ADHD，高機能自閉症等の児童生徒に対する総合的な教育推進体制の整備を目的とした。また，総合推進地域には専門家チームが置かれ，巡回相談では，専門家が小・中学校教員に対して助言を行い，指導法の確立を目指した。

2004年（平成16年）1月には，文部科学省から「小・中学校におけるLD，ADHD，高機能自閉症の児童生徒への教育支援体制の整備のためのガイドライン（試案）」が公表された。このガイドラインは，全国の小・中学校のすべてに配布され，発達障害児への支援に関する校内研修会が全国的に開催されるようになり，教師の意識改革が進み始めた。

2005年（平成17年）4月の発達障害者支援法の施行にあわせて，前記のモデル事業は，「特別支援教育体制推進事業」に移行し，モデル事業の時代より予算額が増加され，新規事業として，乳幼児から就労に至るまでの一貫した支援体制の整備（幼稚園および高等学校も含めた支援体制の整備）が着手された。さらに2007年度（平成19年度）には，新たに「発達障害早期総合支援モデル事業」と「高等学校における発達障害支援モデル事業」がスタートした。

さらに2008年度（平成20年度）からは，「発達障害等支援・特別支援教育総合推進事業」が「特別支援教育体制推進事業」の後継事業として開始され，予算額も増額されている。しかし，文部科学省全体の予算に占める割合は小さく，校内委員会の設置や特別支援教育コーディネーターの指名自体は，全国的に進んだものの，実質的な支援体制の構築，効果的な支援の実施には，まだかなりの距離があるというのが実態である。

しかし，これらの文部科学省による一連の施策や事業を通して，一般の教師のあいだでは，それまでほとんど知られていなかった高機能自閉症やアスペルガー症候群という用語や，それらの障害の特徴の一端は，多くの教師が周知するようになってきた。

一方，特別支援教育制度の法的な整備を目的として，2005年（平成17年）12月に中央教育審議会から，「特別支援教育を推進するための制度の在り方について（答申）」が出され，この答申に沿って，2006年（平成18年）6月に「学校教育法の一部を改正する法律」が公布された。この法律は，2007年（平成19年）4月から施行され，盲学校，聾学校，養護学校は「特別支援学校」に，特殊学級は「特別支援学級」に制度上の名称が変更された。

3）特別支援教育に関する学習指導要領の改訂と自閉症教育

学校教育の内容・方法は，学習指導要領に定められており，特別支援学校は，特別支援学校学習指導要領によって教育が行われている。これまで，自閉症児のための指導の内容・方法については，特に定められてはいなかったが，障害児の一般的な特性を考慮した指導内容として，養護学校の学習指導要領には「養護・訓練」が定められていた。

養護・訓練は児童生徒の心身の障害の状態を改善・克服するために必要な知識，技能，態度及び習慣を養い，もって心身の調和的発達の基盤を培うことを目標として1971年（昭和46年）に創設され，1989年（平成元年）の改訂では，5本の柱「①身体の健康，

表1 自閉症スペクトラム教育の流れ

	自閉症スペクトラム教育
1968 (S 43)	全国情緒障害教育研究会の発足
1969 (S 44)	我が国初の情緒障害特殊学級の開設（東京都杉並区立堀之内小学校の堀之内学級）
1971 (S 46)	国立特殊教育総合研究所開所（現，独立行政法人国立特別支援教育総合研究所）
1977 (S 52)	学校法人武蔵野東学園武蔵野東小学校で自閉症児の混合教育が始まる
1978 (S 53)	「軽度心身障害児の学校教育の在り方について」（文部省）
1979 (S 54)	養護学校（現，特別支援学校）の義務化
1989 (H 1)	盲学校，聾学校及び養護学校の学習指導要領の改訂
1993 (H 5)	通級による指導の制度化
1997 (H 9)	特殊教育の改善・充実について（第一次報告・第二次報告）
1999 (H 11)	盲学校，聾学校及び養護学校の学習指導要領の改訂（自立活動・個別の指導計画）
2001 (H 13)	中央省庁の再編「文部科学省」に，「特殊教育課」が「特別支援教育課」に名称変更 「21世紀の特殊教育の在り方について（最終報告）」
2003 (H 15)	「今後の特別支援教育の在り方について(最終報告)」(個別の教育支援計画・特別支援教育コーディネーター） 「特別支援教育推進体制モデル事業」（文部科学省）47都道府県でスタート
2004 (H 16)	国立久里浜養護学校が筑波大学附属久里浜養護学校となる（国立初の自閉症学校） 「小・中学校におけるLD（学習障害），ADHD（注意欠陥／多動性障害），高機能自閉症の児童生徒への教育支援体制の整備のためのガイドライン（試案）」
2005 (H 17)	特別支援教育体制推進事業（文部科学省）スタート，「発達障害のある児童生徒への支援について」（通知）
2006 (H 18)	学校教育法等の一部を改正する法律の公布（平成19年4月1日施行） 学校教育施行規則の改正―通級による指導の対象を，LD，ADHDへと拡大
2007 (H 19)	「LD（学習障害），ADHD（注意欠陥／多動性障害），高機能自閉症等」の表現を「発達障害」とする 発達障害早期総合支援モデル事業，高等学校における発達障害支援モデル事業スタート
2009 (H 21)	特別支援学校の学習指導要領の改訂 「情緒障害特別支援学級」の名称を「自閉症・情緒障害特別支援学級」とする

②心理的適応，③環境の認知，④運動・動作，⑤意思の伝達」で養護・訓練が構成された。

そして，1999年（平成11年）の学習指導要領の改訂では，児童生徒が自立を目指し，障害に基づく種々の困難を主体的に改善・克服するために必要な知識，技能，態度及び習慣を養い，もって心身の調和的発達の基盤を培うことを目標として，「自立活動」へと名称が変更された。また5本の柱は5つの区分として「①健康の保持，②心理的な安定，③環境の把握，④身体の動き，⑤コミュニケーション」に改められた。その内容については，具体的にイメージしやすくなるよう22の項目で示された。

さらに，2005年（平成17年）12月の中央教育審議会の答申を受け，2009年（平成21年）3月に学習指導要領の改訂が公示された。今回の学習指導要領の改訂では，これまでの5つの区分に，新たに「人間関係の形成」が加えられ6区分となり，自閉症の特性に沿った内容が含まれることとなった。また，高機能自閉症等の児童生徒に対する特別の場での指導・支援を制度的に位置付けたのも今回の改訂の特徴である。なお，「人間関係の形成」の区分では，「ア．他者とのかかわりの基礎に関すること」，「イ．他者の意図や感情の理解に関すること」，「ウ．自己の理解と行動の調整に関すること」，「エ．集団への参加の基礎に関すること」の4つの項目が示されている。

また，文部科学省では，特別支援学校や小・中学校等の特別支援教育に関する教育課程の編成や学習指導の方法等について実践研究を行うとともに，各学校における特別支援教育の改善・充実を図ることを目的として，2007年度（平成19年度）から，5年計画で「特別支援学校等における指導充実事業」をスタートさせているが，この事業の中で，自閉症についての正しい理解や障害特性等に応じた教育的な支援について検討するため，2009年度（平成21年度）より，自閉症の特性に応じた教育課程の編成，自閉症の児童生徒一人一人の特性に対応した指導内容・方法等の工夫など教育課程の在り方について調査研究を実施することとなっている。

文部科学省は，これまでにも，養護学校教員の専門性向上モデル事業などを通して，自閉症の教育研究を実施しており，2004年（平成16年）4月には，それまでは重度重複障害の教育研究を実施していた国立久里浜養護学校を，自閉症の教育研究を実施する学校（筑波大学附属久里浜養護学校）に変えるなどの取り組みを行ってきたが，特別支援教育の構築に向けての最近の一連の施策では，自閉症教育の充実に向けての制度改正やモデル事業がかなり増えてきている。

表1には，こうした制度改正を中心に自閉症スペクトラム教育の流れを示した。

4．これからの自閉症教育の課題

1）通常の学級での自閉症スペクトラム児への支援

通常の学級の実態については，前述したように，2002年（平成14年）の「特別支援教育に関する調査研究会」による調査結果から，6.3％という数字が出ている。この数字は，支援を必要としている児童生徒たちであり，この中に知的障害の伴わない自閉症の可能性があるものが0.8％いると推測されている。

実際に，巡回相談に参加させてもらうと，担任の教師，支援員の悩みが多いことが分かる。学級担任の教師には，過去に自閉症児を担任した経験のある教師は限られており，多くは自閉症児をはじめて担任したため，彼らの特徴的な行動に困惑している様子が読み取れる。じっとしていないなどの行動上に問題があると認められた児童生徒には支援員が配置されている学級もある。支援員は2007年度（平成19年度）から地方財政措置となり，日常生活の介助や学習上のサポートを行うことを目的としている[23]。呼び方は雇用関係などにより，区市町村によって異なっている。実際には，支援員も担任の教師，担当児童にどのように対応したらよいのかを模索している状況が見受けられる。

最近は，特別支援教育に目が向けられ，通常の学級に在籍する自閉症児への支援に取り組むようになってきている。しかし，現実には，学校全体としての効果的な支援体制の確立を模索しているというのが現状であろう。

2）通級指導教室の増加と児童生徒への支援の充実

通級指導教室への保護者の期待が高いことが，図3からも読み取れる。その要因の1つとして，2006年（平成18年）4月1日に施行に移された通級の対象児として，「自閉症者，学習障害者，注意欠陥多動性障害者」の明文化があげられる。

1969年（昭和44年）の情緒障害学級の設置から，あるいは1993年（平成5年）に制度化されてきて以来，「通級による指導」（一般には，通級指導教室での指導）は，それなりに成果を上げてきている。通級指導教室では，小集団指導と個別指導を組み合わせた指導を行っていることが多い。

高学年になると，学習内容も難しくなることから，通級指導教室の担当者は個々の児童の学習の習熟度，学習のつまずき，仲間関係，

保護者の願いなどを把握し，学級担任と連携し，情報の共有化をはかり，個々の児童生徒のもつ困難さの解決にあたることが，現在以上に求められてくる。今後は，困難をもつ多様な児童生徒が増加することを考えると，小集団の構成や個別指導に工夫がさらに必要となり，人的配置，環境の整備なども求められてこよう。

3）卒業後の自立に向けて

最近は，障害者の自立，特に就職することに目標が置かれがちである。

2006年（平成18年）3月養護学校高等部の卒業者の進路をみると，進学者77人（0.7％），教育訓練機関等入学者327人（3.1％），就職者2688人（25.3％），社会福祉施設医療機関入所者6227人（58.7％），その他1296人（12.2％），となっている。知的障害養護学校の20～25％の自閉症児もこの中に含まれることになり，かなり厳しい状況下にあることがうかがわれる。

一番多く選択されているのが，社会福祉施設医療機関入所者で約6割，これに比べ，就職者は約3割弱となっている。

最近では，特別支援学校高等部では，「個別の移行支援計画」を作成し，社会適応のためのスキルを身につけ，卒後のことも視野に入れた指導が行われている。従来は，卒後は保護者や本人にまかされていたことを考えると，かなりの前進であるが，さらに自立のために教育の果たす役割が必要となろう。

就職し自立することも大切であるが，その人なりの人生が豊かに暮らせる方向を模索することも大切と考えられる。自閉症者が一人ひとり違っていること，地域の環境も様々であることを考えると，多様な生き方があってよいのではないだろうか。このためには，環境的，経済的，人的に十分な理解と支援が重要となる。自閉症児・者が社会との接点を持ち，豊かに暮らせるためには，社会資源の整備，支援体制の整備など，受け入れのシステムが求められることから，行政への働きかけも必要である。

今後，共生社会を築くためにも，一般社会の理解と支援が鍵となろう。昨年から国際連合で定めた毎年4月2日の「世界自閉症啓発デー」が，この役割を推進していくことを期待したい。

文 献

1) 加茂聡，東條吉邦：発達障害の視点から見た不登校—実態調査を通して—．茨城大学教育学部紀要（教育科学），58；197-216，2009．
2) 栗田広：発達障害と登校拒否．精神科治療学，6 (10)；1181-1186，1991．
3) 国立特殊教育総合研究所情緒障害教育研究部：全国小・中学校情緒障害特殊学級及び通級指導教室についての実態調査報告書．1998．
4) 国立特殊教育総合研究所：年長自閉症児の進路指導に関する研究．1994．
5) 国立特殊教育総合研究所：年長自閉症児の進路指導に関する研究．1996．
6) 自閉症児親の会：いとしご（創刊号）．1969．
7) 自閉症児親の会：会報．9，1969．
8) 杉並区立堀之内小学校　情緒障害児の指導＝自閉児＝．杉並区立堀之内小学校研究集録，1970．
9) 杉山登志郎：不登校．小児科臨床，57；1501-1507，2004．
10) 杉山登志郎：ひきこもりと高機能広汎性発達障害．こころの科学，123，9；36-43，2005．
11) 鈴木茂：自閉症児教育の展開＝その歴史と展望＝．国立特殊教育総合研究所一般研究報告書（B-151），p.55-60，2001．
12) 寺山千代子：情緒障害学級の成立過程の比較研究—東京・大阪を中心にして—．国立特殊教育総合研究所研究紀要，16；27-35，1989．
13) 寺山千代子，東條吉邦，篠田晴男：通級指導教室の動向とその分析—情緒障害教育を中心に．国立特殊教育総合研究所研究紀要，24；149-155，1997．
14) 寺山千代子：情緒障害学級の成立過程の比較研究Ⅱ．国立特殊教育総合研究所研究紀要，17；53-62，1990．
15) 寺山千代子，東條吉邦：わが国の自閉症をめぐる状況〈Ⅴ〉自閉症と学校教育．自閉症と発達障害研究の進歩，Vol.5，星和書店，東京，p.332-341，2001．
16) 東京都情緒障害教育研究会：会報．創刊号，1969．

17) 東條吉邦, 寺山千代子, 紺野道子：通級指導教室の動向とその分析 (2)－情緒障害通級指導教室における個別指導の実態を中心に－. 国立特殊教育総合研究所研究紀要, 26；129-136, 1999.
18) 都立教育研究所：自閉症児の教育をめぐって（第1報）. 1969.
19) 文部省：通級による指導に関する充実方策について. 1993.
20) 文部科学省：21世紀の特殊教育の在り方について（最終報告）. 2001.
21) 文部科学省：今後の不登校への対応の在り方について（報告）. 2003.
22) 文部科学省：平成19年度児童生徒の問題行動等生徒指導上の諸問題に関する調査. 2008.
23) 文部科学省初等中等教育局特別支援教育課：「特別支援教育支援員」を活用するために. 2007.
24) 文部科学省初等中等教育局特別支援教育課：特別支援教育資料（平成19年度）. 2008.
25) 全国情緒障害教育研究会：通級指導教室の経営・運営の手引き. 1994.
26) 全国情緒障害教育研究会：学校における自閉児指導, 日本文化科学社. 1994.
27) 全国情緒障害教育研究会：個性的に生きる－自閉症児成長の道すじ. 日本文化科学社, 東京, 1999.

第15章　自閉症研究：今後の課題

神尾　陽子

　これまでの自閉症研究の歴史とその成果は，本書の全章にわたってあますところなく記述されている。そこから，「自閉症とは何か」という大きな問いに対する，先人たちのさまざまなアプローチとその軌跡を知ることができ，後に続く私たちが当たり前のように共有する，今日の自閉症というものの成り立ちを理解することができるだろう。そして，今後の課題としての多くの示唆が得られることであろう。私に与えられたこの終わりの章では，それらを踏まえて，自閉症研究の将来に向けていくつか課題を整理しておく。というのも，本書の著者の多くが指摘しているように，これまでの研究成果の最大のものは，おそらく，自閉症にかかわる研究者や臨床家が自閉症という難題に取り組む際の私たち自身の，視座の転換，なのではないかと思われるからである。それは，自閉症にとどまらず，精神の疾患に取り組む際にも共通するのかもしれない。以下に，新たな視座を持って取り組むべき今後の課題を，筆者の視点から整理を試みる。

　第1には，医学的根本問題として，多様な自閉症症候群に対して病因論的な視座をどのように方向づけるか，ということがさらに検討され続けなくてはならないだろう。自閉症発症のメカニズムを明らかにしていくためには，病因論的に均質なことが示されてきた自閉症症候群内の特殊な群（たとえば，Rett症候群や脆弱X症候群など）の発見を，自閉症研究においてどのように位置づけるのがよいのだろうか。本書の9章で詳解されているように，自閉症の病因の特定は，近年では原因遺伝子の同定から，遺伝子の発現を修飾する後生的な機序（エピジェネティクス）の解明に照準が移ってきている。そうした新しい研究知見や表現型およびゲノムの多様性を考えると，もはや自閉症症候群において1対1の病因と症状の関係を想定することは現実的ではなくなっている。神経発達の異常を伴う多くの精神遅滞症候群や精神疾患では，分子遺伝学的メカニズムの一部の異常を共有しているであろうし，それぞれに特異的な機序もあるだろう。現在は記述しきれていない，自閉症症候群における中間表現型や broader autism phenotype（BAP）と呼ばれる行動表現型のみならず，症状の出現や消長のパターンなどの発達過程の特徴をも描き出すことができれば，今後の手がかりとなっていくのではないか，と思われる。

　Rett症候群とPDDとの関係が今後どのように扱われていくかということは，この問題を考えていくうえで象徴的かもしれない。Rett症候群は，DSM-IVが出た当時，まだ病因が明らかになっておらず，症状の類似からPDDの下位カテゴリーに分類された。その後，MECP2遺伝子の変異によってRett症候群が発症することが明らかになった。しかしながら，原因遺伝子の同定という輝かし

い成果から期待されたように，PDDとRett症候群の間に境界線を引くことは，当初考えられている以上にむずかしいようである。後者には，極端な退行ばかりではなく，退行の程度は重度から軽度までスペクトラム様で存在するし[4]，またRett症候群以外の自閉症児の一部にも，様々な程度の退行を示すケースが存在することから，知られている病因の違いにもかかわらず症状レベルでは共通点が依然として大きい。さらに興味深いことには，MECP2遺伝子の変異がRett症候群以外の，自閉症を含む精神神経発達障害にも報告されているのである。それらを踏まえれば，DSM-Vでは，Rett症候群それ自体がPDDに含まれるというDSM-IV分類が見直され，一時的に自閉症症状を呈する一部のケースのみをPDDと診断すべきであるというように，記述に幅を持たせるようになるのではないか，と予測される。このように近年明らかになりつつある事実は，病因と症状の対応そして病因論的な分類という疾病のアイデンティティを考える際に，示唆的である。つまり，より均質な病態を特定したかに見えても，よく見ればそこにも再び連続する多様性が存在するという，次の課題を指し示しているのかもしれない。本書の1章の末尾に述べられているように，「要するに，疾病単位にこだわらず自閉的なものが自閉症なのだ」ということなのであろう。今後，自閉症症候群の一部に関しては，病因が特定されていくであろうが，それらの病因が均質な群は自閉症症候群から除外されていくのではなく，むしろ病因の多様性を明示的に持ちながら，異種的な自閉症症候群を形作ることによって，私たちは自閉症症候群についての新しい病因論的な視座を獲得していくのではないだろうか。

第2に，これまでの研究が示唆してきた長い時間軸に沿った発達的変化を，その視座の内にどのように捉えていくのか，という問題がある。その発達的変化の全貌は，まだごく一部が明らかになったにすぎない。10年，20年もの発達という時間軸を捉えることではじめて，発達の障害としての自閉症症候群を理解することになるはずであるが，それはスタート地点と終着地点の二時点を結ぶこれまでの方法論だけでは無理である。点と点ではなく，まさに発達していくその軌跡という線をつぶさに捉える視座に基づいてはじめて，自閉症症候群の症状の成り立ちとその変化の可能性を明らかにしうるのであろう[1]。それを実現するには，海外で行われているような，前向きで，規模の大きいコホート研究をわが国で立ち上げることが必要である。また，数年単位ではなく，10年，20年単位の長期的な見通しにもとづいて疫学的ベースで計画されなくてはならないだろう。

これまでクリニック受診患者の報告が中心であった自閉症研究であるが，自閉症症候群の多様性と連続性が明らかになればなるほど，研究サンプルのバイアスはそこから得られた成果を一般化する際に大きな問題点となってくる。もちろん，臨床ケースの積み重ねがあって今日の自閉症理解に到達したことは言うまでもないが，臨床ケースから提案された研究仮説を検証するには，上で述べたような長期的な疫学的ベースのコホート研究が必要であり，そこでは，これまでに結論に至っていない多くの重要な自閉症仮説が実証的に検証されていくことになるだろう。

第3に，障害単位としての自閉症症候群の再定義，という大変な作業が残されている。なぜなら，行動，認知，神経，遺伝の各レベルでの研究が今よりもさらに進展し，多様な軌跡を辿る自閉症児の発達の背景にある様々なレベルでの発達メカニズム，そして分子遺伝学的なエピジェネティック機構が明らかにされれば，従来の障害単位という視座を超えて，新たな自閉症症候群の定義が根本から組み換えられる可能性があるからである。それは，現在，明確に定義されていない発症や回

復という概念を再検討することにもつながり，その結果，自閉症の1次治療や2次治療を超えた，予防のあり方が浮かび上がってくるものと思われる。現実に，早期診断の普及により，1歳前後から2歳にかけての自閉症児の初期発達について，さらには0歳からの前向き研究知見も蓄積されつつある今日，すでに変化は始まりつつある[2]。0歳から1歳までの自閉症の初期発達は，自閉症研究の先人たちには未踏の領域であった。今日，私たちは診断技術の向上や発達障害者支援法による早期支援システムの整備に伴って，日常の診療活動においてそれが現実のものとなりつつある。そして，そうした日々の臨床行為においては，これまでの教科書に書かれていない症状の改善などといった様々な発達パターンや，非定型な代償的発達が目の前で起きるのを目撃することになるであろう。今後，もっと早期診断・早期支援の社会システムの整備がすすめば，乳幼児期の多様な発達パターンはもっと注目され，これまでの発達障害概念が再考されることとなるエビデンスが全国的に蓄積されていくことであろう。かつては発達障害について記述されることのなかった治癒という概念も，こうしたエビデンスに基づいて再検討を要するようになるであろう[2]。

現在は操作的に合併と診断される，他の精神医学的障害の併発についても，その発症基盤や長期経過が明らかになれば，自閉症診断の際に，それらのリスク要因を含めた包括的評価と治療戦略がオプションとして検討されるようになるであろう。合併精神障害は大きな臨床的問題なので，総合的な自閉症診断の一部として評価し，予防と治療の見通しを持つことが，自閉症問題が精神医学的問題の重要課題であり続けることの証となるだろう。

第4に，スペクトラム概念の行方を見定めること，が重要である。PDDカテゴリー内の自閉症とアスペルガー症候群の異同といった局所的な議論を超えて，今日のPDDは非PDDとの間にもはや不連続な境界を定めることができなくなっている[3]。障害同士の境界をより明確化することを目的としてきたこれまでの長い研究の結果ようやくたどりついた結論が，PDDと非PDDの間に境界がないこと，というのは皮肉なようだが，視点を変えれば，大発見とも言える[1]。明確な輪郭を持つはずであった自閉症とは何かという問いに，今再び，私たちは照準を切り替えて取り組まなくてはならない。

これまでの先人たちの大航海は新大陸発見を目指していたのだとすると，大陸を発見する代わりに海の深さや通過した島々の影から，地球の成り立ちに目を向けるようになった，と言ってよいのかもしれない。これからも私たちは航海を続けていく。そこで何と出会い，何が見えてくるのか。先人が残してくれた羅針盤に加えて，今，私たちは不連続に見える波の合間に，島々の影に，中間表現型と呼ばれる表現が連続していることを知っており，症状が顕在化する以前の乳幼児の中に様々な徴候を見ることができ，そしてその基盤となる脳の構造や機能，さらにDNA配列やエピジェネティック機構の異常を検知する洗練された測定および解析技術を持っている。そして時間を要する様々な臨床実践から自閉症症状を持ちながらより豊かな生活の質にどこまで到達できるか，ということもわずかではあるが分かってきている。今後の自閉症研究は，新しい視座を持って展開していくなかで，より良い治療や予防のみならず，近い将来に保健・医療・教育・福祉の枠を超えた社会システム整備拡大へ向けた科学的根拠とされていくことを信じて，航海を続けていくことになろう。

文 献

1) Kamio, Y., Tobimatsu, S., Fukui, H.: Developmental disorders. In: (eds.), Decety, J., Cacioppo, J. The Handbook of Social Neuroscience, Oxford

University Press, Oxford, in press.
2) Pandey, J., Wilson, L., Verbalis, A. et al.: Can autism resolve? In: (eds.), Shapiro, B.K. & Accardo, P. J. Autism frontiers: Clinical Issues and Innovations. Baltimore: Paul H. Brookes Publishing, p.191-205, 2008.
3) Skuse, D., Mandy, W., Steer, C. et al.: Social communication competence and functional adaptation in a general population of children: Preliminary evidence for sex-by-vebal IQ differential risk. J. Am. Acad. Child Adolesc. Psychiatry, in press.
4) Zappella, M., Gillberg, C., Ehlers, S.: The preserved speech variant: A subgroup of the Rett comlex: A clinical report of 30 cases. J. Autism Dev. Disord., 28; 519-526, 1998.

あとがき

　私はイヤーブック「自閉症と発達障害研究の進歩」，1996年第1巻から2005年第10巻をM. Rutter, E.Schopler, P.Howlin, E.Fombonne らの力を借りて，編集刊行した．小さな試みではあったが，幸いにこの領域に関わる日本の研究者，臨床の実践者の関心をひき，質の高い情報を送り続けることができた．それは何よりも，日本と世界の論文を余すところなく読み，毎年その中から重要論文を選び出して，採用論文を議論するという困難な仕事を10年間にわたって続けていただいた数人の日本の編集委員，その他編集協力者等々の，精力的な作業と熱意，そして強いチームワークに支えられて可能であった．

　その終刊後，何か遣り残した思いがあった．せっかくこれだけ勉強したのだからという編集委員のおひとりの言葉に押されて，私はあらためて本書の企画を考えた．しかし現代科学の世界では10年，15年はあまりにも進歩，変貌が大きい．したがって基本的に私の責任で新しい構想を練った．もちろんイヤーブックの編集経験者に2007年春，一度お集まりいただき，本書の骨格について相談し，その後も編集にかなりの関与，助言をいただいた．

　自閉症研究のさまざまの領域で，日本の学界をリードしている方々に，改めて各章の執筆を依頼したところ，全員が喜んで応じて下さった．そして編者としては満足のいく，高度に専門的な原稿をいただくことに成功した．その先生方のお名前や略歴は別掲としたが，本来ならばおひとり，おひとりのお名前をここに記すべきところを，まとめて深い感謝の意を表することで，お許しを頂きたい．

　序にも記したように執筆はいっさい著者の自由に委ね，概念，用語等の統一を図ることも行わなかった．結果的に現在の日本の自閉症に関するいろいろな，しかし各領域におけるもっとも中軸的な専門家たちの考え方が一書に集められ，予想以上に面白いものが出来上がった．編者の無上の喜びである．

　本書の題については当初から未決定のままで，出版社にも，分担執筆者にお願いする際にも，「仮題 自閉症の本」で話を進めてきた．いよいよ本年4月になって追い詰められ，含蓄の大きい「自閉症」の語を，そのまま本の題名として用いることに決めた．そして，その広い概念について，時間軸，歴史的なものと，スペクトラム的な拡がりの両方を示唆する説明になればと，「幼児期精神病から発達障害へ」という副題をつけた．

　以上が本書の成り立ちについての説明である．

　本書の出版にはイヤーブック以来，星和書店の石澤雄司社長と，とりわけ担当の近藤達哉氏には不揃いの原稿，不統一な様式の整理などすっかりお世話になった．厚くお礼申し上げます．

2009年8月7日

髙木隆郎

# 索 引

和文事項索引

あ

アーリーバード・プログラム（Early Bird Program） 175
アスペルガー症候群（障害） 2, 5, 19, 88, 105, 142, 165, 223, 253, 265
アフターケア制度 205
一塩基変異（single nucleotide polymorphisms；SNP） 124
一卵性双生児 22, 49, 102, 121
伊藤母斑症 130
意味強調文（affirmative sentence） 168
隠喩的言語（metaphorical language） 4
ウィスコンシン・カード・ソーティング・テスト 71
ウェクスラー知能検査 158
うつ病 153, 157
絵カード交換式コミュニケーション・システム 166
エピジェネティクス 131, 265
遠城寺乳幼児分析的発達検査 44
応用行動分析（ABA） 164, 252
大津方式 197
オキシトシン 106, 111
折れ線型（の発達経過をたどる）自閉症 2

か

灰白質濃度低下 103
顔知覚 94
拡散テンソル画像（Diffusion Tensor Imaging；DTI） 111
仮性自閉症（pseudo-autism） 10
下前頭回 101, 108
可塑的変化 96
課題（window task） 71
学校／事業所尺度 224
学校教育法の一部を改正する法律 257
家庭尺度 224
過動性障害 21
感覚統合療法 252
感情認知障害説 61
偽記憶（false memory） 91
儀式的，常同的，反復的行動 27
器質性精神病群 10
器質的脳障害 11
器質的発達障害説 4
北九州方式 197
機能的MRI（functional MRI；fMRI） 107
機能的コミュニケーション 224
機能的結合異常 106
疑分裂病（pseudoschizophrenia） 4
境界パーソナリティ障害 27
共感性の正確さテスト（Empathic Accuracy Test） 64
共同注意行動 38
共同注視スキル 78
共同治療者 174
強度行動障害 186, 201, 202
興味の限局 27
協力説明文（cooperative sentence） 168
筋強直性ジストロフィー 130
近赤外線スペクトロスコピー（Near-infrared Spectroscopy；NIRS） 107
緊張病（Katatonie） 1
空間的ワーキングメモリー 107
繰り返し行動（常同行動） 212
軽度発達障害 139, 234
結節性硬化症 130
言語行動論 166
言語障害 16
言語障害通級指導教室 253
言語認知障害 122
言語発達障害説 61
顕在記憶 91
口蓋一心臓一顔症候群 130
高機能広汎性発達障害 255
高機能自閉症 17, 19, 76, 101, 105, 155, 223, 253
広義の自閉症表現型（broader autism phenotype；BAP） 88
構造画像研究 101
行動療法 252
行動療法的アプローチ 163
広汎性発達障害（PDD） 1, 21, 22, 49, 64, 88, 101, 142
国立久里浜養護学校 259
語唱（Verbigeration） 4
後硝子体繊維増殖症（retrolental fibroplasia） 4
誤信念課題達成率 66
コピー数（copy number） 131
個別移行計画 226
コホート研究 264
コミュニケーション能力 154
コミュニケーションの障害 132
語用性言語障害 25, 28
語流暢性課題（verbal fluency task） 107
語連想プライミング検査 158
混合教育 251
混合障害 26

さ

サバン能力 92
支援費制度 187, 189
視覚的構造化 173
自我の分離個体化（separation-individuation） 4
自我発達障害 4
自己指示文（directive sentence） 168
自己調整文（control sentence） 168
事実説明文（descriptive sentence） 168
事象関連電位 113
実行機能障害 69, 158
実行機能障害説 61, 70
失語症児 16
児童パーソナリティ評価尺度 164
児童福祉施設 181
児童分裂病 2, 9
磁場（N 1 m） 113
自閉症診断面接－改訂版（Autism Diagnostic Interview－Revised） 39
自閉症 28, 61, 72, 121, 122, 155, 156, 186, 263
自閉症・情緒障害特別支援学級 253
自閉症児親の会 249
自閉症児の教育 249
自閉症者施設 228
自閉症者施設サービス評価基準 214
自閉性障害 142
自閉症症候群 263
自閉症診断観察尺度 25
自閉症診断面接 23
自閉症スペクトラム 11, 140, 163
自閉症スペクトラム指数（AQ） 24
自閉症スペクトラム障害（ASD） 5, 20, 27, 35, 88, 101, 110, 132, 139, 153, 158
自閉症の文化 171
自閉の障害 15
自閉的精神病質 11
司法鑑定 158
島田療育園 181

社会技能訓練（Social Skills Training; SST） 252
社会性帰属課題 64
社会性の障害 132
社会福祉基礎構造改革 185
社会福祉事業法 185
自由再生 158
重度加算対象者 189
就労実態調査 223
小円柱（minicolumns）構造の異常 106
障害者自立支援法 190
上側頭回（Wernicke野） 104, 107
上側頭溝 101, 106
上側頭溝の役割 108
情緒障害 249
情緒障害児学級 183
情緒障害通級指導教室 252, 253, 254
情緒障害特殊学級の開設 249
小児期崩壊性障害（Childhood disintegrative disorder） 1
ショートステイ 194
職業行動 224
職業スキル 224
職場適応援助者 224
シリコンバレー症候群 223
自立活動 258
自立機能 224
心因論 5
神経線維腫症1型 130
神経発達障害 49
心身障害福祉施策 181
心理説明文（perspective sentence） 168
心理療法 251
遂行機能 95
スキゾイドパーソナリティ障害 26
ストループテスト 74
スナッチ課題 74
スペクトラム障害（spectrum disorder） 18
生活単位（ユニット） 200
生活の質（QOL） 176
静止顔パラダイム（the still face paradigm） 90
脆弱X症候群 122, 130, 263
セーフティネット機能 241
接枝性分裂病（Pfropfschizophrenie） 2
セロトニン・トランスポーター遺伝子（5-HTT） 129
セロトニン系 106
遷延性反響言語（delayed echolalia） 4
全国自閉症者施設協議会 198

全国情緒障害教育研究会 249
潜在記憶 91
先天性風疹症候群 148
前頭前野 104
前頭葉 106
早期幼児自閉症 9, 11, 15
双極性感情障害（躁うつ病） 121, 123
双極性障害 157
想像力の障害 132
相談指導学級 250
早発痴呆（Dementia praeco） 1
ソーシャル・スキル 167
ソーシャル・スキル・アルバム（Social Skills Picture Book） 169
ソーシャル・ストーリーズ（Social Stories） 167

た

胎児性アルコールスペクトラム障害 29
対人応答性尺度（Social Responsiveness Scale; SRS） 87
対人関係障害 29
対人行動 224
対人交流の障害 87
対人選好 88
対人相互作用 105
対人反応尺度 70, 80
代替・拡大コミュニケーション（alternative and augmentative communication; AAC） 165
ダウン症候群 6
脱賦活（deactivation）の低下 107
田中ビネー知能検査 44
知的障害学級 252
知的障害者更生施設 198
知的障害特別支援学校 253
知的能力 154
注意欠陥多動性障害（ADHD） 72, 255
中間表現型 263
注視共有機構（shared direction mechanism） 67
中枢性統合 69, 75, 76
中枢性統合説 61
中枢性統合の障害（weak central coherence） 110
聴覚性ミスマッチネガティビティ（Mis-Match Negativity; MMN） 113
聴性脳幹反応（Auditory Brainstem Response; ABR） 112
治療教育 251
通級指導学級 254
通級指導教室 259

通級方式 253
筑波大学附属久里浜養護学校 259
定型発達 101
定型発達児 37
デイサービス 194
ディスクリート・トライアル（不連続試行; DTT） 164
デラウェア自閉症プログラム（DAP） 166
転帰 153
伝達不均衡検定（transmission disequilibrium test; TDT） 127
トゥーレット症候群 64, 72
東京自閉行動尺度（Tokyo Autistic Behavior Scale; TABS） 40
東京都公立学校情緒障害児教育研究会 249
統合失調症 1, 2, 106, 121, 123
特異的言語障害 25, 28
特殊学級（情緒障害学級） 254
特殊教育 256
特別支援学級 257
特別支援教育 256, 259
ドパミン系 106
トラストホルモン（trust hormone） 111

な

内言語 16
内側前頭前野 101
日本児童精神医学会 10
日本自閉症協会 184
乳幼児期行動チェックリスト改訂版（IBC-R） 43
ニューレキシン（Neurexin） 127
ニューロリジン（Neuroligin；ニューロリギン） 127
二卵性双生児 22, 49, 121
認知機能障害 107
認知言語障害説 252
認知障害 25, 123
認知障害説 4
認知賦活課題 107
認知理論 61
脳器質障害説 5
脳器質性障害 122

は

パーソナリティ 154
破瓜病（Hebephrenie） 1
発達障害者支援センター 185, 237
発達障害者支援法 235, 265
発達障害説 4
発達障害早期総合支援モデル事業 257
発達障害等支援・特別支援教育総合推

進事業　257
発達性受容性言語障害　25
発達性受容性失語症児　16
話し言葉の特異性　87
パワー・カード (Power Card)　169
反響言語 (echolalia)　4
反応の選択 (response selection) の異常　107
反復的儀式的行動　87
非自閉発達障害児　37
左下前頭回 (Broca 野)　107
非定型児 (atypical child)　4
ヒトミラーニューロンシステム　101, 105
ピボタル・レスポンス・トレーニング (Pivotal Response Training；PRT)　164
表現型自閉症症状尺度 (Broader Phenotype Autism Symptom Scale, BPASS)　28
びわこ学園　181
不安症状　157
部位間結合性 (connectivity)　110
フェニルケトン尿症　6, 148
不登校　255
プロソディー　93
プロンプト依存　165
ヘイネン・プログラム (The Hanen Program)　175
ヘルプ！プログラム　175
扁桃体　101, 106, 109
崩壊性精神障害　2
紡錘状回　94, 101, 104, 106, 110
紡錘状回"顔領域"　110
ホームヘルプ　194
ポストゲノムの時代　122
堀之内学級　249

ま

マイクロアレイ　122, 124
マイクロサテライト・マーカー　124
麻痺性痴呆 (Dementia paralytica)　1
三重県立高茶屋病院あすなろ学園　251
ミスマッチ陰性電位 (MMN)　89
ミスマッチ磁場 (MMF)　113
ミラーニューロンシステム (Mirror Neuron System；MNS)　90
武蔵野東学園武蔵野東小学校　251
モア・ザン・ワーズ (More Than Words)　175
妄想痴呆 (Paraphrenie)　1
網様賦活系 (reticuroendothelial activating system)　4
モービルクルー　227

最早発性痴呆 (Dementia praecocissima)　1

や

遊戯療法　163, 251
養護・訓練　257
養護学校　250
養護学校教育　184
幼児共生精神病 (symbiotic infantile psychosis)　4
幼児自閉症 (early infantile autism)　3
幼児精神病　154
余暇スキル　224
予測因子　156

ら

ランダム化比較対照研究　166
療育 (治療教育)　35
療育相談　191
療育プログラム　163
理論障害説　61
理論能力障害仮説　70
老年痴呆 (Dementia senilis)　1
ロバース法　164

わ

ワーキングメモリー　95
ワークシステム　173

欧文事項索引

15q11-13　126
3つ組 (triad)　87, 132
ADHD　255
ADIR　29
ADOS　29
Apert 症候群　130
ASD　35, 39
Asperger 型自閉的精神病質　10
Asperger 症候群 (障害)　19, 21, 63, 76, 155
Autism Screening Questionnaire (ASQ)　40
Bosch　19
broader autism phenotype (BAP)　263
CARS　5, 12
Checklist for Autism in Toddlers (CHAT)　40
childhood schizophrenia　15
CNV (copy number variation；コピー数多型またはコピー数多様性)　132
continuum　18
DBD マーチ　139

DBH 遺伝子　130
Dementia infantilis　1
Diagnostic Checklist for Behavior-Disturbed Children, Form E-2, Autism Behavior Checklist (ABC)　40
DSM　35, 87
DSM-III　145, 154
DSM-IV　1, 17, 21, 263
DSM-IV-TR　140
early infantile autism　9
Early Screening of Autistic Traits Questionnaire (ESAT)　43
Error-Related Negativity (ERN)　115
FC (facilitated communication)　12
fMRI　68
FOXP2　131
GABAA 受容体遺伝子　130
GABAA 受容体サブユニット遺伝子　130
GABRB3 遺伝子　126
Go／No-Go 課題　73
Heller's disease　1
heterogenous　112
HOX 遺伝子　128
ICD　35, 87
ICD-10　1, 17, 21, 25, 140
ITP (Individual Transition Plan；個別移行計画)　224
Joubert 症候群　130
Kanner 型早期幼児自閉症　10
LD　255
Lujan-Fryns 症候群　130
MECP2 遺伝子　131, 263
Mirror Neuron System (MNS)　107
Modified Checklist for Autism in Toddlers (M-CHAT)　41
Moebius 症候群　130
N170　115
N400　115
Noonan 症候群　130
P300　114
PDD　39, 263
PECS (Picture Exchange Communication System)　166
Persico　129
Pervasive Developmental Disorders Screening Test-II (PDDST-II)　43
PET　68, 106
Prader-Willi 症候群　130
RELN　129
Rett 症候群　130, 263

schizophrenia　2, 15, 63, 154
Schizophrenie　1
Single Photon Emission Computed Tomography (SPECT)　106
Sotos症候群　130
Supported Employment　224
TEACCHプログラム　5, 12, 165, 224, 252
The Social Attribution Task　64
TSC 2遺伝子　130
TTAP　224
Vineland適応行動尺度　164
visual learner　172
Voxel-based Morphometry (VBM)　103
Williams症候群　66, 130
WNT 2遺伝子　129

Croen　145

D

Dapretto　107
Dawson　28, 73, 78, 88
Dennett　75
Despert　2
DeStefano　144
Dietz　43

E

Eisenberg　153

F

Felce　166
Fodor　75, 77
Folstein　22, 122
Frith, C.　74, 75
Frith, U.　61, 68, 75

G

Gagnon　169
Geurts　73
Ghaziuddin　157
Gilchrist　20
Gillberg　157
Goel　68
Goldfarb　11
Gould　17, 87
Grandin　153
Grebelskaya-Albatz　2
Grelotti　94
Griffith　73

H

Happé　29, 64, 66, 68, 78, 112
Harris　73
Heller　1
Hermelin　61
Hill　72
Hobson　61
Howlin　20, 62, 153
Hughes　73

J

Jarrold　76
Jensen　72
Jick　147
Jolliffe　64, 76
Just　107, 110

K

Kadesjo　142, 148
Kaland　76
Kana　108
Kanner　2, 3, 9, 15, 49, 87, 122, 140
Karmiloff-Smith　66
Kasanin　2
Kaye　144, 147
Kennedy　107
Kleinman　41
Klin　64, 65
Kraepelin　1, 2
Kuhl　89

L

Langdell　94
Le Couteur　23
Leekam　78
Lohmann　66
Lopez　72
Lord　44
Lotter　141
Loucas　25
Lovaas　4
Lutz　2

M

Mach　61
Maestro　37
Mahler　4
Mahoney　22
Mawson　157
Mayes　20
McConachie　175
Miller　66
Mundy　78
Murch　144

N

Nadel　90
Newman　157
Novick　114

O

O'Connor　61
O'Gorman　5, 11
Osterling　37
Ozonoff　20, 61, 70, 71, 163

P

Pennington　71
Perner　62
Peterson　66
Piven　23
Plaisted　77
Potter　2
Powell　147, 148
Prior　163

欧文人名索引

A

Arvidsson　142
Asperger　122
Astington　67

B

Bailey　23, 24, 123
Baird　40, 148
Baranek　37
Baron-Cohen　61, 67, 78
Behrmann　94
Bender　4
Billstedt　27
Bishop　25, 28
Bleuler　1, 2
Bolton　23
Boucher　91
Bowler　63, 66
Bradlay　2
Burgess　74

C

Cantwell　25
Carper　106
Carr　166
Castelli　68
Cathcart　163
Cederlund　155
Charman　78, 79
Ciesielski　73
Colle　66
Constantino　28, 70, 80
Conti-Ramsden　26
Corcoran　66
Courchesne　106

Q

Quirmbach 169

R

Ritvo 123
Roberts 163
Roeyers 64
Rogers 158
Ronald 28, 80
Rumsey 70, 154
Russell 70, 71
Rutherford 79
Rutter 11, 15, 17, 122

S

Sante de Sanctis 1
Scheeren 24
Schmitz 73, 74
Schopler 4
Schultz 110
Scragg 157
Sergeant 73
Shah 76
Shattuck 28
Sherwin 2
Sigman 79
Siller 79
Silverman 24, 80
Spiker 24
Sponheim 148
Ssucharewa 2, 26
Steffenburg 22, 123
Szatmari 24, 28, 155

T

Tager-Flusberg 66, 69
Tantam 26, 157
Taylor 144, 148
Towbin 22
Turner 72

V

van den Heuvel 74

Venter 155

W

Wakefield 144, 144
Warrington 91
Werner 37
Whitehouse 24
Williams 153
Wimmer 62
Wing 5, 17, 87
Wolff 26

Y

Yerys 73, 74
Yirmiya 65

Z

Zelazo 66
Zwaigenbaum 39

執 筆 者

石坂好樹 (いしさか よしき)	京都桂病院精神科
今村　明 (いまむら あきら)	長崎大学大学院医歯薬学総合研究科 精神神経科学教室
梅永雄二 (うめなが ゆうじ)	宇都宮大学教育学部特別支援教育専攻
奥野宏二 (おくの こうじ)	社会福祉法人檜の里あさけ学園
笠井清登 (かさい きよと)	東京大学医学部附属病院精神神経科
門眞一郎 (かど しんいちろう)	京都市児童福祉センター
神尾陽子 (かみお ようこ)	国立精神・神経センター精神保健研究所 児童・思春期精神保健部
川久保友紀 (かわくぼ ゆき)	東京大学医学部附属病院精神神経科
桑原　斉 (くわばら ひとし)	東京大学医学部附属病院精神神経科
小山智典 (こやま とものり)	国立精神・神経センター精神保健研究所 児童・思春期精神保健部
古元順子 (こもと じゅんこ)	旭川療育センター療育園（岡山市）
近藤裕彦 (こんどう やすひこ)	社会福祉法人檜の里あさけ学園
髙木隆郎 (たかぎ りゅうろう)	医療法人髙木神経科医院
寺山千代子 (てらやま ちよこ)	星槎大学客員教授，育英短期大学非常勤講師
東條吉邦 (とうじょう よしくに)	茨城大学教育学部
中根允文 (なかね よしぶみ)	出島診療所
橋田あおい (はしだ あおい)	医療法人緑光会城谷病院
村松陽子 (むらまつ ようこ)	京都市児童福祉センター
山末英典 (やますえ ひでのり)	東京大学医学部附属病院精神神経科
幸田有史 (ゆきた ありふみ)	京都市児童福祉センター

(50 音順)

編者略歴

髙木隆郎（たかぎ　りゅうろう）

1929 年，三重県生まれ
1953 年，京都大学医学部卒業
1954 年，京都大学医学部にて精神医学を学ぶ
1956 年，京大病院精神科にて児童精神衛生外来を始める
1960 年，「児童青年精神医学とその近接領域」誌創刊に努力，日本児童精神医学会発足に関わる
1974 年，京都大学助教授
1977-79 年，ベルリン自由大学児童青年精神医学客員教授
1983 年，京都大学退職，京都市中京区にて髙木神経科医院開設，現在に至る
2009 年，第 50 回日本児童青年精神医学会名誉会長

著書：「精神医学」「精神薄弱医学」（ともに分担執筆，医学書院）
　　　「児童精神医学」（分担執筆，現代精神医学体系，中山書店）
　　　「ラター，ハーソブ：最新児童精神医学」（監訳，ルガール社）
　　　「児童精神科のお話」（合同出版）
　　　「クリスプ：思春期やせ症の世界」（共訳，紀伊國屋書店）
　　　「自閉症と発達障害研究の進歩」（共編，Vol.1-3，日本文化科学社，Vol. 4-10，星和書店）

自閉症──幼児期精神病から発達障害へ──

2009 年 9 月 28 日　初版第 1 刷発行

編　者　髙木隆郎
発行者　石澤雄司
発行所　㍿星　和　書　店
　　　〒168-0074　東京都杉並区上高井戸 1-2-5
　　　電話　03(3329)0031（営業部）／(3329)0033（編集部）
　　　FAX　03(5374)7186
　　　http://www.seiwa-pb.co.jp

© 2009　星和書店　　　Printed in Japan　　　ISBN978-4-7911-0723-0

書名	著訳者	判型・頁・価格
アスペルガー症候群の天才たち 自閉症と創造性	フィッツジェラルド 著 石坂好樹、花島綾子、太田多紀 訳	四六判 592p 3,300円
自閉症考現箚記	石坂好樹 著	A5判 208p 2,800円
虹の架け橋 自閉症・アスペルガー症候群を理解するために	ピーター・サットマリ 著 佐藤美奈子、門 眞一郎 訳	四六判 404p 1,900円
自閉症の心の世界 認知心理学からのアプローチ	F.ハッペ 著 石坂好樹、他訳	四六判 272p 2,600円
治療をみだす子どもたち	S.ギャベル 他著 石坂好樹 他訳	四六判 288p 2,330円
虐待される子どもたち 子どもを虐待から守るために	ジョーゲンセン 著 門 眞一郎 監訳	四六判 224p 2,330円
自閉症スペクトラムと問題行動 視覚的支援による解決	リンダ・A・ボジダン 著 門 眞一郎、長倉いのり 訳	B5判 288p 3,800円

発行：星和書店　http://www.seiwa-pb.co.jp　価格は本体(税別)です